HERZLICHEN GLÜCKWUNSCH

Und Dankeschön für den Kauf dieses Buches. Als besonderes Schmankerl* finden Sie unten Ihren persönliche Code, mit dem Sie das Buch exklusiv und kostenlos als eBook erhalten.

Beachten Sie bitte die Systemvoraussetzungen auf der letzten Umschlagseite!

9r65p-6uz20-
01804-ggdj1

Registrieren Sie sich einfach in nur zwei Schritten unter **www.hanser.de/ciando** und laden Sie Ihr eBook direkt auf Ihren Rechner.

KOMPETENZ · HANSER · GEWINNT

* Bavrisch für eine leckere Kleinigkeit; ein Leckerbissen

Ratz/Scheffler/Seese/Wiesenberger

Grundkurs Programmieren in Java

Band 1:

Der Einstieg in Programmierung und Objektorientierung

Dietmar Ratz
Jens Scheffler
Detlef Seese
Jan Wiesenberger

Grundkurs Programmieren in Java

Band 1: Der Einstieg in Programmierung und Objektorientierung

4., überarbeitete Auflage

HANSER

Prof. Dr. Dietmar Ratz
Berufsakademie Karlsruhe, University of Cooperative Education

Dipl-Math. Jens Scheffler, INII Inc., Chesapeake, VA, USA

Prof. Dr. Detlef Seese
Universität Karlsruhe, Institut für Angewandte Informatik und Formale Beschreibungsverfahren

Dipl.-Wi.-Ing. Jan Wiesenberger, m+ps, Karlsruhe

Bibliografische Information Der Deutschen Bibliothek:

Die Deutsche Bibliothek verzeichnet diese Publikation in der Deutschen Nationalbibliografie; detaillierte bibliografische Daten sind im Internet über http://dnb.ddb.de abrufbar.

Lektorat: Margarete Metzger
Produktionsbetreuung: Irene Weilhart
Umschlagdesign: Marc Müller-Bremer, Rebranding, München
Datenbelichtung, Druck und Bindung: Kösel, Krugzell
Ausstattung patentrechtlich geschützt. Kösel FD 351, Patent-Nr. 0748702
Printed in Germany

ISBN 978-3-446-41268-2

Inhaltsverzeichnis

Vorwort

Die „E-Volution“ ist nicht mehr aufzuhalten. Tag für Tag lesen und hören wir in den Zeitungen, im Rundfunk oder im Fernsehen die Schlagwörter E-Mail, E-Commerce oder World Wide Web. Unsere moderne Welt mit ihren starken Informations- und Kommunikations-Bedürfnissen wäre ohne Computer und deren weltweite Vernetzung kaum noch denkbar. Ob wir über das Internet unseren Einkauf abwickeln, uns Informationen beschaffen, Fahrpläne abrufen, Urlaubsreisen buchen, unsere Bankgeschäfte tätigen oder einfach nur Post verschicken – wir benutzen diese neuen Techniken fast schon selbstverständlich.
Mittlerweile finden auch immer mehr Nutzer des Internets Gefallen daran, Informationen oder gar Dienste, z. B. so genannte Web-Services, zur Verfügung zu stellen. Die Programmiersprache Java, die in den letzten Jahren eine rasante Entwicklung zu einer weit verbreiteten Software-Entwicklungsplattform durchlebt hat, ermöglicht es, Software fürs Internet mit relativ geringem Aufwand zu erstellen.
Dienstleistungen, Produkte und die gesamte Arbeitswelt der Zukunft basieren in zunehmendem Maße auf Software. Schul- und vor allem Hochschul-Abgänger werden mit Sicherheit an ihrem späteren Arbeitsplatz in irgendeiner Weise mit Software oder gar Software-Entwicklung zu tun haben. Eine qualifizierte Programmiergrundausbildung ist somit unerlässlich, um nicht ins „Computer-Analphabetentum“ abzudriften. Leider erscheint vielen, die das Computer-Neuland gerade betreten haben, das Erlernen einer Programmiersprache zu Beginn einer weiter gehenden Informatik-Ausbildung jedoch als unüberwindbare Hürde. Mit Java rückt eine Sprache als Ausbildungssprache immer mehr in den Vordergrund, die zwar sehr mächtig und vielfältig ist, deren Komplexität es aber Programmier-Anfängern nicht unbedingt leichter macht, in die „Geheimnisse“ des Programmierens eingeweiht zu werden.
Angeregt durch unsere Erfahrungen aus vielen Jahren Lehrveranstaltungen an der Universität Karlsruhe (TH) für Hörerinnen und Hörer unterschiedlicher Fachrichtungen, in denen in der Regel rund ein Drittel der Teilnehmer bis zum Kursbeginn noch nicht selbst programmierten, entschlossen wir uns, das vorliegende Buch zu verfassen. Dabei wollten wir vor allem die Hauptanforderung „Verständlichkeit auch für Programmier-Anfänger“ erfüllen. Schülerinnen und Schülern, Studentinnen und Studenten, aber auch Hausfrauen und Hausmännern sollte mit

diesem Band ein leicht verständlicher Grundkurs „Programmieren in Java" vermittelt werden. Auf theoretischen Ballast oder ein breites Informatik-Fundament wollten wir deshalb bewusst verzichten und vielmehr die Programmiertechniken, jeweils ausgehend vom Problem, über die Sprachelemente bis hin zur praktischen Anwendung, behandeln. Wir hofften, mit unserem Konzept für einen Grundkurs Programmieren in Java, in dem wir auch den absoluten Neuling behutsam in die Materie einführen wollten, bei unseren Leserinnen und Lesern wie auch Hörerinnen und Hörern erfolgreich zu sein. Diese Hoffnung wurde, wie wir aus zahlreichen überaus positiven Leserkommentaren erfahren konnten, mehr als erfüllt, und so liegt nun bereits die vierte, überarbeitete Auflage vor.
Wenn man nach dem erfolgreichsten aller Bücher Ausschau hält, so stößt man wohl auf die Bibel. Das Buch der Bücher steht seit Jahrhunderten für hohe Auflagen und eine große Leserschaft. In unzählige Sprachen übersetzt, stellt die Bibel den Traum eines jeden Autoren dar. Was Sie hier in den Händen halten, hat mit der Bibel natürlich ungefähr so viel zu tun wie eine Weinbergschnecke mit der Formel 1. Zwar ist auch dieses Buch in mehrere Teile untergliedert und stammt aus mehr als einer Feder – mit göttlichen Offenbarungen und Prophezeiungen können wir dennoch nicht aufwarten. Sie finden in diesem Buch auch weder Hebräisch noch Latein. Im schlimmsten Falle treffen Sie auf etwas, das Ihnen trotz all unserer guten Vorsätze (zumindest zu Beginn Ihrer Lektüre) wie Fach-Chinesisch oder böhmische Dörfer vorkommen könnte. Lassen Sie sich davon aber nicht abschrecken, denn am Ende des Buches befindet sich ein Glossar, in dem Sie „Übersetzungen" für den Fachjargon bei Bedarf jederzeit nachschlagen können.
Etlichen Personen, die zur Entstehung dieses Buches beitrugen, wollen wir an dieser Stelle herzlichst danken. Die ehemaligen Tutoren Thomas Much, Michael Ohr und Oliver Wagner haben viel Schweiß und Mühe in die Erstellung von Teilen eines ersten Vorlesungs-Skripts gesteckt. Eine wichtige Rolle für die „Reifung" des Skriptums bis hin zur Buchfassung spielten auch die „Korrektoren". Unsere Universitäts-Kollegen Tobias Dietrich, Dr. Rudi Klatte und Frank Schlottmann haben mit großem Engagement Verbesserungsvorschläge eingebracht. Auch Sebastian Ratz lieferte als „Testleser" der 1. Auflage wertvolle Anregungen und Bildbeiträge und unterstützte uns für die 2. Auflage bei der Überarbeitung sämtlicher Grafiken. Und schließlich sind da noch mehrere Jahrgänge Erstsemester der Studiengänge Wirtschaftsingenieurwesen, Wirtschaftsmathematik und Technische Volkswirtschaftslehre, die sich im Rahmen unserer Lehrveranstaltungen durch Webseiten, Foliensätze, Skriptum und Buch „quälten" und uns auf Fehler und Unklarheiten aufmerksam machten. Das insgesamt positive Feedback, auch aus anderen Studiengängen, war und ist Ansporn für uns, diesen Grundkurs Programmieren weiterzuentwickeln.
Zu guter Letzt möchten wir uns bei Frau Margarete Metzger und Frau Irene Weilhart vom Carl Hanser Verlag für die gewohnt gute Zusammenarbeit bedanken.

Karlsruhe, Frühjahr 2007 Die Autoren

Kapitel 1

Einleitung

Kennen Sie das auch? Sie gehen in eine Bar und sehen eine wunderschöne Frau bzw. einen attraktiven Mann – vielleicht *der* Partner fürs Leben! Sie kontrollieren unauffällig den Sitz Ihrer Kleidung, schlendern elegant zum Tresen und schenken ihr/ihm ein zuckersüßes Lächeln. Ihre Blicke sagen mehr als tausend Worte, jeder Zentimeter Ihres Körpers signalisiert: „Ich will Dich!" In dem Moment jedoch, als Sie ihr/ihm unauffällig Handy-Nummer und E-Mail zustecken wollen, betritt ein Schrank von einem Kerl bzw. die Reinkarnation von Marilyn Monroe die Szene. Frau sieht Mann, Mann sieht Frau, und Sie sehen einen leeren Stuhl und eine Rechnung über drei Milchshakes und eine Cola.
Wie kann Ihnen dieses Buch helfen, so etwas zu vermeiden? Die traurige Antwort lautet: Gar nicht! Sie können mit diesem Buch weder Frauen beeindrucken noch hochgewachsene Kerle niederschlagen (denn dafür ist es einfach zu dünn). Wenn Sie also einen schnellen Weg zum sicheren Erfolg suchen, sind Sie wohl mit anderen Werken besser beraten.
Wozu ist das Buch also zu gebrauchen? Die folgenden Seiten werden es Ihnen verraten.

1.1 Java – mehr als nur kalter Kaffee?

Seit ein paar Jahren haben Internet und World Wide Web (WWW) Einzug ins öffentliche Leben gehalten. Millionen von Menschen surfen, mailen und chatten täglich durch die virtuelle Welt. Es gehört beinahe schon zum guten Ton, im Netz der Netze vertreten zu sein. Ob Großkonzern oder privater Kegelclub – ein jeder will seine eigene Homepage.
Dieser Entwicklung hat es die Firma Sun zu verdanken, dass ihre Programmiersprache Java unter den Anwendern einschlug wie eine Bombe. Am eigentlichen Sprachkonzept war nur wenig Neues, denn die geistigen Väter hatten sich stark an der Sprache C++ orientiert. Im Gegensatz zu C++ konnten mit Java jedoch

Programme erstellt werden, die sich direkt in Webseiten einbinden und ausführen lassen. Java war somit die erste Sprache für das WWW. Egal, ob man an einem Apple Macintosh, einem Unix-Großrechner oder einem Windows-PC im Netz surfte – die Programme funktionierten!
Im Laufe der letzten Jahre ist natürlich auch für Java die Entwicklung nicht stehen geblieben. Die einstige Netzsprache hat sich in ihrer Version 6 (siehe z. B. [26] und [20]), mit der wir in diesem Buch arbeiten, zu einer vollwertigen Konkurrenz zu den anderen gängigen Konzepten gemausert.[1] Datenbank- oder Netzwerkzugriffe, anspruchsvolle Grafikanwendungen, Spieleprogrammierung – alles ist möglich. Voraussetzung ist lediglich:

Man muss wissen, wie man mit Java programmiert!

1.2 Java für Anfänger – das Konzept dieses Buches

Java ist eine Sprache, die sich aus dem seit vielen Jahren etablierten C++ entwickelt hat. Viele Buchautoren gehen deshalb davon aus, dass derjenige, der Java lernen will, bereits C++ kennt. Das macht erfahrenen Programmierern die Umstellung natürlich leicht, stellt einen Anfänger jedoch vor eine unüberwindbare Hürde.
Sie finden in der Literatur oftmals Versuche, Eigenschaften der Sprache durch Analogien zu C++ oder zu anderen Programmiersprachen zu erklären. Die Autoren gehen meistens davon aus, dass die Leser bereits über entsprechende Vorkenntnisse verfügen und somit der Einstieg in Java kein Problem darstellen sollte. Wie soll jedoch ein Anfänger ein solches Buch verstehen? Was soll man tun, wenn man über diese Erfahrung noch nicht verfügt? Muss man erst C++ lernen, um in Java arbeiten zu können?
Die Antwort auf diese Frage ist ein entschiedenes Nein, denn Sie lernen ja auch nicht Latein, um Französisch sprechen zu können. Tatsächlich erkennen heutzutage immer mehr Autoren, dass die Literatur für Programmieranfänger sträflich vernachlässigt wurde. Aus diesem Grund ist zu hoffen, dass die Zahl guter und verständlicher Programmierkurse für Neueinsteiger in Kürze zunehmen wird.

Einen dieser Kurse halten Sie gerade in den Händen.

Wie schreibt man nun aber ein Buch für den absoluten Neueinsteiger, wenn man selbst seit vielen Jahren programmiert? Vor diesem Problem standen die Autoren bei der Entwicklung dieses Buches. Es sollte den Leserinnen und Lesern die Konzepte von Java korrekt vermitteln, andererseits aber nicht mit der gesamten Wucht der Sprache auf die Lesenden einschlagen.

[1] Die Version 5 brachte gegenüber der Vorgänger-Version 1.4 einige sehr interessante Erweiterungen, Erleichterungen und Verbesserungen.

Maßstab für die Qualität dieses Buches wurde deshalb die Anforderung, dass es optimal als Begleitmaterial für Einführungsvorlesungen wie zum Beispiel die Veranstaltung „Programmieren I – Java" des Instituts für Angewandte Informatik und Formale Beschreibungsverfahren (Institut AIFB), die jedes Wintersemester an der Universität Karlsruhe (TH) für rund 700 Studienanfänger abgehalten wird, eingesetzt werden konnte.[2]

Da die Autoren auf mehrere Jahre studentische Programmierausbildung (in oben genannter Veranstaltung, in Kursen an der Berufsakademie Karlsruhe und in weiterführenden Veranstaltungen im Bereich Programmieren) zurückblicken können, gab und gibt es natürlich gewisse Erfahrungswerte darüber, welche Themen gerade den Neulingen besondere Probleme bereiteten. Daher auch der Entschluss, das Thema „Objektorientierung" zunächst in den Hintergrund zu stellen. Fast jedes Java-Buch beginnt mit diesem Thema und vergisst, dass man zuerst einmal programmieren und „algorithmisch denken" können muss, bevor man die Vorteile der objektorientierten Programmierung erkennen und anwenden kann. Seien Sie deshalb nicht verwirrt, wenn Sie dieses sonst so beliebte Schlagwort vor Seite 231 wenig zu Gesicht bekommen.

Dieses Buch setzt von Ihnen keinerlei Vorkenntnisse aus den Bereichen Programmieren, Programmiersprachen und Informatik voraus. Sie können es also verwenden, um nicht nur Java zu lernen, sondern auch das Programmieren. Die einzelnen Kapitel sind mit einem Satz von Übungsaufgaben ausgestattet, die Sie zum besseren Verständnis bearbeiten sollten.

Man lernt eine Sprache nur dann, wenn man sie auch spricht!

1.3 Weitere Infos und Kontakt zu den Autoren

Mehr als 700 Leserinnen und Leser pro Jahr wurden (und werden) in unseren Vorlesungen aufgefordert, die Autoren über Fehler und Unklarheiten zu informieren. Wenn eine Passage unverständlich war, sollte sie zur Zufriedenheit zukünftiger Leserinnen und Leser anders formuliert werden.

Haben auch Sie in dieser Hinsicht Anregungen für die Autoren? Haben Sie noch Fragen? Gibt es etwas, das Ihrer Meinung nach unverständlich formuliert ist? Haben Sie vielleicht sogar einen Fehler entdeckt? Suchen Sie Lösungshinweise zu den Übungsaufgaben? Im Internet stehen unter

`http://www.grundkurs-java.de/`

zahlreiche ergänzende Materialien und Informationen zu diesem Buch für Sie bereit. Sie finden dort weitere Literaturhinweise, interessante Links, zusätzliche

[2] Über das im Literaturverzeichnis angegebene WWW-Sprungbrett [22] des AIFB können interessierte Leserinnen und Leser die entsprechenden Webseiten zu dieser Veranstaltung besuchen.

Übungsaufgaben und Lösungshinweise, eine Liste mit eventuell entdeckten Fehlern in diesem Buch und deren Korrekturhinweise und vieles mehr.
Java wird oft als die Sprache des Internet bezeichnet, also ist es nur allzu logisch, dass es die vollständige Dokumentation dazu im Internet bzw. World Wide Web gibt. Wer also über dieses Buch hinaus weiterführende Literatur bzw. Dokumentation sucht, der wird natürlich im Internet fündig. Im Literaturverzeichnis haben wir daher sowohl Bücher als auch Internet-Links angegeben, die aus unserer Sicht als weiterführende Literatur geeignet sind und neben Java im Speziellen auch einige weitere Themenbereiche wie zum Beispiel Informatik, Algorithmen, Nachschlagewerke, Softwaretechnik, Objektorientierung und Modellierung einbeziehen.

1.4 Verwendete Schreibweisen

Zur Kennzeichnung bzw. Hervorhebung bestimmter Wörter, Namen oder auch Absätze verwenden wir in diesem Buch verschiedene Schriftarten, die wir hier kurz erläutern wollen.

Kursivschrift	dient im laufenden Text zur Betonung bestimmter Wörter.
Fettschrift	wird im laufenden Text benutzt zur Kennzeichnung von Begriffen, die im entsprechenden Abschnitt des Buchs erstmals auftauchen und definiert bzw. erklärt werden.
`Maschinenschrift`	wird im laufenden Text verwendet für Bezeichner (Namen), die in Java vordefiniert sind oder in Programmbeispielen eingeführt und verwendet werden. Ebenso kommt diese Schrift in den vom Text abgesetzten Listings und Bildschirmausgaben von Programmen zum Einsatz.
`Fette Maschinenschrift`	wird im laufenden Text und in den Programm-Listings benutzt zur Kennzeichnung der reservierten Wörter (Schlüsselwörter, Wortsymbole), die in Java eine vordefinierte, unveränderbar festgelegte Bedeutung haben.

Literaturverweise werden stets in der Form [*nr*] mit der Nummer *nr* des entsprechenden Eintrags im Literaturverzeichnis angegeben.
Java-Programme sind teilweise ohne und teilweise mit führenden Zeilennummern abgedruckt. Solche Zeilennummern sind dabei lediglich als Orientierungshilfe gedacht und natürlich *kein* tatsächlicher Bestandteil des Java-Programms.

Kapitel 2

Einige Grundbegriffe aus der Welt des Programmierens

Computer und ihre Anwendungen sind aus unserem täglichen Leben innerhalb der Arbeitswelt wie auch in der Freizeit nicht mehr wegzudenken. Fast überall werden heutzutage Daten verarbeitet oder Geräte gesteuert. Schätzte man noch Anfang der fünfziger Jahre, dass man mit einem Dutzend „Elektronengehirne“ den Bedarf der ganzen Erde decken könne, so findet man heute etwa die gleiche Anzahl an „Rechnern“ (Mikroprozessoren in Videorecordern, Waschmaschinen und ähnlichen Geräten mitgezählt) oft bereits in einem privaten Haushalt. Fast die Hälfte aller Deutschen „arbeiten“ zu Hause oder am Arbeitsplatz mit einem Computersystem, rund 25 Millionen Deutsche nutzen bereits das Internet und nur noch ein Drittel aller Arbeitnehmer kommt überhaupt ohne Computerkenntnisse aus. Auf dem Weg in die Informationsgesellschaft haben daher die Informatik und speziell die Software-Technik eine große volkswirtschaftliche Bedeutung. Grundkenntnisse über diese Bereiche sind also unerlässlich.
Auch im Hinblick auf unseren weiteren Grundkurs Programmieren werden wir uns deshalb in diesem Kapitel zunächst ein wenig mit den grundlegenden Prinzipien der Informatik vertraut machen. Unser Ziel ist es dabei, Sie zumindest teilweise in den Aufbau, die Funktionsweise und die Terminologie von Computersystemen sowie der Informatik einzuführen. Eine ausführliche Behandlung dieser Thematik findet sich beispielsweise in [4].

2.1 Computer, Software, Informatik und das Internet

Als **Computer** (deutsch: Rechner) bezeichnet man ein technisches Gerät, das schnell und meist zuverlässig nicht nur rechnen, sondern allgemein Daten bzw. Informationen automatisch verarbeiten und speichern (aufbewahren) kann. Im Unterschied zu einem normalen Automaten, wie z. B. einem Geld- oder einem Getränkeautomaten, von dem wir wissen, dass er nur festgelegte Aktionen ausführt, können wir einem Computer die Vorschrift, nach der er arbeiten soll, jeweils neu vorgeben. Beispiele für solche Arbeitsvorschriften oder Handlungsanleitungen wären die Regeln für Kreditberechnungen unserer Bank oder die Anleitung zur Steuerung von Signalanlagen für unsere Modelleisenbahn. In der Fachsprache heißt eine solche Handlungsanleitung **Algorithmus**. Um dem Computer einen Algorithmus in einer präzisen Form mitzuteilen, muss man diesen als ein **Programm** (eine spezielle Handlungsanweisung, die für den Computer verständlich ist) formulieren. Der Computer zusammen mit seinen Programmen wird häufig auch als **Computersystem** bezeichnet.

Generell gesehen setzt sich ein Computersystem zusammen aus den materiellen Teilen, der so genannten **Hardware**, und den immateriellen Teilen, der so genannten **Software**. Unter dem Begriff Software versteht man nicht nur Programme, sondern auch zugehörige Daten und Dokumentationen. Man unterscheidet dabei zwischen **Systemsoftware** und **Anwendungssoftware**. Zur erstgenannten Gruppe zählt man üblicherweise das Betriebssystem, Compiler, Datenbanken, Kommunikationsprogramme und spezielle Dienstprogramme. Beispiele für Anwendungssoftware, also Software, die Aufgaben der Anwender löst, sind Textverarbeitungsprogramme, Tabellenkalkulationsprogramme und Zeichenprogramme.

Ein Computer setzt sich zusammen aus der **Zentraleinheit** und den **Peripherie-Geräten**, wie es in Abbildung 2.1 schematisch dargestellt ist. Die Zentraleinheit besteht aus dem **Prozessor** (in ihm werden die Programme ausgeführt) und dem **Arbeitsspeicher** (in ihm werden Programme und Daten, die zur momentanen Programmausführung benötigt werden, kurzfristig gespeichert). Der Arbeitsspeicher wird häufig auch als **RAM** (Random Access Memory, deutsch: Direktzugriffsspeicher) bezeichnet. Unter dem Begriff Peripherie-Geräte fasst man **Eingabegeräte** wie Tastatur und Maus, **Ausgabegeräte** wie Bildschirm und Drucker sowie **externen Speicher** wie Festplatten-, Disketten- oder CD-ROM-Speicher zusammen.

Im Vergleich zum externen Speicher bietet der Arbeitsspeicher eines Rechners einen wesentlich schnelleren (lesenden und schreibenden) Zugriff. Die kleinste Einheit des Arbeitsspeichers wird **Speicherzelle** genannt. Sie besitzt einen Namen (Adresse) und kann eine Zahl oder ein Zeichen speichern. Wie viele Informationen ein Speicher insgesamt aufbewahren kann, hängt von seiner **Speicherkapazität** ab, die in **Byte** bzw. in Form von größeren Einheiten wie Kilo-Byte (1024 Bytes, abgekürzt KB), Mega-Byte (1024 KB, abgekürzt MB) oder Giga-Byte (1024 MB, abgekürzt GB) angegeben wird. Ein Byte besteht aus acht binären Zeichen, so genannten **Bits**. Ein solches Bit kann zwei Zustände annehmen (1 oder 0, *an* oder *aus*, *wahr* oder *falsch*).

Externe Speichermedien (also CDs oder Festplatten) bieten in der Regel eine wesentlich höhere Speicherkapazität als der Arbeitsspeicher und dienen der langfristigen Aufbewahrung von Programmen und Informationen (Daten). Diese werden in so genannten **Dateien** (englisch: **files**) abgelegt. Solche Dateien können wir uns beispielsweise wie ein Sammelalbum vorstellen, in das wir unsere Daten

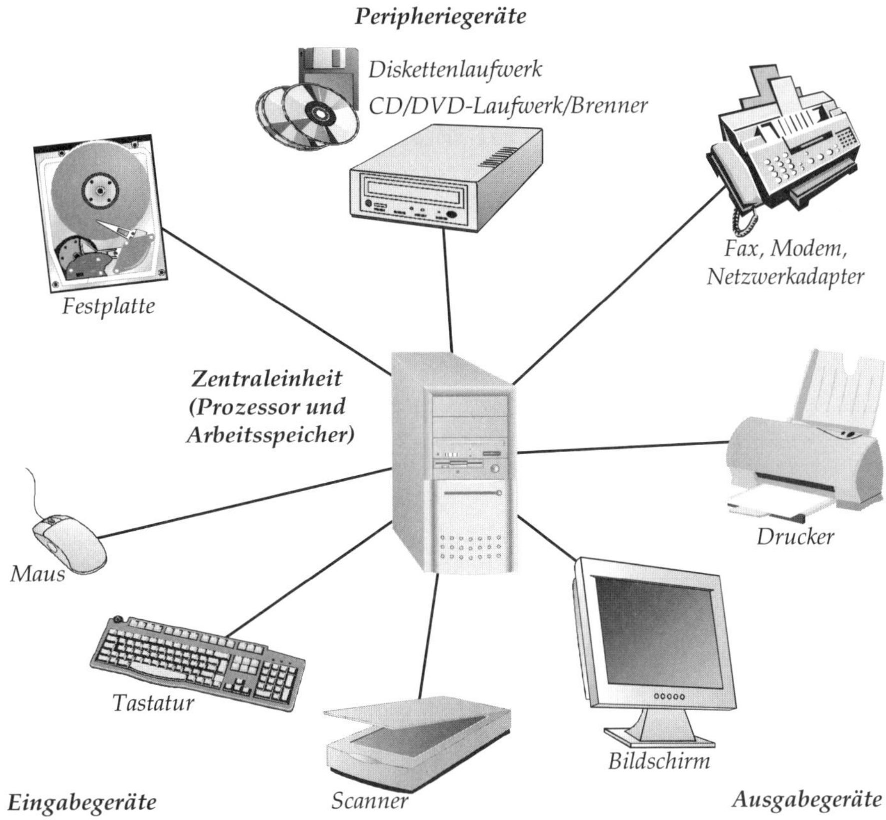

Abbildung 2.1: Aufbau eines Computers

(die Bilder) ablegen (einkleben). Um eine Datei anlegen zu können, müssen wir ihr einen Namen geben. Dieser Name wird zusammen mit den Namen weiterer Dateien in Verbindung mit Angaben zur Größe der Dateien im **Inhaltsverzeichnis** (englisch: **directory**) unseres Speichermediums vermerkt. Mehrere Dateien können wir auch zu so genannten **Ordnern** bzw. **Verzeichnissen** zusammenfassen (ähnlich wie wir unsere Sammelalben in Ordnern abheften), die selbst wieder Namen bekommen und hierarchisch in weiteren Ordnern zusammengefasst werden können. Dateinamen werden häufig unter Verwendung eines Punktes (`.`) in zwei Teile gegliedert, den eigentlichen Namen und die so genannte **Dateinamen-Erweiterung**, die meist den Typ der Datei angibt (z. B. `txt` für Text-Dateien, `java` für Java-Dateien oder `doc` für Dateien eines Textverarbeitungssystems).

Heutzutage sind viele Computersysteme über Datenleitungen oder per Funk und unter Verwendung spezieller Netz-Software miteinander **vernetzt**, d. h. sie können untereinander Informationen austauschen. Man spricht dann von einem **Netz** oder Netzwerk (englisch: **net** oder **web**) und speziell von einem **Intranet**,

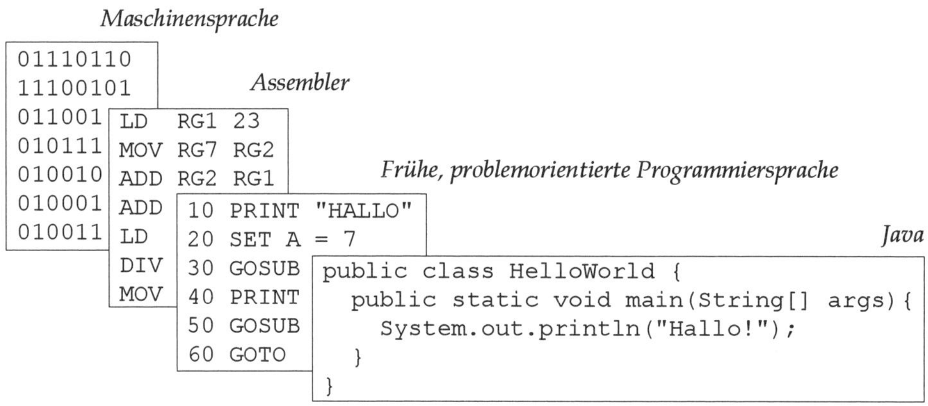

Abbildung 2.2: Programmiersprachen im Vergleich

wenn die Vernetzung innerhalb einer Organisation oder Firma erfolgt, oder vom **Internet**, einem weltweiten Computer-Netzwerk.
Die Computer- und Software-Technik nahm sicherlich seit ihren Kindertagen eine rasante Entwicklung von den Rechnern mit Transistortechnik und integrierten Schaltungen in Großrechnern und Minicomputern über die ersten Mikroprozessoren und Personal Computer Ende der siebziger Jahre bis zu den heutigen leistungsfähigen PCs, Workstations und Supercomputern. So ist es auch nicht verwunderlich, dass sich auch recht bald eine (seit 1960) eigenständige Wissenschaftsdisziplin entwickelte, die **Informatik**. Sie beschäftigt sich mit der theoretischen Analyse und Konzeption, aber auch mit der konkreten Realisierung von Computersystemen in den Bereichen Hardware, Software, Organisationsstrukturen und Anwender.

2.2 Was heißt Programmieren?

Im letzten Abschnitt hatten wir bereits erwähnt, dass ein Programm nichts anderes ist als ein Algorithmus, der in einer **Programmiersprache** formuliert ist. Diese Sprache erlaubt es den Anwendern (Programmierern), mit dem Computer zu „sprechen" und diesem so Anweisungen zu geben. Dieses „Sprechen" kann nun auf unterschiedliche Arten erfolgen. Man kann zum Beispiel eine Sprache verwenden, die der Computer (genau genommen der Prozessor) direkt „versteht". Man nennt sie **Maschinensprache**. Da die Notation mit Nullen und Einsen nur schwer lesbar ist, verwendet man zur Formulierung von maschninennahen Programm meist eine **Assemblersprache**, in der jedem binären Maschinencode ein entsprechender, aus Buchstaben und Ziffern bestehender Assemblercode entspricht. Programme in solchen Sprachen kann der Prozessor direkt ausführen, man ist jedoch dadurch sehr abhängig vom Prozessortyp. Alternativ kann auch eine be-

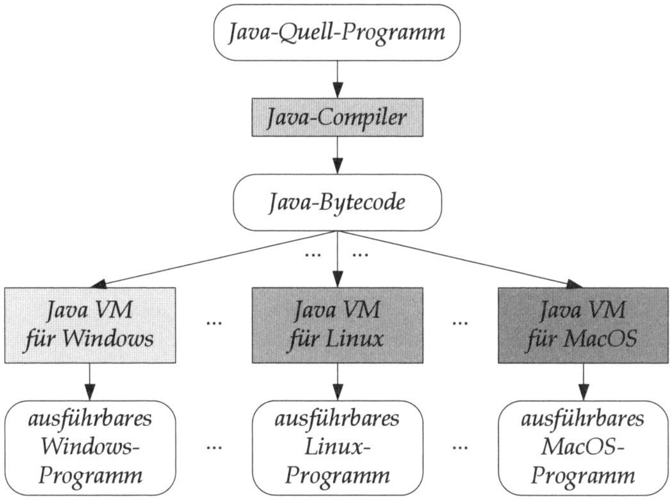

Abbildung 2.3: Vom Java-Quellprogramm zum ausführbaren Programm

nutzernahe bzw. problemnahe Programmiersprache zum Einsatz kommen, die man als **höhere Programmiersprache** oder auch **problemorientierte Programmiersprache** bezeichnet. In diesem Fall benötigt man allerdings einen **Übersetzer** (in Form einer speziellen Software), der die Sätze der höheren Programmiersprache in die Maschinensprache oder auch in eine spezielle „Zwischensprache" überführt. Ein Übersetzer, der problemorientierte Programme in maschinennahe Programme transformiert, wird **Compiler** genannt. Werden Programme nicht vollständig übersetzt und später ausgeführt, sondern Anweisung für Anweisung übersetzt und unmittelbar ausgeführt, spricht man von einem **Interpreter**.
Traditionelle höhere Programmiersprachen – davon gibt es mittlerweile rund 200 – benötigen für jeden Prozessortyp einen Compiler, der das jeweilige so genannte **Quell-Programm** (geschrieben in der Programmiersprache) in ein so genanntes **Ziel-Programm** (ausführbar auf dem Prozessor) übersetzt (compiliert). Unser Programm muss daher für jeden Rechner- bzw. Prozessortyp übersetzt werden. Bei der Entwicklung der Sprache Java hingegen wurde das Ziel angestrebt, plattformunabhängig zu sein, indem man nur einen Compiler für alle Plattformen benötigt. Dieser Compiler übersetzt das Quell-Programm (auch Quellcode oder Quelltext genannt) in den so genannten **Java-Bytecode**, der unabhängig von einem bestimmten Prozessor ist, jedoch nicht unmittelbar ausgeführt werden kann. Erst der **Java-Interpreter** analysiert den erzeugten Bytecode schrittweise und führt ihn aus. Der Bytecode ist also portabel (auf unterschiedliche Plattformen übertragbar) und sozusagen für eine Art virtuellen Prozessor (man spricht hier auch von einer **virtuellen Maschine**, abgekürzt VM) gefertigt. Abbildung 2.3 verdeutlicht diesen Sachverhalt.

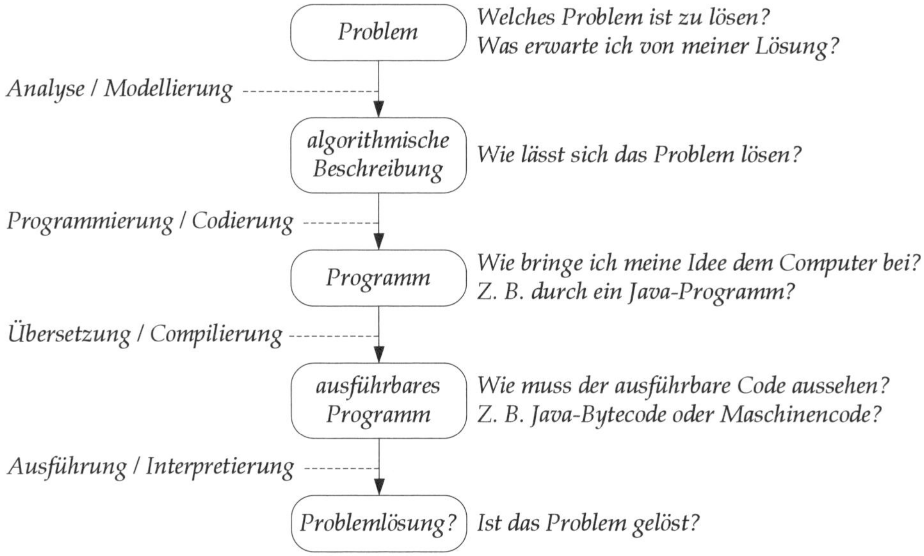

Abbildung 2.4: Was heißt Programmieren?

Unter **Programmieren** versteht man nun eine Tätigkeit, bei der unter Einsatz einer gegebenen Programmiersprache ein gestelltes Problem zu lösen ist. Programmieren heißt also nicht einfach nur, ein Programm einzutippen. Normalerweise sind eine ganze Reihe von Arbeitsschritten nötig, bis ein gestelltes Problem zufriedenstellend mit dem Computer gelöst ist (vgl. Abbildung 2.4). Die Bezeichnung „Programmieren" umfasst daher meist eine ganze Kette von Arbeitsgängen, beginnend bei der Analyse des Problems und endend bei der Kontrolle oder Interpretation der Resultate. Nicht selten stellt dabei gerade die Analyse den aufwändigsten Teil dar.

Bei der **Problemanalyse** oder auch **Modellierung** müssen wir ein meistens umgangssprachlich formuliertes Problem analysieren und so aufbereiten (modellieren), dass sich die einzelnen Teilprobleme leicht und übersichtlich programmieren lassen. Wir erstellen somit eine **algorithmische Beschreibung** für die Lösung des Problems bzw. seiner Teilprobleme. Wenn wir diese algorithmische Beschreibung in eine Programmiersprache übertragen und unser Programm in einen Computer eingeben, nennt man diesen Vorgang **Kodierung**. Dazu verwenden wir einen **Texteditor** (oder auch einfach nur **Editor** genannt) oder ein Textverarbeitungsprogramm, in dem wir das Programm eintippen und danach in einer Datei speichern. Unser so erstelltes Programm muss anschließend durch den Compiler übersetzt werden. Das Ergebnis dieser Übersetzung können wir dann auf unserem Rechner zur Ausführung bringen und damit testen, ob es unser ursprünglich formuliertes Problem korrekt löst.

In nahezu allen Fällen werden zum ersten Mal kodierte Programme in irgendeiner Form **Fehler** aufweisen. Dies können einfache Schreibfehler, so genannte Syntaxfehler (z. B. durch falschen Einsatz von Sprachelementen) oder so genannte Semantikfehler (z. B. durch falschen logischen Aufbau des Programms) sein. Auch insgesamt gesehen kann unser Programm eine falsche Struktur haben, was meistens auf eine fehlerhafte Problemanalyse zurückzuführen ist. Selbst nach umfangreichen Tests müssen „richtig" erscheinende Programme nicht zwangsweise korrekte Programme sein. Erfahrungsgemäß enthält ein hoher Prozentsatz aller technisch-wissenschaftlichen Programme auch nach umfassenden Tests noch Fehler, die nur durch hohen Aufwand oder durch Zufall entdeckt werden können.

Teil I

Einstieg in das Programmieren in Java

Kapitel 3

Aller Anfang ist schwer

Diese sprichwörtliche Feststellung gilt naturgemäß auch für das Erlernen einer Programmiersprache. Die Ursache dieser Anlaufschwierigkeiten liegt möglicherweise darin, dass selbst eine noch so einfach gehaltene Einführung ins Programmieren stets ein gewisses Mindestmaß an Formalismus benötigt, um bestimmte Sachverhalte korrekt wiederzugeben. Einsteiger werden dadurch leicht abgeschreckt und benötigen einige Zeit, um das Ganze zu verdauen. Wir können Ihnen als Leserin bzw. Leser dieses Buchs an dieser Stelle daher nur wünschen, dass Sie sich nicht bereits durch dieses Kapitel abschrecken lassen. So manche Hürde ist einfacher zu nehmen, als es zunächst den Anschein hat. Sollten Sie also das eine oder andere Detail in unserem ersten Beispiel nicht auf Anhieb verstehen, ist das kein Grund zur Besorgnis. Wir werden in den folgenden Kapiteln auf jeden der hier beschriebenen Punkte nochmals näher eingehen.

3.1 Mein erstes Programm

Wenn man an Anwendungsmöglichkeiten von Computern oder Rechnern denkt, so fallen einem oft vielleicht zuerst einfache Berechnungen ein, die man damit anstellen kann.[1] Jeder hat wohl schon mit einem Taschenrechner gearbeitet, und daher wollen wir mit einer sehr einfachen Rechenaufgabe anfangen.

Ziel dieses Kapitels ist es, das folgende kleine Beispielprogramm zu verstehen und damit zu sehen, dass Java in der Lage ist, unserem Rechner die Funktiona-

[1] Wer hier gerade laut „Spiele" rufen wollte, dem sei gesagt, dass es auch in Java programmierte Spiele gibt. Allerdings wird der oder die Lernende mehr tun müssen, als sich nur das vorliegende Buch zu Gemüte zu führen, um solche komplexen Programme verstehen oder schreiben zu können. Spieleprogrammierung verlangt Kenntnisse über Computergrafik, Prozesssteuerung und künstliche Intelligenz, die wir an dieser Stelle unmöglich vermitteln können. Bevor Sie nun aber enttäuscht das Buch aus der Hand legen, seien Sie auf die Kapitel 8 und 12 dieses Kurses vertröstet. Sobald Sie sich bis zu diesem Bereich vorgekämpft haben, werden Sie dennoch Beispiele für das eine oder andere kleine Computerspiel finden, das sich auch mit dem in diesem Buch gelehrten Wissen entwerfen lässt.

lität eines sehr einfachen Taschenrechners zu verleihen. Dieses Programm macht nichts weiter, als 3 plus 4 zu berechnen und anschließend auf dem Bildschirm auszugeben. Im Folgenden werden wir das Programm Zeile für Zeile untersuchen, in den Computer eingeben und schließlich auch ausführen lassen.

```
public class Berechnung {
  public static void main(String[] args) {
    int i;
    i = 3 + 4;
    System.out.println(i);
  }
}
```

Bitte nicht erschrecken, wenn dieser Programmtext relativ umfangreich für eine einfache Berechnung wirkt. Wie wir später sehen, benötigt jedes Java-Programm ein paar einleitende und abschließende Worte (ähnlich wie die Märchen unserer Kindheit),[2] die immer gleich sind.[3]

3.2 Formeln, Ausdrücke und Anweisungen

Sehen wir uns zunächst einmal die Zeile in der Mitte an:

```
i = 3 + 4;
```

Diese Zeile sollte jeder, der schon einmal eine physikalische oder mathematische Formel gesehen hat, lesen und verstehen können. Rechts vom Gleichheitszeichen addieren wir die Werte 3 und 4, links vom Gleichheitszeichen steht eine Art Unbekannte, das `i`. Natürlich sind in Java auch kompliziertere Formeln möglich, und sobald wir ein wenig mehr von der Sprache kennen gelernt haben, können wir viele Formeln aus unserem Physik- oder Mathematikbuch direkt übertragen.

Wir sehen in obiger Zeile aber auch einen wichtigen Unterschied zu einer Formel in einem Buch: Die Formel ist *mit einem Semikolon abgeschlossen*. Dieser Strichpunkt am Ende der Programmzeile kennzeichnet in der Sprache Java eine so genannte **Anweisung**. Der Computer wird also angewiesen, etwas für uns zu tun.

Das Gleichheitszeichen steht aber in der Sprache Java nicht für einen mathematischen Vergleich, sondern für eine Zuweisung. Das heißt, bei unserer Anweisung handelt es sich um eine Vorschrift, die der Unbekannten (der **Variablen** `i`) links vom Gleichheitszeichen den Wert zuweist, der durch die Formel rechts vom Gleichheitszeichen berechnet wird. Eine solche Berechnungsvorschrift für einen Wert, wie es die obige rechte Seite der Zuweisung darstellt, wird in Java ein **Ausdruck** genannt.

Auch wenn Java erlaubt, mehrere Anweisungen pro Zeile zu schreiben, sollten wir versuchen, möglichst immer nur eine Anweisung in jede Zeile zu packen. Andernfalls wird unser Programmtext sehr unübersichtlich, und schon eine Woche

[2] „Es war einmal ..." sowie „... und wenn sie nicht gestorben sind, dann leben sie noch heute."

[3] Zumindest so lange, bis wir den Sinn dieses Rahmens verstanden haben und danach auch verändern können.

später können wir, unser Freund oder unser Kollege dann aus dem Programmtext nicht mehr herauslesen, was wir eigentlich programmiert haben. Wie so oft gilt also auch hier: *Weniger* (Anweisungen pro Zeile) *ist mehr* (Übersichtlichkeit).

3.3 Zahlenbeispiele

Als Nächstes sehen wir uns die Zahlen an, die wir addieren. Während es für uns fast egal ist, ob wir in einer Formel mit ganzen Zahlen rechnen oder mit solchen, die Nachkommastellen haben, ist dies für Computer ein elementarer Unterschied, da unterschiedliche Zahlen in unterschiedlichen Größenordnungen dargestellt werden können. Man kann sich dies leicht verdeutlichen, wenn man überlegt, welches die größte Zahl mit zwei Ziffern ist. Abhängig von der Darstellungsart kann dies die 99 (beide Ziffern für die Darstellung einer ganzen Zahl), die 9.9 (erste Ziffer Vorkommastelle, zweite Ziffer Nachkommastelle) oder die 9E9 ($= 9 \cdot 10^9 = 9000000000$, also eine Ziffer für die Vorkommastelle, eine Ziffer für einen Exponenten) sein.
Die beiden Zahlen des Beispielprogramms sind **ganze Zahlen** (englisch: **integer**). Hier noch ein paar weitere Beispiele für ganze Zahlen:

```
0          1          -1          2147483647
```

Ganze Zahlen können in Java nicht beliebig lang sein. Ab einer bestimmten Länge muss man sie sogar als lange Zahl kennzeichnen, indem man ein `L` (für **long integer**, lange Ganzzahl) anhängt (siehe Abschnitt 4.3.1).
Zahlen mit einem Vor- und einem Nachkommateil nennen wir im Folgenden **Gleitkommazahlen**.[4] Für diese können wir die wissenschaftliche **Exponentenschreibweise** verwenden. Aber Achtung: Obwohl sie Gleit*komma*zahlen heißen, müssen wir das englische Zahlenformat[5] mit einem Punkt als Dezimaltrenner verwenden (das englische „floating point numbers" ist hier sprachlich zutreffender).
Hier nun einige Gleitkommazahlen:

```
0.0          1.0          -1.0          2147483647.0
42.314159    -3.7E2       1.9E-17       .12345
```

Die Schreibweise `-3.7E2` bzw. `1.9E-17` sollte vom Taschenrechner her bekannt sein. Sie wird als Exponentenschreibweise oder auch wissenschaftliche Notation bezeichnet. Die Schreibweise bedeutet, dass die links von `E` stehende Zahl mit einer Potenz von 10 zu multiplizieren ist, deren Exponent gerade rechts von `E` steht. So bedeutet beispielsweise die Schreibweise `1.78E4`

$$1.78 \cdot 10^4 = 1.78 \cdot 10000 = 17800$$

und `E` kann demnach als „mal 10 hoch" gelesen werden.

[4]Dies deutet nicht nur auf den Nachkommateil hin, sondern beschreibt auch die interne Zahlendarstellung des Computers. Wie diese interne Darstellung genau aussieht, ist Thema weiterführender Informatik-Vorlesungen, -Kurse und -Bücher.

[5]Beispielsweise steht im englischen Zahlenformat 3.14 für 3,14 und 0.123 für 0,123.

3.4 Verwendung von Variablen

Noch vor der eigentlichen Anweisung mit der Berechnung finden wir in unserem Programm die Zeile

```
int i;
```

Damit sagen wir dem Computer, dass wir in unserem Programm in den folgenden Zeilen eine Variable mit dem Namen `i` verwenden möchten. Bei der Ausführung des Programms muss nämlich „Platz geschaffen", d. h. ein Speicherbereich dafür vorgesehen werden, den Inhalt der Variable aufzunehmen. Diese Zeile, die wir **Variablendeklaration** nennen, ist auch eine Art Anweisung (hier wird als Aktion Speicherplatz für die Variable `i` angelegt). Wie jede Anweisung beenden wir auch diese mit einem abschließenden Semikolon.
`i` ist ein recht kurzer Name für eine Variable. Später werden wir nach Möglichkeit längere, möglichst aussagekräftige Namen verwenden, beispielsweise `summe`. Welche Namen wir für Variablen (siehe Abschnitt 4.4.1) wählen können, ist im Abschnitt 4.1.2 genauer erläutert.
Mit **`int`** legen wir den **Datentyp** der Variablen fest. **`int`** steht dabei für integer, d. h. (wir erinnern uns an den vorangegangenen Abschnitt) dass diese Variable ganze Zahlen im Bereich von ca. $\pm 2,1$ Milliarden aufnehmen kann. Wir werden später anhand einer Übersicht die verschiedenen Datentypen kennen lernen (siehe Abschnitt 4.3).

3.5 „Auf den Schirm!"

Wenn wir das Ergebnis unserer Berechnung auf dem Bildschirm ausgeben wollen, müssen wir dies dem Rechner mitteilen. Dies geschieht in der folgenden Zeile:

```
System.out.println(i);
```

`System.out.println` ist in Java der Name einer **Methode**[6] (ein Unterprogramm, also eine untergeordnete Struktureinheit beim Entwerfen von Programmen), mit der man Text und Zahlen auf dem Bildschirm (genauer gesagt auf das so genannte Konsolenfenster oder auch kurz nur Konsole genannt) ausgeben kann.[7]
In Klammern folgt nach dem Methodennamen dann das, was wir der Methode übergeben wollen, in diesem Fall also das, was wir ausgeben wollen, nämlich der Wert der Variablen `i`. Auch diese Zeile ist laut Java-Sprachdefinition eine Anweisung (also dürfen wir auch hier das Semikolon nicht vergessen) und wird häufig als Ausgabeanweisung bezeichnet.
Die erwähnte Methode ist recht flexibel anwendbar. Wir können beispielsweise auch unmittelbar vor der Ausgabe des Wertes `i` einen Text ausgeben, der in Anführungszeichen eingeschlossen wird:

---

[6] Mit Methoden werden wir uns ausführlich in Kapitel 7 beschäftigen.

[7] Warum es sinnvoll ist, der Methode einen so langen und dreigeteilten Namen zu geben, wird erst in späteren Abschnitten des Buches deutlich werden. Im Moment soll uns die Tatsache genügen, dass die Methode genau das tut, was wir benötigen.

```
System.out.println("Das Ergebnis ist: ");
System.out.println(i);
```

Will man beides (Werte bzw. Zahlen und Text) so kombinieren, dass es in einer Zeile ausgegeben wird, gibt es dafür zwei Möglichkeiten. Zum einen können wir ganz einfach die erste Ausgabeanweisung leicht verändern:

```
System.out.print("Das Ergebnis ist: ");
System.out.println(i);
```

Bitte beachten Sie, dass jetzt in der ersten Zeile nur `print` (und nicht `println`) steht! Das „ln" im Methoden-Namen steht als Abkürzung für „line" und drückt aus, dass nach der Ausgabe eine neue Zeile begonnen wird. Das bedeutet, dass jetzt nach der ersten Ausgabe *kein* Zeilenvorschub („line feed") durchgeführt wird. Nach der Ausgabe des Textes wird somit nicht in der nächsten, sondern in der gleichen Zeile weitergeschrieben. Unser Programm wird somit auf dem Bildschirm (auf dem Konsolenfenster) nur eine Zeile erzeugen, obwohl wir im Quelltext zwei Zeilen dafür verwenden:

Konsole

```
Das Ergebnis ist: 7
```

Zum anderen können wir die beiden Ausgabeanweisungen auch zu einer einzigen zusammenfassen und schreiben:

```
System.out.println("Das Ergebnis ist: " + i);
```

Wir verknüpfen dazu alle Teile unserer gewünschten Ausgabe mit dem Zeichen +. Dieser so genannte **+-Operator** kann in Java nicht nur zur Addition von Zahlen, sondern auch zur Aneinanderfügung von Texten (so genannten Zeichenketten) benutzt werden. Solche Zeichenketten werden dabei einfach aneinander gehängt, also zu einer einzigen Zeichenkette zusammengefasst. Das ist notwendig, weil wir der Methode `System.out.println` nur genau ein Argument übergeben können. Um auch, wie in unserem Beispiel, Werte (z. B. von Variablen oder Ausdrücken) an eine Zeichenkette hängen zu können, werden diese automatisch zunächst in eine Zeichenkette gewandelt.
Wie wir später noch sehen werden, kann die Vermischung von Texten und Zahlenwerten bei der Ausgabeanweisung unter Umständen zu Problemen führen. Zunächst aber wollen wir die hier vorgestellten Methoden (nahezu) bedenkenlos verwenden.

3.6 Das Programmgerüst

Nun fehlt uns zum Verständnis unseres ersten Programms nur noch der Rahmen, den wir bis auf weiteres in jedem Quelltext verwenden. Dazu ist es wichtig zu wissen, dass Java zur Strukturierung der Quelltexte **Blöcke** vorsieht, die mit einer öffnenden geschweiften Klammer { begonnen und mit einer schließenden geschweiften Klammer } beendet werden. In unserem obigen Quelltext können wir demnach zwei Blöcke ausmachen:

1. **Die Klasse:** Vielleicht haben Sie schon irgendwo gelesen, dass Java eine **objektorientierte** Programmiersprache ist. Was das genau bedeutet, soll uns hier zunächst nicht weiter interessieren, aber wie für objektorientierte Sprachen üblich, erzeugt Java seine Objekte aus so genannten **Klassen**. Eine Klasse ist demnach die oberste Struktureinheit und sieht z. B. folgendermaßen aus:

```
public class Berechnung {
  // hier steht sonst der Rest des Quelltexts fuer die Klasse
}
```

   Unmittelbar vor der öffnenden Klammer steht der Name der Klasse, in diesem Fall `Berechnung` – so heißt schließlich auch unser Programm. *Wichtig:* Der Name der Klasse muss *exakt* (Groß-/Kleinschreibung!) dem Dateinamen entsprechen, unter dem wir diese Klasse speichern, wobei der Dateiname noch die Erweiterung `.java` trägt. In unserem Fall *müssen* wir die Klasse also in der Datei `Berechnung.java` speichern.

   Vor dem eigentlichen Namen stehen noch die beiden **Schlüsselwörter** **`public`** und **`class`**. Wir wollen dies im Moment einfach akzeptieren, dürfen sie aber bei unseren selbst definierten Klassen auf keinen Fall vergessen.

   Die erlaubten Klassennamen unterliegen gewissen Regeln (siehe Abschnitt 4.1.2), die wir später noch kennen lernen. Wir sollten uns aber auf alle Fälle daran halten, einen Klassennamen immer mit einem *Großbuchstaben* zu beginnen (vergleiche auch Anhang A).

2. **Die Hauptmethode:** Innerhalb von Klassen gibt es untergeordnete Struktureinheiten, die **Methoden**. Jede Klasse, die, wie unsere Beispiel-Klasse, ein ausführbares Programm darstellen soll, besitzt die Methode `main`:[8]

```
public static void main(String[] args) {
  // hier steht eigentlich die Berechnung
}
```

   Wir erkennen den erwähnten Methodennamen `main`. Den Rest der ersten Zeile müssen wir zunächst ganz einfach auswendig lernen – man achte dabei insbesondere auf das groß geschriebene „S" bei `String`.

Im Abschnitt 4.2.1 wird noch einmal auf das Programmgerüst eingegangen. Richtig verstehen werden wir es aber erst sehr viel später.

3.7 Eingeben, übersetzen und ausführen

Jetzt sind wir so weit, dass wir

- den Quelltext unseres Programms eingeben können,

[8] Wenn wir später Java wirklich objektorientiert kennen gelernt haben, werden wir auch Klassen ohne diese Methode benutzen – aber bis dahin dauert es noch einige Zeit.

- danach diesen Quelltext vom **Java-Compiler** in einen interpretierbaren Code, den so genannten **Java-Bytecode**, übersetzen (compilieren) lassen können und
- schließlich diesen Bytecode vom **Java-Interpreter** ausführen (interpretieren) lassen können.

Zur Eingabe des Quelltextes unseres Programms müssen wir natürlich einen auf unserem Rechner verfügbaren Editor bzw. eine geeignete Java-Entwicklungsumgebung verwenden. Auf solche Systeme, ihre Installation und ihre Bedienung können wir natürlich im Rahmen dieses Buches nicht eingehen. Auf der Webseite zu diesem Buch [23] finden Sie jedoch alles, was sie brauchen: Editoren bzw. Entwicklungsumgebungen, Tools, Installationsanleitungen und Dokumentationen bzw. Web-Links zu weiteren Informationen und fortgeschrittenen Entwicklungsumgebungen.

In diesem Abschnitt wollen wir nun noch auf die Schritte *Übersetzen* und *Ausführen* eingehen. Dabei beschreiben wir, wie wir diese Vorgänge mit Hilfe des JDK (Java Development Kit) bzw. des JSDK (Java Software Development Kit) [25] durchführen können. Das JDK bzw. JSDK ist eine frei erhältliche Sammlung von Entwicklungswerkzeugen der Java Platform, Standard Edition (Java SE) von der Firma Sun. Diese Werkzeuge können wir ohne Verwendung einer speziellen grafischen Entwicklungsumgebung einsetzen. Das heißt, wir stoßen die Vorgänge einfach durch spezielle Kommandos an, die wir in einem Konsolenfenster eingeben können.

Bei den folgenden Angaben muss die Groß-/Kleinschreibung *unbedingt* beachtet werden. Nach jeder Zeile muss die Return- bzw. Enter-Taste gedrückt werden, um das Kommando auszuführen.

Wenn wir also davon ausgehen, dass unsere Klasse bzw. unser Programm in der Datei `Berechnung.java` abgespeichert ist, können wir mit dem Kommando

```
javac Berechnung.java
```

den Quelltext in unserer Datei vom Java-Compiler (das Programm heißt `javac`) in den Java-Bytecode übersetzen lassen. Wenn Fehlermeldungen auf dem Bildschirm ausgegeben werden, haben wir vermutlich den Quelltext nicht exakt abgetippt. Wir müssen die Fehler mit Hilfe des Editors erst korrigieren und den Übersetzungsvorgang danach noch einmal starten. Wenn der Compiler das fehlerfreie Programm übersetzen konnte, wurde die Datei `Berechnung.class`, die Bytecode-Datei, erzeugt.

Auf die Datei `Berechnung.class` wollen wir den Java-Interpreter (das Java-Programm heißt `java`) anwenden. Während beim Aufruf des Java-Compilers der Dateiname komplett angegeben werden muss (also mit der Erweiterung `.java`), darf die Erweiterung beim Aufruf des Java-Interpreters *nicht* angegeben werden. Mit dem Kommando

```
java Berechnung
```

können wir also diesen Bytecode ausführen lassen. Auf dem Bildschirm sollte nun nach kurzer Zeit Folgendes erscheinen:

Konsole

```
Das Ergebnis ist: 7
```

Wir haben es also geschafft, unser erstes Programm zum Laufen zu bringen.

3.8 Übungsaufgaben

Aufgabe 3.1

Auf der zu diesem Buch gehörigen Website [23] befindet sich eine Anleitung, wie Sie auf Ihrem Rechner Java installieren und das in diesem Kapitel beschriebene Beispielprogramm übersetzen und starten können. Befolgen Sie diese Instruktionen, um auch zukünftige Übungsaufgaben bearbeiten zu können.

Aufgabe 3.2

Geben Sie das folgende Programm in Ihren Computer ein, und bringen Sie es zum Laufen.

```
1 public class Uebung {
2   public static void main(String[] args) {
3     System.out.println("Guten Tag!");
4     System.out.println("Mein Name ist Puter, Komm-Puter.");
5   }
6 }
```

Aufgabe 3.3

Was passiert, wenn Sie im vorigen Programm in Zeile 3 das Semikolon entfernen? Was passiert, wenn Sie statt einem zwei Semikolons einfügen?

Kapitel 4

Grundlagen der Programmierung in Java

4.1 Grundelemente eines Java-Programms

Das Erlernen einer Programmiersprache unterscheidet sich im Grunde nicht sonderlich vom Englisch- oder Französischunterricht in der Schule. Wir haben eine gewisse Grammatik (festgelegt durch den Wortschatz, die Syntax und die Semantik),[1]nach deren Regeln wir Sätze bilden können – und eine Unmenge an Vokabeln, die wir für diese Sätze brauchen. Wir formen unsere Sätze aus den gelernten Worten und können diese zu einem komplexeren Gebilde zusammenfügen – beispielsweise einer Geschichte oder einer Bedienungsanleitung für einen Toaster.
In Java (oder einer anderen Programmiersprache) funktioniert das Ganze auf die gleiche Art und Weise. Wir werden lernen, nach gewissen Regeln mit dem Computer zu „sprechen", d. h. ihm verständlich zu machen, was er für uns zu tun hat. Damit uns dies gelingt, müssen wir uns zuerst mit gewissen Grundelementen der Sprache vertraut machen.
Zu diesem Zweck ist es leider auch nicht ganz zu vermeiden, sich mit gewissen formalen Aspekten der Sprache zu beschäftigen. Wir werden nach Möglichkeit versuchen, dies mit Hilfe von Beispielen zu tun. In einigen Fällen kommen wir dennoch um eine allgemeine Beschreibungsform nicht herum. Wir werden daher Syntaxregeln (Regeln für zulässige „Sätze" der Sprache Java) in Form eines „Lückentextes" geben. Betrachten wir zunächst ein Beispiel aus dem täglichen Leben:

---

[1]Für das Verständnis der nachfolgenden Abschnitte dieses Buches ist es ist nicht notwendig, dass Sie diese Begriffe bereits kennen. Angaben dazu finden Sie aber im Glossar (Anhang C).

Syntaxregel

```
In der Cafeteria gab es am ≪DATUM≫ ≪ESSEN≫ zum ≪ESSENSART≫.
```

Die oben angegebene Zeile repräsentiert den formalen Aufbau eines Satzes „Essensbeschreibung" in der deutschen Sprache. Die Worte `≪DATUM≫`, `≪ESSEN≫` und `≪ESSENSART≫` stellen hierbei Lücken bzw. Platzhalter dar, die nach gewissen Regeln gefüllt werden müssen:

- `≪DATUM≫` kann ein beliebiges Datum (10.12.2000, 1.8.99), ein Wochentag (Dienstag, Freitag) oder die Worte „heutigen Tag", „gestrigen Tag" sein.
- `≪ESSEN≫` kann der Name eines beliebigen Essens (Labskaus, Flammkuchen, Rahmplättle, kandierte Schweinsohren mit Ingwersauce) sein.
- `≪ESSENSART≫` muss eines der Worte „Frühstück", „Mittagessen" oder „Abendbrot" sein.

Mit obigem Regelwerk können wir nun beliebig gültige Sätze bilden, indem wir die Platzhalter durch ihre gültigen Werte ersetzen. Alles, was außerhalb der Platzhalter steht, wird von uns Punkt für Punkt übernommen:

- In der Cafeteria gab es am Dienstag gebackene Auberginen zum Mittagessen.
- In der Cafeteria gab es am 28.02.97 Toast Helene zum Abendbrot.
- In der Cafeteria gab es am heutigen Tag Ham & Eggs zum Frühstück.

Jeder dieser Sätze stellt eine gültige Essensbeschreibung nach unserer obigen Regel dar. Im Gegenzug hierzu sind die folgenden Sätze falsch, da wir uns nicht an alle Regeln gehalten haben:

- In der Cafeteria gab es am gestern gebackene Auberginen zum Mittagessen. *(„gestern" ist kein gültiges* `≪DATUM≫`*)*
- In der Cafeteria gab es am 28.02.97 Toast Helene zum Lunch. *(„Lunch" ist keine gültige* `≪ESSENSART≫`*)*
- Inner Cafeteria gab es am heutigen Tag Ham & Eggs zum Frühstück. *(Es muss „In der" statt „Inner" heißen.)*
- In der Cafeteria gab es am Dienstag gebackene Auberginen zum Mittagessen *(Der Punkt am Ende des Satzes fehlt.)*

In unserem Fall ist der Text im Lückentext natürlich keine Umgangssprache, sondern Programmtext, sodass wir Syntaxregeln also in Form von programmähnlichen Texten mit gewissen Platzhaltern angeben werden. Diese Platzhalter werden übrigens fachsprachlich als **Syntaxvariable** bezeichnet. Sind alle aufgestellten Syntaxregeln eingehalten, so sprechen wir auch von einem syntaktisch korrekten Programm. Ist eine Regel verletzt, so ist das Programm syntaktisch nicht korrekt.

Ein Programm muss allerdings nicht nur syntaktisch, sondern auch *semantisch* korrekt sein, d. h. seine syntaktischen Elemente müssen auch mit der richtigen Bedeutung verwendet werden. Beispielsweise würde für unseren Platzhalter ≪DATUM≫ nur ein Datum in der Vergangenheit als semantisch korrekter Wert in Frage kommen.
Nach diesen vielen Vorerklärungen wollen wir nun damit beginnen, verschiedene Grundelemente kennen zu lernen, durch die wir mit dem Computer in der Sprache Java kommunizieren können. Diese Abschnitte werden vielen wahrscheinlich etwas langwierig erscheinen; sie stellen jedoch das solide Fundament dar, auf denen unsere späteren Programmierkenntnisse aufgebaut werden!

4.1.1 Kommentare

Wer kennt die Situation nicht? Man hat eine längere Rechnung durchgeführt, einen Artikel verfasst oder irgendeine Skizze erarbeitet – und muss diese Arbeit nun anderen Personen erklären. Leider ist die Rechnung, der Artikel oder die Skizze schon ein paar Tage alt und man erinnert sich nicht mehr an jedes Detail, jeden logischen Schritt. Wie soll man seine Arbeit auf die Schnelle nachvollziehen? In wichtigen Fällen hat man deshalb bereits beim Erstellen dafür gesorgt, dass jemand anders (oder man selbst) diese Arbeit auch später noch verstehen kann. Hierzu werden Randnotizen, Fußnoten und erläuternde Diagramme verwendet – zusätzliche Kommentare also, die jedoch nicht Bestandteil des eigentlichen Papiers sind.
Auch unsere Programme werden mit der Zeit immer größer werden. Wir brauchen deshalb eine Möglichkeit, unseren Text mit erläuternden Kommentaren zu versehen. Da sich Textmarker auf dem Monitor jedoch schlecht macht, hat die Sprache Java ihre eigene Art und Weise, mit Kommentaren umzugehen:
Angenommen, wir haben eine Programmzeile verfasst und wollen uns später daran erinnern, was es mit dieser auf sich hat. Die einfachste Möglichkeit wäre, eine Bemerkung oder einen Kommentar direkt in den Programmtext einzufügen. In unserem Beispiel geschieht dies wie folgt:

```
a = b + c;  // hier beginnt ein Kommentar
```

Sobald der Java-Compiler die Zeichen // in einer Zeile findet, erkennt er einen Kommentar. Alles, was nach diesen Zeichen folgt, geht Java „nichts mehr an" und wird vom Übersetzer ignoriert. Der Kommentar kann somit aus allen möglichen Zeichen bestehen, die Java als Eingabezeichen zur Verfügung stellt. Der Kommentar endet mit dem Ende der Zeile, in der er begonnen wurde.
Manchmal kann es jedoch vorkommen, dass sich Kommentare über mehr als eine Zeile erstrecken sollen. Wir können natürlich jede Zeile mit einem Kommentarzeichen versehen, etwa wie folgt:

```
// Zeile 1
// Zeile 2
// ...
// Zeile n
```

Dies bedeutet jedoch, dass wir auch beim Einfügen weiterer Kommentarzeilen nicht vergessen dürfen, am Anfang jeder Zeile die Kommentarzeichen zu setzen. Java stellt aus diesem Grund eine zweite Form des Kommentars zur Verfügung. Wir beginnen einen mehrzeiligen Kommentar mit den Zeichen `/*` und beenden ihn schließlich mit `*/`. Zwischen diesen Zeichen kann ein beliebig langer Text stehen (der natürlich die Zeichenfolge `*/` nicht enthalten darf, da sonst der Kommentar bereits an dieser Stelle beendet wäre), wie folgendes Beispiel zeigt:

```
/* Kommentar...
   Kommentar...
   immer noch Kommentar...
   letzte Kommentarzeile...
*/
```

Wir wollen uns bezüglich der Kommentierung unserer Programme zur Angewohnheit machen, möglichst sinnvoll und häufig zu kommentieren. So verlieren wir auch bei einer großen Zahl von Programmen, die wir in einer mindestens ebenso großen Zahl von Dateien speichern müssen, nicht so leicht den Überblick. Um uns auch gleich den richtigen Stil beim Kommentieren von Java-Quelltexten anzugewöhnen, wollen wir uns von Anfang an das so genannte **JavaDoc-Format** halten. JavaDoc ist ein sehr hilfreiches Zusatzprogramm, das Sun – die Firma, die Java sozusagen „erfunden" hat – jedem JDK (Java Development Kit) bzw. JSDK (Java Software Development Kit) [25] kostenlos beifügt. Mit Hilfe von JavaDoc lassen sich nach erfolgreicher Programmierung automatisch vollständige Dokumentationen zu den erstellten Programmen generieren, was einem im Nachhinein sehr viel Arbeit ersparen kann.
Der Funktionsumfang von JavaDoc ist natürlich wesentlich größer, als wir ihn im Rahmen dieses Abschnitts behandeln können. Es macht jedoch an der Stelle keinen Sinn, auf diesen Punkt näher einzugehen – wir wollen schließlich programmieren lernen! Abgesehen davon wird das Programm von Sun ständig weiterentwickelt – interessierten Leserinnen und Lesern sei deshalb die Dokumentation von JavaDoc, die in der Online-Dokumentation eines jeden JDK enthalten ist, wärmstens ans Herz gelegt.
JavaDoc-Kommentare beginnen – ähnlich wie allgemeine Kommentare – stets mit der Zeichenkette `/**` und enden mit `*/`. Es hat sich eingebürgert, zu Beginn jeder Zeile des Kommentars einen zusätzlichen `*` zu setzen, um Kommentare auch optisch vom Rest des Quellcodes abzusetzen.
Ein typischer JavaDoc-Kommentar zu Beginn wäre zum Beispiel folgender:

```
/**
 * Dieses Programm berechnet die Lottozahlen von naechster
 * Woche. Dabei erreicht es im Schnitt eine Genauigkeit
 * von 99,5%.
 *
 * @author Hans Mustermann
 * @date 1998-10-26
 * @version 1.0
 */
```

Werfen wir einmal einen Blick auf die einzelnen Angaben in diesem Beispiel:

- Die ersten Zeilen enthalten eine allgemeine Beschreibung des vorliegenden Programms. Dabei ist vor allem darauf zu achten, dass die gemachten Angaben auch ohne den vorliegenden Quelltext Sinn machen sollten, da JavaDoc aus diesen Kommentaren später eigenständige Dateien erzeugt – im Idealfall muss jemand, der die von JavaDoc erzeugten Hilfsdokumente liest, ohne zusätzlichen Blick auf den Quellcode verstehen können, was das Programm macht und wie man es aufruft.
- Als Nächstes sehen wir verschiedene Kommentarbefehle, die stets mit dem Zeichen `@` eingeleitet werden. Hier kann man bestimmte, vordefinierte Informationen zum vorliegenden Programm angeben. Dabei spielt die Reihenfolge der Angaben keine Rolle. Auch erkennt JavaDoc mittlerweile wesentlich mehr Kommentarbefehle als die hier aufgeführten, aber wir wollen uns einmal auf die wesentlichsten konzentrieren. Die hier vorgestellten sind im Einzelnen:
  - `@author` der Autor des vorliegenden Programms
  - `@date` das Erstellungsdatum des vorliegenden Programms
  - `@version` die Versionsnummer des vorliegenden Programms

4.1.2 Bezeichner und Namen

Wir werden später oft in die Verlegenheit kommen, irgendwelchen Dingen einen **Namen** geben zu müssen – beispielsweise einer Variablen als Platzhalter, um eine Rechnung mit verschiedenen Werten durchführen zu können. Hierzu müssen wir jedoch wissen, wie man in Java solche Namen vergibt.
In ihrer einfachsten Form bestehen Namen aus einem einzigen Bezeichner, der sich in Java aus folgenden Elementen zusammensetzt:

- den **Buchstaben** `a,b,c,...,x,y,z,A,B,C,...,X,Y,Z` des Alphabets (Java unterscheidet also zwischen Groß- und Kleinschreibung).

  Da es sich bei Java um eine internationale Programmiersprache handelt, lässt der Sprachstandard hierbei diverse landesspezifische Erweiterungen zu. So sind etwa japanische Katakana-Zeichen, kyrillische Schrift oder auch die deutschen Umlaute gültige Buchstaben, die in einem Bezeichner verwendet werden dürfen. Wir werden in diesem Skript auf solche Zeichen jedoch bewusst verzichten, da der Austausch derartig verfasster Programme oftmals zu Problemen führt. So werden auf verschiedenen Betriebssystemen die deutschen Umlaute etwa unterschiedlich kodiert, sodass Quellcodes ohne einen gewissen Zusatzaufwand nicht mehr portabel sind. Für den übersetzten Bytecode – also die `class`-Dateien, die durch den Compiler `javac` erzeugt werden – ergeben sich diese Probleme nicht. Wir wollen aber auch in der Lage sein, unsere Programmtexte untereinander auszutauschen.
- dem **Unterstrich** „_“

- dem **Dollarzeichen** „$“
- den **Ziffern** `0,1,2,...,9`

Bezeichner beginnen hierbei immer mit einem Buchstaben, dem Unterstrich oder dem Dollarzeichen – niemals jedoch mit einer Ziffer. Des weiteren darf kein reserviertes Wort als Bezeichner verwendet werden, d. h. Bezeichner dürfen nicht so lauten wie eine der „Vokabeln“, die wir in den folgenden Abschnitten lernen werden.
Darüber hinaus können sich Namen aber auch aus mehreren Bezeichnern, verbunden durch einen Punkt, zusammensetzen (wie zum Beispiel der Name `System.out.println`).
Folgende Beispiele zeigen gültige Bezeichner in Java:

- `Hallo_Welt`
- `_H_A_L_L_O_`
- `hallo123`
- `hallo_123`

Folgende Beispiele würden in Java jedoch zu einer Fehlermeldung führen:

- `101Dalmatiner` Bezeichner dürfen nicht mit Ziffern beginnen.
- `Das_war's` das Zeichen `'` ist in Bezeichnern nicht erlaubt.
- `Hallo Welt` Bezeichner dürfen keine Leerzeichen enthalten.
- `class` dies ist ein reserviertes Wort.

4.1.3 Literale

Ein **Literal** bzw. eine **Literalkonstante** beschreibt einen konstanten Wert, der sich innerhalb eines Programms nicht ändern kann (und daher vom Java-Compiler normalerweise direkt in den Bytecode aufgenommen wird). Literale haben, abhängig von ihrem Typ (z. B. ganze Zahl oder Gleitkommazahl), vorgeschriebene Schreibweisen. In Java treten folgende Arten von Literalen auf:

- ganze Zahlen (z. B. `23` oder `-166`),[2]
- Gleitkommazahlen (z. B. `3.14`),
- Wahrheitswerte (**`true`** und **`false`**),
- einzelne Zeichen in einfachen Hochkommata (z. B. `'a'`),
- Zeichenketten in Anführungszeichen (z. B. `"Hallo Welt"`) und
- das so genannte **Null-Literal** für Referenzen, dargestellt durch die Literalkonstante **`null`**.

[2] Hierbei zählt das Vorzeichen genau genommen nicht zum Literal; die Negation ist vielmehr eine nachträglich durchgeführte mathematische Operation.

abstract	assert	boolean	break	byte
case	catch	char	class	const
continue	default	do	double	else
enum	extends	final	finally	float
for	goto	if	implements	import
instanceof	int	interface	long	native
new	package	private	protected	public
return	short	static	strictfp	super
switch	synchronized	this	throw	throws
transient	try	void	volatile	while

Tabelle 4.1: Schlüsselwörter

Wir werden auf die einzelnen Punkte später genauer eingehen. Momentan wollen wir uns nur merken, dass es die so genannten Literale gibt und sie Teil eines Java-Programms sein können (und werden).

4.1.4 Reservierte Wörter, Schlüsselwörter

Wie bereits erwähnt, gibt es gewisse Worte, die wir in Java nicht als Bezeichner verwenden dürfen. Zum einen sind dies die Literalkonstanten `true`, `false` und `null`, zum anderen eine Reihe von Wörtern (so genannte **Wortsymbole**), die in Java mit einer vordefinierten symbolischen Bedeutung belegt sind. Diese werden auch **Schlüsselwörter** genannt. Letztere werden wir nach und nach in ihrer Bedeutung kennen lernen. Tabelle 4.1 listet diese auf.

4.1.5 Trennzeichen

Zu welcher Pferderasse gehören *Blumentopferde*? Heißt es der, die oder das *Kuhliefumdenteich*? Die alten Scherzfragen aus der Vorschulzeit basieren meist auf einem Grundprinzip der Sprachen: Hat man mehrere Wörter, so muss man diese durch Pausen entsprechend voneinander trennen – sonst versteht keiner ihren Sinn! Schreibt man die entsprechenden Wörter nieder, werden aus den Pausen Leerzeichen, Gedankenstriche und Kommata.
Auch der Java-Compiler muss in der Lage sein, einzelne Bezeichner und Wortsymbole voneinander zu trennen. Hierzu stehen uns mehrere Möglichkeiten zur Verfügung, die so genannten Trennzeichen. Diese sind:

- Leerzeichen
- Zeilenendezeichen (der Druck auf die `ENTER`-Taste)
- Tabulatorzeichen (die `TAB`-Taste)
- Kommentare
- Operatoren (wie zum Beispiel + oder `*`)
- die Interpunktionszeichen `.` `,` `;` `)` `(` `{` `}` `[` `]`

Die beiden letztgenannten Gruppen von Zeichen haben in der Sprache Java jedoch eine besondere Bedeutung. Man sollte sie deshalb nur dort einsetzen, wo sie auch hingehören.
Unmittelbar aufeinander folgende Wortsymbole, Literale oder Bezeichner müssen durch mindestens eines der obigen Symbole voneinander getrennt werden, sofern deren Anfang und Ende nicht aus dem Kontext erkannt werden kann. Hierbei ist es in Java eigentlich egal, welche Trennzeichen man verwendet (und wie viele von ihnen). Steht im Programm zwischen zwei Bezeichnern beispielsweise eine Klammer, so gilt diese bereits als Trennsymbol. Wir müssen keine weiteren Leerzeichen einfügen (können und sollten dies aber tun). Die Programmzeile

```
public static void main (String[] args)
```

wäre demnach völlig äquivalent zu folgenden Zeilen:

```
public // verwendete Trennsymbole: Leerzeichen und Kommentar
  static
/*Verwendung eines Zeilenendezeichens*/
              void
            //..
            // ..
// man kann auch mehrere Zeilenvorschuebe verwenden
  main(// hier sind nun zwei Trennzeichen: Klammer und Kommentar!
              String[] args)
```

Übersichtlicher wird der Text hierdurch jedoch nicht. Wir werden uns deshalb später auf einige Konventionen einigen, um unsere Programme lesbarer zu machen.

4.1.6 Interpunktionszeichen

Dem Punkt in der deutschen Sprache entspricht in Java das Semikolon. Befehle (sozusagen die Sätze der Sprache) werden in Java immer mit einem Semikolon abgeschlossen. Fehlt dieses, liefert der Übersetzer eine Fehlermeldung der Form

Konsole

```
Fehlerhaft.java:10: ';' expected.
```

Hierbei ist `Fehlerhaft.java` der Dateiname, unter dem das Programm gespeichert wurde. Die angegebene Zahl steht für die Nummer der Zeile, in der der Fehler aufgetreten ist.
Wie bereits erwähnt, existieren in Java neben dem Semikolon noch weitere Interpunktionszeichen. Werden z. B. mehrere Befehle zu einem **Block** zusammengefasst, so geschieht dies, indem man vor den ersten und hinter den letzten Befehl eine geschweifte Klammer setzt. Hierzu ein Beispiel:

```
{                            // Blockbeginn
  System.out.println("B1"); //   Befehl Nr. 1
  System.out.println("B2"); //   Befehl Nr. 2
  System.out.println("B3"); //   Befehl Nr. 3
}                            // Blockende
```

4.1.7 Operatorsymbole

Operatoren sind spezielle Symbole, die dazu dienen, jeweils bis zu drei unterschiedliche Werte – die so genannten Operanden – zu einem neuen Wert zu verknüpfen. Wir unterscheiden die Operatoren nach der Anzahl ihrer Operanden:

monadische Operatoren sind Operatoren, die nur einen Operanden benötigen. Beispiele hierfür sind die Operatoren `++` oder `--`.

dyadische Operatoren verknüpfen zwei Operanden und sind die am häufigsten vorkommende Art von Operatoren. Beispiele hierfür sind etwa die Operatoren `+`, `-` oder `==`.

triadische Operatoren verknüpfen drei Operanden. Einziges Beispiel in Java ist der Operator `?:` (Fragezeichen-Doppelpunkt).

Operatoren sind in Java mit so genannten Prioritäten versehen, wodurch in der Sprache gewisse Reihenfolgen in der Auswertung (zum Beispiel Punkt- vor Strichrechnung) festgelegt sind. Wir werden uns mit diesem Thema an späterer Stelle befassen.

4.1.8 `import`-Anweisungen

Viele Dinge, die wir in Java benötigen, befinden sich nicht im Kern der Sprache – beispielsweise die Bildschirmausgabe oder mathematische Standardfunktionen wie Sinus oder Cosinus. Sie wurden in so genannte Klassen ausgelagert, die vom Übersetzer erst bei Bedarf hinzugeladen werden müssen. Einige dieser Klassen werden automatisch geladen, andere wiederum müssen explizit **importiert** werden.
Um den Übersetzer anzuweisen, einen solchen Vorgang einzuleiten, wird eine so genannte **`import`**-Anweisung verwendet. Diese macht dem Compiler die von der Anweisung bezeichnete Klasse zugänglich, d. h. er kann auf sie zugreifen und sie verwenden. Ein Beispiel hierfür sind etwa die `IOTools`, mit deren Hilfe Sie später Eingaben von der Tastatur bewerkstelligen werden. Die Klasse gehört zu einem Paket namens `Prog1Tools`, das nicht von der Firma Sun stammt und somit nicht zu den standardmäßig eingebundenen Werkzeugen gehört. Wenn Sie dieses Paket auf Ihrem Rechner installiert haben und die Klasse in einem Ihrer Programme verwenden wollen,[3] beginnen Sie Ihr Programm mit

```
import Prog1Tools.IOTools;
```

oder mit

```
import static Prog1Tools.IOTools.*;
```

[3]Mit den Details dazu werden wir uns erst in Abschnitt 4.4.4 beschäftigen.

wobei die zweite Variante einen statischen Import[4] durchführt, was erst ab der Java-Version 5.0 möglich ist.
Viele Klassen, die wir vor allem zu Beginn benötigen, werden vom System automatisch als bekannt vorausgesetzt – es wird also noch eine Weile dauern, bis in unseren Programmen die **`import`**-Anweisung zum ersten Mal auftaucht. Sie ist dennoch das Grundelement eines Java-Programms und soll an dieser Stelle deshalb erwähnt werden.

4.1.9 Zusammenfassung

Wir haben in diesem Abschnitt die verschiedenen Komponenten kennen gelernt, aus denen sich ein Java-Programm zusammensetzt. Wir haben gelernt, dass es aus

- Kommentaren,
- Bezeichnern,
- Trennzeichen,
- Wortsymbolen,
- Interpunktionszeichen,
- Operatoren und
- **`import`**-Anweisungen

bestehen kann, auch wenn nicht jede dieser Komponenten in jedem Java-Programm auftaucht. Wir haben gelernt, dass es wichtig ist, seine Programme gründlich zu dokumentieren, und haben uns auf einige einfache Konventionen festgelegt, mit denen wir einen ersten Schritt in diese Richtung tun wollen. Mit diesem Wissen können wir beginnen, erste Java-Programme zu schreiben.

4.1.10 Übungsaufgaben

Aufgabe 4.1

Die Zeichenfolge `dummy` hat in Java keine vordefinierte Bedeutung – sie wird also, wenn sie ohne besondere Vereinbarungen im Programmtext steht, zu einem Compilerfehler führen. Welche der folgenden Zeilen könnte einen solchen Fehler verursachen?

```
        dummy
        dummy;
        dummy; //
//      dummy
//      dummy;
/*      dummy */
*/      dummy /*
```

[4]Auf die Vorteile von statischen Imports werden wir in den Abschnitten 4.4.4.1 und 7.4.3 genauer eingehen.

```
/**/ dummy
     dummy /* */
```

Aufgabe 4.2

Die nachfolgenden Zeilen sollen jeweils einen Bezeichner enthalten. Welche Zeilen sind unzulässig?

```
Karl der Grosse
Karl_der_Grosse
Karl,der_Grosse
0 Ahnung?
0_Ahnung
null_Ahnung!
1234abc
_1234abc
_1_2_3_4_abc
```

Aufgabe 4.3

Geben Sie das folgende Programm in Ihren Computer ein:

```
/* Beispiel: berechnet 7 + 11 */
public clss Berechnung {
  public static void main (String[] args) {
    int sume;
    summe = 7 + 13;
    System.out.print("7 + 11 ergibt");
    System.out.println(summe)
  }
}
```

Finden Sie die kleinen Fehler, die sich in das Programm geschlichen haben, indem Sie das Programm compilieren und aus den Fehlermeldungen auf den jeweiligen Fehler im Programm schließen.
Das Programm hat auch einen kleinen Fehler, den der Compiler nicht finden wird. Wenn Sie das Programm starten, können Sie aber (mit etwas Grundschulwissen) auch diesen Fehler entdecken und korrigieren!

4.2 Erste Schritte in Java

Nachdem wir nun über die Grundelemente eines Java-Programms Bescheid wissen, können wir damit beginnen, unsere ersten kleineren Programme in Java zu schreiben. Wir werden mit einigen einfachen Problemstellungen beginnen und uns langsam an etwas anspruchsvollere Aufgaben herantasten.
Für den Einsteiger gibt es in Java zwei verschiedene Wege, sich dem Computer mitzuteilen:[5]

[5]Neben oben genannten Grundtypen haben sich in der Entwicklung von Java weitere Konstrukte

- Man schreibt ein Programm, eine so genannte **Applikation**, die dem Computer in einer Aneinanderreihung von diversen Befehlen angibt, was er genau zu tun hat. Sie werden mit dem Java-Interpreter von Sun gestartet.

  Applikationen können grafische und interaktive Elemente beinhalten, müssen dies aber nicht. Sie sind die wohl einfachste Form, in Java zu programmieren.
- Man verfasst ein so genanntes **Applet**, das in eine Webseite eingebunden wird und mit einem der üblichen grafischen Webbrowser gestartet werden kann. Applets sind grundsätzlich grafisch aufgebaut und enthalten zumeist eine Menge an Interaktion – das heißt, sie können auf Mausklick und Tastendruck reagieren, geöffnet und geschlossen werden.

Applets sind speziell für das Internet geschaffen und wohl der ausschlaggebende Faktor, dass sich die Sprache Java heute einer so großen Beliebtheit erfreut. Für einen Anfänger sind sie jedoch (noch) zu kompliziert. Wir werden deshalb mit der Programmierung von Applikationen beginnen.

4.2.1 Grundstruktur eines Java-Programms

Angenommen, wir wollen ein Programm schreiben, das wir `Hallo Welt` nennen wollen. Als Erstes müssen wir uns darüber klar werden, dass dieser Name kein Bezeichner ist – Leerzeichen sind nicht erlaubt. Wir entfernen deshalb das Leerzeichen und erstellen mit unserem Editor eine Datei mit dem Namen `HalloWelt.java`.
Hinweis: Es gibt Fälle, in denen die Datei nicht wie das Programm heißen muss. Im Allgemeinen erwartet dies der Übersetzer jedoch; wir wollen es uns deshalb von Anfang an angewöhnen.
Geben wir nun in unseren Editor folgende Zeilen ein (die Kommentare können auch wegfallen):

```
// Klassen- bzw. Programmbeginn
public class HalloWelt {
  // Beginn des Hauptprogramms
  public static void main(String[] args) {
    // HIER STEHT EINMAL DAS PROGRAMM...
  } // Ende des Hauptprogramms
} // Ende des Programms
```

Wir sehen, dass das Programm aus zwei Ebenen besteht, die wir an dieser Stelle nochmals kurz erklären wollen:

- Mit der Zeile

  ```
  public class HalloWelt {
  ```

  machen wir dem Übersetzer klar, dass die folgende Klasse[6] den Namen

– etwa die Servlets oder die Enterprise JavaBeans – etabliert. Wir werden an dieser Stelle jedoch auf diese Punkte nicht näher eingehen.

[6] ein Begriff aus dem objektorientierten Programmieren; wir wollen ihn im Moment mit Programm gleichsetzen.

`HalloWelt` trägt. Diese Zeile darf niemals fehlen, denn wir müssen unserem Programm natürlich einen Namen zuweisen. Der Übersetzer speichert das kompilierte Programm nun in einer Datei namens `HalloWelt.class` ab.

- Es ist prinzipiell möglich, ein Programm in mehrere Abschnitte zu unterteilen. Der Programmablauf wird durch die so genannte **Hauptmethode** (oder auch `main`-Methode), also quasi das Hauptprogramm gesteuert. Diese wird mit der Zeile

  ```
  public static void main(String[] args) {
  ```

  eingeleitet. Der Übersetzer erfährt somit, an welcher Stelle er später die Ausführung des Programms beginnen soll.

Es fällt auf, dass beide Zeilen jeweils mit einer geschweiften Klammer enden. Wir erinnern uns – dieses Interpunktionszeichen steht für den Beginn eines Blocks, d. h. es werden mehrere Zeilen zu einer Einheit zusammengefasst. Diese Zeichen entbehren nicht einer gewissen Logik. Der erste Block fasst die folgenden Definitionen zu einem Block zusammen; er weist den Compiler an, sie als eine Einheit (eben das Programm bzw. die Klasse) zu betrachten. Der zweite Block umgibt die Anweisungen der Hauptmethode.
Achtung: Jede geöffnete Klammer (Blockanfang) muss sich irgendwann auch wieder schließen (Blockende). Wenn wir dies vergessen, wird das vom Compiler mit einer Fehlermeldung bestraft!

4.2.2 Ausgaben auf der Konsole

Wir wollen nun unser Programm so erweitern, dass es die Worte `Hallo Welt` auf dem Bildschirm, also auf unserem Konsolenfenster, ausgibt. Wir ersetzen hierzu mit unserem Editor die Zeile

```
// HIER STEHT EINMAL DAS PROGRAMM...
```

durch die Zeile

```
System.out.println("Hallo Welt");
```

Wir sehen, dass sich diese Zeile aus mehreren Komponenten zusammensetzt.

- Die Anweisung `System.out.println(...)` weist den Computer an, etwas auf dem Bildschirm auszugeben. Das Auszugebende muss zwischen den runden Klammern stehen.
- Der Text `"Hallo Welt"` stellt das Ausgabeargument dar, entspricht also dem auf dem Bildschirm auszugebenden Text. Die Anführungszeichen tauchen bei der Ausgabe nicht auf. Sie markieren nur den Anfang und das Ende des Textes.
- Das Interpunktionszeichen „`;`“ muss jede Anweisung (jeden Befehl) beenden. Ein vergessenes Semikolon ist wohl der häufigste Programmierfehler und unterläuft selbst alten Hasen hin und wieder.

Wir speichern unser so verändertes Programm ab und geben in der Kommandozeile die Anweisung

Konsole
```
javac HalloWelt.java
```

ein. Der Compiler übersetzt unser Programm nun in den interpretierbaren Bytecode. Das Ergebnis der Übersetzung finden wir unter dem Namen `HalloWelt.class` wieder.
Wir wollen unser Programm nun mit Hilfe des Interpreters starten. Hierzu geben wir in der Kommandozeile ein:

Konsole
```
java HalloWelt
```

Unser Programm wird tatsächlich ausgeführt – die Worte `Hallo Welt` erscheinen auf dem Bildschirm. Ermutigt von diesem ersten Erfolg, erweitern wir unser Programm um die Zeile

```
System.out.println("Mein erstes Programm :-)");
```

und übersetzen erneut. Die neue Ausgabe auf dem Bildschirm lautet nun

Konsole
```
Hallo Welt
Mein erstes Programm :-)
```

Wir sehen, dass der erste Befehl `System.out.println(...)` nach dem ausgegebenen Text einen Zeilenvorschub macht. Was ist jedoch, wenn wir dies nicht wollen?
Die einfachste Möglichkeit ist, beide Texte in einer Anweisung zu drucken. Die neue Zeile würde dann entweder

```
System.out.println("Hallo Welt Mein erstes Programm :-)");
```

oder

```
System.out.println("Hallo Welt " + "Mein erstes Programm :-)");
```

heißen. Letztere Zeile enthält einen für uns neuen Operator. Das Zeichen + addiert nicht etwa zwei Texte (wie sollte dies auch funktionieren). Es weist Java vielmehr an, die Texte `Hallo Welt` und `Mein erstes Programm :-)` unmittelbar aneinander zu hängen. Wir werden diesen Operator später noch zu schätzen wissen.
Eine weitere Möglichkeit, das gleiche Ergebnis zu erzielen, ist die Verwendung des Befehls `System.out.print`. Im Gegensatz zu `System.out.println` wird nach der Ausführung nicht in die nächste Bildschirmzeile gewechselt. Weitere Zeichen werden noch in die gleiche Zeile geschrieben. Unser so verändertes Programm sähe wie folgt aus:

```
// Klassen- bzw. Programmbeginn
public class HalloWelt {
  // Beginn des Hauptprogramms
  public static void main(String[] args) {
    System.out.print("Hallo Welt ");
    System.out.println("Mein erstes Programm :-)");
  } // Ende des Hauptprogramms
} // Ende des Programms
```

4.2.3 Eingaben von der Konsole

Für den Anfänger wäre es sicher wünschenswert, wenn die Eingabe von der Konsole, also von der Tastatur, genauso einfach realisiert werden könnte wie die im letzten Abschnitt beschriebene Ausgabe. Leider ist dem nicht so, da die Entwickler von Java diese Art von „Einfachst-Eingabe" in allgemeiner Form implementiert haben. Um diese Konzepte verstehen und anwenden zu können, muss man eigentlich schon Kenntnisse über das objektorientierte Programmieren und die so genannten *Ströme* (engl.: streams), über die Ein- und Ausgaben realisiert sind, haben. Mit der Java-Version 5.0 wurde zwar mit der Klasse `Scanner`[7] eine neue Klasse bereit gestellt, die für eine vereinfachte Konsoleneingabe genutzt werden kann, aber auch ihr Einsatz erfordert zumindest ein Grundverständnis der Konzepte, die im Umgang mit Objekten (Strom- bzw. `Scanner`-Objekte) zur Anwendung kommen. Insbesondere Programmier-Anfänger haben daher große Schwierigkeiten, die Konsolen-Eingabe zu benutzen, weil sie mit speziellen Klassen und Methoden aus dem Eingabestrom von der Tastatur z. B. ganzzahlige Werte oder Gleitkommazahlen extrahieren müssen.
Um dem Abhilfe zu schaffen, wurden für die Anfängerkurse der Autoren die `IOTools` geschrieben und den Kursteilnehmern zur Verfügung gestellt. Auf der Webseite zu diesem Buch [23] stehen die `IOTools` (im Rahmen des Pakets `Prog1Tools`) zum Download zur Verfügung. Eine detaillierte Beschreibung der Klasse `IOTools` und ihrer Methoden findet sich auch im Anhang B. Prinzipiell kann an dieser Stelle gesagt werden, dass es für jede Art von Wert (ganze Zahl, Gleitkommawert, logischer Wert etc.), der eingelesen werden soll, eine entsprechende Methode gibt. Die Methode `readInteger` liest beispielsweise eine ganze Zahl von der Tastatur ein. Wenn wir die in Java verfügbaren Datentypen kennen gelernt haben, werden wir auf deren Eingabe nochmals zurückkommen.

4.2.4 Schöner Programmieren in Java

Wir haben bereits gesehen, dass Programme sehr strukturiert und übersichtlich gestaltet werden können – oder unstrukturiert und chaotisch. Wir wollen uns deshalb einige „goldene Regeln" angewöhnen, mit denen wir unser Programm auf einen übersichtlichen und lesbaren Stand bringen.

[7] Wir werden uns in Band 2 näher mit dieser Klasse beschäftigen.

1. *Niemals mehr als einen Befehl in eine Zeile schreiben!* Auf diese Art und Weise können wir beim späteren Lesen des Codes auch keine Anweisung übersehen.

2. Wenn wir einen neuen Block beginnen, *rücken* wir alle in diesem Block stehenden Zeilen um einige (beispielsweise zwei) Zeichen *nach rechts ein*. Wir haben auf diese Art und Weise stets den Überblick darüber, wie weit ein Block eigentlich reicht.

3. *Das Blockendezeichen „}" wird stets so eingerückt*, dass es mit der Einrückung der Zeile übereinstimmt, in der der Block geöffnet wurde. Wir können hierdurch vergessene Klammern sehr viel schneller aufspüren.

Wir wollen dies an einem Beispiel verdeutlichen, indem wir auf das nachfolgende noch „unschöne" Programm unsere obigen Regeln anwenden.

```
public class Unsorted {public static void main(String[] args) {
System.out.print("Ist dieses");System.out.
print(" Programm eigentlich");System.out.println(" noch "
+"lesbar?");}}
```

Obwohl es nur aus wenigen Zeilen besteht, ist das Lesen dieses kurzen Programms doch schon recht schwierig. Wie sollen wir mit solchen Texten zurechtkommen, die sich aus einigen *hundert* Zeilen Programmcode zusammensetzen? Wir spalten das Programm deshalb gemäß unseren Regeln auf und rücken entsprechend ein:

```
public class Unsorted {
  public static void main(String[] args) {
    System.out.print("Ist dieses");
    System.out.print(" Programm eigentlich");
    System.out.println(" noch " + "lesbar?");
  }
}
```

Übersetzen wir das Programm und starten es, so können wir die auf dem Bildschirm erscheinende Frage eindeutig bejahen. Weitere Tipps und Tricks für „schönes Programmieren" haben wir im Anhang A zusammengefasst.

4.2.5 Zusammenfassung

Wir haben Applets und Applikationen eingeführt und festgelegt, dass wir mit der Programmierung von Letzteren beginnen wollen. Wir haben die Grundstruktur einer Java-Applikation kennen gelernt und erfahren, wie man mit den Befehlen `System.out.println` und `System.out.print` Texte auf dem Bildschirm ausgibt. Hierbei wurde auch der Operator + erwähnt, der Texte aneinander fügen kann. Dieses Wissen haben wir angewendet, um unser erstes Java-Programm zu schreiben.

Außerdem haben wir uns auf einige Regeln geeinigt, nach denen wir unsere Programme formatieren wollen. Wir haben gesehen, wie die einfache Anwendung dieser „Gesetze" unseren Quelltext viel lesbarer macht.

4.2.6 Übungsaufgaben

Aufgabe 4.4

Schreiben Sie ein Java-Programm, das Ihren Namen dreimal hintereinander auf dem Bildschirm ausgibt.

Aufgabe 4.5

Gegeben ist folgendes Java-Programm:

```
                 public class Strukturuebeung
    { public static void main (String[] args){
System.out.println("Was mag ich wohl tun?")}
```

Dieses Programm enthält zwei Fehler, die es zu finden gilt. Versuchen Sie es zuerst anhand des vorliegenden Textes. Wenn Ihnen dies nicht gelingt, formatieren Sie das Programm gemäß unseren „goldenen Regeln". Versuchen Sie auch einmal, das fehlerhafte Programm zu übersetzen. Machen Sie sich mit den auftretenden Fehlermeldungen vertraut.

4.3 Einfache Datentypen

Natürlich reicht es uns nicht aus, einfache Meldungen auf dem Bildschirm auszugeben (dafür bräuchten wir keine Programmiersprache). Wir wollen Java benutzen können, um gewisse Effekte auf Webseiten zu erzielen, Berechnungen auszuführen, Abläufe zu automatisieren oder Probleme des elektronischen Handels (begonnen bei den rein visuellen Effekten auf Webseiten über die sichere Übertragung von Daten über das Internet und die automatische Erzeugung von Formularen bis hin zu intelligenten Software-Agenten zur Erledigung verschiedener Aufgaben) zu lösen, also allgemein Algorithmen zu realisieren und Daten zu verarbeiten. Wir wollen uns aus diesem Grund zunächst darüber klar werden, wie man in Java mit einfachen Daten (Zahlen, Buchstaben usw.) umgehen kann. Dazu werden wir uns erst einmal die Wertebereiche der einfachen Datentypen anschauen.

Bei der Definition eines Datentyps werden der Wertebereich, d. h. die möglichen Werte dieses Typs, und die für diese Werte zugelassenen Grundoperationen festgelegt. Nachfolgend wollen wir eine erste Einführung in die einfachen Datentypen von Java geben. Diese heißen deshalb einfach, weil es neben ihnen auch noch kompliziertere Datentypen gibt, die sich auf eine noch festzulegende Weise aus einfachen Datentypen zusammensetzen.

4.3.1 Ganzzahlige Datentypen

Wie geht ein Computer mit ganzen Zahlen um? Er speichert sie als eine Folge von binären Zeichen (also 0 oder 1), die ganzzahlige Potenzen der Zahl 2 repräsentie-

Typname	größter Wert	kleinster Wert	Länge
`byte`	127	-128	8 Bits
`short`	32767	-32768	16 Bits
`int`	2147483647	-2147483648	32 Bits
`long`	9223372036854775807	-9223372036854775808	64 Bits

Tabelle 4.2: Ganzzahlige Datentypen

ren. Die Zahl 23 kann etwa durch die Summe

$$1 \cdot 16 + 0 \cdot 8 + 1 \cdot 4 + 1 \cdot 2 + 1 \cdot 1 = 1 \cdot 2^4 + 0 \cdot 2^3 + 1 \cdot 2^2 + 1 \cdot 2^1 + 1 \cdot 2^0$$

ausgedrückt werden, die dann im Speicher eines Rechners durch die Binärfolge `10111` (also mit 5 Stellen) kodiert werden kann. Negative Zahlen lassen sich durch verschiedene Methoden kodieren, auf die wir hier jedoch nicht im Detail eingehen werden. In jedem Fall benötigt man jedoch eine weitere Stelle für das Vorzeichen.
Nehmen wir an, wir haben 1 Byte – dies sind 8 Bits, also 8 binäre Stellen – zur Verfügung, um eine Zahl darzustellen. Das erste Bit benötigen wir für das Vorzeichen. Die größte Zahl, die wir mit den noch verbleibenden 7 Ziffern darstellen können, ist somit

$$1 \cdot 64 + 1 \cdot 32 + 1 \cdot 16 + 1 \cdot 8 + 1 \cdot 4 + 1 \cdot 2 + 1 \cdot 1 = 127.$$

Aufgrund der rechnerinternen Darstellung negativer Zahlen (der so genannten Zweierkomplement-Darstellung) ist die kleinste negative Zahl betragsmäßig um 1 größer, d. h. in diesem Fall -128. Wir können mit 8 Bits also $127 + 128 + 1 = 256$ verschiedene Zahlen darstellen. Hätten wir mehr Stellen zur Verfügung, würde auch unser Zahlenvorrat wachsen.
Der Datentyp **`byte`** repräsentiert in Java genau diese Darstellung. Eine Zahl vom Typ **`byte`** ist 8 Bits lang und liegt im Bereich von -128 bis $+127$. Im Allgemeinen ist dieser Zahlenbereich viel zu klein, um damit vernünftig arbeiten zu können. Java besitzt aus diesem Grund weitere Arten von ganzzahligen Datentypen, die zwei, vier oder acht Byte lang sind. Tabelle 4.2 fasst diese Datentypen zusammen. Wie wir bereits in Abschnitt 4.1.3 gesehen haben, bestehen Literalkonstanten für die ganzzahligen Datentypen einfach aus einer Folge von Ziffern (0 bis 9). Für solche Konstanten wird standardmäßig angenommen, dass es sich um eine 32-Bit-Zahl (also eine **`int`**-Konstante) handelt. Wollen wir stattdessen mit 64 Bits arbeiten (also mit einer Zahl im **`long`**-Format), so müssen wir an die Zahl die Endung `L` anhängen.
Wir wollen dies an einem Beispiel verdeutlichen. Die Befehle

```
System.out.println
```

und

```
System.out.print
```

sind auch in der Lage, einfache Datentypen wie die Ganzzahlen auszudrucken. Wir versuchen nun, die Zahl `9223372036854775807` auf dem Bildschirm auszugeben. Hierzu schreiben wir folgendes Programm:

```
1 public class Longtst {
2   public static void main (String[] args) {
3     System.out.println(9223372036854775807);
4   }
5 }
```

Rufen wir den Compiler mit dem Kommando `javac Longtst.java` auf, so erhalten wir folgende Fehlermeldung:

```
Konsole
Longtst.java:3: integer number too large: 9223372036854775807
    System.out.println(9223372036854775807);
                       ^
1 error
```

In Zeile 3 der Datei `Longtst.java` haben wir also eine Zahl verwendet, die zu groß ist. Zu groß deshalb, weil sie ja standardmäßig als **`int`**-Wert angenommen wird, aber laut Tabelle 4.2 deutlich größer als `2147483647` ist und somit nicht mehr mit 32 Bits dargestellt werden kann. Java verlangt, dass man eine derartige Zahl explizit als längere Zahl kennzeichnet! Wir ändern die Zeile deshalb wie folgt:

```
System.out.println(9223372036854775807L);
```

Durch die Hinzunahme der Endung `L` wird die Zahl als eine **`long`**-Zahl betrachtet und somit mit 64 Bits kodiert (in die sie laut Tabelle gerade noch hineinpasst). Der entsprechende Datentyp heißt in Java **`long`**.

4.3.2 Gleitkommatypen

Wir wollen eine einfache Rechung durchführen. Das folgende Programm soll das Ergebnis von `1/10` ausgeben. Hierzu bedienen wir uns des Divisionsoperators in Java:

```
public class Intdiv {
  public static void main (String[] args) {
    System.out.println(1/10);
  }
}
```

Wir übersetzen das Programm und führen es aus. Zu unserer Überraschung erhalten wir jedoch ein vermeintlich falsches Ergebnis – und zwar die Null! Was ist geschehen?
Um zu begreifen, was eigentlich passiert ist, müssen wir uns eines klar machen: wir haben mit ganzzahligen Datentypen gearbeitet. Der Divisionsoperator ist in Java jedoch so definiert, dass die Division zweier ganzer Zahlen wiederum eine

Typname	größter positiver Wert	kleinster positiver Wert	Länge
`float`	≈3.4028234663852886E+038	≈1.4012984643248171E-045	32 Bits
`double`	≈1.7976931348623157E+308	≈4.9406564584124654E-324	64 Bits

Tabelle 4.3: Gleitkommatypen

ganze Zahl (nämlich den ganzzahligen Anteil des Quotienten) ergibt. Wir erinnern uns an die Grundschulzeit – hier hätte `1/10` ebenfalls 0 ergeben – mit Rest 1. Diesen Rest können wir in Java mit dem `%`-Zeichen bestimmen. Wir ändern unser Programm entsprechend:

```
public class Intdiv {
  public static void main (String[] args) {
    System.out.print("1/10 betraegt ");
    System.out.print(1/10);  // ganzzahliger Anteil
    System.out.print(" mit Rest ");
    System.out.print(1%10);  // Rest
  }
}
```

Das neue Programm gibt die folgende Meldung aus:

```
Konsole
1/10 betraegt 0 mit Rest 1
```

Nun ist es im Allgemeinen nicht wünschenswert, nur mit ganzen Zahlen zu arbeiten. Angenommen, wir wollen etwa einen Geldbetrag in eine andere Währung umrechnen. Sollen die Pfennigbeträge dann etwa wegfallen? Java bietet aus diesem Grund auch die Möglichkeit, mit so genannten **Gleitkommazahlen** (engl.: floating point numbers) zu arbeiten. Diese sind intern aus 32 bzw. 64 Bits aufgebaut, wobei die Bitmuster jedoch anders interpretiert werden als bei den ganzzahligen Datentypen. Die in Java verfügbaren Gleitkommatypen **`float`** und **`double`** besitzen den in Tabelle 4.3 angegebenen Zahlenumfang.

Literalkonstanten für die Gleitkomma-Datentypen können aus verschiedenen optionalen Bestandteilen aufgebaut sein. Neben einem Dezimalpunkt können Ziffernfolgen (vor und nach dem Dezimalpunkt) und ein Exponent (bestehend aus einem `e` oder einem `E` gefolgt von einer möglicherweise vorzeichenbehafteten Ziffernfolge) sowie eine Endung (`f`, `F`, `d` oder `D`) verwendet werden. Eine solche Gleitkommakonstante muss aber (zur Unterscheidung von ganzzahligen Konstanten) mindestens aus einem Dezimalpunkt oder einem Exponenten oder einer Endung bestehen. Falls ein Dezimalpunkt auftritt, muss vor oder nach ihm eine Ziffernfolge stehen.

Wie bereits erwähnt, steht hierbei das `E` mit anschließender Zahl X für die Multiplikation mit 10^X, d. h. die Zahl `1.2E3` steht für $1.2 \cdot 10^3$, also den Wert `1200`, die Zahl `1.2E-3` für $1.2 \cdot 10^{-3}$, also den Wert `0.0012`. Negative Zahlen werden erzeugt, indem man vor die entsprechende Zahl ein Minuszeichen setzt.

Ohne Endung oder mit der Endung `d` oder `D` ist eine Gleitkommakonstante vom Typ **`double`**. Wird die Endung `f` oder `F` verwendet, ist sie vom Typ **`float`**.

Natürlich kann mit 32 Bits oder auch 64 Bits nicht jede Zahl zwischen +3.4028235E38 und -3.4028235E38 exakt dargestellt werden. Der Computer arbeitet wieder mit Potenzen von 2, sodass selbst so einfache Zahlen wie 0.1 im Rechner nicht exakt kodiert werden können. Es wird deshalb intern eine Rundung durchgeführt, sodass wir in einigen Fällen mit Rundungsfehlern rechnen müssen. Aufgabe 4.8 wird sich mit dieser Problematik nochmals beschäftigen. Für den Moment soll uns das jedoch egal sein, denn wir wollen unser Programm nun auf das Rechnen mit Gleitkommazahlen umstellen. Hierzu ersetzen wir lediglich die ganzzahligen Werte durch Gleitkommazahlen:

```
public class Floatdiv {
  public static void main (String[] args) {
    System.out.print("1/10 betraegt ");
    System.out.print(1.0/10.0);
  }
}
```

Lassen wir das neue Programm laufen, so erhalten wir als Ergebnis:

```
Konsole
1/10 betraegt 0.1
```

4.3.3 Der Datentyp `char` für Zeichen

Manchmal erweist es sich als notwendig, nicht mit Zahlenwerten, sondern mit einzelnen Buchstaben oder Zeichen zu arbeiten. Diese Zeichen werden in Java durch den Datentyp **char** (Abkürzung für *Character*) definiert. Literalkonstanten dieses Datentyps, d. h. einzelne Zeichen aus dem verfügbaren Zeichensatz, werden dabei in einfachen Hochkommata dargestellt, d. h. die Zeichen a und ? hätten in Java die Darstellung 'a' und '?'.

Daten vom Typ **char** werden intern mit 16 Bits (also 2 Bytes) dargestellt. Jedem Zeichen entspricht also intern eine gewisse Zahl oder auch Nummer (eben diese 16Bit-Dualzahl), der so genannte **Unicode**. Dem Buchstaben a entspricht beispielsweise die Nummer 97. Man kann Werte vom Type **char** demnach auch als ganzzahlige Werte auffassen und entsprechend zu ganzzahligen Werten konvertieren. Beispielsweise erhält i durch die Anweisung **int** i = 'a' den Wert 97 zugewiesen (siehe auch Abschnitt 4.3.6).

Der Unicode-Zeichensatz enthält auch Zeichen, die möglicherweise in unserem Editor nicht dargestellt werden können. Um dennoch mit diesen Zeichen arbeiten zu können, stellt Java die **Unicode-Schreibweise** (\u gefolgt von vier hexadezimalen[8] Ziffern) zur Verfügung mit der man alle Unicode-Zeichen (\u0000 bis \uffff) darstellen kann. Dem Buchstaben a entspricht beispielsweise der Wert \u0061 (der hexadezimale Wert 61 entspricht nämlich gerade dem dezimalen Wert 97), d. h. die Literalkonstante 'a' kann als '\u0061' geschrieben werden.

[8] Sollten Sie bisher noch nicht mit hexadezimalen Ziffern in Berührung gekommen sein, so können Sie im Glossar dieses Buches etwas darüber nachlesen. Aber keine Angst – für das Verstehen der nachfolgenden Abschnitte sind Kenntnisse über das Hexadezimalsystem nicht notwendig.

Zur vereinfachten Darstellung von einigen „unsichtbaren" Zeichen und Zeichen mit vordefinierter Bedeutung als Kommando- oder Trennzeichen existiert außerdem die Notation mit so genannten **Escape-Sequenzen**. Will man beispielsweise einen horizontalen Tabulator als Zeichenkonstante notieren, so kann man statt `'\u0009'` auch kurz `'\t'` schreiben. Ein Zeilenvorschub lässt sich als `'\n'` notieren. Die Symbole `'` und `"`, die zur Darstellung von Zeichen- oder Zeichenketten-Konstanten benötigt werden, können nur in der Form `'\''` und `'\"'` als Zeichenkonstante erzeugt werden. Als Konsequenz für die besondere Bedeutung des \-Zeichens muss die entsprechende Konstante in der Form `'\\'` notiert werden.

4.3.4 Zeichenketten

Mehrere Zeichen des Datentyps **`char`** können zu einer Zeichenkette (`String`) zusammengefasst werden. Solche Zeichenketten werden in Java allerdings nicht als Werte eines speziellen einfachen Datentyps, sondern als Objekte einer speziellen Klasse namens `String` behandelt (siehe Abschnitt 7.5.2). Darauf wollen wir jedoch hier noch nicht näher eingehen. Wichtig ist für uns lediglich, dass Literalkonstanten dieses Datentyps, d. h. eine Folge von Zeichen aus dem verfügbaren Zeichensatz, in doppelten Hochkommata dargestellt werden, d. h. die Zeichenkette `abcd` hätte in Java die Darstellung `"abcd"`.

4.3.5 Der Datentyp `boolean` für Wahrheitswerte

Häufig wird es notwendig sein, zwei Werte miteinander zu vergleichen. Ist etwa der Wert `23` größer, kleiner oder gleich einem anderen Wert? Die hierzu gegebenen Vergleichsoperatoren liefern eine Antwort, die letztendlich auf ja oder nein, wahr oder falsch, d. h. auf einen der Wahrheitswerte **`true`** oder **`false`** hinausläuft. Um mit solchen Wahrheitswerten arbeiten zu können, existiert in Java der Datentyp **`boolean`**. Dieser Typ besitzt lediglich zwei mögliche Werte: **`true`** und **`false`**. Dies sind somit auch die einzigen Literalkonstanten, die als **`boolean`**-Werte notiert werden können. Die Auswertung von logischen Ausdrücken (also beispielsweise von Vergleichen) liefert als Ergebnis Werte vom Typ **`boolean`**, die mit logischen Operatoren weiter verknüpft werden können, was beispielweise in der Ablaufsteuerung unserer Programme später eine wichtige Rolle spielen wird.

4.3.6 Implizite und explizite Typumwandlungen

Manchmal kommt es vor, dass wir an einer Stelle einen gewissen Datentyp benötigen, jedoch einen anderen vorliegen haben. Wir wollen etwa die Addition

```
9223372036854775000L + 807
```

einer 64-Bit-Zahl und einer 32-Bit-Zahl durchführen. Der Plus-Operator ist jedoch nur für Werte des gleichen Typs definiert. Was also tun?

In unserem Fall ist die Antwort einfach – nämlich: nichts. Der Java-Compiler erkennt, dass die linke Zahl einen Zahlenbereich hat, der den der rechten Zahl umfasst. Das System kann also die `807` problemlos in eine **`long`**-Zahl umwandeln (was es auch tut). Diese Umwandlung, die von uns unbemerkt im Hintergrund geschieht, wird als **implizite Typkonvertierung** (engl. **implicite typecast**) bezeichnet.

Implizite Typkonvertierungen treten immer dann auf, wenn ein kleinerer Zahlenbereich in einen größeren Zahlenbereich abgebildet wird, d. h. von **`byte`** nach **`short`**, von **`short`** nach **`int`** und von **`int`** nach **`long`**. Ganzzahlige Datentypen können auch implizit in Gleitkommatypen umgewandelt werden, obwohl hierbei eventuell Rundungsfehler auftreten können. Außerdem kann natürlich ein **`float`**-Wert automatisch nach **`double`** konvertiert werden. Eine implizite Umwandlung von **`char`** nach **`int`**, **`long`**, **`float`** oder **`double`** ist ebenfalls möglich.

Manchmal kommt es jedoch auch vor, dass wir einen größeren in einen kleineren Zahlenbereich umwandeln müssen. Wir haben beispielsweise das Ergebnis einer Gleitkommarechnung (sagen wir `3.14`) und interessieren uns nur für den Anteil vor dem Komma. Wir wollen also eine **`double`**-Zahl in einen **`int`**-Wert verwandeln.

Bei einer solchen Typumwandlung gehen eventuell Informationen verloren – der Compiler wird dies nicht ohne weiteres tun. Er gibt uns beim Übersetzen eher eine Fehlermeldung der Form

Konsole

```
Incompatible type for declaration.
Explicit cast needed to convert double to int.
```

aus. Der Grund hierfür liegt darin, dass derartige Umwandlungen häufig auf Programmierfehlern beruhen, also eigentlich überhaupt nicht beabsichtigt sind. Der Compiler geht davon aus, dass ein Fehler vorliegt, und meldet dies auch.

Wir müssen dem Übersetzer also klar machen, dass wir genau wissen, was wir tun! Dieses Verfahren wird als **explizite Typkonvertierung** (engl. **explicite typecast**) bezeichnet und wird durchgeführt, indem wir den beabsichtigten Zieldatentyp in runden Klammern vor die entsprechende Zahl schreiben. In unserem obigen Beispiel würde dies etwa

```
(int) 3.14
```

bedeuten. Der Compiler erkennt, dass die Umwandlung wirklich gewollt ist, und schneidet die Nachkommastellen ab. Das Ergebnis der Umwandlung beträgt `3`.

Eine Umwandlung von **`boolean`** in einen anderen elementaren Datentyp oder umgekehrt ist nicht möglich – weder explizit noch implizit.

Achtung: Neben den bisher in diesem Abschnitt beschriebenen Situationen gibt es weitere Programm-Kontexte, in denen der Compiler automatische Typumwandlungen vornehmen kann. Insbesondere zu erwähnen ist dabei die Tatsache, dass bei Zuweisungen an Variablen vom Typ **`byte`**, **`short`** oder **`char`** der Wert rechts vom Zuweisungszeichen auch dann automatisch gewandelt werden kann, wenn es sich um einen konstanten Wert vom Typ **int** handelt (siehe auch Abschnitt 4.4.2.1) und dieser im Wertebereich der Variablen liegt. So können wir beispielsweise durch die Anweisung

```
short s = 1234;
```

der **short**-Variablen s den ganzzahligen Wert 1234 (also eigentlich eine 32-Bit-Zahl vom Typ **int**) zuweisen.
Weitere Konversions-Kontexte werden wir in den Kapiteln über Referenzdatentypen und Methoden kennen lernen.

4.3.7 Zusammenfassung

Wir haben einfache Datentypen kennen gelernt, mit denen wir ganze Zahlen, Gleitkommazahlen, einzelne Zeichen und Wahrheitswerte in Java darstellen können. Wir haben erfahren, in welcher Beziehung diese Datentypen zueinander stehen und wie man sie ineinander umwandeln kann.

4.3.8 Übungsaufgaben

Aufgabe 4.6

Sie sollen verschiedene Variablen in einem Programm deklarieren. Finden Sie den passenden Typ für eine Variable, die angibt,

- wie viele Menschen in Deutschland leben,
- wie viele Menschen auf der Erde leben,
- ob es gerade Tag ist,
- wie hoch die Trefferquote eines Stürmers bei einem Fußballspiel ist,
- wie viele Semester Sie studieren werden,
- wie viele Studierende sich für einen Studiengang angemeldet haben,
- mit welchem Buchstaben Ihr Nachname beginnt.

Deklarieren Sie die Variablen und verwenden Sie sinnvolle Bezeichner.

Aufgabe 4.7

Welche der folgenden expliziten Typkonvertierungen ist unnötig, da sie im Bedarfsfalle implizit durchgeführt würde?

a) `(int) 3`

b) `(long) 3`

c) `(long) 3.1`

d) `(short) 3`

e) `(short) 31`

f) `(double) 31`

g) `(int) 'x'`

h) `(double) 'x'`

Aufgabe 4.8

Die interne Darstellung einer Gleitkommazahl vom Typ **`double`** nach dem IEEE-Standard 754 [1] in einem 64-Bit-Wort sieht wie folgt aus:

63	62 ... 52	51 ... 0	
$\pm$	E	M	64-Bit-Wort

Der Exponententeil E ist in 11 Bits dargestellt und liegt im Bereich von 0 bis 2047, wobei die Werte 0 und 2047 für spezielle Zahlen (Null, denormalisierte Werte, Unendlich, Not-a-Number) reserviert sind. Der Mantissenteil M ist in 52 Bits dargestellt. Im Normalfall (d. h. mit Ausnahme der speziellen Zahlen) stellt M den Anteil der Mantisse nach dem Dezimalpunkt dar; vor dem Dezimalpunkt steht immer eine 1, die nicht abgespeichert wird. Man sagt, die Mantisse ist *normalisiert*, d. h. es gilt $2 > 1.M \geq 1$.

a) Stellen Sie fest, welcher binäre Exponentenbereich durch diese Darstellung abgedeckt wird. Überlegen Sie dann, welcher Exponentenbereich sich damit bezogen auf das Dezimalsystem ergibt.

b) Wie viele dezimale Stellen können in der binären Mantisse etwa dargestellt werden?

c) Warum ist die Zahl 0.1 in diesem Datenformat nicht exakt darstellbar?

Aufgabe 4.9

Welche impliziten Konvertierungen von ganzzahligen Werten in Gleitkommadatentypen können zu Rundungsfehlern führen? Geben Sie ein Beispiel an.

4.4 Der Umgang mit einfachen Datentypen

Wir haben nun die Wertebereiche einfacher Datentypen kennen gelernt. Um damit arbeiten zu können, müssen wir lernen, wie Werte in Java gespeichert und durch Operatoren miteinander verknüpft werden können.

Arbeitsspeicher

symbolische Adresse	*Adresse im Speicher*	*Inhalt der Speicherzelle*	*Typ des Inhalts*
	⋮	⋮	
b	94	107	*ganzzahliger Wert*
	⋮	⋮	

Abbildung 4.1: Einfaches schematisches Speicherbild

4.4.1 Variablen

Bis jetzt waren unsere Beispielprogramme alle recht simpel. Dies lag vor allem daran, dass wir bislang keine Möglichkeit hatten, Werte zu speichern, um dann später wieder auf sie zugreifen zu können. Genau das kann man mit Variablen erreichen.

Am besten stellt man sich eine Variable wie ein Postfach vor: Ein Postfach ist im Prinzip nichts anderes als ein Behälter, der mit einem eindeutigen Schlüssel – in der Regel die Postfachnummer – gekennzeichnet ist und in den wir etwas hineinlegen können. Später können wir dann über den eindeutigen Schlüssel – die Postfachnummer – das Postfach wieder auffinden und auf den dort abgelegten Inhalt zugreifen. Allerdings sollte man sich stets der Tatsache bewusst sein, dass wir es mit ganz speziellen Postfächern zu tun haben, in denen niemals mehrere Briefe liegen können und die auch nur Briefe einer einzigen, genau auf die jeweiligen Fächer passenden Größe bzw. Form aufnehmen können.

Genauso verhält es sich nämlich mit Variablen: Eine Variable ist ein Speicherplatz. Über einen eindeutigen Schlüssel, in diesem Fall den Variablennamen, können wir auf eine Variable und damit auf den Speicherplatz zugreifen. Der Variablenname ist also eine Art symbolische **Adresse** (unsere Postfachnummer) für den Speicherplatz (unser Postfach). Man kann einer Variablen einen bestimmten Inhalt zuweisen und diesen später auch wieder auslesen. Das ist im Prinzip schon alles, was wir benötigen, um unsere Programme etwas interessanter zu gestalten. Abbildung 4.1 verdeutlicht diesen Zustand anhand der Variablen `b`, die den ganzzahligen Wert 107 beinhaltet.

Betrachten wir ein einfaches Beispiel: Angenommen, wir wollten in einem Programm ausrechnen, wie viel Geld wir in unserem Nebenjob in der letzten Woche verdient haben. Unser Stundenlohn betrage in diesem Job 15 EUR, und letzte Woche haben wir insgesamt 18 Stunden gearbeitet. Dann könnten wir mit unserem bisherigen Wissen dazu ein Programm folgender Art basteln:

```
public class StundenRechner1 {
  public static void main(String[] args) {
    System.out.print("Arbeitsstunden: ");
    System.out.println(18);
    System.out.print("Stundenlohn in EUR: ");
    System.out.println(15);
```

```
7       System.out.print("Damit habe ich letzte Woche ");
8       System.out.print(18 * 15);
9       System.out.println(" EUR verdient.");
10    }
11  }
```

Das Programm lässt sich natürlich anstandslos compilieren und es erzeugt auch folgende (korrekte) Ausgabe:

Konsole

```
Arbeitsstunden: 18
Stundenlohn in EUR: 15
Damit habe ich letzte Woche 270 EUR verdient.
```

So weit, so gut. Was passiert aber nun in der darauffolgenden Woche, in der wir lediglich 12 Stunden Arbeitszeit absolvieren? Eine Möglichkeit wäre, einfach die Zahl der Arbeitsstunden im Programm zu ändern – allerdings müssten wir das jetzt an zwei Stellen tun, nämlich in den Zeilen 4 und 8 jeweils den Wert 18 auf 12 ändern. Und dabei kann es nach drei (vier, fünf, ...) Wochen leicht passieren, dass wir vergessen, eine der beiden Zeilen zu ändern, oder dass wir uns in einer der Zeilen vertippen. Besser wäre es also, wenn wir die Anzahl der geleisteten Arbeitsstunden nur an einer einzigen Stelle im Programm ändern müssten. Gleiches gilt natürlich für den Arbeitslohn, der sich (hoffentlich) auch irgendwann einmal erhöht. Und genau hier kommen nun Variablen ins Spiel.

Um Variablen in unserem Programm verwenden zu können, müssen wir dem Java Compiler zunächst mitteilen, wie die Variablen heißen sollen und welche Art (also welchen Typ) von Werten wir in ihnen speichern wollen, sodass entsprechender Speicherplatz bereitgestellt werden kann. Diese Anweisung bezeichnen wir auch als **Deklaration**. Um in der Analogie der Postfächer zu bleiben: Wir müssen das Postfach mit einer bestimmten Größe (Brieffach, Paketfach, ...) erst einmal einrichten und es mit einer eindeutigen Postfachnummer versehen.

Eine solche Variablen-Deklaration hat stets folgende Form:

Syntaxregel

```
≪VARIABLENTYP≫ ≪VARIABLENBEZEICHNER≫;
```

Dabei entspricht `≪VARIABLENTYP≫` immer entweder einem einfachen Datentyp (**`byte`**, **`short`**, **`int`**, **`long`**, **`float`**, **`double`**, **`char`** oder **`boolean`**), einem Feldtyp oder einem Klassennamen (was die beiden letzten Varianten bedeuten, erfahren wir später). `≪VARIABLENBEZEICHNER≫` ist eine eindeutige Zeichenfolge, die den in Abschnitt 4.1.2 beschriebenen Regeln für Bezeichner entspricht. Es hat sich eingebürgert, Variablennamen in Java in Kleinbuchstaben und ohne Sonderzeichen zusammen zu schreiben. Dabei wird mit einem Kleinbuchstaben begonnen und jedes neue Wort innerhalb des Bezeichners groß geschrieben, wie etwa in `tolleVariablenBezeichnung`. Daran wollen wir uns in Zukunft auch halten.

Um solchen Variablen nun Werte zuzuweisen, verwenden wir den **Zuweisungsoperator** =. Natürlich können wir einer Variablen nur Werte zuweisen, die sich innerhalb des Wertebereichs des angegebenen Variablentyps befinden (siehe dazu auch Abschnitt 4.3). So könnten wir zum Beispiel, um eine Variable a vom Typ `int` zu deklarieren und ihr den Wert 5 zuzuweisen, Folgendes schreiben:

```
int a;
a = 5;
```

Wenn man nach einer Variablendeklaration auch gleich einen Wert in die Variable schreiben will, ist in Java auch folgende Kurzform erlaubt:

```
int a = 5;
```

Damit haben wir zwei Aufgaben auf einmal bewältigt, nämlich

1. die Deklaration, d. h. das Einrichten der Variablen, und

2. die **Initialisierung**, d. h. das Festlegen des ersten Wertes der Variablen.

Zurück zu unserem Beispiel. Wir wollten das Programm `StundenRechner1` so umschreiben, dass die Anzahl der geleisteten Arbeitsstunden nur noch an einer Stelle auftaucht. Die Lösung dafür liegt in der Verwendung einer Variablen für die Anzahl der Stunden. Das Programm sieht nun wie folgt aus:

```
1  public class StundenRechner2 {
2    public static void main(String[] args) {
3
4      int anzahlStunden = 12;
5      int stundenLohn   = 15;
6
7      System.out.print("Arbeitsstunden: ");
8      System.out.println(anzahlStunden);
9      System.out.print("Stundenlohn in EUR: ");
10     System.out.println(stundenLohn);
11     System.out.print("Damit habe ich letzte Woche ");
12     System.out.print(anzahlStunden * stundenLohn);
13     System.out.println(" EUR verdient.");
14
15   }
16 }
```

Die Zeilen 4 und 5 enthalten die benötigten Deklarationen und Initialisierungen der Variablen `anzahlStunden` und `stundenLohn`. In den Zeilen 8, 10 und 12 wird jetzt nur noch über den Variablennamen auf die Werte zugegriffen. Damit genügt, wenn wir nächste Woche unseren neuen Wochenlohn berechnen wollen, die Änderung einer einzigen Programmzeile.

Manchmal kann es sinnvoll sein, Variablen so zu vereinbaren, dass ihr Wert nach der Initialisierung im weiteren Programm nicht mehr verändert werden kann. Man spricht dann von so genannten **`final`-Variablen** (oder auch von **symbolischen Konstanten**). Um eine solche unveränderliche Variable bzw. symbolische Konstante zu deklarieren, muss man der üblichen Deklaration mit Initialisierung das Schlüsselwort **`final`** voranstellen:

Syntaxregel

```
final ≪VARIABLENTYP≫ ≪VARIABLENBEZEICHNER≫ = ≪AUSDRUCK≫;
```

Wollten wir also in unserem obigen Beispielprogramm dafür sorgen, dass unsere Variable `stundenLohn` zur symbolischen Konstante wird, so könnten wir sie einfach mit

```java
final int stundenLohn = 15;
```

deklarieren. Jede nachfolgende Zuweisung an `stundenLohn`, also z. B.

```java
stundenLohn = 152;
```

wäre demnach unzulässig.

4.4.2 Operatoren und Ausdrücke

In der Regel will man mit Werten, die man in Variablen gespeichert hat, im Verlauf eines Programms mehr oder minder sinnvolle Berechnungen durchführen, die man im einfachsten Fall mit Hilfe komplexer Ausdrücke formulieren kann. Dazu stellt uns Java so genannte Operatoren zur Verfügung. Auch in unserem letzten Beispielprogramm, `StundenRechner2`, haben wir schon verschiedene Operatoren benutzt, ohne näher darauf einzugehen. Das wollen wir jetzt nachholen.

Mit Operatoren lassen sich Werte, auch **Operanden** genannt, miteinander verknüpfen. Wie bereits beschrieben, kann man Operatoren nach der Anzahl ihrer Operanden in drei Kategorien einteilen. **Einstellige** Operatoren haben einen, **zweistellige** Operatoren zwei und **dreistellige** Operatoren drei Operanden. Synonym bezeichnet man diese Operatoren auch als **unär**, **binär** oder **ternär** bzw. **monadisch**, **dyadisch** oder **triadisch**.

Des Weiteren muss geklärt werden, in welcher Reihenfolge Operatoren und ihre Operanden in Java-Programmen geschrieben werden. Man spricht in diesem Zusammenhang auch von der **Notation** der Operatoren.

Die meisten einstelligen Operatoren werden in Java in der **Präfix**-Notation verwendet. Eine Ausnahme davon bilden die Inkrement- und Dekrementoperatoren, die sowohl in Präfix- als auch in **Postfix**-Notation verwendet werden können.[9]

Präfix-Notation bedeutet, dass der Operator vor seinem Operanden steht, also

Syntaxregel

```
≪OPERATOR≫ ≪OPERAND≫
```

Von **Postfix**-Notation spricht man hingegen, wenn der Operator hinter seinem Operanden steht, also

[9] allerdings mit unterschiedlicher Bedeutung bzw. Semantik

Operator	Beispiel	Wirkung
`+`	`a + b`	Addiert `a` und `b`
`-`	`a - b`	Subtrahiert `b` von `a`
`*`	`a * b`	Multipliziert `a` und `b`
`/`	`a / b`	Dividiert `a` durch `b`
`%`	`a % b`	Liefert den Rest bei der ganzzahligen Division `a / b`

Tabelle 4.4: Zweistellige Arithmetische Operatoren

Syntaxregel

```
≪OPERAND≫ ≪OPERATOR≫
```

Zweistellige Operatoren in Java verwenden stets die **Infix**-Notation, in der der Operator zwischen seinen beiden Operanden steht, also

Syntaxregel

```
≪OPERAND≫ ≪OPERATOR≫ ≪OPERAND≫
```

Der einzige dreistellige Operator in Java, `?:` (siehe Abschnitt 4.4.2.4), benutzt ebenfalls die Infix-Notation, also

Syntaxregel

```
≪OPERAND≫ ? ≪OPERAND≫ : ≪OPERAND≫
```

Neben der Anzahl der Operanden kann man Operatoren auch nach dem **Typ** der Operanden einteilen.
Nach dieser (etwas längeren) Vorrede stellen wir in den folgenden Abschnitten die Operatoren von Java im Einzelnen vor, gruppiert nach dem Typ ihrer Operanden. Dabei müssen wir neben der Syntax der Ausdrücke, also deren korrekten Form, auch deren Semantik beschreiben, also die Bedeutung bzw. Wirkung der Operation auf den jeweiligen Daten angeben.

4.4.2.1 Arithmetische Operatoren

Arithmetische Operatoren sind Operatoren, die Zahlen, also Werte vom Typ **`byte`**, **`short`**, **`int`**, **`long`**, **`float`**, **`double`** oder **`char`**, als Operanden erwarten. Sie sind in den Tabellen 4.4 und 4.5 zusammengefasst.
Die Operatoren `+` und `-` können sowohl als zweistellige als auch als einstellige Operatoren gebraucht werden.

Operator	Beispiel	Funktion
+	+ a	Keine explizite Funktion, existiert nur der Symmetrie halber
-	- a	Negiert a

Tabelle 4.5: Einstellige Arithmetische Operatoren

Achtung: Der Operator + kann auch dazu benutzt werden, um zwei Zeichenketten zu einer einzigen zusammenzufügen. So ergibt

```
"abcd" + "efgh"
```

die Zeichenkette

```
"abcdefgh"
```

Eine weitere Besonderheit stellt der **Ergebnistyp** arithmetischer Operationen dar. Damit meinen wir den Typ (also **`byte`**, **`short`**, **`int`**, **`long`**, **`float`**, **`double`**, **`char`** oder `String`) des Ergebnisses einer Operation, der durchaus nicht mit dem Typ beider Operanden übereinstimmen muss.
Bestes Beispiel dafür sind Programmzeilen wie etwa

```
short a = 1;
short b = 2;
short c = a + b;
```

die, obwohl dem Anschein nach korrekt, beim Compilieren zu folgender Fehlermeldung führen:

Konsole

```
Incompatible type for declaration.
Explicit cast needed to convert int to short.
```

Warum dies? Um den Ergebnistyp einer arithmetischen Operation zu bestimmen, geht der Java-Compiler wie folgt vor:

- Zunächst prüft er, ob einer der Operanden vom Typ **`double`** ist – ist dies der Fall, so ist der Ergebnistyp dieser Operation **`double`**. Der andere Operand wird dann (falls notwendig) implizit nach **`double`** konvertiert und danach die Operation ausgeführt.
- War dies nicht der Fall, prüft der Compiler, ob einer der Operanden vom Typ **`float`** ist – ist dies der Fall, so ist der Ergebnistyp dieser Operation **`float`**. Der andere Operand wird (falls erforderlich) dann implizit nach **`float`** konvertiert und danach die Operation ausgeführt.
- War dies auch nicht der Fall, so prüft der Compiler, ob einer der Operanden vom Typ **`long`** ist – wenn ja, ist der Ergebnistyp dieser Operation **`long`**. Der andere Operand wird dann (falls notwendig) implizit nach **`long`** konvertiert und danach die Operation ausgeführt.

- Trat keiner der drei erstgenannten Fälle ein, so ist der Ergebnistyp dieser Operation auf jeden Fall **`int`**. Beide Operanden werden dann (falls erforderlich) implizit nach **`int`** konvertiert und danach die Operation ausgeführt.

Damit wird auch klar, warum obiges Beispiel eine Fehlermeldung produziert – der Ausdruck `a + b` enthält keinen der Typen **`double`**, **`float`** oder **`long`**, daher wird der Ergebnistyp ein **`int`**. Diesen versuchen wir nun ohne explizite Typkonvertierung einer Variablen vom Typ **`short`** zuzuweisen, was zu einer Fehlermeldung führen muss, da der Wertebereich von **`int`** größer ist als der Wertebereich von **`short`**. Beheben lässt sich der Fehler jedoch ganz leicht, indem man explizit eine Typkonvertierung erzwingt. Die Zeilen

```
short a = 1;
short b = 2;
short c = (short)(a + b);
```

lassen sich daher anstandslos compilieren.
Was lernen wir daraus? Entweder verwenden wir ab jetzt für ganzzahlige Variablen nur noch den Typ **`int`** (hier tauchen diese Probleme nicht auf), oder aber wir achten bei jeder arithmetischen Operation darauf, das Ergebnis explizit in den geforderten Typ zu konvertieren. In jedem Falle aber wissen wir jetzt, wie wir Fehler dieser Art beheben können.
Achtung: Im Zusammenhang mit der Typwandlung wollen wir an dieser Stelle nochmals auf die Besonderheiten im Kontext der arithmetischen Operatoren hinweisen.

- Wird der Operator + dazu benutzt, einen Zeichenketten-Operanden (`String`-Operanden) und einen Operanden eines beliebigen anderen Typs zu verknüpfen, so wird der andere Operand implizit nach `String` gewandelt.
- Wie in Abschnitt 4.3.6 bereits erwähnt, kann der Wert eines arithmetischen Ausdrucks automatisch in den Typ **`byte`**, **`short`** oder **`char`** gewandelt werden, wenn es sich um einen konstanten Wert vom Typ **`int`** handelt. Man spricht in diesem Fall von einem **konstanten Ausdruck**, dessen Wert bereits beim Compilieren (also beim Übersetzen des Quelltexts in den Java-Bytecode) bestimmt werden kann.

  Ganz allgemein darf ein konstanter Ausdruck lediglich Literalkonstanten und finale Variablen (symbolische Konstanten) der einfachen Datentypen oder Zeichenketten-Literale (`String`-Konstanten) enthalten. Zulässige konstante Ausdrücke wären also beispielsweise

  ```
  3 - 5.0 * 10          // Typ double
  2 + 5 - 'a'           // Typ int
  "good" + 4 + "you"    // Typ String
  ```

4.4.2.2 Bitoperatoren

Um diese Kategorie von Operatoren zu verstehen, müssen wir uns zunächst nochmals klar machen, wie Werte im Computer gespeichert werden. Grundsätzlich

a	~a
0	1
1	0

Tabelle 4.6: Bitweise Negation

a	b	a & b	a | b	a ^ b
0	0	0	0	0
0	1	0	1	1
1	0	0	1	1
1	1	1	1	0

Tabelle 4.7: Und, Oder und exklusives Oder

kann ein Computer (bzw. die Elektronik, die in einem Computer enthalten ist) nur zwei Zustände unterscheiden, entweder Aus oder An. Diesen Zuständen ordnen wir nun der Einfachheit halber die Zahlenwerte 0 und 1 zu. Die kleinste Speichereinheit, in der ein Computer genau einen dieser Werte speichern kann, nennen wir bekanntlich ein **Bit**. Um nun beliebige Zahlen und Buchstaben darstellen zu können, werden mehrere Bits zu neuen, größeren Einheiten zusammengefasst. Dabei entsprechen 8 Bits einem **Byte**, 1024 Bytes einem **Kilobyte**, 1024 Kilobytes einem **Megabyte** usw.

Bitoperatoren lassen ganzzahlige Operanden zu, arbeiten aber nicht mit dem ganzzahligen, eigentlichen Wert der Operanden, sondern nur mit deren Bits.[10] Auch hier unterscheidet man zwischen unären und binären Operationen. Die einzige unäre Operation, die **Negation** (dargestellt durch das Zeichen ~), liefert bitweise stets das Komplement des Operanden, wie in Tabelle 4.6 dargestellt.

Daneben existieren drei binäre Operationen, das logische **Und** (dargestellt durch &), das logische **Oder** (|) und das logische **exklusive Oder** (^), deren bitweise Wirkungsweisen in Tabelle 4.7 dargestellt sind. Um also bei der Verknüpfung zweier Bits den Wert 1 zu erhalten, müssen

- bei der Operation & beide Bits den Wert 1 haben,
- bei der Operation | mindestens eines der Bits den Wert 1 haben und
- bei der Operation ^ genau eines der Bits den Wert 1 haben.

Bei der bitweisen Verknüpfung zweier ganzzahliger Operanden werden diese Bitoperationen auf mehrere Bits (Stelle für Stelle) gleichzeitig angewendet. So liefert beispielsweise das Programmstück

```
byte a, b;
a = 9;
```

[10] Diese Operationen sind beispielsweise für die Definition und Manipulation selbst definierter Datentypen sinnvoll, bei denen bestimmte Dinge durch Bitketten einer bestimmten Länge kodiert werden. Zur Bearbeitung dieser Bitketten benötigt man dann Operationen, die die einzelnen Bits in einer genau definierten Weise verändern.

Operator	Beispiel	Wirkung
~	~ a	Negiert a bitweise
&	a & b	Verknüpft a und b bitweise durch ein logisches Und
|	a | b	Verknüpft a und b bitweise durch ein logisches Oder
^	a ^ b	Verknüpft a und b bitweise durch ein logisches Oder (exklusiv)

Tabelle 4.8: Bitoperatoren

Operator	Beispiel	Funktion
<<	a << b	Schiebt die Bits in a um b Stellen nach links und füllt mit 0-Bits auf
>>	a >> b	Schiebt die Bits in a um b Stellen nach rechts und füllt mit dem höchsten Bit von a auf
>>>	a >>> b	Schiebt die Bits in a um b Stellen nach rechts und füllt mit 0-Bits auf

Tabelle 4.9: Schiebeoperatoren

```
b = 3;
System.out.println(a & b);
System.out.println(a | b);
```

die Ausgabe

```
Konsole
1
11
```

weil der **byte**-Wert 9 dem Bitmuster 00001001 und der **byte**-Wert 3 dem Bitmuster 00000011 entspricht und somit die bitweise Verknüpfung a & b das Bitmuster 00000001, also den dezimalen **byte**-Wert 1, liefert, während die bitweise Verknüpfung a | b das Bitmuster 00001011, also den dezimalen **byte**-Wert 11 liefert. Diese Java-Bitoperatoren sind in Tabelle 4.8 aufgelistet.
Daneben existieren noch drei **Schiebeoperatoren**, die alle Bits eines ganzzahligen Wertes um eine vorgegebene Anzahl von Stellen nach links bzw. rechts schieben, wie in Tabelle 4.9 aufgeführt. Das Schieben der Bits um eine Stelle nach links bzw. rechts kann auch als Multiplikation bzw. als Division des Wertes mit bzw. durch 2 interpretiert werden.

4.4.2.3 Zuweisungsoperator

Eine Sonderstellung unter den Operatoren nimmt der **Zuweisungsoperator** = ein. Mit ihm kann man einer Variablen Werte zuordnen. Beispielsweise ordnet der Ausdruck

```
a = 3;
```

Abkürzung	Beispiel	äquivalent zu
`+=`	`a += b`	`a = a + b`
`-=`	`a -= b`	`a = a - b`
`*=`	`a *= b`	`a = a * b`
`/=`	`a /= b`	`a = a / b`
`%=`	`a %= b`	`a = a % b`
`&=`	`a &= b`	`a = a & b`
`|=`	`a |= b`	`a = a | b`
`^=`	`a ^= b`	`a = a ^ b`
`<<=`	`a <<= b`	`a = a << b`
`>>=`	`a >>= b`	`a = a >> b`
`>>>=`	`a >>>= b`	`a = a >>> b`

Tabelle 4.10: Abkürzende Schreibweisen für binäre Operatoren

der Variablen a den Wert 3 zu. Rechts vom Zuweisungszeichen kann nicht nur ein konstanter Wert, sondern auch eine Variable oder ein Ausdruck stehen. Um den gleichen Wert mehreren Variablen gleichzeitig zuzuordnen, kann man auch ganze Zuordnungsketten bilden, etwa

```
a = b = c = 5;
```

Hier wird der Wert 5 allen drei Variablen a, b, c zugeordnet. Möglich wird dies deshalb, weil jede Zuweisung selbst wieder ein Ausdruck ist, dessen Wert der Wert der linken Seite ist, der wiederum an die jeweils nächste linke Seite weitergegeben werden kann.
Achtung: Der Zuweisungsoperator = hat grundsätzlich nichts mit der aus der Mathematik bekannten Gleichheitsrelation (Identität) zu tun, die das gleiche Zeichen = benutzt. Ein mathematischer Ausdruck der Form

```
a = a + 1
```

ist für eine reelle Zahl a natürlich falsch, die Java-Anweisung

```
a = a + 1;
```

dagegen ist syntaktisch völlig korrekt und erhöht den Wert der Variablen a um 1. Will man mit dem Wert einer Variablen Berechnungen anstellen und das Ergebnis danach in der gleichen Variablen speichern, ist es oft lästig, den Variablennamen sowohl links als auch rechts des Zuweisungsoperators zu tippen. Daher bietet Java für viele binäre Operatoren auch eine verkürzende Schreibweise an. So kann man statt

```
a = a + 1;
```

auch kürzer

```
a += 1;
```

schreiben. Beide Ausdrücke sind in Java völlig äquivalent, beide erhöhen den Wert der Variablen a um 1. Tabelle 4.10 fasst alle möglichen abkürzenden Schreibweisen zusammen.

Operator	Beispiel	liefert genau dann **true**, wenn ...
>	`a > b`	... a größer als b ist
>=	`a >= b`	... a größer als oder gleich b ist
<	`a < b`	... a kleiner als b ist
<=	`a <= b`	... a kleiner als oder gleich b ist
==	`a == b`	... a gleich b ist
!=	`a != b`	... a ungleich b ist

Tabelle 4.11: Vergleichsoperatoren

a	b	a & b	a | b	a ^ b	! a
false	**false**	**false**	**false**	**false**	**true**
false	**true**	**false**	**true**	**true**	**true**
true	**false**	**false**	**true**	**true**	**false**
true	**true**	**true**	**true**	**false**	**false**

Tabelle 4.12: Logisches Und, Oder und die Negation

4.4.2.4 Vergleichsoperatoren und Logische Operatoren

Eine weitere Gruppe von Operatoren bilden die so genannten **Vergleichsoperatoren**. Diese stets binären Operatoren vergleichen ihre Operanden miteinander und geben immer ein Ergebnis vom Typ **boolean**, also entweder **true** oder **false**, zurück. Im Einzelnen sind dies die in Tabelle 4.11 aufgeführten Operatoren.
Um nun komplexe Ausdrücke zu erstellen, werden die Vergleichsoperatoren meist durch so genannte **Logische Operatoren** verknüpft. Diese ähneln auf den ersten Blick den schon vorgestellten Bitoperatoren, allerdings erwarten logische Operatoren stets Operanden vom Typ **boolean**, und ihr Ergebnistyp ist ebenfalls **boolean**. Wie bei den Bitoperatoren existieren auch hier Operatoren für logisches Und (Operator &), logisches Oder (Operatoren | und ^) und Negation (Operator !), deren Wirkung in Tabelle 4.12 dargestellt ist.
Eine Besonderheit stellen die Operatoren && und || dar. Bei ihnen wird der zweite Operand nur dann ausgewertet, falls das Ergebnis der Operation nicht schon nach Auswertung des ersten Operanden klar ist. Im Fall a && b muss also b nur dann ausgewertet werden, wenn die Auswertung von a den Wert **true** ergibt. Im Fall a || b muss b nur dann ausgewertet werden, wenn a den Wert **false** ergibt.
Ist also beispielsweise der Ausdruck `(a > 15) && (b < 20)` zu bewerten und der Wert der Variablen a gerade 10, so ergibt der erste Teilausdruck `(a > 15)` zunächst **false**. Der Compiler prüft in diesem Fall den Wert der Variablen b gar nicht mehr nach, da ja der gesamte Ausdruck auch nur noch **false** sein kann.
Was haben wir nun davon? Zunächst kann man durch geschickte Ausnutzung dieser Operatoren im Einzelfall die Ausführungsgeschwindigkeit des Programms deutlich steigern. Müssen an einer Stelle eines Programms zwei Bedingungen auf **true** überprüft werden, und ist das Ergebnis der einen Bedingung in 90% aller

Operator	Beispiel	Funktion
&	`a & b`	Verknüpft a und b durch ein logisches Und
&&	`a && b`	Verknüpft a und b durch ein logisches Und (nur bedingte Auswertung von b)
|	`a | b`	Verknüpft a und b durch ein logisches Oder
||	`a || b`	Verknüpft a und b durch ein logisches Oder (nur bedingte Auswertung von b)
^	`a ^ b`	Verknüpft a und b durch ein logisches exklusives Oder
!	`! a`	Negiert a

Tabelle 4.13: Logische Operatoren

Fälle **false**, so empfiehlt es sich, diese Bedingung zuerst überprüfen zu lassen und die zweite über den bedingten Operator anzuschließen. Jetzt muss die zweite Bedingung nur noch in den 10% aller Fälle überprüft werden, in denen die erste Bedingung wahr wird. In allen anderen Fällen läuft das Programm schneller ab. Des Weiteren lässt sich, falls die Bedingungen nicht nur Variablen, sondern auch Aufrufe von Methoden enthalten (was das genau ist, erfahren wir später), mit Hilfe eines bedingten Operators erreichen, dass bestimmte Programmteile überhaupt nicht abgearbeitet werden. Doch dazu später mehr.
Tabelle 4.13 fasst alle logischen Operatoren zusammen.
Eine Sonderstellung unter den Vergleichs- und Logischen Operatoren nimmt der dreistellige Bedingungsoperator `?:` ein. Eigentlich stellt er nur eine verkürzende Schreibweise für eine **if**-Entscheidungsanweisung dar (siehe Abschnitt 4.5.3). Als ersten Operanden erwartet er einen Ausdruck mit Ergebnistyp **boolean**, als zweiten und dritten Operanden Ausdrücke, die beide von einem numerischen Datentyp, beide vom Typ **boolean** oder beide vom Typ `String` sind.[11] Liefert der erste Operand **true** zurück, so gibt der Operator den Wert seines zweiten Operanden zurück. Liefert der erste Operand **false**, so ist der Wert des dritten Operanden das Ergebnis der Operation.
Beispiel: Der Ausdruck

```
(a == 15) ? "a ist 15" : "a ist nicht 15"
```

liefert die Zeichenkette `a ist 15`, falls die Variable `a` den Wert `15` enthält, und die Zeichenkette `a ist nicht 15` in allen anderen Fällen.

4.4.2.5 Inkrement- und Dekrementoperatoren

Auch hier handelt es sich eigentlich nur um verkürzte Schreibweisen von häufig verwendeten Ausdrücken. Um den Inhalt der Variablen `a` um eins zu erhöhen, könnten wir – wie wir mittlerweile wissen – beispielsweise schreiben:

```
a = a + 1;
```

[11] Genauer gesagt, können beide auch von einem beliebigen anderen Referenzdatentyp sein. Auf solche Datentypen gehen wir jedoch erst in Kapitel 6 ein.

Alternativ bietet sich – auch das haben wir schon gelernt – der verkürzte Zuweisungsoperator an, d. h.

```
a += 1;
```

In diesem speziellen Fall (Erhöhung des Variableninhaltes um genau `1`) bietet sich jetzt eine noch kürzere Schreibweise an, nämlich

```
a++;
```

Der **Inkrementoperator** `++` ist also unär und erhöht den Wert seines Operanden um eins. Analog dazu erniedrigt der **Dekrementoperator** `--`, ebenfalls ein unärer Operator, den Wert seines Operanden um eins. Beide Operatoren dürfen nur auf Variablen angewendet werden.
Was bleibt zu beachten? Wie bereits erwähnt, können beide Operatoren sowohl in Präfix- als auch in Postfix-Notation verwendet werden. Wird der Operator in einer isolierten Anweisung – wie in obigem Beispiel – verwendet, so sind beide Notationen äquivalent.
Sind Inkrement- bzw. Dekrementoperator jedoch Teil eines größeren Ausdrucks, so hat die Notation entscheidenden Einfluss auf das Ergebnis des Ausdrucks. Bei Verwendung der Präfix-Notation wird der Wert der Variablen *erst* erhöht bzw. erniedrigt und *dann* der Ausdruck ausgewertet. Analog dazu wird bei der Postfix-Notation *zuerst* der Ausdruck ausgewertet und *dann* erst das Inkrement bzw. Dekrement durchgeführt.
Beispiel:

```
a = 5;
b = a++;
c = 5;
d = --c;
```

Nach Ausführung dieses Programmsegments enthält `b` den Wert `5`, da *zuerst* der Ausdruck ausgewertet wird und *dann* das Inkrement ausgeführt wird. `d` dagegen enthält den Wert `4`, da hier *zuerst* das Dekrement durchgeführt wird und *dann* der Ausdruck ausgewertet wird. Am Ende haben `a` den Wert 6 und `c` den Wert 4.

4.4.2.6 Priorität und Auswertungsreihenfolge der Operatoren

Bislang haben wir alle Operatoren nur isoliert betrachtet, d. h. unsere Ausdrücke enthielten jeweils nur einen Operator. Verwendet man jedoch mehrere Operatoren in einem Ausdruck, stellt sich die Frage, in welcher Reihenfolge die einzelnen Operationen ausgeführt werden. Dies ist durch die Prioritäten der einzelnen Operatoren festgelegt. Dabei werden Operationen höherer Priorität stets vor Operationen niedrigerer Priorität ausgeführt, wenn dies durch Klammern (siehe unten) nicht anders geregelt wird. Haben mehrere zweistellige Operationen, die im gleichen Ausdruck stehen, die gleiche Priorität, so wird – außer bei Zuweisungsoperatoren – stets von links nach rechts ausgewertet. Der Zuweisungsoperator `=` sowie alle verkürzten Zuweisungsoperatoren – also `+=`, `-=`, usw. – werden, wenn sie nebeneinander in einem Ausdruck vorkommen, dagegen von rechts nach links ausgewertet.

<table>
<tr><th>Bezeichnung</th><th>Operator</th><th>Priorität</th></tr>
<tr><td>Komponentenzugriff bei Klassen</td><td>.</td><td>15</td></tr>
<tr><td>Komponentenzugriff bei Feldern</td><td>[ ]</td><td>15</td></tr>
<tr><td>Methodenaufruf</td><td>( )</td><td>15</td></tr>
<tr><td>Unäre Operatoren</td><td>++, --, +, -, ~, !</td><td>14</td></tr>
<tr><td>Explizite Typkonvertierung</td><td>( )</td><td>13</td></tr>
<tr><td>Multiplikative Operatoren</td><td>*, /, %</td><td>12</td></tr>
<tr><td>Additive Operatoren</td><td>+, -</td><td>11</td></tr>
<tr><td>Schiebeoperatoren</td><td><<, >>, >>></td><td>10</td></tr>
<tr><td>Vergleichsoperatoren</td><td><, >, <=, >=</td><td>9</td></tr>
<tr><td>Vergleichsoperatoren (Gleichheit/Ungleichheit)</td><td>==, !=</td><td>8</td></tr>
<tr><td>bitweises bzw. logisches Und</td><td>&</td><td>7</td></tr>
<tr><td>bitweises exklusives Oder</td><td>^</td><td>6</td></tr>
<tr><td>bitweises bzw. logisches Oder</td><td>|</td><td>5</td></tr>
<tr><td>logisches Und</td><td>&&</td><td>4</td></tr>
<tr><td>logisches Oder</td><td>||</td><td>3</td></tr>
<tr><td>Bedingungsoperator</td><td>? :</td><td>2</td></tr>
<tr><td>Zuweisungsoperatoren</td><td>=, +=, -=, usw.</td><td>1</td></tr>
</table>

Tabelle 4.14: Priorität der Operatoren

Tabelle 4.14 enthält alle Operatoren, die wir bisher kennen gelernt haben, geordnet nach deren Priorität. Mit der obersten Gruppe von Operatoren mit höchster Priorität (15) werden wir uns erst in den Kapiteln über Referenzdatentypen (Felder und Klassen) und über Methoden näher beschäftigen.
Praktisch bedeutet das für uns, dass wir bedenkenlos „Punkt-vor-Strich-Rechnung" verwenden können, ohne uns über Prioritäten Gedanken machen zu müssen. Da multiplikative Operatoren eine höhere Priorität als additive haben, werden Ausdrücke wie z. B.

```
4 + 3 * 2
```

wie erwartet korrekt ausgewertet (hier: Ergebnis ist `10`, nicht `14`). Darüber hinaus sollten wir aber lieber ein Klammernpaar zu viel als zu wenig verwenden, um die gewünschte Ausführungsreihenfolge der Operationen zu garantieren. Mit den runden Klammern `()` können wir nämlich, genau wie in der Mathematik, die Reihenfolge der Operationen eindeutig festlegen, gleichgültig welche Priorität ihnen zugeordnet ist.

4.4.3 Allgemeine Ausdrücke

Wie wir gesehen haben, setzen sich Ausdrücke in Java aus Operatoren und Operanden zusammen. Die Operanden selbst können dabei wieder

- Konstanten,
- Variablen,

- geklammerte Ausdrücke oder
- Methodenaufrufe

sein. Die letztgenannten Methodenaufrufe werden wir erst später genauer kennen lernen. Wir wollen daher im Folgenden nur etwas Ähnliches wie Aufrufe von mathematischen Standardfunktionen (wie z. B. sin oder cos) darunter verstehen. In Java sind diese Funktionen, wie bereits erwähnt, nicht im Sprachkern enthalten. Sie wurden ausgelagert in die Klasse `Math`. Wir können sie daher nur mit dem vorgestellten Klassennamen (also z. B. `Math.sin(5.3)`) aufrufen.
Sind beide Operanden einer Operation selbst wieder Ausdrücke (also z. B. geklammerte Operationen oder Methodenaufrufe), wird immer erst der linke und dann der rechte Operand berechnet. Der Ausdruck in der Java-Programmzeile

```
b = Math.sqrt(3.5 + x) * 5 / 3 - (x + 10) * (x -4.1) < 0;
```

wird somit gemäß der Prioritäten wie folgt abgearbeitet (die Zwischenergebnisse haben wir der Einfachheit halber mit `z1` bis `z8` durchnummeriert):

```
z1 = 3.5 + x;
z2 = Math.sqrt(z1);
z3 = z2 * 5;
z4 = z3 / 3;
z5 = x + 10;
z6 = x - 4.1;
z7 = z5 * z6;
z8 = z4 - z7;
 b = z8 < 0;
```

4.4.4 Ein- und Ausgabe

Da wir nun mit den einfachen Datentypen umgehen können, wird sich natürlich auch die Notwendigkeit ergeben, Werte für Ausdrücke dieser Datentypen auf die Konsole auszugeben bzw. Werte für Variablen dieser Datentypen einzulesen. Wie bereits erwähnt, stellen wir für Letzteres die Klasse `IOTools` zur Verfügung, in der für jede Art von einzulesendem Wert (ganze Zahl, Gleitkommawert, logischer Wert etc.) eine entsprechende Methode bereitgestellt wird. Diese Methoden sind im Anhang B detailliert beschrieben. Wir wollen uns hier zumindest noch ein kleines Beispielprogramm anschauen, in dem einige dieser Methoden verwendet werden und das gleichzeitig die Verwendung der `println`-Methode verdeutlicht.

```
import Prog1Tools.IOTools;

public class IOToolsTest {
  public static void main (String[] args) {
    int     i, j, k;
    double  d;
    char    c;
    boolean b;

```

```
      // int-Eingabe ohne Prompt (ohne vorherige Ausgabe)
      i = IOTools.readInteger();

      // int-Eingabe mit Prompt
      System.out.print("j = ");
      j = IOTools.readInteger();

      // Vereinfachte int-Eingabe mit Prompt
      k = IOTools.readInteger("k = ");

      // double-Eingabe mit Prompt
      d = IOTools.readDouble("d = ");

      // char-Eingabe mit Prompt
      c = IOTools.readChar("c = ");

      // boolean-Eingabe mit Prompt
      b = IOTools.readBoolean("b = ");

      // Testausgaben
      System.out.println("i = " + i);
      System.out.println("j = " + j);
      System.out.println("k = " + k);
      System.out.println("d = " + d);
      System.out.println("c = " + c);
      System.out.println("b = " + b);
    }
  }
```

Wenn wir dieses Programm übersetzen und starten, könnte sich (natürlich abhängig von unseren Benutzereingaben) folgender Programmablauf ergeben (zur Verdeutlichung unserer Eingaben haben wir diese etwas nach rechts verschoben; in der linken Spalte ist also jeweils zu sehen, was das Programm ausgibt, in der rechten Spalte stehen unsere Eingaben):

Konsole

```
                                                 123
j =                                              a
Eingabefehler
java.lang.NumberFormatException: a
Bitte Eingabe wiederholen...
                                                 1234
k =                                              12345
d =                                              123.456789
c =                                              x
b =                                              true
i = 123
j = 1234
k = 12345
d = 123.456789
c = x
b = true
```

Insbesondere bei der ersten Eingabe erkennen wir, wie wichtig es ist, vor jeder Eingabe zumindest eine kurze Information darüber auszugeben, dass nun eine Eingabe erfolgen soll. Man spricht auch von einem so genannten **Prompt** (deutsch: Aufforderung). Ohne diese Ausgabe (wie beim ersten Eingabe-Beispiel) scheint das Programm nämlich erst mal zu „hängen", weil wir nicht sofort merken, dass wir schon etwas eingeben können.

4.4.4.1 Statischer Import der IOTools-Methoden

Im Hinblick auf die Anwendung der IOTools-Methoden brachte Java 5.0 eine deutliche Vereinfachung, da es nun möglich ist, die statischen Methoden der Klasse `IOTools` so zu importieren, dass sie ohne den vorangestellten Klassennamen verwendet werden können.
Der statische Import einer einzelnen Methode wird syntaktisch in der Form

Syntaxregel

```
import static ≪PAKETNAME≫.≪KLASSENNAME≫.≪METHODENNAME≫;
```

angegeben. Sollen alle Klassenmethoden einer Klasse importiert werden, so wird dies durch

Syntaxregel

```
import static ≪PAKETNAME≫.≪KLASSENNAME≫.*;
```

angezeigt.
Nachfolgend nun eine Version unseres weiter oben angegebenen Programms `IOToolsTest`, in der wir alle Methoden der Klasse `IOTools` statisch importieren. Die Aufrufe der Einlese-Methoden fallen nun deutlich kürzer aus.

```
import static Prog1Tools.IOTools.*;

public class IOToolsTestMitStaticImport {
  public static void main (String[] args) {
    int     i, j, k;
    double  d;
    char    c;
    boolean b;

    // int-Eingabe ohne Prompt (ohne vorherige Ausgabe)
    i = readInteger();

    // int-Eingabe mit Prompt
    System.out.print("j = ");
    j = readInteger();

```

```
    // Vereinfachte int-Eingabe mit Prompt
    k = readInteger("k = ");

    // double-Eingabe mit Prompt
    d = readDouble("d = ");

    // char-Eingabe mit Prompt
    c = readChar("c = ");

    // boolean-Eingabe mit Prompt
    b = readBoolean("b = ");

    // Testausgaben
    System.out.println("i = " + i);
    System.out.println("j = " + j);
    System.out.println("k = " + k);
    System.out.println("d = " + d);
    System.out.println("c = " + c);
    System.out.println("b = " + b);
  }
}
```

4.4.5 Zusammenfassung

Der letzte Abschnitt war zugegebenermaßen etwas länger als die anderen, dafür haben wir aber schon eine Menge gelernt. Wir wissen nun, was Variablen sind (Analogie: Postfächer), haben zahlreiche Operatoren kennen gelernt, mit denen wir Werte verknüpfen können, und verstehen, wie man Werte und Operatoren zu Ausdrücken kombinieren kann.

4.4.6 Übungsaufgaben

Aufgabe 4.10

Die nachfolgenden Programmfragmente weisen jeweils einen syntaktischen bzw. semantischen Fehler auf und können daher nicht compiliert werden. Finden Sie die Fehler, und begründen Sie kurz Ihre Wahl.

a) `boolean false, println;`

b) `char ab, uv, x y;`

c) `int a = 0x1, c = 1e2;`

d) `double a, b_c, d-e;`

e) `int mo, di, mi, do, fr, sa, so;`

f) `System.out.println("10 = ", 10);`

Aufgabe 4.11

Schreiben Sie ein Programm, das Sie auffordert, Namen und Alter einzugeben. Das Programm soll Sie danach mit Ihrem Namen begrüßen und Ihr Alter *in Tagen* ausgeben. Verwenden Sie die `IOTools`.
Hinweis: Für die Umwandlung des Alters in Tage brauchen Sie die Schaltjahre nicht zu berücksichtigen.

Aufgabe 4.12

Gegeben sei das folgende Java-Programm:

```
public class Plus {
  public static void main (String args []) {
    int a = 1, b = 2, c = 3, d = 4;
    System.out.println(++a);
    System.out.println(a);
    System.out.println(b++);
    System.out.println(b);
    System.out.println((++c) + (++c));
    System.out.println(c);
    System.out.println((d++) + (d++));
    System.out.println(d);
  }
}
```

Vollziehen Sie das Programm nach, und überlegen Sie sich, welche Werte ausgegeben werden.

Aufgabe 4.13

Bei der Ausgabe mehrerer Werte mit nur einer `System.out.print`- oder `System.out.println`-Anweisung müssen die auszugebenden Werte mittels + als Strings (Zeichenketten) miteinander verknüpft werden.

a) Warum kann man die auszugebenden Werte nicht einfach als Kommaliste aufzählen?

b) Was passiert, wenn man einen `String`-Operanden mit einem Operanden eines beliebigen anderen Datentyps mittels + verknüpft?

c) Stellen Sie bei den nachfolgenden Ausgabeanweisungen fest, welche zulässig und welche aufgrund eines fehlerhaften Ausdrucks im Argument der `println`-Methode unzulässig sind.

   Korrigieren Sie die unzulässigen Anweisungen, indem Sie eine geschickte Klammerung einbauen. Geben Sie an, was ausgegeben wird.

```
double x = 1.0, y = 2.5;
System.out.println(x / y);
System.out.println("x / y = " + x / y);
System.out.println(x + y);
```

```
System.out.println("x + y = " + x + y);
System.out.println(x - y);
System.out.println("x - y = " + x - y);
System.out.println(1 + 2 + 3 + 4);
System.out.println(1 + 2 + 3 + "4");
System.out.println("1" + 2 + 3 + 4);
System.out.println("Hilfe" + true + 3);
System.out.println(true + 3 + "Hilfe");
```

Aufgabe 4.14

Ziel dieser Aufgabe ist es, die Formulierung von arithmetischen Ausdrücken in der Syntax der Programmiersprache Java zu üben. Doch Vorsicht: Bei der Auswertung von arithmetischen Ausdrücken auf einer Rechenanlage muss das berechnete Ergebnis nicht immer etwas mit dem tatsächlichen Wert des Ausdrucks zu tun haben. Denn die Auswertung ist stets Rundungsfehlern ausgesetzt, die sich unter Umständen zu gravierenden Fehlern akkumulieren können. Was tatsächlich passieren kann, können Sie nach Bearbeiten dieser Aufgabe ermessen.
Schreiben Sie ein Java-Programm, das unter der Verwendung von Variablen vom Typ `double` bestimmte Ausdruckswerte berechnet und deren Ergebnis auf dem Bildschirm ausgibt.

a) Berechnen Sie den Wert

$$x_1y_1 + x_2y_2 + x_3y_3 + x_4y_4 + x_5y_5 + x_6y_6$$

für $x_1 = 10^{20}$, $x_2 = 1223$, $x_3 = 10^{18}$, $x_4 = 10^{15}$, $x_5 = 3$, $x_6 = -10^{12}$ und für $y_1 = 10^{20}$, $y_2 = 2$, $y_3 = -10^{22}$, $y_4 = 10^{13}$, $y_5 = 2111$, $y_6 = 10^{16}$.
Das *richtige* Ergebnis ist übrigens 8779.

b) Berechnen Sie den Wert

$$\frac{1}{107751}(1682xy^4 + 3x^3 + 29xy^2 - 2x^5 + 832)$$

für $x = 192119201$ und $y = 35675640$. Verwenden Sie dabei nur die Grundoperationen $+$, $-$, $*$ und $/$ und stellen Sie Ausdrücke wie x^2 bzw. x^4 als $x * x$ bzw. $x^2 * x^2$ dar.

c) Durch eine algebraische Umformung lässt sich eine äquivalente Darstellung für diesen zweiten Ausdruck finden, z. B.

$$\frac{xy^2}{107751}(1682y^2 + 29) + \frac{x^3}{107751}(3 - 2x^2) + \frac{832}{107751}.$$

Vergleichen Sie das Ergebnis für die Auswertung dieser Darstellung mit dem zuvor berechneten. Können Sie abschätzen welches Ergebnis richtig ist, falls dies überhaupt für eines zutrifft?

Der *richtige* Wert des Ausdrucks ist 1783.

Aufgabe 4.15

Stellen Sie sich vor, Sie machen gerade Urlaubsvertretung für einen Verpackungsingenieur bei der Firma *Raviolita*. Dieser hat Ihnen kurz vor seiner Abreise in den Spontanurlaub noch das Programm (bzw. die Klasse) `Raviolita` hinterlassen:

```
public class Raviolita {
  public static void main (String[] args) {
    final double PI = 3.141592;
    double u, h;
    u =      ;  // geeignete Testwerte einbauen
    h =      ;  // geeignete Testwerte einbauen

    // nachfolgend die fehlenden Deklarationen ergaenzen

    // nachfolgend die fehlenden Berechnungen ergaenzen

    // nachfolgend die fehlenden Ausgaben ergaenzen
  }
}
```

Dieses Programm führt Berechnungen durch, die bei der Herstellung von Konservendosen aus einem Blechstück mit

- Länge u (Umfang der Dose in Zentimetern) und
- Breite h (Höhe der Dose in Zentimetern)

anfallen. Dieses Programm sollen Sie nun so vervollständigen, dass es ausgehend von den Variablen u und h und unter Verwendung der Konstanten π (bzw. `PI = 3.141592`) die folgenden Werte berechnet und ausgibt:

- den Durchmesser des Dosenbodens: $d_{boden} = \frac{u}{\pi}$,
- die Fläche des Dosenbodens: $f_{boden} = \pi \cdot (\frac{d_{boden}}{2})^2$,
- die Mantelfläche der Dose: $f_{mantel} = u \cdot h$,
- die Gesamtfläche der Dose: $f_{gesamt} = 2 \cdot f_{boden} + f_{mantel}$,
- das Volumen der Dose: $v = f_{boden} \cdot h$.

Testen Sie Ihr Programm mit vernünftigen Daten für u und h.

4.5 Anweisungen und Ablaufsteuerung

Als letzte Grundelemente der Sprache Java werden wir in den folgenden Abschnitten Befehle kennen lernen, mit denen wir den Ablauf unseres Programms beeinflussen, d. h. bestimmen können, ob und in welcher Reihenfolge bestimmte Anweisungen unseres Programms ausgeführt werden. In diesem Zusammenhang wird auch der Begriff eines Blocks in Java erläutert.
Die folgenden Abschnitte erläutern die grundlegenden Anweisungen und Befehle zur Ablaufsteuerung, geordnet nach deren Wirkungsweise (Entscheidungsanweisungen, Schleifen und Sprungbefehle).

Achtung: Neben den hier vorgestellten Befehlen zur Ablaufsteuerung existiert noch eine weitere Gruppe solcher Befehle, die man in Zusammenhang mit Ausnahmen in Java verwendet. Diese Gruppe umfasst die Befehle **`try-catch-finally`** und **`throw`**. Wir werden auf diese Befehle in Kapitel 13 eingehen.

4.5.1 Anweisungen

Einige einfache Anweisungen haben wir bereits kennen gelernt:

- die Deklarationsanweisung, mit deren Hilfe wir eine Variable vereinbaren können,
- die Zuweisung, mit deren Hilfe wir einer Variablen einen Wert zuweisen können, und
- der Methodenaufruf, mit dessen Hilfe wir zum Beispiel Ein- oder Ausgabeanweisungen realisiert haben.

Die beiden letztgenannten Anweisungen gehören zur Gruppe der Ausdrucksanweisungen. Der Name liegt darin begründet, dass bei einer Ausdrucksanweisung ein Ausdruck (ein Zuweisungsausdruck, eine Prä- oder Postfix-Operation mit `++` oder `--` oder ein Methodenaufruf) durch Anhängen eines Semikolons zu einer Anweisung wird.
Daneben gibt es die so genannte leere Anweisung, die einfach aus einem Semikolon besteht und tatsächlich auch an einigen Stellen (dort, wo syntaktisch eine Anweisung gefordert wird, wir aber keine Anweisung ausführen wollen) sinnvoll einsetzbar ist.

4.5.2 Blöcke und ihre Struktur

In der Programmiersprache Java bezeichnet ein **Block** eine Folge von Anweisungen, die durch { und } geklammert zusammengefasst sind. Solch ein Block kann immer da, wo eine einzelne Anweisung erlaubt ist, verwendet werden, da ein Block im Prinzip *eine* Anweisung, nämlich eine zusammengesetzte Anweisung, darstellt. Dadurch ist es auch möglich, Blöcke zu schachteln.
Folgender Programmausschnitt enthält beispielsweise einen großen (äußeren) Block, in den zwei (innere) Blöcke geschachtelt sind.

```
{                    // Anfang des aeusseren Blocks
  int x = 5;                  // Deklarationsanweisung und Zuweisung
  x++;                        // Postfix-Inkrement-Anweisung
  {                           // Anfang des ersten inneren Blocks
    long y;                          // Deklarationsanweisung
    y = x + 123456789;               // Zuweisung
    System.out.println(y);           // Ausgabeanweisung/Methodenaufruf
    ;                                // Leere Anweisung
  }                           // Ende des ersten inneren Blocks
  System.out.println(x);      // Ausgabeanweisung/Methodenaufruf
```

```
    {                         // Anfang des zweiten inneren Blocks
      double d;                      // Deklarationsanweisung
      d = x + 1.5;                   // Zuweisung
      System.out.println(d);         // Ausgabeanweisung/Methodenaufruf
    }                         // Ende des zweiten inneren Blocks
  }                  // Ende des aeusseren Blocks
```

Anzumerken bleibt, dass Variablen, die wir in unserem Programm deklarieren, immer nur bis zum Ende des Blocks, in dem sie definiert wurden, gültig sind. Man spricht in diesem Zusammenhang auch vom **Gültigkeitsbereich** der Variablen. Beispielsweise können wir auf die Variable `y` im obigen Beispielprogramm, im äußeren Block und im zweiten inneren Block nicht mehr zugreifen, da diese mit der schließenden geschweiften Klammer nach der leeren Anweisung ihre Gültigkeit verloren hat. Man könnte auch sagen, die Variable `y` ist nur innerhalb des ersten inneren Blocks **gültig**.

4.5.3 Entscheidungsanweisung

4.5.3.1 Die `if`-Anweisung

Die wohl grundlegendste Entscheidungsanweisung vieler Programmiersprachen stellt die so genannte **`if-else`**-Anweisung (deutsch: wenn-sonst) dar. Die Syntax dieser Anweisung sieht in Java allgemein wie folgt aus.

Syntaxregel

```
if («AUSDRUCK»)
  «ANWEISUNG»
else
  «ANWEISUNG»
```

Während der Programmausführung einer solchen **`if-else`**-Anweisung wird zunächst der Ausdruck ausgewertet, dessen Ergebnistyp **`boolean`** sein muss (es handelt sich also um einen logischen Ausdruck, z. B. einen Vergleich). Ist das Ergebnis **`true`**, so wird die unmittelbar nachfolgende Anweisung ausgeführt, ist es **`false`**, so kommt die Anweisung nach **`else`** zur Ausführung. Danach wird mit der nächstfolgenden Anweisung fortgefahren. Es wird jedoch immer *genau eine* der beiden Anweisungen ausgeführt – die Anweisung nach **`if`** und die Anweisung nach **`else`** können also in einem Durchlauf der **`if-else`**-Anweisung niemals beide zur Ausführung kommen.
Will man keine Anweisungen durchführen, wenn der Ausdruck das Ergebnis **`false`** liefert, so kann man den **`else`**-Teil auch komplett weglassen.
Zu beachten ist, dass die beiden Anweisungen natürlich auch durch Blöcke ersetzt werden können, falls man die Ausführung mehrerer Anweisungen vom Ergebnis des logischen Ausdrucks abhängig machen will. Syntaktisch könnte das ganz allgemein also folgendermaßen aussehen.

Syntaxregel

```
if (≪AUSDRUCK≫) {
  ≪ANWEISUNG≫
  .
  .
  .
  ≪ANWEISUNG≫
}
else {
  ≪ANWEISUNG≫
  .
  .
  .
  ≪ANWEISUNG≫
}
```

Auch hier gilt: Will man keine Anweisungen durchführen, wenn der Ausdruck das Ergebnis **`false`** liefert, so kann man den **`else`**-Teil auch komplett weglassen. *Achtung:* Welche Anweisungen zu welchem Block gehören, wird ausschließlich durch die geschweiften Klammern festgelegt. Sind die Anweisungen im **`if`**- oder im **`else`**-Teil nicht geklammert, gehört natürlich nur die erste Anweisung in diesen Teil, egal wie die nachfolgenden Anweisungen eingerückt sind. Im Programmausschnitt

```
1 int x = IOTools.readInteger();
2 if (x == 0) {
3   System.out.println("x ist gleich 0");
4 }
5 else
6   System.out.println("x ist ungleich 0, wir koennen dividieren");
7   System.out.println("1/x liefert " + 1/x);
8 System.out.println("Division durchgefuehrt");
```

gehören die Anweisungen in Zeile 7 und 8 nicht mehr zum **`else`**-Teil und werden deshalb auf jeden Fall ausgeführt, egal welcher Wert für x eingelesen wird. Es empfiehlt sich daher, **`if`**- und **`else`**-Teile *immer* in Klammern zu setzen, auch wenn sie nur aus einer einzigen Anweisung bestehen. Nur so ist sofort ersichtlich, welche Anweisungen zu diesen Teilen gehören und welche nicht. Sie können aber auch einen Editor verwenden, der sich selbstständig um die korrekte Einrückung kümmert. Werkzeuge mit dieser Funktion, dem so genannten **Code Formatter** oder **Beautifier** sind heutzutage in vielen Programmen direkt eingebaut und teilweise im Internet sogar als **Freeware** oder **Open Source** erhältlich.

4.5.3.2 Die `switch`-Anweisung

Eine weitere Entscheidungsanweisung stellt die **`switch-case-default`**-Kombination dar, mit deren Hilfe man in verschiedene Alternativen verzweigen kann. Die Syntax lautet allgemein wie folgt:

Syntaxregel

```
switch (≪AUSDRUCK≫) {
  case ≪KONSTANTE≫:
    ≪ANWEISUNG≫
    .
    .
    .
    ≪ANWEISUNG≫
    break;
  .
  .
  .
  case ≪KONSTANTE≫:
    ≪ANWEISUNG≫
    .
    .
    .
    ≪ANWEISUNG≫
    break;
  default:
    ≪ANWEISUNG≫
    .
    .
    .
    ≪ANWEISUNG≫
}
```

Die mit dem Wortsymbol **`case`** eingeleiteten Konstanten mit nachfolgendem Doppelpunkt legen dabei Einsprungmarken für den Programmablauf fest. Zwischen zwei solchen Einsprungmarken müssen nicht unbedingt Anweisungen stehen. Außerdem sind auch die Abbruch-Anweisungen (**`break`**;) sowie die Marke **`default`**: und die nachfolgenden Anweisungen optional.
Prinzipiell handelt es sich bei den Anweisungen im **`switch`**-Block um eine Folge von Anweisungen, von denen einige als Einsprungstellen markiert sind. Hier wird nämlich zunächst der Ausdruck ausgewertet, dessen Ergebnistyp ein **`byte`**, **`short`**, **`int`** oder **`char`** sein muss. Daraufhin wird der Programmablauf bei genau der **`case`**-Marke, die als Konstante das Ergebnis des Ausdrucks enthält, fortgesetzt, bis auf eine **`break`**-Anweisung gestoßen wird, durch die die **`switch`**-Anweisung sofort beendet wird. Wird das Ergebnis des Ausdrucks in keiner

case-Anweisung gefunden, so wird die Programmausführung mit den Anweisungen nach der **default**-Marke fortgesetzt.
Zu beachten ist dabei, dass eben nicht nur jeweils die durch eine **case**-Marke markierten Anweisungen ausgeführt werden, sondern dass mit der Ausführung *aller* nachfolgenden Anweisungen fortgefahren wird und erst die nächste **break**-Anweisung die Ausführung der gesamten **switch**-Anweisung abbricht und den Programmablauf mit der ersten Anweisung außerhalb der **switch**-Anweisung fortsetzt. Dazu ein Beispiel:

```
int a, b;
switch (a) {
  case 1:
    b = 10;
  case 2:
  case 3:
    b = 20;
    break;
  case 4:
    b = 30;
    break;
  default:
    b = 40;
}
```

In dieser **switch**-Anweisung wird der Variablen `b` der Wert `20` zugewiesen, falls `a` den Wert `1`, `2` oder `3` hat. Warum? Hat `a` den Wert `1`, so wird zunächst an die erste **case**-Marke gesprungen und der Variablen `b` der Wert `10` zugewiesen. Danach fährt die Bearbeitung jedoch mit der nächsten Anweisung fort, da es nicht mit einer **break**-Anweisung explizit zum Verlassen der gesamten **switch**-Anweisung aufgefordert wurde. Nach der zweiten **case**-Marke wird gar kein Befehl ausgeführt und die Bearbeitung setzt mit der Anweisung nach der dritten **case**-Marke fort. Jetzt wird der Variablen `b` der Wert `20` zugeordnet und anschließend die gesamte **switch**-Anweisung per **break**-Anweisung verlassen.
Enthält `a` zu Beginn der **switch**-Anweisung den Wert `4`, so wird `b` der Wert `30` zugewiesen, in allen anderen Fällen enthält `b` nach Ausführung der `switch`-Anweisung schließlich den Wert `40`.
Findet sich bei einer **switch**-Anweisung zur Laufzeit keine zum Ausdruck passende **case**-Marke und auch keine **default**-Marke, so bleibt die gesamte **switch**-Anweisung für den Programmablauf ohne Wirkung (wie etwa eine leere Anweisung, nur nimmt die Ausführung der **switch**-Anweisung mehr Zeit in Anspruch).

4.5.4 Wiederholungsanweisungen, Schleifen

Eine weitere Gruppe der Befehle zur Ablaufsteuerung stellen die so genannten **Wiederholungsanweisungen** bzw. **Schleifen** dar. Wie die Namen dieser Anweisungen bereits deutlich machen, können damit eine Anweisung bzw. ein Block von Anweisungen mehrmals hintereinander ausgeführt werden.

4.5.4.1 Die `for`-Anweisung

Der erste Vertreter dieser Schleifen ist die **`for`**-Anweisung. Ihre Syntax lautet:

Syntaxregel

```
for («INITIALISIERUNG» ; «AUSDRUCK» ; «UPDATELISTE»)
  «ANWEISUNG»
```

bzw.

Syntaxregel

```
for («INITIALISIERUNG» ; «AUSDRUCK» ; «UPDATELISTE») {
  «ANWEISUNG»
  .
  .
  .
  «ANWEISUNG»
}
```

Dabei werden zunächst im Teil «`INITIALISIERUNG`» eine oder mehrere (typgleiche) Variablen vereinbart und initialisiert und daraufhin der Ausdruck, dessen Ergebnistyp wiederum vom Typ **`boolean`** sein muss, ausgewertet. Ist sein Wert **`true`**, so werden die Anweisung bzw. der Anweisungsblock (auch **Rumpf** genannt) ausgeführt und danach zusätzlich noch die Anweisungen in der Update-Liste (eine Kommaliste von Anweisungen) ausgeführt. Dies wird so lange wiederholt, bis der Ausdruck den Wert **`false`** liefert.
Dazu ein Beispiel:

```
for (int i = 0; i < 10; i++)
  System.out.println(i);
```

Dieses Programmstück macht nichts anderes, als die Zahlen `0` bis `9` zeilenweise auf dem Bildschirm auszudrucken. Wie funktioniert das? Zunächst wird die Initialisierungsanweisung **`int`** `i = 0;` ausgeführt, d. h. die Variable `i` wird deklariert und mit dem Wert `0` initialisiert. Als Nächstes wird der Ausdruck `i < 10` ausgewertet – dies ergibt **`true`**, da `i` ja gerade den Wert `0` hat, die Anweisung `System.out.println(i);` wird also ausgeführt und druckt die Zahl `0` auf den Bildschirm. Nun wird zunächst die Update-Anweisung `i++` durchgeführt, die den Wert von `i` um eins erhöht, und danach wieder der Ausdruck `i < 10` ausgewertet, was auch jetzt wieder **`true`** als Ergebnis liefert – die Anweisung `System.out.println(i);` kommt somit erneut zur Ausführung. Dieses Spiel setzt sich so lange fort, bis der Ausdruck `i < 10` das Ergebnis **`false`** liefert, was genau dann zum ersten Mal der Fall ist, wenn die Variable `i` den Wert `10` angenommen hat, worauf die Anweisung `System.out.println(i);` nicht mehr ausgeführt und die Schleife beendet wird.

Analog zu diesem Beispiel lässt sich auch die nachfolgende Schleife programmieren.

```
for (int i = 9; i >= 0; i--)
  System.out.println(i);
```

Hier werden nun, man ahnt es schon, wieder die Zahlen `0` bis `9` auf dem Bildschirm ausgegeben, diesmal jedoch in umgekehrter Reihenfolge.
Anzumerken bleibt, dass es – wie schon bei **`if-else`**-Anweisungen – auch hier sinnvoll ist, die zur Schleife gehörigen Anweisungen *immer* als Block zu klammern, auch wenn nur eine Anweisung existiert, um möglichen Verwechslungen vorzubeugen.

4.5.4.2 Vereinfachte `for`-Schleifen-Notation

Seit Java 5.0 gibt es auch eine vereinfachte Notation für **`for`**-Schleifen, die allerdings erst in Verbindung mit strukturierten Datentypen, wie wir sie zum Beispiel in Kapitel 6 kennen lernen werden, sinnvoll eingesetzt werden kann. Der Kopf der **`for`**-Schleife kann dabei gemäß der Syntax

Syntaxregel

```
for («TYP» «VARIABLENNAME» : «AUSDRUCK»)
```

formuliert werden. Ohne an dieser Stelle genauer darauf einzugehen, von welchem Datentyp `«AUSDRUCK»` sein muss, sei zumindest erwähnt, dass wir beispielsweise einen **`for`**-Schleifen-Kopf der Form

```
for (int x : w)
```

als *„für jedes* `x` *in* `w`*"* lesen können. Das heißt, die Variable `x` nimmt nacheinander alle in `w` vorkommenden Werte an. Auf weitere Details werden wir in Abschnitt 6.1.9 eingehen.

4.5.4.3 Die `while`-Anweisung

Einen weiteren Schleifentyp stellt die „abweisende" **`while`-Schleife** dar. Als „abweisend" wird sie deshalb bezeichnet, weil hier, bevor irgendwelche Anweisungen zur Ausführung kommen, zunächst ein logischer Ausdruck geprüft wird. Die Syntax lautet:

Syntaxregel

```
while («AUSDRUCK»)
  «ANWEISUNG»
```

bzw.

Syntaxregel

```
while («AUSDRUCK») {
  «ANWEISUNG»
  .
  .
  .
  «ANWEISUNG»
}
```

Hier wird also zunächst der Ausdruck ausgewertet (Ergebnistyp **boolean**) und, solange dieser den Wert **true** liefert, die Anweisung bzw. der Anweisungsblock ausgeführt und der Ausdruck erneut berechnet.
Dazu obiges Beispiel für die **for**-Anweisung jetzt mit der **while**-Anweisung:

```
int i = 0;
while (i < 10) {
  System.out.println(i);
  i++;
}
```

Anzumerken bleibt auch hier wieder, dass es sinnvoll ist, die zur Schleife gehörigen Anweisungen *immer* als Block zu klammern, auch wenn nur eine Anweisung existiert, um möglichen Verwechslungen vorzubeugen.

4.5.4.4 Die do-Anweisung

Den dritten und letzten Schleifentyp in Java stellt die „nicht-abweisende" **do-Schleife** dar. Als „nicht abweisend" wird diese wiederum deshalb bezeichnet, weil hier die Anweisungen auf jeden Fall zur Ausführung kommen, bevor ein logischer Ausdruck geprüft wird. Die Syntax lautet:

Syntaxregel

```
do
  «ANWEISUNG»
while («AUSDRUCK»);
```

bzw.

Syntaxregel

```
do {
  «ANWEISUNG»
  .
```

```
    .
    .
    ≪ANWEISUNG≫
  } while (≪AUSDRUCK≫);
```

Hier werden also die Anweisung bzw. der Anweisungsblock zunächst einmal ausgeführt und danach der Ausdruck ausgewertet. Solange dieser den Wert **`true`** liefert, wird das Ganze wiederholt. Der Unterschied zur **`while`**-Schleife ist somit die Tatsache, dass bei der abweisenden Schleife der logische Ausdruck *noch vor der ersten Ausführung* einer Anweisung aus dem Schleifenrumpf überprüft wird, während bei der nicht-abweisenden **`do`**-Schleife der Ausdruck *erst nach der ersten Durchführung* der Anweisung(en) ausgewertet wird. Es kann daher vorkommen, dass bei der abweisenden Schleife gar keine Anweisung des Schleifenrumpfs ausgeführt wird, während bei der nicht-abweisenden Schleife auf jeden Fall mindestens einmal etwas ausgeführt wird.
Dazu obiges Beispiel für die **`while`**-Anweisung jetzt mit der **`do`**-Anweisung:

```
int i = 0;
do {
  System.out.println(i);
  i++;
} while (i < 10);
```

Und auch hier nochmals der Hinweis, dass es sinnvoll ist, die zur Schleife gehörigen Anweisungen *immer* als Block zu klammern, auch wenn nur eine Anweisung existiert, um möglichen Verwechslungen vorzubeugen.

4.5.4.5 Endlosschleifen

Beim Programmieren von Schleifen ist es (gewollt oder unbeabsichtigt) möglich, so genannte **Endlosschleifen** (auch **unendliche Schleifen** genannt) zu formulieren. Die Namensgebung ist durch die Tatsache begründet, dass die Anweisungen des Schleifenrumpfs unendlich oft zur Ausführung kommen. Beispiele für bewusst formulierte Endlosschleifen wären etwa

```
for (int i=1; ; i++) {
  System.out.println(i);
  ...
}
```

oder

```
while (true) {
  System.out.println("Nochmal!");
  ...
}
```

Um ungewollte Endlosschleifen zu vermeiden, ist eine gewisse Vorsicht bei der Formulierung der logischen Ausdrücke, die für den Abbruch der Schleife sorgen, geboten. Außerdem müssen die Anweisungen innerhalb des Schleifenrumpfs die Operanden des logischen Ausdrucks nach endlich vielen Schritten derart verändern, dass der Ausdruck den Wert `false` liefert und die Schleife dadurch zum Ende kommt. Bei den beiden nachfolgenden Beispielen haben sich leider Programmierfehler eingeschlichen, sodass obige Forderung leider nicht erfüllt ist. In der **do**-Schleife

```
int i=0;
do
  System.out.println("Nochmal!");
  ...
while (i < 10);
```

wurde vergessen, die Variable `i` bei jedem Durchlauf zu erhöhen. In der **for**-Schleife

```
for (int i=0; i<10; i++) {
  System.out.println("Nochmal!");
  ...
  i--;
}
```

neutralisiert leider die Dekrementierung von `i` in der letzten Anweisung des Schleifenrumpfs die Inkrementierung von `i` in der Update-Liste.

4.5.5 Sprungbefehle und markierte Anweisungen

Zuletzt wollen wir uns noch mit der Klasse der so genannten **Sprungbefehle** vertraut machen, mit denen man z. B. aus Schleifen herausspringen und diese damit vorzeitig beenden kann. Für diejenigen, die bereits Erfahrung in Programmiersprachen wie Basic oder auch C++ gesammelt haben, eine kleine Warnung vorweg: In der Sprache Java gibt es, im Gegensatz zu anderen Programmiersprachen *keine* **goto**-Anweisung – und das ist auch gut so! Überhaupt sollte man die hier vorgestellten Befehle, insbesondere **break** und **continue**, nur mit Bedacht einsetzen, denn nichts ist unübersichtlicher (und damit fehleranfälliger) als Programme, in denen ständig wild hin- und hergesprungen wird.
Die Anweisung **break** haben wir schon in Zusammenhang mit der **switch**-Anweisung kennen gelernt. Sie dient ganz allgemein dazu, den gerade in Ausführung befindlichen *innersten* Block bzw. die gerade in Ausführung befindliche *innerste* Schleife zu unterbrechen und mit der Anweisung, die direkt nach dem Block bzw. der Schleife folgt, fortzufahren.
In Java ist es aber auch bei geschachtelten Blöcken und Schleifen möglich, diese gezielt vorzeitig abzubrechen. Dazu kann man eine so genannte **Marke** (bestehend aus einem Bezeichner gefolgt von einem Doppelpunkt) verwenden und einen Block bzw. eine Schleife markieren. Kennzeichnet man zum Beispiel eine **while**-Schleife in der Form

```
marke: while (n>3) {
  ...
}
```

so kann man in deren Anweisungsteil weitere Schleifen und Blöcke schachteln und aus diesen inneren Schleifen oder Blöcken mit dem Befehl

```
break marke;
```

herausspringen und die komplette **while**-Schleife abbrechen.
Wir wollen uns dazu folgendes Beispiel ansehen:

```
dieda:
  for (int k = 0; k < 5; k++) {
    for (int i = 0; i < 5; i++) {
      System.out.println("i-Schleife i = " + i);
      if (k == 3)
        break dieda;
      else
        break;
    }
    System.out.println("k-Schleife k = " + k);
  }
System.out.println("jetzt ist Schluss");
```

Aufgrund der **break**-Anweisungen in der innersten **for**-Schleife wird `i` nie größer als 0. Da für `k = 3` die **break**-Anweisung mit Marke `dieda` verwendet wird, wird dabei sogar die `k`-Schleife beendet. Auf der Konsole gibt dieses Programmstück somit Folgendes aus:

```
Konsole
i-Schleife i = 0
k-Schleife k = 0
i-Schleife i = 0
k-Schleife k = 1
i-Schleife i = 0
k-Schleife k = 2
i-Schleife i = 0
jetzt ist Schluss
```

Die Anweisung **continue** entspricht der **break**-Anweisung in dem Sinne, dass der aktuelle Schleifendurchlauf sofort beendet ist. Allerdings ist nicht die gesamte Schleifen-Anweisung beendet, sondern es wird mit dem nächsten Schleifendurchlauf weitergemacht. Bei **for**-Schleifen wird also durch **continue** zu den Anweisungen in der Update-Liste verzweigt.
Auch hierzu wollen wir uns ein Beispiel ansehen:

```
for (int i=-10; i<=10; i++){
  if (i == 0)
    continue;
  System.out.println ("Division von 1 durch " + i +
                      " ergibt " + 1/i);
}
```

Hier wird durch die Verwendung von **continue** vermieden, dass eine ganzzahlige Division durch Null durchgeführt wird.

Wie **break** kann auch **continue** zusammen mit einer Marke verwendet werden, sodass z. B. mit dem nächsten Schleifendurchlauf einer umgebenden (natürlich entsprechend markierten) Schleife fortgefahren werden kann.
Eine Sonderstellung unter den Sprungbefehlen nimmt die **return**-Anweisung ein. Sie dient dazu, aufgerufene Methoden zu beenden und eventuell einen Rückgabewert an die aufrufende Umgebung weiterzugeben. Da wir jedoch noch nicht wissen, was Methoden sind und wie sie aufgerufen werden, werden wir uns später noch einmal ausführlich mit der **return**-Anweisung befassen.

4.5.6 Zusammenfassung

Wir haben gesehen, wie wir Anweisungen zur Ablaufsteuerung dazu einsetzen können, um zu bestimmen, ob und wann andere Anweisungen in unserem Programm ausgeführt werden. Wir haben Blöcke, Entscheidungsanweisungen, Schleifen und Sprungbefehle kennen gelernt.
Nach so viel Theorie raucht uns jetzt vielleicht ordentlich der Kopf. Deshalb werden wir uns in Kapitel 5 erst einmal einem Anwendungsbeispiel zuwenden.

4.5.7 Übungsaufgaben

Aufgabe 4.16

Gegeben sei folgender Ausschnitt aus einem Programm:

```
int i = 20;
while (i > 0) {
  System.out.println(i);
  i -= 2;
}
```

Was bewirkt die Schleife? Wie lautet eine **for**-Schleife mit gleicher Ausgabe?

Aufgabe 4.17

Was bewirken die Zeilen:

```
while (true) {
  System.out.println("Aloha");
}
```

Aufgabe 4.18

Bestimmen Sie die Ausgabe des nachfolgenden Java-Programms:

```
public class BreakAndContinue {
  public static void main(String args[]) {
    for(int i = 0; i < 100; i++) {
      if(i == 74) break;
      if(i % 9 != 0) continue;
      System.out.println(i);
```

```
    }
    int i = 0;
    while(true) {       // Endlos-Schleife ?
      i++;
      int j = i * 30;
      if(j == 1260) break;
      if(i % 10 != 0) continue;
      System.out.println(i);
    }
  }
}
```

Aufgabe 4.19

Der Algorithmus

1. Lies den Wert von n ein.
2. Setze i auf 3.
3. Solange $i < 2n$, wiederhole:
    a. Erhöhe i um 1.
    b. Gib $\frac{1}{2i+1}$ aus.

soll auf drei verschiedene Arten implementiert werden: Schreiben Sie jeweils ein Java-Programmstück, das diesen Algorithmus als `while`-, als `for`- und als `do-while`-Schleife realisiert. Sämtliche Programmstücke sollen die gleichen Ausgaben erzeugen!

Aufgabe 4.20

Sie wollen ein Schachbrett nummerieren in der Form

Konsole

```
1  2  3  4  5  6  7  8
2  3  4  5  6  7  8  9
3  4  5  6  7  8  9 10
4  5  6  7  8  9 10 11
5  6  7  8  9 10 11 12
6  7  8  9 10 11 12 13
7  8  9 10 11 12 13 14
8  9 10 11 12 13 14 15
```

Formulieren Sie eine geschachtelte `for`-Schleife, die eine entsprechend formatierte Ausgabe erzeugt.

Aufgabe 4.21

An nachfolgendem Beispiel sehen Sie schlechten Programmierstil bei Schleifen.

```
int i, j;
for (i=1; i<=10; i++) { // Schleife A
  System.out.println("A1:  i = " + i);
  i = 5;
  System.out.println("A2:  i = " + i);
  for (i=7; i<=20; i++) { // Schleife B
    System.out.println("B1:  i = " + i);
    i = i + 2;
    System.out.println("B2:  i = " + i);
  }
}
```

Könnten Sie auf Anhieb sagen, wie oft welche Schleife durchlaufen wird? Was wird ausgegeben?

Aufgabe 4.22

Das nachfolgende Java-Programm ist syntaktisch korrekt und könnte somit übersetzt und ausgeführt werden. Es enthält jedoch vier Beispiele für logische Fehler, die von einem schlechten Programmierer eingeschleppt wurden. Da diese beim Programmablauf teilweise zu einem Abbruch führen würden, sollten Sie die Fehler finden und korrigieren. Versuchen Sie, zu diesem Zwecke keinen Compiler zu benutzen, und finden Sie die Fehler, ohne das Programm auch nur ein einziges Mal auszuführen.

```
public class Falsch {
  public static void main (String[] args) {
    int x = 0, y = 4;

    // Beispiel A
    if (x < 5)
        if (x < 0)
            System.out.println("x < 0");
    else
        System.out.println("x >= 5");

    // Beispiel B
    if (x > 0)
        System.out.println("ok! x > 0");
        System.out.println("1/x = " + (1/x));

    // Beispiel C
    if (x > 0);
        System.out.println("1/x = " + (1/x));

    // Beispiel D
    if (y > x)
      { // vertausche x und y
        x = y;
        y = x;
```

```
        }
        System.out.println("x = " + x + "     y = " + y);
      }
    }
```

Aufgabe 4.23

Gegeben sei das nachfolgende Java-Programm.

```
import Prog1Tools.IOTools;
public class Quersumme {
  public static void main(String [] args) {
    double a, b, c, d, e;
    a = IOTools.readDouble("a = ");
    b = IOTools.readDouble("b = ");
    c = IOTools.readDouble("c = ");
    d = IOTools.readDouble("d = ");

    if (b > a)
      if (c > b)
        if (d > c)
          e = d;
        else
          e = c;
      else
        if (d > b)
          e = d;
        else
          e = b;
    else
      if (c > a)
        if (d > c)
          e = d;
        else
          e = c;
      else
        if (d > a)
          e = d;
        else
          e = a;
    System.out.println("e = " + e);
  }
}
```

Welcher Wert e wird von diesem Programm berechnet und ausgegeben? Überlegen Sie sich ein deutlich kürzeres Programmstück, das mit nur drei `if`-Anweisungen auskommt, aber trotzdem das Gleiche leistet.

Aufgabe 4.24

Schreiben Sie ein Programm, das mit Hilfe von geschachtelten Schleifen ein aus *-Zeichen zusammengesetztes Dreieck auf der Konsole ausgibt. Der Benutzer bzw. die Benutzerin soll vorher nach der Anzahl der Zeilen gefragt werden.

Programm-Ablauf-Beispiel:

Konsole

```
Anzahl der Zeilen: 5
*
**
***
****
*****
```

Kapitel 5

Praxisbeispiele

5.1 Worum geht es in diesem Kapitel?

Wir haben in den vergangenen Kapiteln eine Menge über Java gelernt und sind nun theoretisch in der Lage, die ersten komplexeren Programme zu schreiben. Leider kann man eine Sprache anhand der Theorie genauso wenig erlernen wie das Autofahren – wir benötigen *Praxis*.
Wir werden deshalb in den folgenden Abschnitten verschiedene Aufgabenstellungen zu lösen versuchen und uns hierbei vor allem damit befassen, wie man an ein Problem

- systematisch herangeht,
- eine Lösung sucht und
- diese in Java programmiert.

5.2 Teilbarkeit zum Ersten

5.2.1 Aufgabenstellung

Gegeben sei eine dreistellige ganze Zahl zwischen 100 und 999. Durch welche ihrer Ziffern ist diese Zahl teilbar?

5.2.2 Analyse des Problems

Wir haben in dieser Aufgabe zwei Nüsse zu knacken:

- Wie spalte ich eine Zahl in ihre Ziffern auf?
- Wie prüfe ich, ob eine Zahl durch eine andere teilbar ist?

Wir wollen uns mit dem ersten Problem näher beschäftigen. Nehmen wir etwa die Zahl 123 und versuchen, sie mit den uns bekannten Operatoren zu untergliedern. Wie kommen wir etwa an die Einerstelle heran? Wir erinnern uns an die Schulmathematik, nach der wir Division mit Rest wie folgt durchgeführt haben:

```
Konsole
123 : 10 = 12 mit Rest 3.
```

Wir sehen also, dass eine simple Division uns die rechte Ziffer bescheren kann (diese ist nämlich der Rest). Wir können in Java diese Berechnung mit Hilfe des Rest-Operators `%` durchführen.
Wie kommen wir aber an die Zehner- oder Hunderterstelle heran? Auch diese Frage haben wir mit obiger Rechnung beantwortet. Teilen wir 123 durch 10, so erhalten wir als Ergebnis 12. Die Zehnerstelle ist also um eine Position nach rechts gerückt und kann somit wieder durch den Rest-Operator berechnet werden.
Es bleibt noch die Frage, wie wir die Teilbarkeit überprüfen. Nehmen wir zu Anfang einmal an, die Ziffer sei ungleich der Null (eine Division wäre sonst schließlich nicht möglich). In diesem Fall ist eine Zahl durch eine andere offensichtlich teilbar, wenn bei der Division kein Rest entsteht. Ist der Rest also gleich 0, ist die Teilbarkeit erfüllt.

5.2.3 Algorithmische Beschreibung

Was ist ein Algorithmus? Wir wollen einen Algorithmus als eine Verfahrensvorschrift zur Lösung eines bestimmten Problems bezeichnen. Bevor wir das Programm in Java umsetzen, werden wir stets die wichtigsten Punkte in einer Kurzbeschreibung zusammenfassen, um uns einen Überblick über das Verfahren zu verschaffen.
Folgendes Vorgehen erscheint nach unseren Überlegungen als logisch:

1. *Initialisierung* (d. h. vorbereitende Maßnahmen)
   (a) Weise der Variablen `zahl` den zu prüfenden Wert zu
2. *Bestimmung der einzelnen Ziffern*
   (a) Bestimme die Einerstelle: `einer = zahl % 10`
   (b) Bestimme die Zehnerstelle: `zehner = (zahl / 10) % 10`
   (c) Bestimme die Hunderterstelle: `hunderter = (zahl / 100)`
3. *Teilbarkeitstest*
   (a) Ist `einer` ungleich Null und ergibt `zahl/einer` keinen Rest, gib `einer` aus

(b) Ist `zehner` ungleich Null und ergibt die Division keinen Rest, gib `zehner` aus

(c) verfahre genauso mit den Hundertern

Wir wollen nun überlegen, wie wir dieses Programm in Java implementieren.

5.2.4 Programmierung in Java

Wir öffnen im Editor eine Datei `Teilbarkeit1.java` und beginnen wie üblich zuerst mit dem Programmkopf

```
/**
 @author Jens Scheffler
 @version 1.0
 */

/**
 Dieses Programm spaltet eine dreistellige Zahl in ihre Ziffern auf
 und testet, ob die Zahl durch ihre einzelnen Ziffern teilbar ist.
 */

public class Teilbarkeit1 {
  public static void main(String[] args) {
```

Als Nächstes beginnen wir mit der Initialisierung. Wir benötigen eine Zahl, die es zu testen gilt. Wir können diese entweder im Programm zuweisen oder von der Tastatur einlesen. Im letzteren Fall verwenden wir die IOTools, wie es im Anhang beschrieben wird. Wir schreiben also eine der folgenden Zeilen:

```
int zahl = 123;                    // Konstante festlegen
int zahl = IOTools.readInteger(); // Eingabe per Tastatur
```

Als Nächstes müssen wir die Zahl in ihre einzelnen Ziffern aufspalten. Hierzu können wir die Rechenvorschriften aus dem letzten Abschnitt übernehmen.

```
int einer     =  zahl         % 10;  // Bestimme die Einer
int zehner    = (zahl /   10) % 10;  // Bestimme die Zehner
int hunderter = (zahl / 100);        // Bestimme die Hunderter
```

Wir haben jetzt also die einzelnen Ziffern und die ganze Zahl in Variablen gespeichert. Kommen wir also zum letzten Punkt des Algorithmus – dem Teilbarkeitstest. Für die erste Stelle sieht dieser etwa wie folgt aus:

```
if (einer != 0 &&                  // Ist Division moeglich?
    zahl % einer == 0)             // Ist der Rest =0 ?
  System.out.println("Die Zahl " + zahl + " ist durch "
                     + einer + " teilbar!");
```

Was passiert hierbei in der Bedingung? Kann jemals eine Division durch Null auftreten, falls die „Einsstelle“ `einer` gleich 0 ist? Dies würde schließlich zu einem Programmabsturz führen!
Die beruhigende Antwort ist: nein! Der `&&`-Operator wertet den zweiten Operanden nämlich nur dann aus, wenn nach Auswertung des ersten Operanden der

endgültige Wert der &&-Operation noch nicht feststeht. Ist `einer==0`, so ist der erste Teil der Bedingung ohnehin schon falsch – sie kann also nicht mehr erfüllt werden. Das Programm rechnet an dieser Stelle nicht weiter und der Fehler tritt nicht auf.
Schließlich dürfen wir natürlich nicht vergessen, die geöffneten Klammern auch wieder zu schließen. Unser fertiges Programm sieht nun wie folgt aus:

```
import Prog1Tools.IOTools;

public class Teilbarkeit1 {
  public static void main(String[] args) {
    int zahl = IOTools.readInteger();   // Eingabe per Tastatur
    int einer     =  zahl       % 10;   // Bestimme die Einer
    int zehner    = (zahl /  10) % 10;  // Bestimme die Zehner
    int hunderter = (zahl / 100);       // Bestimme die Hunderter
    if (einer != 0 &&                   // Ist Division moeglich?
        zahl % einer == 0)              // Ist der Rest =0 ?
      System.out.println("Die Zahl " + zahl + " ist durch "
                         + einer + " teilbar!");
    if (zehner != 0 &&                  // Ist Division moeglich?
        zahl % zehner == 0)             // Ist der Rest =0 ?
      System.out.println("Die Zahl " + zahl + " ist durch "
                         + zehner + " teilbar!");
    if (hunderter != 0 &&             // Ist Division moeglich?
        zahl % hunderter == 0)        // Ist der Rest =0 ?
      System.out.println("Die Zahl " + zahl + " ist durch "
                         + hunderter + " teilbar!");
  }
}
```

Wir übersetzen das Programm mit dem Befehl `javac Teilbarkeit1.java` und starten es anschließend. Geben wir etwa die Zahl 123 ein, erhalten wir als Ausgabe

Konsole

```
Die Zahl 123 ist durch 3 teilbar!
Die Zahl 123 ist durch 1 teilbar!
```

5.2.5 Vorsicht, Falle!

Welche Stolperstricke haben sich in dieser Aufgabe für uns ergeben? An folgenden Stellen treten beim Programmieren gerne Fehler auf:

- Wir vergessen das eine oder andere Semikolon. Der Compiler bedankt sich mit einer Fehlermeldung der Form

  Konsole

  ```
  ';' expected.
  ```

- Wir verwechseln in einer **`if`**-Abfrage die Operatoren == und =. Wir erhalten die Fehlermeldung

Konsole
```
Invalid left hand side of assignment.
```

- Wir schreiben in der `if`-Abfrage anstelle von `&&` den `&`-Operator. Der Compiler beschwert sich zwar nicht – das Programm ist syntaktisch vollkommen korrekt. Starten wir aber das Programm und geben an der falschen Stelle eine Null ein, so erhalten wir

  Konsole
  ```
  java.lang.ArithmeticException: / by zero
  ```

  und das Programm stürzt ab.

5.2.6 Übungsaufgaben

Aufgabe 5.1

Statt der Zahl wollen wir testen, ob deren Quersumme durch eine der einzelnen Ziffern teilbar ist.

Aufgabe 5.2

Schreiben Sie ein Java-Programm, das eine vorgegebene Zahl von Sekunden in Jahre, Tage, Stunden, Minuten und Sekunden zerlegt.
Das Programm soll z. B. für einen Sekundenwert 158036522 Folgendes ausgeben:

Konsole
```
158036522 Sekunden entsprechen:
5 Jahren,
4 Tagen,
3 Stunden,
2 Minuten und
2 Sekunden.
```

5.3 Teilbarkeit zum Zweiten

5.3.1 Aufgabenstellung

Wir wollen das vorherige Problem noch einmal lösen – nur darf die Zahl diesmal beliebig lang sein.

5.3.2 Analyse des Problems

Wir wissen nicht, wievielstellig die neue Zahl ist. Wie sollen wir sie also in einzelne Ziffern aufteilen?

An dieser Stelle müssen wir deshalb ein wenig umdenken. Haben wir im vorigen Abschnitt zuerst *alle* Ziffern berechnet und dann den Teilbarkeitstest gemacht, werden wir nun eine Ziffer nach der anderen betrachten müssen. Die Rechenvorschrift für das Erhalten der einzelnen Ziffern ist hierbei identisch. Wir berechnen den Rest der Division, um die Einerstelle zu erhalten. Danach teilen wir die Zahl durch 10, um alle Ziffern nach rechts zu schieben.
Diese Vorgehensweise wirft natürlich wieder zwei neue Probleme auf:

- Wenn wir die Zahl durch 10 teilen, wie sollen wir sie dann noch vergleichen?
- Wann können wir mit der Ziffernberechnung aufhören?

Der erste Fall ist relativ einfach zu lösen. Wir kopieren den Inhalt der Variable `zahl` einfach in eine andere Variable `dummy`, die wir nun nach Belieben verändern können. Das Original bleibt uns jedoch erhalten.
Auch auf die zweite Frage (die Frage nach dem so genannten Abbruchkriterium) ist schnell eine Antwort gefunden. Wir hören auf, sobald alle Ziffern abgearbeitet sind. Dies ist der Fall, wenn in `dummy` keine weiteren Ziffern stehen, also `dummy == 0` gilt.

5.3.3 Algorithmische Beschreibung

1. *Initialisierung*
   (a) Weise der Variablen `zahl` den zu prüfenden Wert zu.
   (b) Erstelle eine Kopie von `zahl` in der Variablen `dummy`.
2. *Schleife*
   Wiederhole die folgenden Instruktionen, solange `dummy!=0` ist:
   (a) Bestimme die Einerstelle: `einer = dummy % 10`
   (b) Schiebe die Ziffern nach rechts: `dummy = dummy / 10`
   (c) Führe den Teilbarkeitstest durch.

5.3.4 Programmierung in Java

Da sich das Programm in vielen Punkten nicht von dem vorherigen unterscheidet, stellen wir es gleich in einem Stück vor:

```
/**
 @author Jens Scheffler
 @version 1.0
 */

/**
 Dieses Programm spaltet eine Zahl in ihre Ziffern auf
 und testet, ob die Zahl durch ihre einzelnen Ziffern teilbar ist.
 */
```

```

import Prog1Tools.IOTools;

public class Teilbarkeit2 {
  public static void main(String[] args) {
    // 1. INITIALISIERUNG
    // ==================
    int zahl = IOTools.readInteger(); // Eingabe per Tastatur
    int dummy = zahl;                 // Kopie erstellen
    // 2. SCHLEIFE
    // ===========
    while (dummy != 0) {           // Schleifenbedingung
      int einer = dummy % 10;      // Berechne einer
      dummy = dummy / 10;          // Schiebe Ziffern nach rechts
      if (einer != 0 &&            // Ist Division moeglich?
          zahl % einer == 0)       // Ist der Rest =0 ?
        System.out.println("Die Zahl " + zahl + " ist durch "
                               + einer + " teilbar!");
    }                              // Schleifenende
  }
}
```

Wir sehen, dass wir den Teilbarkeitstest wortwörtlich aus dem Programm `Teilbarkeit1` übernehmen konnten. Ansonsten ist das Programm durch die Verwendung der Schleife sogar noch etwas kürzer geworden. Starten wir das Programm nun und geben etwa die Zahl `123456` ein, so erhalten wir folgende Ausgabe:

Konsole

```
Die Zahl 123456 ist durch 6 teilbar!
Die Zahl 123456 ist durch 4 teilbar!
Die Zahl 123456 ist durch 3 teilbar!
Die Zahl 123456 ist durch 2 teilbar!
Die Zahl 123456 ist durch 1 teilbar!
```

5.3.5 Vorsicht, Falle!

Neben den bereits von Aufgabe 1 bekannten Problemen gibt es hier noch einen weiteren Punkt, auf den zu achten ist. Hatten wir im ersten Programm noch lediglich zwei Klammern geöffnet (eine für den Programmbeginn, eine für den Start der Hauptmethode), so ist durch die Schleife noch eine weitere Klammer hinzugekommen. Schließen wir diese nicht, so erhalten wir die Fehlermeldung

Konsole

```
'}' expected.
```

Wir könnten natürlich auch auf die Idee kommen, die zu der Schleife gehörigen Klammern ganz wegzulassen. In diesem Fall würde sich die Schleife aber nur auf die erste Instruktion auswirken. Da die erste Instruktion jedoch eine neue Variable definiert und diese nun nicht mehr Teil eines eigenständigen Blockes ist, erhalten wir auf einen Schlag gleich einen Haufen von Fehlern:

```
Konsole
Teilbarkeit2.java:20: Invalid declaration.
        int einer = dummy % 10;         // Berechne einer
        ^
Teilbarkeit2.java:22: Undefined variable: einer
        if (einer != 0 &                // Ist Division moeglich?
            ^
Teilbarkeit2.java:23: Undefined variable: einer
            zahl % einer == 0)          // Ist der Rest =0 ?
                   ^
Teilbarkeit2.java:23: Incompatible type for ==. Can't convert int
                                                       to boolean.
            zahl % einer == 0)          // Ist der Rest =0 ?
                         ^
Teilbarkeit2.java:25: Undefined variable: einer
                            + einer + " teilbar!");
```

Von diesen fünf Fehlern ist nur einer in unserer Unachtsamkeit begründet; die anderen ergeben sich allesamt aus dem ersten als Folgefehler. Deshalb ein Tipp: *Niemals einen Fehler korrigieren, wenn man sich nicht hundertprozentig sicher ist, dass es sich um keinen Folgefehler handelt. Meist lässt schon die Korrektur des ersten Fehlers eine Menge anderer Fehlermeldungen verschwinden!*

5.3.6 Übungsaufgaben

Aufgabe 5.3

Das Programm soll so erweitert werden, dass es zusätzlich überprüft, ob die Zahl auch durch ihre Quersumme teilbar ist.

Aufgabe 5.4

Schreiben Sie ein Java-Programm, das eine **`int`**-Zahl z mit $0 < z < 10000$ einliest, ihre Quersumme berechnet und die durchgeführte Berechnung sowie den Wert der Quersumme wie nachfolgend dargestellt ausgibt.

```
Konsole
Positive ganze Zahl eingeben: 2345
Die Quersumme ergibt sich zu: 5 + 4 + 3 + 2 = 14
```

Aufgabe 5.5

Ein neuer Science-Fiction-TV-Sender will sein Programmschema nur noch in galaktischer Zeitrechnung angeben. Dazu sollen Sie ein Java-Programm schreiben,

das eine Datums- und Uhrzeitangabe in Erdstandardzeit in eine galaktische Sternzeit umrechnet.
Eine Sternzeit wird als Gleitkommazahl angegeben, wobei die Vorkommastellen die Tageszahl (das Datum) und die Nachkommastellen die galaktischen Milli-Einheiten (die Uhrzeit) angeben. Der Tag 1 in der galaktischen Zeitrechnung entspricht gerade dem 1.1.1111 auf der Erde. Ein Galaxis-Tag hat 1000 Milli-Einheiten und dauert gerade 1440 Erdminuten, also zufälligerweise genau 24 Stunden. Die Sternzeit 5347.789 entspricht somit gerade dem 25.8.1125, 18.57 Uhr Erdstandardzeit.
In Ihrem Programm müssen Sie zu einer durch die Werte `jahr`, `monat`, `tag`, `stunde` und `minute` vorgegebenen Erd-Datum- und Erd-Zeit-Angabe zunächst die Anzahl der Tage bestimmen, die seit dem 1.1.1111 bereits vergangen sind. Dabei brauchen Schaltjahre nicht berücksichtigt zu werden. Zu dieser Zahl muss dann der gebrochene Zeit-Anteil addiert werden, der sich ergibt, wenn man die durch die Uhrzeit festgelegten Erdminuten in Bruchteile eines Tages umrechnet und diese auf drei Ziffern nach dem Dezimalpunkt rundet.
Testen Sie Ihr Programm auch an folgendem Beispiel:

Konsole
```
Erdzeit 11.11.2011, 11.11 Uhr
   entspricht der Sternzeit 328815.465.
```

5.4 Dreierlei

5.4.1 Aufgabenstellung

Wegen großem Verletzungspech muss der Trainer einer Bundesligamannschaft für ein Pokalspiel drei Nachwuchsspieler aus der Amateurmannschaft rekrutieren. Er setzt sich deshalb mit dem Betreuer der Jugendlichen zusammen, der ihm die fünf verheißungsvollsten Talente vorstellt:

> *„Da hätten wir als Erstes Al. Al ist ein wirklich guter Stürmer, aber manchmal etwas überheblich. Sie sollten auf jeden Fall Cid einsetzen, falls Al spielt. Cid ist der ruhende Pol bei uns; er sorgt dafür, dass die Jungs auf dem Teppich bleiben. Das gilt übrigens besonders auch für Daniel! Wenn Sie Daniel einsetzen, darf Cid auf keinen Fall fehlen.*
>
> *Apropos Daniel: Nachdem ihm Bert seine Freundin ausgespannt hat, sind die beiden nicht gut aufeinander zu sprechen. Die beiden giften sich nur an und sollten auf keinen Fall in einer Mannschaft sein. Sollten Sie aber trotzdem Bert wollen, so müssen Sie auf jeden Fall auch Ernst einsetzen. Ernst und Bert sind ein langjähriges Team – ihr Kombinationsspiel ist einfach traumhaft!"*

Welche drei Spieler sollte der Trainer nun aufstellen?

5.4.2 Analyse des Problems

Wie bei jeder Textaufgabe müssen wir auch hier zuerst einmal alle relevanten Informationen herausfinden, die uns die Lösung des Problems erst ermöglichen.

1. Der Trainer braucht genau drei Spieler – nicht mehr und nicht weniger!
2. Wenn Al spielt, muss auch Cid spielen.
3. Wenn Daniel spielt, muss auch Cid spielen.
4. Bert und Daniel dürfen nicht gemeinsam spielen.
5. Ernst und Bert dürfen nur gemeinsam spielen.

Wie kann man diese Informationen nun nutzen, um ein Ergebnis zu erzielen? Die erste Möglichkeit ist, sich Papier und Bleistift zu nehmen, alle Bedingungen in einem logischen Ausdruck zusammenzufassen und diesen zu vereinfachen. Dies wollen wir aber nicht tun – wir wollen programmieren.
Die einfachste Art, alle möglichen Lösungen zu erhalten, ist wohl simples Ausprobieren. Wir kombinieren alle Spieler miteinander und schauen, welche Kombinationen die Bedingungen erfüllen. Hierzu definieren wir pro Spieler eine `boolean`-Variable. Ist der Inhalt der Variable `true`, bedeutet dies, dass er spielt, ist der Inhalt `false`, dass er nicht spielt.

5.4.3 Algorithmische Beschreibung

Die Idee des Verfahrens ist so einfach, dass man versucht ist, das gesuchte Programm direkt zu erstellen. Da in diesem Vorgehen jedoch eine Quelle vieler Fehler liegt, wollen wir auch diese Situation erst analysieren. Was ist zu tun?
Konstruiere eine fünffach geschachtelte Schleife, die für alle fünf Spieler alle möglichen Belegungen (`true` und `false`) durchläuft. Mache darin folgende Tests:

- Teste, ob genau drei der fünf Variablen wahr sind.
- Teste, ob C. spielt, falls A. spielt.
- Teste, ob C. spielt, falls D. spielt.
- Teste, ob B. und D. nicht zusammen spielen.
- Teste, ob B. und E. gemeinsam spielen (falls einer spielt).

Treffen alle fünf Tests zu, gib die Kombination aus.

5.4.4 Programmierung in Java

Die erste Frage, die sich stellt, ist: Wie können wir alle Kombinationen der fünf Variablen erhalten? Wir verschachteln hierzu fünf `do-while`-Schleifen. Folgende

Schleife würde beispielsweise die Variable `bert` hintereinander auf **`true`** und **`false`** setzen.

```
boolean bert = true;
do {
  // Hier eventuelle weitere Schleifen oder Test einfuegen
  bert = !bert;
} while (bert != true);
```

Zu Beginn der Schleife ist `bert == true`, wird aber negiert, bevor die Schleifenbedingung das erste Mal überprüft wird. Auf diese Weise wird die Schleife noch ein zweites Mal für `bert == false` durchlaufen. Bevor die Bedingung ein zweites Mal abgefragt wird, setzt die Anweisung `bert = !bert;` die Variable wieder auf **`true`**. Die Schleife bricht ab.
Wir wollen zuerst den Programmrumpf und die fünf verschachtelten Schleifen implementieren. Es ergibt sich folgendes Listing:

```
/**
 @author Jens Scheffler
 @version 1.0
 */

import Prog1Tools.IOTools;

public class ThreeGuys {
  public static void main(String[] args) {
    boolean al = true;
    do {
      boolean bert = true;
      do {
        boolean cid = true;
        do {
          boolean daniel = true;
          do {
            boolean ernst = true;
            do {
// das Ergebnis der Tests steht in dieser Variable
              boolean testergebnis;
// =================================
// HIER DIE FUENF TESTS EINFUEGEN!!!
// =================================
              // Ausgabe, falls testergebnis==true
              if (testergebnis)
                System.out.println("A:" + al + "  B:" +
                                   bert + "  C:" + cid +
                                   "  D:" + daniel +
                                   "  E:" + ernst);
              ernst = !ernst;          // negiere Variable
            } while (ernst != true);
            daniel = !daniel;          // negiere Variable
          } while (daniel != true);
          cid = !cid;                  // negiere Variable
        } while (cid != true);
        bert = !bert;                  // negiere Variable
      } while (bert != true);
```

```
        al = !al;                      // negiere Variable
      } while (al != true);
    }
  }
```

Es stellt sich nun die Frage, wie man die verbliebenen fünf Tests am besten implementiert. Beginnen wir mit dem ersten. Wir müssen die Anzahl der Variablen herausfinden, die den Wert **true** besitzen. Dies lässt sich recht einfach wie folgt bewerkstelligen:

```
int counter = 0;
if (al) counter++;
if (bert) counter++;
if (cid) counter++;
if (daniel) counter++;
if (ernst) counter++;
```

Nach Durchlaufen der letzten Zeile steht in `counter` die gesuchte Zahl der Variablen. Das Testergebnis ergibt sich durch den Vergleich `counter == 3`. Kommen wir zum zweiten Punkt: Wenn Al spielt (`if (al)`), so muss auch Cid (`testergebnis=cid`) spielen. Wir dürfen an dieser Stelle jedoch nicht vergessen, dass das Endergebnis nur stimmt, wenn *alle* einzelnen Tests korrekt sind. Sofern wir also die Variable `testergebnis` verändern, müssen wir ihren alten Wert mit einfließen lassen:

```
if (al)
  testergebnis = testergebnis && cid;
```

Der dritte Test verläuft analog zum zweiten. Im vierten Fall können wir das Testergebnis auf **false** setzen, sofern Bert und Daniel spielen (also `bert && daniel`). Fall fünf läuft auf einen Vergleich der Inhalte von `bert` und `ernst` hinaus – diese müssen gleich sein.
Hier das komplette Listing mit allen fünf Tests:

```
import Prog1Tools.IOTools;
public class ThreeGuys {
  public static void main(String[] args) {
    boolean al = true;
    do {
      boolean bert = true;
      do {
        boolean cid = true;
        do {
          boolean daniel = true;
          do {
            boolean ernst = true;
            do {
 // das Ergebnis der Tests steht in dieser Variable
              boolean testergebnis;

              // Test 1: Zaehle die aufgestellten Spieler
              int counter = 0;

              if (al) counter++;
```

```
            if (bert) counter++;
            if (cid) counter++;
            if (daniel) counter++;
            if (ernst) counter++;

            testergebnis = (counter == 3);

            // Test 2: Wenn A spielt, spielt auch C?
            if (al)
              testergebnis = testergebnis && cid;
            // Test 3: Wenn D spielt, spielt auch C?
            if (daniel)
              testergebnis = testergebnis && cid;
            // Test 4: Wenn B spielt, darf D nicht spielen
            // (und umgekehrt)
            if (bert && daniel)
              testergebnis = false;
            // Test 5: Spielen B und E gemeinsam?
            testergebnis = testergebnis & (bert == ernst);
            // Ausgabe, falls testergebnis==true
            if (testergebnis)
              System.out.println("A:" + al + "  B:" +
                                 bert + "  C:" + cid +
                                 "  D:" + daniel +
                                 "  E:" + ernst);
            ernst = !ernst;          // negiere Variable
          } while (ernst != true);
          daniel = !daniel;          // negiere Variable
        } while (daniel != true);
        cid = !cid;                  // negiere Variable
      } while (cid != true);
      bert = !bert;                  // negiere Variable
    } while (bert != true);
    al = !al;                        // negiere Variable
  } while (al != true);
 }
}
```

Übersetzen wir das Programm und lassen es laufen, so erhalten wir folgende Ausgabe:

```
Konsole
A:true  B:false  C:true  D:true  E:false
A:false  B:true  C:true  D:false  E:true
```

Der Trainer kann also entweder Al, Cid und Daniel oder aber Bert, Cid und Ernst aufstellen.
Hier könnte man sich natürlich fragen, warum eine so kleine Aufgabe, für die man durch einiges Nachdenken leicht eine Lösung hätte finden können, durch ein so langes Programm gelöst werden soll. All diesen Zweiflern sei ans Herz gelegt, einmal zu versuchen, ein wesentlich kürzeres Programm zu finden, das alle Aufgaben dieses Typs in möglichst kurzer Rechenzeit löst. Gelingt es Ihnen

bei n Spielern und einer beliebigen Anzahl von Restriktionen, ein Programm zu finden, das weniger als 2^n Schritte benötigt?
Hinweis: Hierbei handelt es sich um einen Teilfall eines bisher noch nicht gelösten wissenschaftlichen Problems. Weitere Informationen können Sie unter den Stichworten *Erfüllbarkeitsproblem* oder *P-NP-Problem* in der Fachliteratur, etwa in [16] oder in [6] finden.

5.4.5 Vorsicht, Falle!

Noch intensiver als in der vorherigen Aufgabe arbeiten wir hier mit Blöcken, geöffneten und geschlossenen Klammern. Das Hauptproblem an dieser Stelle ist deshalb wirklich, diese zum richtigen Zeitpunkt zu öffnen und wieder zu schließen. Eine strukturierte Programmierung (Einrücken!) wirkt dabei Wunder.

5.4.6 Übungsaufgaben

Aufgabe 5.6

Bert und Daniel haben sich urplötzlich wieder vertragen. Welche neuen Möglichkeiten ergeben sich für den Trainer?

Aufgabe 5.7

Schreiben Sie ein Programm, das eine positive ganze Zahl einliest, sie in ihre Ziffern zerlegt und die Ziffern in umgekehrter Reihenfolge als Text ausgibt. Verwenden Sie dabei eine **`while`**-Schleife und eine **`switch`**-Anweisung.
Programm-Ablauf-Beispiel:

Konsole

```
Positive ganze Zahl: 35725
Zerlegt rueckwaerts: fuenf zwei sieben fuenf drei
```

Aufgabe 5.8

Schreiben Sie ein Programm, das unter Verwendung einer geeigneten Schleife eine ganze Zahl von der Tastatur einliest und deren Vielfache (für die Faktoren 1 bis 10) ausgibt.
Programm-Ablauf-Beispiel:

Konsole

```
Geben Sie eine Zahl ein: 3
Die Vielfachen: 3 6 9 12 15 18 21 24 27 30
```

Aufgabe 5.9

Schreiben Sie ein Programm zur Zinseszinsberechnung. Nach Eingabe des anzulegenden Betrages, des Zinssatzes und der Laufzeit der Geldanlage soll der Wert der Investition nach jedem Jahr ausgegeben werden.
Programm-Ablauf-Beispiel:

```
Konsole
Anzulegender Geldbetrag in Euro: 100
Jahreszins (z. B. 0.1 fuer 10 Prozent): 0.06
Laufzeit (in Jahren): 4
Wert nach 1 Jahren: 106.0
Wert nach 2 Jahren: 112.36
Wert nach 3 Jahren: 119.1016
Wert nach 4 Jahren: 126.247696
```

Aufgabe 5.10

Programmieren Sie ein Zahlenraten-Spiel. Im ersten Schritt soll der Benutzer bzw. die Benutzerin begrüßt und kurz über die Regeln des Spiels informiert werden. Danach soll durch die Anweisung

```java
int geheimZahl = (int) (99 * Math.random() + 1);
```

eine Zufallszahl `geheimZahl` zwischen `1` und `100` generiert werden.[1] Der Benutzer bzw. die Benutzerin des Programms soll nun versuchen, diese Zahl zu erraten. Programmieren Sie dazu eine Schleife, in der in jedem Schleifendurchlauf jeweils

- darüber informiert wird, um den wievielten Rateversuch es sich handelt,
- ein Rateversuch eingegeben werden kann und
- darüber informiert wird, ob die geratene Zahl zu groß, zu klein oder korrekt geraten ist.

Diese Schleife soll so lange durchlaufen werden, bis die Zahl erraten ist.
Programm-Ablauf-Beispiel:

```
Konsole
Willkommen beim Zahlenraten.
Ich denke mir eine Zahl zwischen 1 und 100. Rate diese Zahl!
1. Versuch: 50
Meine Zahl ist kleiner!
2. Versuch: 25
Meine Zahl ist kleiner!
3. Versuch: 12
Du hast meine Zahl beim 3. Versuch erraten!
```

[1]Die Methode `Math.random` liefert ein Zufallszahl zwischen 0 und 1 vom Typ **`double`**. Die Klasse `Math` und ihre Methoden werden in Abschnitt 7.4.2 behandelt.

Aufgabe 5.11

Schreiben Sie ein Java-Programm, das eine einzulesende ganze Dezimalzahl d in eine Binärzahl b umrechnet und ausgibt. Dabei sollen d mit Hilfe des Datentyps **`short`** und b mit Hilfe des Datentyps **`long`** dargestellt werden, wobei jedoch b nur die Ziffern 0 und 1 enthalten darf. Die **`long`**-Zahl 10101 (Zehntausendeinhundert-undeins) soll also z. B. der Binärzahl $10101_2 = 1 \cdot 2^4 + 0 \cdot 2^3 + 1 \cdot 2^2 + 0 \cdot 2^1 + 1 \cdot 2^0 = 21_{10}$ entsprechen.
Verwenden Sie (bei geeigneter Behandlung des Falles $d < 0$) den folgenden Algorithmus:

1. Setze $b = 0$ und $m = 1$.
2. Solange $d > 0$ gilt, führe folgende Schritte durch:

   Addiere $(d \,\%\, 2) \cdot m$ zu b.

   Setze $d = d/2$ und multipliziere m mit 10.
3. b enthält nun die gesuchte Binärzahl.

Programm-Ablauf-Beispiel:

Konsole
```
   Dezimalzahl: 21
als Binaerzahl: 10101
```

Wie müsste man den Algorithmus ändern, wenn man z. B. ins Oktalsystem umrechnen wollte?

Aufgabe 5.12

Schreiben Sie ein Programm, das einen Weihnachtsbaum mit Hilfe von **`for`**-Schleifen zeichnet. Lesen Sie die gewünschte Höhe des Baumes von der Tastatur ein und geben Sie entsprechend einen Baum wie im folgenden Beispiel aus:

Konsole
```
Anzahl der Zeilen: 5
       *
      ***
     *****
    *******
   *********
       I
```

Aufgabe 5.13

Zwei verschiedene natürliche Zahlen a und b heißen *befreundet*, wenn die Summe der (von a verschiedenen) Teiler von a gleich b ist und die Summe der (von b verschiedenen) Teiler von b gleich a ist.

Ein Beispiel für ein solches befreundetes Zahlenpaar ist $(a, b) = (220, 284)$, denn $a = 220$ hat die Teiler $1, 2, 4, 5, 10, 11, 20, 22, 44, 55, 110$ (und $220 = a$), und es gilt

$$1 + 2 + 4 + 5 + 10 + 11 + 20 + 22 + 44 + 55 + 110 = 284 = b.$$

Weiterhin hat $b = 284$ die Teiler $1, 2, 4, 71, 142$ (und $284 = b$), und es gilt

$$1 + 2 + 4 + 71 + 142 = 220 = a.$$

Schreiben Sie ein Java-Programm, das jeweils zwei Zahlen einliest und entscheidet, ob diese miteinander befreundet sind. Arbeiten Sie mit einer geeigneten Schleife, in der alle Teiler einer Zahl bestimmt und aufsummiert werden.
Der Programmablauf könnte in etwa wie folgt aussehen:

```
Konsole
Erste Zahl   : 220
Zweite Zahl  : 284
Die beiden Zahlen sind miteinander befreundet!
Erste Zahl   : 10744
Zweite Zahl  : 10856
Die beiden Zahlen sind miteinander befreundet!
```

Aufgabe 5.14

Schreiben Sie ein Java-Programm, das zu einem beliebigen Datum den zugehörigen Wochentag ausgibt. Ein Datum soll jeweils durch drei ganzzahlige Werte t (Tag), m (Monat) und j (Jahr) vorgegeben sein. Schreiben Sie Ihr Programm unter Berücksichtigung der folgenden Teilschritte:

a) Vereinbaren Sie drei Variablen `t`, `m` und `j` vom Typ **`int`** und lesen Sie für diese Werte ein.

b) Berechnen Sie den Wochentag h nach folgendem Algorithmus (% bezeichnet dabei den Java-Rest-Operator):

   1. Falls $m \leq 2$ ist, erhöhe m um 10 und erniedrige j um 1, andernfalls erniedrige m um 2.
   2. Berechne die ganzzahligen Werte $c = j/100$ und $y = j \,\%\, 100$.
   3. Berechne den ganzzahligen Wert

   $$h = (((26 \cdot m - 2)/10) + t + y + y/4 + c/4 - 2 \cdot c) \,\%\, 7.$$

   4. Falls $h < 0$ sein sollte, erhöhe h um 7.

   Anschließend hat h einen Wert zwischen 0 und 6, wobei die Werte 0, 1, ..., 6 den Tagen Sonntag, Montag, ..., Samstag entsprechen.

c) Geben Sie das Ergebnis in der folgenden Form aus:

```
Der 24.12.2001 ist ein Montag.
```

Aufgabe 5.15

Der nachfolgende Algorithmus berechnet das Datum des Ostersonntags im Jahr j (gültig vom Jahr 1 bis zum Jahr 8202). Es bezeichnen / und % die üblichen ganzzahligen Divisionsoperatoren von Java.

1. Berechne $a = j \,\%\, 19, \ b = j \,\%\, 4$ und $c = j \,\%\, 7$.
2. Bestimme $m = (8 \cdot (j/100) + 13)/25 - 2,\quad s = j/100 - j/400 - 2,$
   $m = (15 + s - m) \,\%\, 30,\quad n = (6 + s) \,\%\, 7.$
3. Bestimme d und e wie folgt:
   (a) Setze $d = (m + 19 \cdot a) \,\%\, 30$.
   (b) Falls $d = 29$ ist, setze $d = 28$,
   andernfalls: falls $d = 28$ und $a \geq 11$ ist, setze $d = 27$.
   (c) Setze $e = (2 \cdot b + 4 \cdot c + 6 \cdot d + n) \,\%\, 7$.
4. Nun können der tag und der $monat$ bestimmt werden:
   (a) $tag = 21 + d + e + 1$
   (b) Falls $tag > 31$ ist, setze $tag = tag \,\%\, 31$ und $monat = 4$,
   andernfalls setze $monat = 3$.

Schreiben Sie ein Java-Programm, das den obigen Algorithmus durchführt und somit das Datum des Ostersonntags für ein einzulesendes Jahr j berechnet und ausgibt.

Beispiel für eine Ausgabezeile:

Konsole

```
Im Jahr 2001 ist der Ostersonntag am 15.4.
```

Kapitel 6

Referenzdatentypen

In den ersten Kapiteln haben wir den Umgang mit einfachen Datentypen wie ganzen Zahlen (**`int`** oder **`long`**), Gleitkommazahlen (**`float`** und **`double`**) sowie logischen Werten (**`boolean`**) und Unicode-Zeichen (**`char`**) gelernt. Wir haben Anweisungen zur Ablaufsteuerung eines Programms kennen gelernt und anhand von Beispielen erfahren, wie wir mit diesen einfachen Mitteln bereits einige Probleme lösen können.

Natürlich reichen diese Grundkenntnisse noch nicht aus, um komplexere Aufgabenstellungen zu bewältigen. Wir werden uns in diesem Kapitel deshalb mit den so genannten **Referenzdatentypen** beschäftigen. Hierbei handelt es sich um Konstrukte, mit deren Hilfe wir aus unseren einfachen Typen neue, „eigene" Typen erzeugen können. Solche selbst definierte Datentypen sind unumgänglich, wenn kompliziertere Anwendungen effizient durch Programme algorithmisch unterstützt werden sollen. In Java gibt es prinzipiell zwei Arten von Referenzdatentypen, nämlich Felder und Klassen. Wie auch in den vorherigen Kapiteln werden wir, nach einer Einführung in die Theorie, anhand von Praxisbeispielen lernen, solche Referenzdatentypen zu definieren und zu verwenden.

Für den Umgang mit Referenzdatentypen ist es äußerst wichtig, sich der Tatsache bewusst zu sein, dass man, im Gegensatz zum Umgang mit einfachen Datentypen, die eigentlichen Werte von Variablen nicht direkt, sondern nur indirekt (nämlich nur über eine Referenz) bearbeiten kann. Mit einem kurzen Blick auf ein schematisches Bild des Arbeitsspeichers eines Rechners und einigen Hinweisen zu der in diesem Buch verwendeten Darstellung von Referenzen, wollen wir uns diesen Sachverhalt zunächst einmal klar machen.

Der **Arbeitsspeicher** eines Rechners ist in Speicherzellen eingeteilt, wobei jede Speicherzelle eine Nummer, die so genannte **Adresse**, besitzt. Angenommen wir haben nun eine Variable `b`, beispielsweise vom Typ **`byte`**, die gerade den Wert 107 enthält. Der Name `b` stellt damit die symbolische Adresse einer Speicherzelle im Arbeitsspeicher unseres Rechners dar, in der der **`byte`**-Wert 107 gespeichert ist. Wir wollen weiter annehmen, dass es sich bei dieser Speicherzelle gerade um

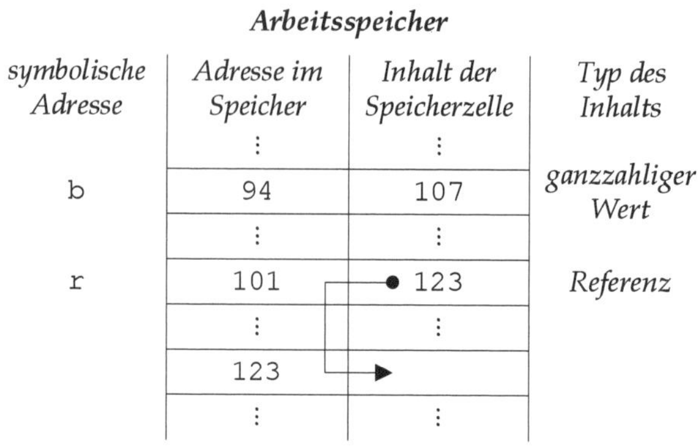

Abbildung 6.1: Schematisches Speicherbild

diejenige mit der Adresse 94 handelt. Da **`byte`** ein einfacher Datentyp ist, wissen wir somit, dass unter der Adresse 94 gerade der Wert 107 gespeichert ist. Der obere Teil von Abbildung 6.1 verdeutlicht diesen Zustand.
Ohne an dieser Stelle bereits genau zu wissen, welche Art „Objekte" unsere Referenzdatentypen darstellen können, wollen wir uns nun klar machen, was man unter einer Referenz versteht. Wir nehmen dazu an, dass `r` eine Variable eines Referenzdatentyps ist und dass `r` die Adresse 101 im Speicher besitzt. Der Inhalt dieser Speicherzelle soll gerade der Wert 123 sein. Im Unterschied zum einfachen Datentyp wird aber dieser Wert 123 nun nicht als numerischer Wert interpretiert, sondern als Adresse. Das heißt, der Inhalt der Variablen `r` ist ein Verweis (eine Referenz) auf eine andere Speicherzelle, nämlich diejenige mit der Adresse 123. Erst dort findet sich unser eigentliches „Objekt", das durch unseren Referenzdatentyp dargestellt wird. Der untere Teil von Abbildung 6.1 verdeutlicht diesen Zustand.
In einer Variablen eines einfachen Datentyps wird also direkt ein Wert des entsprechenden Typs gespeichert, während in einer Variablen eines Referenzdatentyps nur die Referenz auf den eigentlichen Wert des entsprechenden Typs gespeichert wird. Um dies (ohne Verwendung eines schematischen Speicherbildes) grafisch zu verdeutlichen, verwenden wir im Folgenden eine Darstellung, in der nur die symbolische Adresse (der Variablenname) und ein Kästchen für den Inhalt der Speicherzelle verwendet wird. Den Variablennamen schreiben wir immer *neben*, den Inhalt immer *in* das Kästchen. Während wir den Inhalt einer Variablen eines einfachen Datentyps einfach in Form des entsprechenden Werts angeben können, stellen wir den Inhalt einer Referenz-Variablen (also gerade die Referenz) stets als Pfeil dar (vergleiche Abbildung 6.2). Haben wir es mit zwei Referenz-Variablen zu

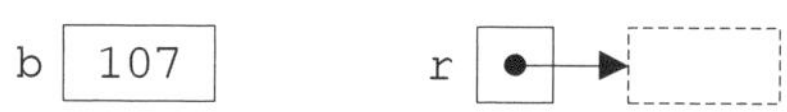

Abbildung 6.2: Grafische Notation für Variablen

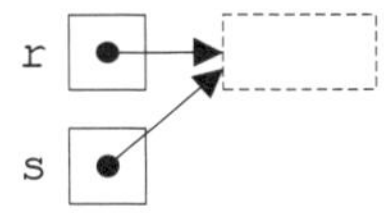

Abbildung 6.3: Die Referenzen `r` und `s` sind gleich

	Montag		
00:00		*Mittagessen mit Kalle*	*12:00*
01:00			*13:00*
02:00		*Aufgaben bearbeiten*	*14:00*
03:00			*15:00*
04:00			*16:00*
05:00		*Sport*	*17:00*
06:00	*Der Wecker klingelt*		*18:00*
07:00			*19:00*
08:00			*20:00*
09:00	*Aufstehen*		*21:00*
10:00			*22:00*
11:00	*Vorlesung schwänzen*	*Dösen*	*23:00*

Abbildung 6.4: Terminkalender für Montag

tun, so sind deren Inhalte (also die Referenzen) gleich, wenn die entsprechenden Pfeile das gleiche Ziel haben (vergleiche Abbildung 6.3).

6.1 Felder

Wir wollen unsere Termine mit dem Computer verwalten. Anstatt hierbei auf ein kommerzielles Produkt zurückzugreifen, streben wir eine eigene Softwarelösung an. Unser Programm soll für jede Stunde des Tages einen Texteintrag ermöglichen (vgl. Abbildung 6.4).
Der Einfachheit halber wollen wir vorerst nur einen Wochentag (den Montag) realisieren. Unser Programm soll Einträge in das Menü aufnehmen und den gesamten Kalender auf dem Bildschirm ausgeben können. Eine Realisierung mit den bisher zur Verfügung stehenden Mitteln erstreckt sich über mehrere Seiten und sähe etwa wie folgt aus:

```
import Prog1Tools.IOTools;

public class UmstaendlicherKalender {

  public static void main(String[] args) {
    // Fuer jede Stunde eine Variable
    String termin_00="";
    String termin_01="";
    String termin_02="";
    String termin_03="";
    String termin_04="";
    String termin_05="";
    String termin_06="";
```

```
    String termin_07="";
    String termin_08="";
    String termin_09="";
    String termin_10="";
    String termin_11="";
    String termin_12="";
    String termin_13="";
    String termin_14="";
    String termin_15="";
    String termin_16="";
    String termin_17="";
    String termin_18="";
    String termin_19="";
    String termin_20="";
    String termin_21="";
    String termin_22="";
    String termin_23="";
    // Das Hauptprogramm in einer Schleife
    boolean fertig=false;
    while (!fertig) {
      // Zuerst ein Bildschirmmenue
      System.out.println("1 = Neuer Eintrag");
      System.out.println("2 = Termine ausgeben");
      System.out.println("3 = Programm beenden");
      int auswahl=IOTools.readInteger("Ihre Wahl:");
      // Nun eine Fallunterscheidung
      switch(auswahl) {
        case  1: // Termine eingeben
          int nummer=IOTools.readInteger("Wie viel Uhr?");
          if (nummer<0 | nummer>23){
            System.out.println("Eingabefehler!");
            break;
          }
          String eingabe=IOTools.readLine("Termin:");
          // Termin einordnen
          switch(nummer) {
            case  0: termin_00=eingabe;break;
            case  1: termin_01=eingabe;break;
            case  2: termin_02=eingabe;break;
            case  3: termin_03=eingabe;break;
            case  4: termin_04=eingabe;break;
            case  5: termin_05=eingabe;break;
            case  6: termin_06=eingabe;break;
            case  7: termin_07=eingabe;break;
            case  8: termin_08=eingabe;break;
            case  9: termin_09=eingabe;break;
            case 10: termin_10=eingabe;break;
            case 11: termin_11=eingabe;break;
            case 12: termin_12=eingabe;break;
            case 13: termin_13=eingabe;break;
            case 14: termin_14=eingabe;break;
            case 15: termin_15=eingabe;break;
            case 16: termin_16=eingabe;break;
            case 17: termin_17=eingabe;break;
            case 18: termin_18=eingabe;break;
```

```
69              case 19: termin_19=eingabe;break;
70              case 20: termin_20=eingabe;break;
71              case 21: termin_21=eingabe;break;
72              case 22: termin_22=eingabe;break;
73              case 23: termin_23=eingabe;break;
74            }
75            break;
76          case  2: // Termine ausgeben
77            System.out.println("0 Uhr: "+termin_00);
78            System.out.println("1 Uhr: "+termin_01);
79            System.out.println("2 Uhr: "+termin_02);
80            System.out.println("3 Uhr: "+termin_03);
81            System.out.println("4 Uhr: "+termin_04);
82            System.out.println("5 Uhr: "+termin_05);
83            System.out.println("6 Uhr: "+termin_06);
84            System.out.println("7 Uhr: "+termin_07);
85            System.out.println("8 Uhr: "+termin_08);
86            System.out.println("9 Uhr: "+termin_09);
87            System.out.println("10 Uhr: "+termin_10);
88            System.out.println("11 Uhr: "+termin_11);
89            System.out.println("12 Uhr: "+termin_12);
90            System.out.println("13 Uhr: "+termin_13);
91            System.out.println("14 Uhr: "+termin_14);
92            System.out.println("15 Uhr: "+termin_15);
93            System.out.println("16 Uhr: "+termin_16);
94            System.out.println("17 Uhr: "+termin_17);
95            System.out.println("18 Uhr: "+termin_18);
96            System.out.println("19 Uhr: "+termin_19);
97            System.out.println("20 Uhr: "+termin_20);
98            System.out.println("21 Uhr: "+termin_21);
99            System.out.println("22 Uhr: "+termin_22);
100           System.out.println("23 Uhr: "+termin_23);
101           break;
102         case  3: // Programm beenden
103           fertig=true;
104           break;
105         default: // Falsche Zahl eingegeben
106           System.out.println("Eingabefehler!");
107       }
108     }
109   }
110 }
```

Unser Programm `UmstaendlicherKalender` vereinbart für jede Stunde des Tages eine Variable vom Typ `String`. So wird etwa die fünfzehnte Stunde (also 14 Uhr) durch die Variable `termin_14` repräsentiert. Alleine die Vereinbarung und Initialisierung dieser Variablen benötigt im Programm *vierundzwanzig* Zeilen (Zeile 7 bis 30).
Wollen wir einen der Termineinträge verändern, so lassen wir Uhrzeit (`nummer`) und Text (`eingabe`) eingeben. Um jedoch herauszufinden, in welche Variable wir diesen Text eintragen müssen, benötigen wir eine aufwändige Fallunterscheidung (Zeile 49 bis 74). Vierundzwanzig Fälle sind zu unterscheiden.
Bei einer anschließenden Ausgabe müssen wir ebenfalls wieder jede der vierund-

zwanzig Variablen einzeln ansprechen (Zeile 77 bis 100). Wir haben also über *zweiundsiebzig* Zeilen alleine daraufhin verschwendet, die Texteinträge eines Tages zu verwalten. Wenn wir nun von einer Zahl von 365 Tagen pro Jahr (plus Schaltjahr) ausgehen und unseren Kalender fünf Jahre lang verwenden wollen, erhalten wir eine Programmlänge von weit über *einhundertdreißigtausend* Zeilen! Eine solche Codelänge für ein einfaches Kalenderprogramm ist natürlich völlig untragbar.
Wenn wir das Problem näher analysieren, so stellen wir einen Hauptansatzpunkt für eventuelle Verbesserungen fest: Unsere Variablen `termin_0` bis `termin_23` sind alle vom Typ (`String`) und repräsentieren ähnliche Inhalte (Termine). Auch namentlich unterscheiden sie sich nur durch eine nachstehende Ziffer – wir wollen diese im Folgenden als **Index** bezeichnen. Wenn wir also eine Möglichkeit fänden, die verschiedenen Variablen nur durch diesen Index anzusprechen, könnten wir uns sämtliche Fallunterscheidungen ersparen.
Diese Möglichkeit eröffnen uns die so genannten **Felder**. Mit ihrer Hilfe werden wir Werte wie in einer „Tabelle“ anlegen, sodass wir über eine ganze Zahl (den Index) Zugriff erhalten.

6.1.1 Was sind Felder ?

Felder (englisch: **arrays**) gestatten es, mehrere Variablen (in unserem Beispiel `String`-Variablen) durch einen gemeinsamen Namen anzusprechen und lediglich durch einen **Index** (einen ganzzahligen nichtnegativen Wert) zu unterscheiden. Alle diese indizierten Variablen haben dabei *den gleichen Typ*. Die Variablen selbst werden als Komponenten des Feldes bezeichnet. Der Index, der zum Unterscheiden und zum Ansprechen der Komponenten dient, ist vom Typ **`int`**, wobei nur Werte größer oder gleich 0 zugelassen werden. Man kann sich dabei vorstellen, dass die Zellen eines Feldes aufeinanderfolgend im Speicher des Rechners abgelegt werden. Der Index einer Variablen ergibt sich dabei aus der Position innerhalb des Feldes, von Null aufwärts gezählt. Durch dieses strukturierte Ablegen der Daten innerhalb eines Feldes gelingt die Vereinfachung vieler Anwendungen.
Betrachten wir als Beispiel unseren Terminkalender aus Abbildung 6.4. Wie in Abbildung 6.5 dargestellt, können wir uns die vierundzwanzig Stunden des Tages als Zeile einer Tabelle mit vierundzwanzig Einträgen vorstellen. Wir geben der Tabellenzeile einen einheitlichen Namen – in diesem Fall also `termin` und betrachten die Stunden somit nicht mehr einzeln, sondern in ihrer Gesamtheit.
Wollen wir einen speziellen Eintrag des Feldes `termin` ansprechen, so können wir dies wie gewünscht über seinen Index tun. Wollen wir beispielsweise den in der siebten Spalte hinterlegten Text auf dem Bildschirm ausgeben (also zu 6 Uhr morgens), so können wir dies durch die Zeile

```
System.out.println(termin[6]);
```

tun. Folgerichtig erhalten wir die Bildschirmausgabe

Konsole

```
der Wecker klingelt
```

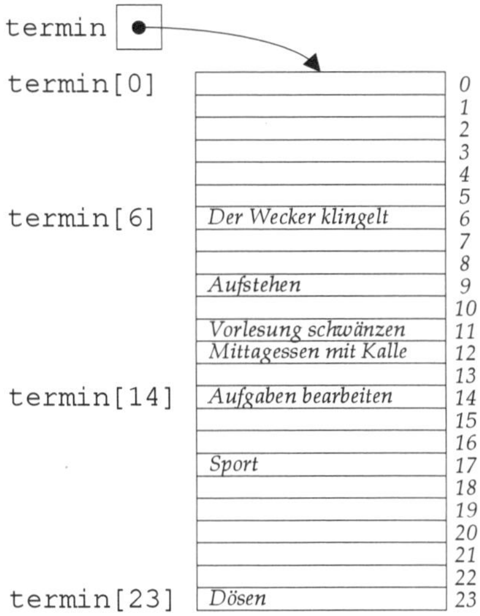

Abbildung 6.5: Terminkalender als Feld

Eine Ausgabe der gesamten vierundzwanzig Stunden ließe sich somit über eine einfache Schleife erhalten, die alle Komponentenvariablen bzw. Index-Werte durchläuft:

```
for (int i = 0; i < 24; i++)
  System.out.println(i + " Uhr: " + termin[i]);
```

Statt vierundzwanzig Zeilen benötigen wir nur noch zwei! Um uns eine derartige Ersparnis zu Nutze machen zu können, müssen wir jedoch den expliziten Umgang mit Feldern lernen.

6.1.2 Deklaration, Erzeugung und Initialisierung von Feldern

Die Spezifikation eines Feldes erfolgt nach einem einfachen Schema und ähnelt der in Abschnitt 4.4.1 beschriebenen Deklaration von einfachen Datentypen. Ein Feld deklarieren wir dadurch, dass wir zunächst eine entsprechende Referenzvariable deklarieren, wobei wir den Komponententyp des Feldes festlegen. Eine entsprechende Deklarationsanweisung hat folgende Syntax:

Syntaxregel

```
≪KOMPONENTENTYP≫ [ ] ≪VARIABLENNAME≫;
```

Wir teilen dabei dem Compiler durch die eckigen Klammern nach dem Komponententyp mit, dass es.sich um eine Referenzvariable handelt, mit der wir später ein Feld erzeugen wollen.[1] Die Zeilen

```
int[]    feld1;
double[] feld2;
String[] feld3;
int[]    feld4;
```

deklarieren also nacheinander vier Referenzvariablen für Felder von Integer-Werten (`feld1`), von Gleitkommawerten (`feld2`), von Zeichenketten (`feld3`) und nochmals von Integer-Werten (`feld4`). Hierbei steht jedoch bislang weder fest, wie lang das Feld sein soll, noch womit die einzelnen Einträge gefüllt werden sollen. Wir sind also noch weit von einer Darstellung wie in Abbildung 6.5 entfernt.
Um unsere Felder auf den Gebrauch vorzubereiten, müssen wir diese zuerst erzeugen und initialisieren – ebenfalls wieder analog zu 4.4.1. Hierzu existieren prinzipiell zwei Möglichkeiten:

1. Zuerst legen wir die Größe des Feldes mit Hilfe des so genannten **`new`**-Operatorsfest:

   ```
   feld1 = new int[5];
   feld2 = new double[2];
   feld3 = new String[4];
   feld4 = new int[5];
   ```

   Es werden dadurch Felder der Länge (Komponentenanzahl) 5, 2, 4 und 5 erzeugt (Speicherplatz angelegt) und die entsprechenden Referenzen gesetzt. Allgemein lautet die entsprechende Syntax:

   Syntaxregel

   ```
   ≪VARIABLENNAME≫ = new ≪KOMPONENTENTYP≫ [ ≪FELDLAENGE≫ ] ;
   ```

   Für die Variable `feld4` wird dies in Abbildung 6.6 (linker Teil) dargestellt.

   Nach der Erzeugung des Arrays ist unser Feld noch nicht mit den gewünschten Startwerten belegt.[2] Wir wollen das Feld nun Komponente für Komponente mit den Zahlen von 1 bis 5 belegen (vgl. Abbildung 6.6, rechter Teil). Dies geschieht durch einfache Wertzuweisungen gemäß der Syntax

   Syntaxregel

   ```
   ≪VARIABLENNAME≫[≪INDEX≫] = ≪WERT≫;
   ```

[1] Es wäre übrigens auch möglich gewesen, die Klammern hinter den Variablennamen zu stellen. Diese Schreibweise wurde aus den Sprachen C und C++ übernommen, wird von uns im Folgenden jedoch nicht weiter verwendet.

[2] Genau genommen ist das Feld jedoch bereits implizit initialisiert. In jeder Komponente des Feldes steht ein initialer Default-Wert. Bei **`int`**-Variablen ist dies der Wert 0.

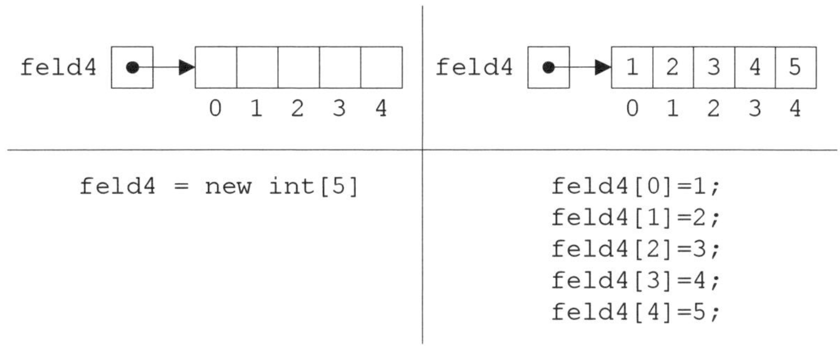

Abbildung 6.6: Felderzeugung mittels des new-Operators

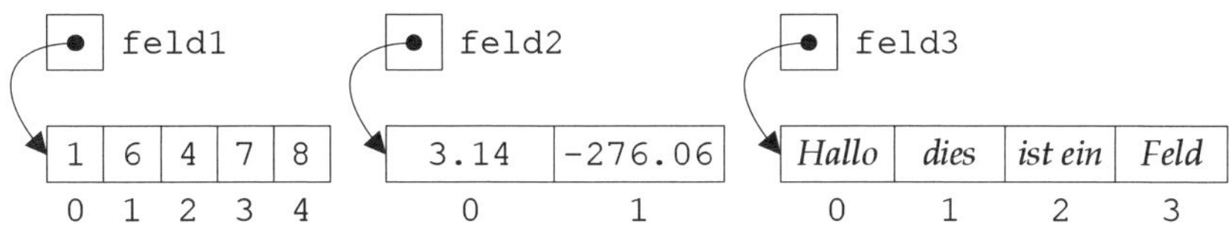

Abbildung 6.7: Initialisierung mittels Array-Initialisierern

Wir können jedoch auch einfacher ans Ziel gelangen, indem wir die Regelmäßigkeit der Startwerte ausnutzen und diese mit Hilfe einer Schleife festlegen:

```
for (int i = 0; i < 5; i++)
  feld4[i] = i+1;
```

2. Wir können alternativ ein Feld gleich bei der Deklaration mit Startwerten belegen, indem wir die abzulegenden Werte in geschweiften Klammern aufzählen:

```
int[]    feld1={1 , 6 , 4 , 7 , 8};
double[] feld2={3.14 , -276.06};
String[] feld3={"Hallo" , "dies" , "ist ein", "Feld"};
```

Die Länge des Feldes ergibt sich hierbei aus der Zahl der aufgezählten Werte. Der Compiler führt den **new**-Operator quasi automatisch mit der entsprechenden Feldlängenangabe aus. In unserem Fall umfasst also `feld1` fünf Elemente, `feld2` zwei Elemente und `feld3` vier Elemente (vgl. Abbildung 6.7).

Wir bezeichnen den Ausdruck in den geschweiften Klammern als **Feld-Initialisierer** (engl. **array initializer**) und verwenden ihn, wenn unser Feld etwa nur wenig Elemente besitzt oder diese keiner regelmäßigen Gesetzmäßigkeit gehorchen.

Ist unser Feld sehr groß (etwa $365 \cdot 24 = 8760$ Einträge) oder sehr regelmäßig aufgebaut, so werden wir wahrscheinlich eine einfachere Form der Initialisierung bevorzugen.

Achtung: Bei der Erzeugung eines Feldes mit dem **new**-Operator ist die Größe (Länge) des Feldes durch einen **int**-Wert anzugeben. Dieser Wert muss jedoch nicht notwendigerweise eine Konstante sein, sondern kann auch in Form eines Ausdrucks angegeben werden. Auch ein Ausdruck vom Typ **byte**, **short** oder **char** ist als Längenangabe zulässig, da der entsprechende Wert implizit nach **int** gewandelt wird.
Entsprechendes gilt beim Zugriff auf ein Feldelement. Auch hier ist es möglich, den Index in Form eines Ausdrucks anzugeben, der hinsichtlich der automatischen Typwandlung den gleichen Regeln unterliegt. Die Anweisungen

```
short s = 135;
double[] feld = new int[48 * s];
feld['z'] = 1.356;
```

wären somit durchaus zulässig.

6.1.3 Felder unbekannter Länge

Wir haben im letzten Abschnitt gelernt, Felder mit Hilfe des **new**-Operators zu erzeugen und später zu initialisieren. In diesem Zusammenhang haben wir mit Hilfe einer Schleife jedem Feldelement einen bestimmten Wert zugewiesen. Zu diesem Zweck mussten wir allerdings wissen, über *wie viele Komponenten* sich unser Feld erstreckt. Wir bezeichnen die Anzahl der Komponenten auch als die **Länge eines Feldes**. Der größte Index einer Feldkomponente ist gerade die um 1 verminderte Länge des Feldes, da wir unsere Zählung ja bei 0 beginnen.
In vielen Fällen kann der Softwareentwickler zum Zeitpunkt der Programmierung nicht vorhersehen, wie lang die von ihm verwendeten Felder tatsächlich werden. Die Feldlänge kann deshalb z. B. auch eine Variable sein, deren Wert laufzeitabhängig festgelegt ist, sich aber nach der Felderzeugung auch wieder ändern kann. Für diesen Fall stellt Java eine Möglichkeit zur Verfügung, bezüglich beliebiger Felder deren Länge zu ermitteln.
Bei der Erstellung eines Feldes wird seine Länge in einem zusätzlichen Element vom Typ **int** abgespeichert. Dieses Element lässt sich in der Form

Syntaxregel

```
≪VARIABLENNAME≫.length
```

auslesen und im Programm (zum Beispiel in Schleifen, die alle Index-Werte durchlaufen sollen) verwenden. Unsere zuletzt angegebene Schleife ließe sich also auch in der Form

```
for (int i = 0;i<feld4.length;i++)
  feld4[i]=i+1;
```

realisieren.

Wir wollen uns ein Beispiel ansehen, in dem wir zunächst zwei Reihen von ganzen Zahlen von der Tastatur einlesen und diese danach in umgekehrter Reihenfolge auf dem PC ausgeben wollen. Eine entsprechende Lösung dieser Aufgabe kann wie folgt aussehen:

```
1  import Prog1Tools.IOTools;
2  public class Swap {
3    public static void main(String[] args) {
4      // Wie viele Werte sollen in Reihe 1 eingelesen werden?
5      int n = IOTools.readInteger("Wie viele Werte? ");
6      // Lege ein Feld an
7      int[] werte1 = new int[n];
8      // Lese die Werte von der Tastatur ein
9      for (int i = 0; i < werte1.length; i++)
10       werte1[i] = IOTools.readInteger("Wert Nr. " + i + ": ");
11     // Wie viele Werte sollen in Reihe 2 eingelesen werden?
12     n = IOTools.readInteger("Wie viele Werte? "); // n wird geaendert!
13     // Lege ein Feld an
14     int[] werte2 = new int[n];
15     // Lese die Werte von der Tastatur ein
16     for (int i = 0; i < werte2.length; i++)
17       werte2[i] = IOTools.readInteger("Wert Nr. " + i + ": ");
18     // Gib die Werte verkehrt herum aus
19     System.out.println("Reihe 1 verkehrt herum");
20     for (int i = 0; i < werte1.length; i++)
21       System.out.println("Wert Nr. " + i+": "
22                          +werte1[werte1.length-1-i]);
23     System.out.println("Reihe 2 verkehrt herum");
24     for (int i = 0; i < werte2.length; i++)
25       System.out.println("Wert Nr. " + i+": "
26                          +werte2[werte2.length-1-i]);
27   }
28 }
```

Betrachten wir das Programm Zeile für Zeile. Um eine Menge von n Zahlen einlesen zu können, müssen wir diese Zahl n natürlich erst einmal kennen. Wir lesen diesen Wert deshalb in Zeile 5 von der Tastatur ein:

```
int n = IOTools.readInteger("Wie viele Werte? ");
```

Mit Hilfe dieser Zahl können wir nun ein Feld `werte1` für unsere erste Reihe von Zahlen erzeugen, dessen Länge wir mit eben diesem `n` initialisieren:

```
int[] werte1 = new int[n];
```

Nun müssen wir diese Werte von der Tastatur einlesen. Wir verwenden hierzu eine Schleife, die wir von `0` bis `werte1.length-1` laufen lassen[3]. Die Zeilen 9 und 10 des Programms realisieren diese Überlegungen.

```
for (int i = 0; i < werte1.length; i++)
  werte1[i] = IOTools.readInteger("Wert Nr. " + i + ": ");
```

[3] Statt `werte1.length` hätten wir natürlich auch die Variable `n` verwenden können – in diesem einfachen Beispiel hätte dies kaum einen Unterschied gemacht. In der Praxis haben wir es jedoch oft mit einer Vielzahl von Feldern zu tun, sodass wir nicht für jedes einzelne dieser Felder eine zusätzliche Variable verwalten wollen.

Ganz analog lesen wir nun einen neuen Wert für `n` ein und erzeugen ein entsprechend dimensioniertes Feld `werte2`.
Nun wollen wir wiederum mit Schleifen die eingegebenen Werte in umgekehrter Reihenfolge ausgeben. Wir lassen (für `werte1`) die Schleife wieder von `0` bis `werte1.length-1` laufen, sprechen unsere Werte jedoch „verkehrt herum“ an:

```
werte1[(werte1.length-1) - i]
```

Zu beachten ist dabei, dass wir in unserer Schleife nicht mehr die Variable `n` hätten verwenden können um auf die Feldlänge zuzugreifen, da diese bereits einen veränderten Wert hat!
Ganz entsprechend erfolgt anschließend diese Ausgabe auch für `werte2`.
Wichtig ist für uns nun vor allem die Tatsache, dass wir beide Schleifen implementieren konnten, ohne die Länge des Feldes explizit als separate Variable in unser Programm aufnehmen zu müssen. Es ist uns also problemlos möglich, Algorithmen für unbekannte Feldlängen zu entwickeln, weil die tatsächliche Feldlänge erst zur Laufzeit festliegen muss.

6.1.4 Referenzen

Betrachten wir ein einfaches Java-Programm:

```
1  import Prog1Tools.IOTools;
2  public class Doppel {
3    public static void main(String[] args) {
4      // Lies die zu verdoppelnde Zahl ein
5      int wert = IOTools.readInteger("Zahl: ");
6      // Kopiere den Wert in eine neue Variable
7      int wert2 = wert;
8      // Verdopple den Wert
9      wert2 = 2*wert2;
10     // Ausgabe
11     System.out.println("Die Zahl " + wert +
12                        " ergibt verdoppelt " +
13                        wert2 + ".");
14   }
15 }
```

Das vorliegende Programm hat eine einfache Aufgabe: es liest eine ganze Zahl `wert` von der Tastatur ein (Zeile 5) und kopiert den Wert in eine zweite Variable `wert2`. Anschließend wird dieser Wert verdoppelt (Zeile 9) und zusammen mit dem ursprünglichen Wert auf dem Bildschirm ausgegeben:

Konsole

```
Zahl: 17
Die Zahl 17 ergibt verdoppelt 34.
```

Wir wollen das Programm nun so verbessern, dass es statt eines einzigen Wertes eine beliebige Anzahl von Werten verarbeitet. Zu diesem Zweck lesen wir die Anzahl (`n` genannt) von der Tastatur ein

```
int n = IOTools.readInteger("Wie viele Zahlen ? ");
```

und erzeugen ein Feld der gewünschten Länge:

```
int[] werte = new int[n];
```

Das entsprechende Feld wird in einer Schleife initialisiert und danach in ein zweites Feld namens `werte2` kopiert:

```
int[] werte2 = werte;
```

Anschließend verdoppeln wir die Werte in unserem zweiten Feld und geben das Ergebnis auf dem Bildschirm aus. Das komplette Programm hat somit folgende Gestalt:

```
import Prog1Tools.IOTools;
public class DoppelFeld {
  public static void main(String[] args) {
    // Wie viele Zahlen?
    int n = IOTools.readInteger("Wie viele Zahlen ? ");
    // Erzeuge Feld und lies Werte ein
    int[] werte = new int[n];
    for (int i =0; i < werte.length; i++)
      werte[i] = IOTools.readInteger("Zahl Nr. " + i + ": ");
    // Kopiere Feld und verdopple die Eintraege
    int[] werte2 = werte;
    for (int i = 0; i < werte2.length; i++)
      werte2[i] = 2*werte2[i];
    // Ausgabe
    for (int i = 0; i < n; i++)
      System.out.println("Die Zahl " + werte[i] +
                         " ergibt verdoppelt " +
                         werte2[i] + ".");

  }
}
```

Das vorgestellte Programm lässt sich mit dem Compiler fehlerfrei übersetzen und ausführen. Bei der Ausgabe des Programms stellen wir allerdings ein merkwürdiges Phänomen fest:

Konsole

```
Wie viele Zahlen ? 3
Zahl Nr. 0: 1
Zahl Nr. 1: 2
Zahl Nr. 2: 3
Die Zahl 2 ergibt verdoppelt 2.
Die Zahl 4 ergibt verdoppelt 4.
Die Zahl 6 ergibt verdoppelt 6.
```

Obwohl wir den Inhalt von `werte` nicht verändert haben, erhalten wir nicht wie erwartet eine Ausgabe der Form

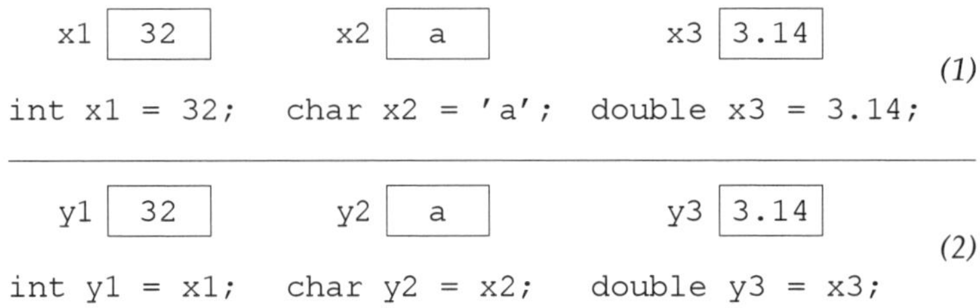

Abbildung 6.8: Einfache Datentypen

Konsole

```
Die Zahl 1 ergibt verdoppelt 2.
Die Zahl 2 ergibt verdoppelt 4.
Die Zahl 3 ergibt verdoppelt 6.
```

sondern statt der eingegebenen Werte erhalten wir bei der Ausgabe von `wert` bereits die verdoppelten Zahlen. Wieso wurde unser Feld `wert` verändert?
Um diesen Punkt zu verstehen, müssen wir uns noch weiter mit dem Konzept der Referenzdatentypen vertraut machen. In den letzten Kapiteln haben wir uns ausschließlich mit einfachen Datentypen befasst[4] – also Variablen vom Typ **`boolean`**, **`byte`**, **`int`**, **`long`**, **`float`**, **`double`** oder **`char`**.
Abbildung 6.8(1) stellt Variablen eines einfachen Datentyps in Form einer „Karteikarte" dar. Wenn wir in unserem Programm in einer Zeile

```
int x1 = 32;
```

eine Variable `x1` vom Typ **`int`** erzeugen, so wird das übergebene Datum (die Zahl 32) fest an die Variable gebunden. Bildlich gesprochen stehen Variablenname und Inhalt auf der gleichen Karte.
Erzeugen wir nun wie in Bild 6.8(2) eine zweite Variable `y1` in der Form

```
int y1 = x1;
```

dann erstellt das System analog zum obigen Fall eine zweite „Karteikarte", in der es den Variablennamen (`y1`) und den zugeordneten Wert (den Inhalt von `x1`, also 32) einträgt. Analog funktioniert dieses Verfahren auch für andere einfache Datentypen (siehe `x2` und `x3` bzw. `y2` und `y3`).
Betrachten wir nun im Gegensatz hierzu ein von uns erzeugtes Feld:

```
int[] feld = {1 , 6 , 4 , 7 , 8};
```

Abbildung 6.9(1) visualisiert diesen Vorgang.
Im Gegensatz zu den einfachen Datentypen handelt es sich beim Feld um einen Referenzdatentyp. Um bei unserem Bild mit den Karteikarten zu bleiben – bei einem Feld werden Variablenname und Wert *nicht* auf der gleichen Karte gesichert. Die Variable `feld` enthält lediglich eine Referenz auf das erzeugte Feld (im Bild

[4] Einzige Ausnahme war die Klasse `String`, die wir allerdings auch nur für die Ausgabe auf dem Bildschirm verwendet haben.

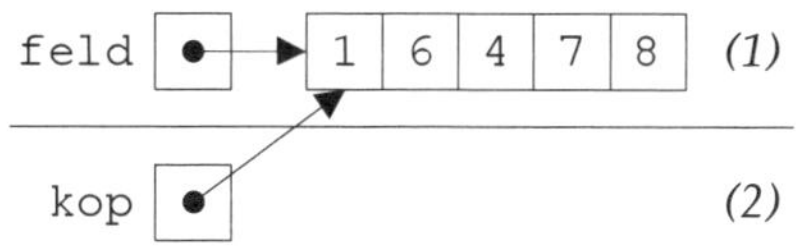

Abbildung 6.9: Referenzdatentypen

dargestellt durch einen Pfeil). Anders ausgedrückt kann man sagen, dass der Inhalt der Referenz-Variable `feld` kein Wert, sondern eine Adresse, nämlich die des referierten Objekts ist.
Wir können uns dies wie die Einträge in einem Stichwortverzeichnis vorstellen. Wenn Sie beispielsweise im Index am Ende des Buches unter dem Wort „Referenz" nachschlagen, so werden Sie keine exakte Definition erhalten. Stattdessen werden Sie auf eine (oder mehrere) Seiten verwiesen, erhalten also einen Querverweis auf die Stelle, unter der die gewünschten Daten zu finden sind. Auf die gleiche Art und Weise funktionieren auch die Referenzen in Java.
Erzeugen wir nun eine zweite Variable `kop` und weisen dieser den Inhalt von `feld` zu,

```
int[] kop = feld;
```

dann wird (wie in Bild 6.9(2) dargestellt) der Inhalt der „Karteikarte" `feld` zwar in `kop` übertragen, doch handelt es sich hier lediglich um die Referenz, also den Querverweis, unter dem das Feld zu finden ist. Wir bezeichnen diesen Vorgang als eine **Referenzkopie**.
Mit eben dieser Referenzkopie erklärt sich auch das Verhalten unseres letzten Programms. Wir hatten den Inhalt des Feldes `werte` durch die Anweisung

```
int[] werte2 = werte;
```

kopiert, also eben eine solche Referenzkopie erstellt. Es handelt sich also sowohl bei `werte` als auch bei `werte2` um eine Referenz auf *ein und dasselbe Feld*, das wir lediglich durch zwei unterschiedliche Variablennamen ansprechen. Wenn wir also anschließend in einer Schleife den Inhalt von `werte2` verändern, verändern wir automatisch auch den Inhalt von `werte`!

```
werte2[i] = 2*werte2[i];
```

Wenn wir also eine echte Kopie unseres Feldes erstellen wollen, müssen wir ein wenig „Handarbeit" leisten. Statt der Zuweisung mit Hilfe des Operators = erzeugen wir mit **new** ein neues Feld:

```
int[] werte2 = new int[werte.length];
```

Dieses Feld soll natürlich die gleiche Länge wie das originale `werte` haben. Nun müssen wir den Inhalt des einen Feldes in das andere Feld kopieren. Hierzu gibt es verschiedene Möglichkeiten:

1. Wir lösen das Problem in einer Schleife:

```
for (int i = 0; i < werte.length; i++)
  werte2[i] = werte[i];
```

   Wir durchlaufen mit dem Parameter `i` also jedes einzelne Feldelement und übertragen die Einträge von `werte` in `werte2`.

2. Wir verwenden die vordefinierte Methode `System.arraycopy`. Diese Methode kopiert Inhalte eines Feldes in ein anderes Feld und ist wie folgt aufgebaut:

Syntaxregel

```
System.arraycopy(≪QUELLE≫,≪QUELLSTARTINDEX≫,
                 ≪ZIEL≫   ,≪ZIELSTARTINDEX≫,
                 ≪ANZAHL≫);
```

   Hierbei ist

   - ≪QUELLE≫ das Feld, von dem wir kopieren wollen (in unserem Fall `werte`).
   - ≪QUELLSTARTINDEX≫ ist die Stelle (bzw. der Index), ab der wir von unserer Quelle übertragen wollen. Da wir das gesamte Feld von Anfang an übertragen wollen, ist der Eintrag in unserem Fall 0.
   - ≪ZIEL≫ das Feld, in das wir kopieren wollen (in unserem Fall `werte2`).
   - ≪ZIELSTARTINDEX≫ ist die Stelle, ab der wir in unser Zielfeld eintragen wollen – hier also ebenfalls 0.
   - ≪ANZAHL≫ ist die Anzahl der Komponenten, die kopiert werden sollen (in unserem Fall `werte.length`, da wir, wie gesagt, unser gesamtes Feld kopieren wollen).

   Wir können unser Feld also durch folgende einfache Zeile übertragen:

```
System.arraycopy(werte,0,werte2,0,werte.length);
```

3. Wir verwenden die vordefinierte Methode `clone`, die es ermöglicht, komplette Felder zu kopieren (clonen). Da wir deren Funktionsweise und Verwendung erst verstehen können, nachdem wir uns mit objektorientierter Programmierung beschäftigt haben, wollen wir hier nur deren Namen erwähnen.

Zu beachten ist, dass unsere Mechanismen zum Kopieren von Feldern eines gemeinsam haben. Grundsätzlich werden so genannte **flache Kopien** angelegt. D. h. es werden einfach alle Feldkomponenten kopiert, ohne deren Typ zu beachten. Prinzipiell ist es nämlich möglich, dass die Feldkomponenten selbst wieder Felder (also Referenzdatentypen) sind. In diesem Fall ist entsprechend mehr zu tun, wenn man eine vollständige Kopie (auch Tiefenkopie) eines Feldes herstellen möchte. Wir werden dies im Zusammenhang mit geschachtelten (mehrdimensionalen) Feldern sehen.

6.1.5 Ein besserer Terminkalender

Wir wollen nun unser ursprüngliches Kalenderprogramm mit Hilfe von Feldern so modifizieren, dass wir es mit einem Bruchteil des bisherigen Aufwandes realisieren können. Zu diesem Zweck speichern wir die Termine in einem Feld:

```
String[] termine=new String[24];
```

Zu Beginn unseres Programms sollen alle Einträge auf den leeren String gesetzt werden. Wir bewerkstelligen dies in einer Schleife:

```
for (int i = 0; i < 24; i++)
  termine[i] = "";
```

In unserem Menü können wir die einzelnen Fälle (Termin eingeben/ausgeben) nun natürlich auch viel einfacher realisieren. Werfen wir hierzu einen Blick auf das komplette Listing:

```
import Prog1Tools.IOTools;
public class BessererKalender {
  public static void main(String[] args) {
    // Fuer jede Stunde eine Variable
    String[] termine=new String[24];
    for (int i=0;i<24;i++)
      termine[i]="";
    // Das Hauptprogramm in einer Schleife
    boolean fertig=false;
    while (!fertig) {
      // Zuerst ein Bildschirmmenue
      System.out.println("1 = Neuer Eintrag");
      System.out.println("2 = Termine ausgeben");
      System.out.println("3 = Programm beenden");
      int auswahl=IOTools.readInteger("Ihre Wahl:");
      // Nun eine Fallunterscheidung
      switch(auswahl) {
        case 1: // Termine eingeben
          int nummer=IOTools.readInteger("Wie viel Uhr?");
          if (nummer<0 | nummer>23){
            System.out.println("Eingabefehler!");
            break;
          }
          String eingabe=IOTools.readLine("Termin:");
          termine[nummer]=eingabe;   // Termin einordnen
          break;
        case 2: // Termine ausgeben
          for (int i=0;i<24;i++)
            System.out.println(i+" Uhr: "+termine[i]);
          break;
        case 3: // Programm beenden
          fertig=true;
          break;
        default: // Falsche Zahl eingegeben
          System.out.println("Eingabefehler!");
      }
    }
  }
}
```

	0 Uhr	1 Uhr	...	22 Uhr	23 Uhr
Tag 1	Schlafen	Schlafen	...	Übungsblätter	Harald Schmidt
Tag 2	Schlafen	Schlafen	...	Übungsblätter	Harald Schmidt
Tag 3	Schlafen	Schlafen	...	Stammtisch	Stammtisch
...	...	...	...	...	...
Tag 30	Party bei Mike	Party bei Mike	...	Rausch ausschlafen	Rausch ausschlafen
Tag 31	Rausch ausschlafen	Rausch ausschlafen	...	Kopfschmerzen	Kopfschmerzen

Abbildung 6.10: Terminkalender für einen ganzen Monat

Wir stellen fest, dass unser neuer Quelltext nicht einmal halb so groß ist wie das erste (umständliche) Java-Programm. Dies verdanken wir dem Umstand, dass wir unsere Daten nun mit Hilfe des Index in einem Feld ansprechen können. So nimmt etwa das Einordnen der Daten bei der Eingabe, das sich zuvor über viele Zeilen erstreckte, nun nur noch die Zeile 28 ein:

```
termine[nummer] = eingabe;
```

Ähnlich einfach ist nun die Ausgabe strukturiert (Zeile 31–32):

```
for (int i = 0; i < 24; i++)
  System.out.println(i + " Uhr: " + termine[i]);
```

Was zuvor eine Zeile pro Eintrag (also insgesamt vierundzwanzig) benötigte, lässt sich nun in einer einfachen Schleife bewerkstelligen. Wir haben unser Programm wesentlich vereinfacht.

6.1.6 Mehrdimensionale Felder

Bislang haben wir mit unserem Kalenderprogramm lediglich einen einzigen Tag verwaltet – das reicht natürlich noch lange nicht aus! Wir wollen unser Programm deshalb so erweitern, dass es einen kompletten Monat mit maximal 31 Tagen abdeckt.

Es stellt sich die Frage, wie diese maximal $24 \cdot 31 = 744$ Einträge auf dem Computer verwaltet werden sollen. Wir wollen zunächst der Einfachheit halber annehmen, dass jeder Monat genau 31 Tage habe, und natürlich wieder Felder verwenden, aber eine Definition der Form

```
String[] termine=new String[744]
```

bringt einen gewissen Nachteil mit sich: Unübersichtlichkeit. Wenn wir beispielsweise die Stunde 13 des Tages 20 ansprechen wollen, so müssen wir den Eintrag $(20-1) \cdot 24 - 1 + 13 = 468$ verwenden. Die Stunde 8 des Tages 7 wäre also Eintrag 174, Stunde 17 des Tages 28 Eintrag 664.

Wie man sieht, lässt sich zwischen Termin und Tageszeit auf den ersten Blick nur schwerlich ein Zusammenhang erstellen. Es wäre um einiges einfacher, wenn wir in Form einer Tabelle arbeiten könnten (siehe Abbildung 6.10). In die Zeilen könnten wir etwa die einzelnen Tage und in die Spalten die einzelnen Stunden eintragen.

Im Gegensatz zu unseren bisherigen Beispielen haben wir es in diesem Fall mit einem *zweidimensionalen* Problem zu tun – wir wollen unsere Daten in horizontaler

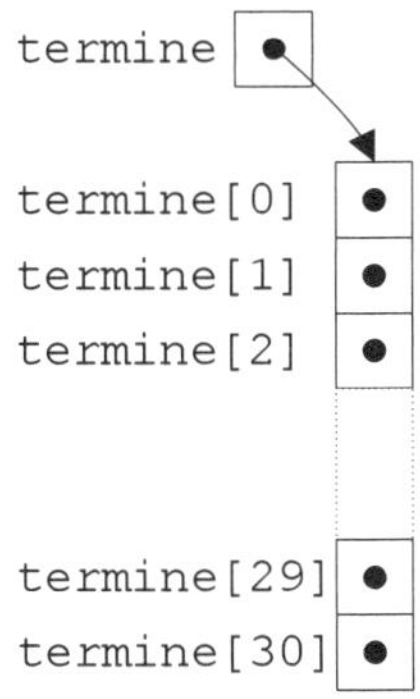

Abbildung 6.11: Initialisierung von mehrdimensionalen Feldern

(spaltenweise) und vertikaler (zeilenweise) Richtung ablegen. Zu diesem Zweck gehen wir wie folgt vor:

1. Wir erzeugen ein Feld, das unseren Terminkalender repräsentieren soll. Jeder unserer Feldeinträge soll hierbei für eine *Zeile* der Tabelle stehen.

   Für die Deklaration des Feldes erinnern wir uns an unsere Syntaxregel für Arrays:

   Syntaxregel

   ```
   ≪KOMPONENTENTYP≫ [ ] ≪VARIABLENNAME≫;
   ```

   In unserem Fall soll der Komponententyp für eine Zeile der Tabelle stehen – also für ein Feld `String[]` von Texten. Gemäß unserer Regel deklarieren wir also die Referenzvariable für ein *Feld von Feldern* durch die Zeile

   ```
   String[][] termine;
   ```

2. Im nächsten Schritt müssen wir unser Feld erzeugen und initialisieren. Hierzu verwenden wir den altbekannten **new**-Operator:

   ```
   termine=new String[31][];
   ```

   Dabei schreiben wir die Länge der ersten Dimension in die linke der beiden Klammern. Abbildung 6.11 stellt diesen Vorgang bildlich dar.

3. Wir haben nun also eine Referenz auf ein Feld der Länge 31 erzeugt. Jede Komponente dieses Feldes ist ebenfalls wieder ein Feld. Die Komponenten-Felder selbst sind aber noch nicht erzeugt worden – diesen Vorgang müssen wir noch nachholen.

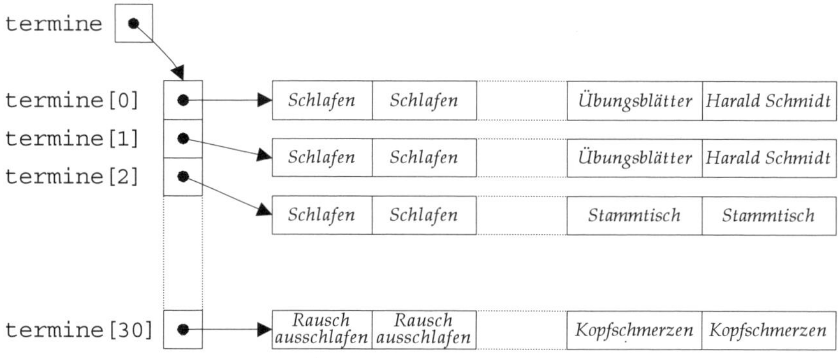

Abbildung 6.12: Felder von Feldern

Jedes unserer 31 Felder soll die 24 Termine eines Tages repräsentieren. Entsprechend müssen wir den Feldern also eine Länge von 24 Einträgen zuordnen. Ferner wollen wir jeden Eintrag mit dem leeren String initialisieren:

```
for (int i = 0; i < termine.length; i++) {
  termine[i] = new String[24];
  for (int j = 0; j < termine[i].length; j++)
    termine[i][j] = "";
}
```

Wie wir sehen, funktioniert der Zugriff auf die einzelnen Felder wie im eindimensionalen Fall. Über

```
termine[i]
```

greifen wir auf die einzelnen Felder zu, mittels

```
termine[i].length
```

erhalten wir die Länge des `i`-ten Feldes. Die einzelnen Komponenten des `i`-ten Feldes erhalten wir durch einen Zugriff der Form

```
termine[i][j]
```

Wollen wir also etwa den Eintrag am zweiten Tag (also Index 1) zur achten Stunde (Index 7) auf „Frühstück" setzen, so gelingt das durch die einfache Zuweisung

```
termine[1][7]="Fruehstueck";
```

Abbildung 6.12 zeigt unser erzeugtes Feld. Da es sich bei Arrays um Referenzdatentypen handelt, können wir uns die Struktur wie folgt vorstellen: Die Variable `termine` verweist auf ein Feld von Feldern der Länge 31 (erste Zeile der Grafik). Jede Komponente dieses Feldes verweist wieder auf ein Feld, das die Länge 24 besitzt. Die Einträge in diese Komponenten-Felder stellen die tatsächlichen Zellen unserer „Termintabelle" dar.

Mit diesen Informationen können wir nun unser Kalenderprogramm so erweitern, dass es einen kompletten Monat verarbeiten kann:

```
import Prog1Tools.IOTools;
public class MonatsKalender {
  public static void main(String[] args) {
    // Fuer jede Stunde eine Variable
    String[][] termine=new String[31][];
    // Initialisiere die einzelnen Tage
    for (int i=0;i<termine.length;i++) {
      termine[i]=new String[24];
      for (int j=0;j<termine[i].length;j++)
        termine[i][j]="";
    }
    // Das Hauptprogramm in einer Schleife
    boolean fertig=false;
    while (!fertig) {
      // Zuerst ein Bildschirmmenue
      System.out.println("1 = Neuer Eintrag");
      System.out.println("2 = Termine ausgeben");
      System.out.println("3 = Programm beenden");
      int auswahl=IOTools.readInteger("Ihre Wahl:");
      // Nun eine Fallunterscheidung
      switch(auswahl) {
        case  1: // Termine eingeben
          int tag=IOTools.readInteger("Welcher Tag?");
          if (tag<1 || tag>31) {
            System.out.println("Eingabefehler!");
            break;
          }
          int nummer=IOTools.readInteger("Wie viel Uhr?");
          if (nummer<0 || nummer>23){
            System.out.println("Eingabefehler!");
            break;
          }
          String eingabe=IOTools.readLine("Termin:");
          termine[tag-1][nummer]=eingabe;  // Termin einordnen
          break;
        case  2: // Termine ausgeben
          int t=IOTools.readInteger("Welcher Tag?");
          if (t<1 || t>31) {
            System.out.println("Eingabefehler!");
            break;
          }
          for (int i=0;i<termine[t-1].length;i++)
            System.out.println(i+" Uhr: "+termine[t-1][i]);
          break;
        case  3: // Programm beenden
          fertig=true;
          break;
        default: // Falsche Zahl eingegeben
          System.out.println("Eingabefehler!");
      }
    }
  }
}
```

Wir stellen fest, dass unser Programm kaum größer geworden ist, obwohl die Zahl unserer gespeicherten Werte von 24 auf 744 gestiegen ist. Dies wird sich im nächsten Abschnitt noch deutlicher zeigen, in dem wir unser Programm auf ein ganzes Jahr (8760 Einträge) erweitern.

6.1.7 Mehrdimensionale Felder unterschiedlicher Länge

Im letzten Abschnitt haben wir ein zweidimensionales Feld (ein Feld von Feldern) erzeugt, indem wir

1. eine Variable in der Form

   ```
   String[][] termine;
   ```

   vereinbart,

2. unser Feld in der ersten Dimension durch

   ```
   termine = new String[31][];
   ```

   erzeugt und

3. in der zweiten Dimension Felder mit Hilfe einer Schleife

   ```
   for (int i = 0; i < termine.length; i++) {
     termine[i] = new String[24];
     for (int j = 0; j < termine[i].length; j++)
       termine[i][j] = "";
   }
   ```

   erzeugt haben.

Tatsächlich hätten wir uns einen Großteil dieser Arbeit ersparen können – folgende Zeile bewirkt exakt das Gleiche:

```
String[][] termine = new String[31][24];
```

Obige Zeile erzeugt ein zweidimensionales Feld, das in der ersten Dimension eine Länge von 31 Einträgen und in der zweiten Dimension eine Länge von 24 Einträgen besitzt. Wir können also den `new`-Operator direkt einsetzen, um mehrdimensionale Felder zu erzeugen. Dies funktioniert allerdings nur bei „rechteckigen" Arrays, also Feldern, die nur aus Zeilen gleicher Länge bestehen.
Dass wir es in der Praxis oft nicht mit diesem Fall zu tun haben, zeigt sich schon bei unserem einfachen Terminkalender. Erweitern wir unseren Kalender nämlich so, dass er ein ganzes Jahr verwalten kann, stoßen wir auf das Problem, dass nicht jeder Monat die gleiche Zahl von Tagen besitzt. So hat der Februar etwa 28 Tage[5], Januar oder Dezember jedoch einunddreißig.
Wir wollen hier natürlich nicht noch einmal das gesamte Kalenderprogramm neu entwickeln (vgl. die Übungsaufgaben). Interessant ist jedoch die Frage, wie wir unsere Daten in einem Feld am besten speichern können.

[5] Wir lassen Schaltjahre einmal außen vor.

Es dürfte wohl relativ offensichtlich sein, dass wir ein dreidimensionales Feld verwenden wollen, das die Einträge nach Monat, Tag und Uhrzeit getrennt speichert:

```
String[][][] termine;
```

Nun müssen wir unser Feld lediglich noch erzeugen. Die einfachste Möglichkeit ist es hierbei, die Belegung Monat für Monat anzugehen:

```
termine = new String[12][][];
termine[0]  = new String[31][24];  // Januar
termine[1]  = new String[28][24];  // Februar
termine[2]  = new String[31][24];  // Maerz
termine[3]  = new String[30][24];  // April
termine[4]  = new String[31][24];  // Mai
termine[5]  = new String[30][24];  // Juni
termine[6]  = new String[31][24];  // Juli
termine[7]  = new String[31][24];  // August
termine[8]  = new String[30][24];  // September
termine[9]  = new String[31][24];  // Oktober
termine[10]= new String[30][24];  // November
termine[11]= new String[31][24];  // Dezember
```

In der ersten Zeile haben wir also das Feld in der ersten Dimension belegt – mit zwölf Einträgen, die jeweils auf ein zweidimensionales Feld verweisen sollen. Diese zwölf Felder erzeugen wir nun „von Hand" mit dem **new**-Operator. Das können wir problemlos tun, da wir für jeden Monat die Anzahl der zur Verfügung stehenden Tage kennen.
Eine andere Schreibweise wäre die Verwendung eines Initialisierers. Folgende Schreibweise ist äquivalent zu obigen Zeilen:

```
String[][][] termine={
  new String[31][24], // Januar
  new String[28][24], // Februar
  new String[31][24], // Maerz
  new String[30][24], // April
  new String[31][24], // Mai
  new String[30][24], // Juni
  new String[31][24], // Juli
  new String[31][24], // August
  new String[30][24], // September
  new String[31][24], // Oktober
  new String[30][24], // November
  new String[31][24]  // Dezember
};
```

Hierbei ist es eher eine Frage des persönlichen Geschmacks, welche Schreibweise zu bevorzugen ist.
In beiden Fällen müssen wir unser Feld jedoch noch mit Startwerten (dem leeren String) belegen. Dies können wir nun mit Hilfe von drei verschachtelten Schleifen erledigen:

```
for (int i = 0; i < termine.length; i++)
  for (int j = 0; j < termine[i].length; j++)
    for (int k = 0; k < termine[i][j].length; k++)
      termine[i][j][k] = "";
```

Hierbei ist es egal, dass das Feld in der zweiten Dimension (den Tagen pro Monat) unterschiedlich lang ist, denn wir bestimmen die Länge aus dem jeweils zugeordneten Wert `termine[i].length`.

6.1.8 Vorsicht, Falle: Kopieren von mehrdimensionalen Feldern

In Abschnitt 6.1.4 hatten wir bereits gesehen, dass man sich beim Kopieren von Feldern stets der Tatsache bewusst sein muss, dass es sich bei Feldvariablen um Referenzvariablen handelt. Wollen wir also eine Kopie unseres Terminkalenders `termine` aus Abschnitt 6.1.5 erstellen, um darin einige Einträge abzuändern, so kann dies nicht einfach nur mit den Anweisungen

```
String[][] nochmalTermine = new String[31][24];
nochmalTermine = termine; // Referenzkopie von termine
```

erfolgen. Wir erzeugen damit zwar zunächst ein neues zweidimensionales Feld, das von `nochmalTermine` referenziert wird, doch wir überschreiben diese Referenz auf das neue Feld sogleich mit einer Referenzkopie von `termine`. Beide Variablen referenzieren somit das gleiche Feld. Eine Zuweisung der Form

```
nochmalTermine[1][7] = "Schwimmen";
```

würde daher nicht nur in unserem vermeintlich neuen, kopierten Terminkalender `nochmalTermine` unseren ursprünglichen Frühstückstermin überschreiben, sondern auch den in `termine[1][7]` gespeicherten. Wir greifen schließlich aufgrund der beiden identischen Referenzen `termine` und `nochmalTermine` auf den gleichen Speicherplatz zu.
Auch mit einer flachen Kopie in der Form

```
String[][] nochmalTermine = new String[31][24];
for (int i = 0; i < termine.length; i++)
  nochmalTermine[i] = termine[i];  // Flache Kopie von termine
```

hat sich an dieser Situation nichts verändert, denn nach wie vor verweisen die Referenzen `nochmalTermine[i]` und `termine[i]` auf die gleichen Felder (vergleiche Abbildung 6.12). Die Zuweisung

```
nochmalTermine[1][7] = "Schwimmen";
```

hätte immer noch den „Seiteneffekt", dass auch in `termine[1][7]` der Eintrag `Schwimmen` gespeichert wäre.
Erst mit einer Tiefenkopie, die alle Dimensionen unseres Feldes vollständig behandelt, z. B. in der Form

```
String[][] nochmalTermine = new String[31][24];
for (int i = 0; i < termine.length; i++) {
  for (int j = 0; j < termine[i].length; j++)
    nochmalTermine[i][j] = termine[i][j];
}
```

schaffen wir die Voraussetzung dafür, dass wir in unserer Terminkalender-Kopie `nochmalTermine` unter `nochmalTermine[1][7]` einen anderen Wert (z. B. `Schwimmen`) abspeichern können, ohne den Wert von `termine[1][7]` (ursprünglich `Fruehstueck`) zu verändern.

6.1.9 Vereinfachte `for`-Schleifen-Notation

Bei der Programmierung von **`for`**- oder anderen Schleifen, insbesondere in Zusammenhang mit Feldern, muss man stets sorgfältig mit den Indexausdrücken und -grenzen umgehen, da man sich sonst leicht Laufzeitfehler bei der Überschreitung der Indexbereiche einhandelt. Seit Java 5.0 gibt es, wie bereits erwähnt, eine vereinfachte Notation für **`for`**-Schleifen, die sich dieser Problematik annimmt. Der Kopf der **`for`**-Schleife kann nun gemäß der Syntax

Syntaxregel

```
for («TYP» «VARIABLENNAME» : «AUSDRUCK»)
```

formuliert werden. Beginnen wir beispielsweise für ein **`int`**-Feld `w` der Länge 5 eine Schleife mit

```
for (int x : w)
```

so können wir das als *„für jedes* `x` *in* w*"* lesen. Das heißt, die Variable `x` nimmt nacheinander die Werte von `w[0]`, `w[1]`, `w[2]`, `w[3]` und `w[4]` an, ohne dass wir uns explizit um die Indizes kümmern müssen. In unserem Programm

```
public class Schleifen {
  public static void main(String[] args) {
    int[] werte = {1, 2, 3, 4, 5, 6, 7, 8, 9, 10};

    // Traditionelle Schleifen-Notation
    int summe = 0;
    for (int i=0; i<werte.length; i++)
      summe = summe + werte[i];

    System.out.println("Summe: " + summe);

    // Neue, vereinfachte Schleifen-Notation
    summe = 0;
    for (int x : werte)
      summe = summe + x;

    System.out.println("Summe: " + summe);
  }
}
```

haben wir beispielhaft die übliche und die neue Schleifen-Notation eingesetzt, um die Summe aller Feldkomponenten des **`int`**-Feldes `werte` zu berechnen.
Auch im Falle mehrdimensionaler Felder eliminiert die erweiterte bzw. vereinfachte **`for`**-Schleifen-Notation den möglicherweise lästigen Umgang mit den Index-Grenzen und Komponenten-Zugriffen. Dies unterstreicht das Programm

```
public class MehrSchleifen {
  public static void main(String[] args) {
    // Zweidimensionale Matrix mit Zeilen unterschiedlicher
    // Laenge (hier speziell eine Dreiecksmatrix)
```

```
    int[][] matrix = {{1},
                      {2, 3},
                      {4, 5, 6},
                      {7, 8, 9, 10}};

    // Summation der Elemente mit traditioneller Schleifen-Notation
    int summe = 0;
    for (int i=0; i<matrix.length; i++)
      for (int j=0; j<matrix[i].length; j++)
        summe = summe + matrix[i][j];

    System.out.println("Summe: " + summe);

    // Summation der Elemente mit vereinfachter Schleifen-Notation
    summe = 0;
    for (int[] zeile : matrix)
      for (int element : zeile)
        summe = summe + element;

    System.out.println("Summe: " + summe);
  }
}
```

in dem wir mit einem zweidimensionalen Feld `matrix` in Form einer Dreiecksmatrix (also einer Matrix, deren erste Zeile die Länge 1, deren zweite Zeile die Länge 2 usw. hat) arbeiten. Die Summe aller Matrix-Elemente haben wir auch hier wieder sowohl mit der herkömmlichen als auch mit der neuen Schleifen-Notation programmiert. In letzterer Variante liest bzw. schreibt sich die geschachtelte Summations-Schleife wiederum sehr einfach als *„Für jede Zeile der Matrix und für jedes Element der Zeile erhöhe die Summe um den Wert des Elements“*. Zu beachten ist natürlich, dass die Zeilen jeweils eindimensionale Felder mit Komponententyp **`int`** sind.

Generell ist zu sagen, dass nach dem Doppelpunkt in der neuen Schleifen-Notation nicht nur ein Feld verwendet werden kann. Prinzipiell darf dort eine Referenz auf ein beliebig strukturiertes Objekt stehen. Voraussetzung ist allerdings, dass dieses die Schnittstelle `Iterable` implementiert. Damit ist diese Notation auch im Zusammenhang mit den so genannten Collections und Iteratoren aus der Java-Klassenbibliothek einsetzbar, auf die wir aber erst in Band 2 eingehen werden. Was genau eine Schnittstelle ist, werden wir in Abschnitt 11.6 erfahren.

6.1.10 Zusammenfassung

Wir haben ein Problem (den Terminkalender) kennen gelernt, in dem wir sehr viele Werte „tabellarisch“ verarbeiten müssen. Zu diesem Zweck haben wir die Felder kennen gelernt – ein programmiertechnisches Konstrukt, mit dessen Hilfe wir ein- und mehrdimensionale „Tabellen“ von Werten beliebigen Typs erzeugen können. Hierbei sind auch Felder von Feldern möglich, denn auf diese Art werden mehrdimensionale Felder in Java realisiert.

Wir haben uns hierbei insbesondere auch mit der Initialisierung der Felder be-

schäftigt und den **new**-Operator sowie Feld-Initialisierer kennen gelernt. Für den mehrdimensionalen Fall haben wir Schleifen verwendet und Operator und Initialisierer miteinander kombiniert.
Felder gehören zur Klasse der so genannten Referenzdatentypen, also Typen, auf die in den Variablen nur durch eine Referenz verwiesen wird. Wir haben festgestellt, dass wir bei der Zuweisung unter Feldvariablen deshalb nur eine Referenzkopie erhalten. Mit Hilfe von Schleifen oder des Befehls `System.arraycopy` haben wir jedoch Möglichkeiten kennen gelernt, dieses Problem zumindest in der ersten Felddimension zu umgehen (flache Kopie). Außerdem haben wir gesehen, wie wir eine Tiefenkopie für mehrdimensionale Felder programmieren können und wie hilfreich die vereinfachte **for**-Schleifen-Notation sein kann.

6.1.11 Übungsaufgaben

Aufgabe 6.1

a) In Java müssen Felder *deklariert* und *erzeugt* werden. Was versteht man darunter?

b) Geben Sie drei verschiedene Wege an, mit denen ein Feld erzeugt werden kann.

c) Wie greift man auf die einzelnen Elemente eines Feldes zu, und welche Indizes sind erlaubt? Welchen Index hat insbesondere das letzte Element eines Feldes? Was geschieht bei einem unzulässigen Index?

d) Gegeben seien die etwas unschönen Deklarationen

```
byte a; byte[] aReihe, aZeile, aMatrix[];
byte b, bReihe[], bZeile[], bMatrix[][];
```

Bringen Sie diese in eine übersichtliche Form (Dreizeiler), bei der man die verschiedenen Datentypen wesentlich besser erkennen kann.

e) Gegeben sei die Deklaration/Erzeugung

```
int[][][][] Feld = new int[6][10][8][];
```

Ergänzen Sie deren (noch unvollständige) alternative Form

```
int[][][][] Feld = new int[6][][][];
for (int d1 = 0; d1 < ___________; d1++) {
  Feld[d1] = new _____________;
  for (int d2 = 0; d2 < _______________; d2++) {
    Feld[d1][d2] = new __________;
  }
}
```

Aufgabe 6.2

Gegeben seien zwei Felder `a` und `b` vom Typ `int[]`.

a) Warum kann man die beiden Felder `a` und `b` nicht mittels `a == b` vergleichen?

b) Wie könnte ein Programmstück aussehen, das beide Felder miteinander vergleicht? Dabei seien zwei Felder genau dann gleich, wenn sie die gleiche Länge haben und alle ihre Komponenten paarweise übereinstimmen.

Aufgabe 6.3

Schreiben Sie ein Kalenderprogramm, das Termine für die Jahre 2000 bis 2009 verwaltet. Verwenden Sie hierzu ein vierdimensionales Feld und berücksichtigen Sie auch Schaltjahre.

Aufgabe 6.4

Schreiben Sie ein Programm, das zuerst Zahlen von der Tastatur einliest, diese dann der Größe nach sortiert und auf dem Bildschirm ausgibt. Setzen Sie dazu folgenden Algorithmus um:

a) Lesen Sie die Anzahl der zu sortierenden Zahlen in die **`int`**-Variable `count` ein.

b) Erzeugen Sie ein eindimensionales **`int`**-Feld `zahl` mit `count` Elementen.

c) Lesen Sie die Elemente des Feldes von der Tastatur ein.

d) Verwenden Sie den Befehl `Arrays.sort`, um das Feld zu sortieren. Heißt das Feld beispielsweise `zahlenFeld`, so würde die Sortierung mit

```
java.util.Arrays.sort(zahlenFeld)
```

vonstatten gehen.

e) Geben Sie nun die Elemente des Feldes auf dem Bildschirm aus.

Ein typischer Programmablauf:

Konsole

```
Wie viele Zahlen willst Du sortieren? 6
1. Zahl: 86
2. Zahl: 47
3. Zahl: 22
4. Zahl: 58
5. Zahl: 61
6. Zahl: 12
12 22 47 58 61 86
```

Aufgabe 6.5

Ein magisches Quadrat ist eine Tabelle mit n Zeilen und n Spalten, gefüllt mit den ersten n^2 natürlichen Zahlen (beginnend mit 1), wobei die Summe der Zahlen in jeder Zeile, Spalte und Diagonale gleich ist.
Beispiel für ein magisches Quadrat ($n = 5$):

3	16	9	22	15
20	8	21	14	2
7	25	13	1	19
24	12	5	18	6
11	4	17	10	23

Schreiben Sie ein Programm, das ein magisches Quadrat der Größe $n \times n$ erzeugt und auf dem Bildschirm ausgibt. Gehen Sie dabei wie folgt vor:

a) Im Eingabeteil soll zunächst eine ganze Zahl in die anfangs mit `0` initialisierte **`int`**-Variable `n` eingelesen werden. Dies soll eventuell wiederholt geschehen, bis sichergestellt ist, dass der Wert von `n` größer als `2`, kleiner als `10` und ungerade ist.

b) Deklarieren und erzeugen Sie ein zweidimensionales **`int`**-Feld der Größe `n` × `n`.

c) Definieren Sie eine **`int`**-Variable `zeile` und initialisieren Sie diese mit dem (ganzzahligen!) Wert $\frac{n}{2}$.

d) Definieren Sie eine **`int`**-Variable `spalte` und initialisieren Sie diese mit dem Wert $\frac{n}{2} + 1$ (ganzzahlige Division!).

e) Initialisieren Sie eine **`int`**-Variable `i` mit dem Wert `1` und wiederholen Sie die folgenden Schritte, solange `i` kleiner oder gleich `n` · `n` ist:

- Weisen Sie dem Element an der Stelle `[zeile][spalte]` des Feldes `quad` den Wert `i` zu.
- Erhöhen Sie `spalte` um `1`, erniedrigen Sie `zeile` um `1`.
- Wenn `zeile` kleiner als `0` ist, weisen Sie `zeile` den Wert `n-1` zu.
- Wenn `spalte` gleich `n` ist, weisen Sie `spalte` den Wert `0` zu.
- Wenn das Element an Stelle `[zeile][spalte]` des Feldes nicht den Wert `0` hat, führen Sie folgende Schritte durch:
  - Erhöhen Sie `zeile` und `spalte` jeweils um `1`.
  - Wenn `zeile` gleich `n` ist, weisen Sie `zeile` den Wert `0` zu.
  - Wenn `spalte` gleich `n` ist, weisen Sie `spalte` den Wert `0` zu.
- Erhöhen Sie `i` um `1`.

f) Überlegen Sie sich, wie eine geeignete Bildschirmausgabe des magischen Quadrates aussehen könnte, und realisieren Sie diese.

Ein typischer Programmablauf:

```
Konsole
Ungerade Zahl zwischen 1 und 10: 3
  2  7  6
  9  5  1
  4  3  8
```

6.2 Klassen

Neben unserem Terminkalender benötigen wir für die Arbeit am Computer auch eine funktionierende Adressverwaltung. Zu diesem Zweck wollen wir ein Java-Programm schreiben, in dem für jede zu verwaltende Person

- Name
- Adresse (Straße und Wohnort)
- E-Mail und
- ein zusätzlicher Kommentar

hinterlegt werden kann.
Für den Anfang wollen wir bis zu zwanzig Adressen verwalten. Mit unserem Wissen aus Abschnitt 6.1 könnten wir dies mit Hilfe von Feldern realisieren:

```
String[] name       = new String[20];
String[] strasse    = new String[20];
String[] wohnort    = new String[20];
String[] mail       = new String[20];
String[] kommentar  = new String[20];
```

Wollen wir nun etwa in den dritten Datensatz eine Adresse eintragen, so können wir dies durch einfache Zuweisungen tun:

```
name[2]      = "Klausi Klausenbacher";
strasse[2]   = "Am Hutzenweg 23";
wohnort[2]   = "12345 Musterbach";
mail[2]      = "klausenbacher@musterbach-online.de";
kommentar[2] = "Schwippschwager zweiten Grades";
```

Schon an diesem Punkt müssen wir feststellen, dass durch die Verwaltung *eines* Datensatzes in *mehreren* Feldern viel Übersichtlichkeit verloren geht. Dieser Effekt verstärkt sich sogar noch, wenn wir mit mehreren Datensätzen zugleich operieren müssen. Wollen wir etwa die Datensätze 2 und 7 miteinander vertauschen (weil wir zum Beispiel die Adressen alphabetisch sortieren), so ist dies mit einigem Aufwand verbunden:

```
String zw;                  // Zwischenspeicher
zw=name[2];                 // vertausche den Namen;
name[2]=name[7];
name[7]=zw;
zw=strasse[2];              // vertausche die Strassen
strasse[2]=strasse[7];
strasse[7]=zw;
zw=wohnort[2];              // vertausche Wohnort
wohnort[2]=wohnort[7];
wohnort[7]=zw;
zw=mail[2];                 // vertausche Mail-Adressen
mail[2]=mail[7];
mail[7]=zw;
zw=kommentar[2];            // vertausche Kommentar
kommentar[2]=kommentar[7];
kommentar[7]=zw;
```

Wie wir sehen, sind schon einfache Operationen auf unseren Daten nur mit großem Aufwand zu bewerkstelligen. Dies liegt daran, dass die Daten in verschiedenen Feldern abgespeichert sind. Wir werden aus diesem Grunde ein Konstrukt kennen lernen, mit dem wir *verschiedene Werte* (hier etwa Name, Adresse und Kommentar) zu *einem Datum* zusammenfassen können.

6.2.1 Was sind Klassen?

Unter einer **Klasse** verstehen wir einen selbst definierten Datentyp, der dazu verwendet werden kann, neue Strukturen zu modellieren. Grundsätzlich kann man Klassen als eine Sammlung von Variablen *verschiedener Typen* verstehen. Im Rahmen der objektorientierten Programmierung werden wir später auch Klassen kennen lernen, die neben Variablen auch Methoden (z. B. zur Manipulation des Inhalts dieser Variablen) enthalten.
Klassen können sowohl in eigenständigen Programmdateien als auch innerhalb eines zu schreibenden Programms definiert werden. Wir werden uns in diesem Abschnitt hauptsächlich mit letztgenanntem Prinzip, den so genannten **inneren Klassen**, befassen.
Klassen können also verwendet werden, um verschiedene Variablen (die Komponenten der Klasse) zu bündeln und zu einem Datentyp zusammenzufassen. Wir bezeichnen diese **Komponentenvariablen** in unserem Fall als die so genannten **Instanzvariablen**. Eine konkrete Realisierung einer Klasse (etwa eine Adresse in unserer Adressverwaltung) bezeichnen wir als **Instanz** der Klasse oder als **Objekt**. Wir werden in den folgenden Abschnitten die Definition und den Umgang mit derartigen Objekten kennen lernen.
Anzumerken bleibt, dass wir eine Komponentenvariable auch so deklarieren können, dass ihr Wert in allen Instanzen (Objekten) der Klasse gleich ist, indem wir sie mit dem Schlüsselwort **`static`** deklarieren. Eine solche Komponentenvariable nennt man **Klassenvariable**. Wir werden uns mit dieser Art von Variablen im Rahmen von Abschnitt 10.3.1 nochmals intensiver beschäftigen.

Adresse	
name:	String
strasse:	String
hausnummer:	int
postleitzahl:	int
wohnort:	String
mail:	String
kommentar:	String

Abbildung 6.13: Die Klasse `Adresse`

6.2.2 Deklaration und Instantiierung von Klassen

Wir beginnen damit, unsere obigen Adressdaten in einer Klasse namens `Adresse` zusammenzufassen. Instanzen unserer Klasse sollen

- Name, Straße, Wohnort, Mail und Kommentar in Form von `Strings` und
- Hausnummer und Postleitzahl als ganzzahlige Nummern (**`int`**) speichern.

Wenn wir diese Daten in grafischer Form darstellen wollten, könnte dies wie in Abbildung 6.13 geschehen. Diese Form des grafischen Entwurfs wird als **Klassendiagramm** bezeichnet und wird in den fortgeschrittenen Kapiteln immer wieder auftauchen. Die Visualisierung zeigt uns die verschiedenen Komponenten, die wir in unserem neuen Datentyp `Adresse` zusammenfassen. Es stellt sich nunmehr die Frage, wie wir dies in Java realisieren.
Wenn wir also in unserem Programm (das ja selbst in Form einer Klasse gegeben ist) eine eigene Klasse deklarieren wollen, so können wir dies wie folgt tun:

Syntaxregel

```
public static class ≪KLASSENNAME≫ { // innere Klasse
  ≪VARIABLENDEKLARATION≫
  .
  .
  .
  ≪VARIABLENDEKLARATION≫
}
```

In unserem Fall lautet der Klassenname `Adresse` und die einzelnen Variablen sind im Klassendiagramm angegeben. Unsere Klassendeklaration sieht also wie folgt aus:

```
public static class Adresse {
  public String name;
```

```
    public String strasse;
    public int    hausnummer;
    public int    postleitzahl;
    public String wohnort;
    public String mail;
    public String kommentar;
}
```

In der `main`-Methode unseres Programms wollen wir nun mit dieser Klasse arbeiten. Zuerst wollen wir aus dieser Klasse ein einzelnes Objekt erzeugen – man spricht hier von einer **Instantiierung**. Hierbei stellen wir fest, dass sich dieser Vorgang ähnlich wie bei Feldern (siehe 6.1.2) mit Hilfe des **`new`**-Operators bewerkstelligen lässt:

Syntaxregel

```
≪INSTANZNAME≫ = new ≪KLASSENNAME≫ ();
```

Wenn wir in unserem Falle also eine Variable namens `adr` erzeugen und dieser eine Instanz der Klasse `Adresse` zuweisen wollen, gelingt dies durch die folgenden Zeilen:

```
Adresse adr;
adr=new Adresse();
```

Der **`new`**-Operator wird also nicht nur verwendet, um Felder zu erzeugen; er findet seine Anwendung auch bei Klassen.[6] Anstelle der Dimensionsangabe (in den eckigen Klammern) verwenden wir hier jedoch lediglich ein Paar runder Klammern. Wir werden im fortgeschrittenen Teil erfahren, was es mit diesen Klammern auf sich hat.
Grafisch können wir uns die jetzige Situation durch Abbildung 6.14 veranschaulichen. Da es sich bei Klassen wieder um Referenzdatentypen handelt, wird in der Variablen `adr` lediglich eine Referenz auf den Speicherbereich abgelegt, in dem sich in unserem Fall die Namen und die Inhalte der zum instantiierten Objekt gehörenden Variablen befinden.

6.2.3 Komponentenzugriff bei Objekten

Nachdem wir nun aus der reinen Klassenbeschreibung (sozusagen unserem „Bauplan") eine Instanz (bzw. ein Objekt) gebildet haben, wollen wir natürlich auch Zugriff auf die einzelnen Instanzvariablen haben. Welchen Sinn hat etwa die Variable `wohnort`, wenn wir in diese nicht den Ort eintragen können, in dem unsere Zielperson wohnt? Wir lernen aus diesem Grund, dass der Zugriff auf Instanzvariablen zukünftig in der Form

[6] Tatsächlich ist der Operator für Felder eine spezialisierte Version dieses „neuen" `new`-Operators, da Felder in Java ebenfalls durch Objekte realisiert werden.

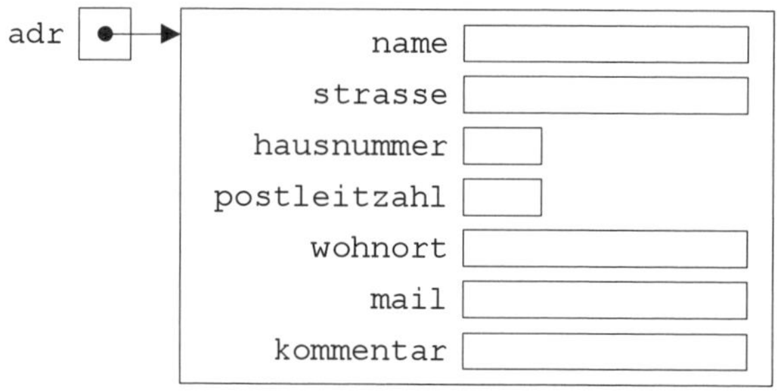

Abbildung 6.14: Erzeugen des durch `adr` referenzierten Objekts

Syntaxregel

```
≪OBJEKTNAME≫.≪VARIABLENNAME≫
```

erfolgt. Wollen wir also unserem Objekt `adr` etwa einen Wohnort zuweisen, so geschieht dies durch die Zeile

```
adr.wohnort="Musterbach";
```

Umgekehrt können wir dieses Datum ebenso auch wieder auslesen und etwa auf dem Bildschirm ausgeben:

```
System.out.println(adr.wohnort);
```

Wir erinnern uns an den Zugriff auf die Länge von Feldern durch die „`.length`"-Schreibweise und stellen fest, dass sich diese Form des Zugriffs hiervon nicht unterscheidet.

6.2.4 Ein erstes Adressbuch

Beginnen wir nun, unser Adressbuch in Java zu realisieren. Der Einfachheit halber beginnen wir zuerst mit der Verwaltung *einer* Adresse. Wir werden im weiteren Verlauf des Kapitels sehen, dass die Erweiterung auf mehrere Adressen nur wenig Mehraufwand bedeutet.
Prinzipiell gehen wir wie in 6.1.5 vor, das heißt, wir behandeln die verschiedenen Anwendungsfälle (Adresse eingeben, Adresse auslesen, Programm beenden) in einem **`switch`**-Block. Die zu verwaltende Adresse sichern wir in einem Objekt namens `adr`, das wir mit der Zeile

```
Adresse adr      = new Adresse();
```

erzeugen.
Die Zugriffe auf die einzelnen Instanzvariablen erfolgen nun wie im letzten Abschnitt beschrieben, d. h. wir können die Daten direkt von der Tastatur einlesen

bzw. auf dem Bildschirm ausgeben. So verläuft die Eingabe einer gültigen Adresse etwa wie folgt:

```
case 1: // Adresse eingeben
  adr.name        =IOTools.readLine    ("Name       : ");
  adr.strasse     =IOTools.readLine    ("Strasse    : ");
  adr.hausnummer  =IOTools.readInteger("Hausnummer: ");
  adr.wohnort     =IOTools.readLine    ("Wohnort    : ");
  adr.postleitzahl=IOTools.readInteger("PLZ        : ");
  adr.mail        =IOTools.readLine    ("E-Mail     : ");
  adr.kommentar   =IOTools.readLine    ("Kommentar  : ");
  break;
```

Wir sehen, dass wir die einzelnen zu einem Datensatz gehörenden Variablen auch weiterhin problemlos ansprechen können. Unser komplettes Programm sieht in diesem einfachen Fall also wie folgt aus:

```
import Prog1Tools.IOTools;

public class AdressBuch_v1 {

  // Die Adressdaten werden in einer Klasse zusammengefasst
  public static class Adresse {
    public String name;
    public String strasse;
    public int    hausnummer;
    public int    postleitzahl;
    public String wohnort;
    public String mail;
    public String kommentar;
  }

  // das eigentliche Hauptprogramm
  public static void main(String[] args) {
    // Benoetigte Variablen
    Adresse adr      = new Adresse();
    boolean fertig=false;
    // Starte das Programm mit einer huebschen Ausgabe
    System.out.println("================");
    System.out.println("Adressverwaltung");
    System.out.println("================");
    // Schleifenbeginn
    while (!fertig) {
      // Menue
      System.out.println(" ");
      System.out.println("1 = Adresseingabe");
      System.out.println("2 = Adressausgabe");
      System.out.println("3 = Programm beenden");
      int auswahl=IOTools.readInteger("Ihre Wahl:");
      // Fallunterscheidung
      switch(auswahl) {
        case 1: // Adresse eingeben
          adr.name        =IOTools.readLine    ("Name       : ");
          adr.strasse     =IOTools.readLine    ("Strasse    : ");
          adr.hausnummer  =IOTools.readInteger("Hausnummer: ");
          adr.wohnort     =IOTools.readLine    ("Wohnort    : ");
```

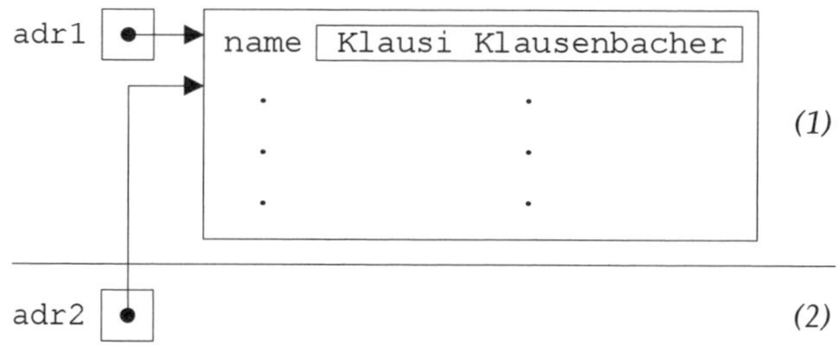

Abbildung 6.15: Klassen als Referenzdatentyp

```
          adr.postleitzahl=IOTools.readInteger("PLZ        : ");
          adr.mail        =IOTools.readLine   ("E-Mail     : ");
          adr.kommentar   =IOTools.readLine   ("Kommentar : ");
          break;
        case 2: // Adresse ausgeben
          System.out.println(adr.name);
          System.out.println(adr.strasse+" "+adr.hausnummer);
          System.out.println(adr.postleitzahl+" "+adr.wohnort);
          System.out.println("E-Mail: "+adr.mail);
          System.out.println("KOMMENTAR: "+adr.kommentar);
          break;
        case  3: // Programm beenden
          fertig=true;
          break;
        default: // Falsche Zahl eingegeben
          System.out.println("Eingabefehler!");
      }
    } // Schleifenende
  } // Ende des Hauptprogramms
} // Ende des Programms
```

Wir werden in den nächsten Abschnitten versuchen, dieses Prinzip auf die Verwaltung eines ganzen Feldes von Adressen auszuweiten.

6.2.5 Klassen als Referenzdatentyp

Bevor wir unser Programm auf mehr als eine Adresse erweitern, wollen wir zuerst einen Blick auf die Rolle von Klassen als Referenzdatentypen werfen. Wie Felder werden auch Instanzen (Objekte) einer Klasse nicht direkt an einen Variablennamen gebunden. Die Objekt-Variable speichert lediglich eine **Referenz** auf das Objekt. Wenn wir also etwa mit den Zeilen

```
Adresse adr1=new Adresse();
adr1.name="Klausi Klausenbacher";
```

ein Adressobjekt erzeugen und dessen Komponente `name` auf „Klausi Klausenbacher" setzen, so erhalten wir mit der Variable `adr1` also lediglich einen Verweis auf das Objekt (vgl. Abbildung 6.15(1)). Würden wir eine zweite Variable mit einer Zuweisung in der Form

```
Adresse adr2=adr1;
```

initialisieren, so erhielten wir lediglich einen weiteren Verweis auf *ein und dasselbe Objekt* (siehe Abbildung 6.15(2)). Der Zuweisungsoperator kopiert also auch hier nur die Referenzen, nicht die tatsächlichen Objekte selbst!
Welche Konsequenz ergibt sich somit für unsere weitere Arbeit? Auf den ersten Blick scheint es keinen sonderlichen Unterschied zu machen, ob unsere Objekte referenziert werden oder nicht. Wie wir im Folgenden jedoch feststellen werden, lassen sich gewisse Abläufe durch den Referenzcharakter wesentlich vereinfachen:
Wir wollen unser Adressprogramm mit möglichst wenig Aufwand so erweitern, dass es statt einer *zwei* Adressen verwaltet. Hierzu schaffen wir zwei Objekte, die wir durch die Variablennamen `adr0` und `adr1` referenzieren:

```
Adresse adr0=new Adresse();
Adresse adr1=new Adresse();
```

Nun war es in unserem vorigen Programm (siehe Abschnitt 6.2.4) so, dass sämtliche Operationen (Ein- und Auslesen von Adressen) auf der Variablen `adr` ausgeführt wurden. Wie können wir das Programm so anpassen, dass es sowohl mit `adr0` als auch mit `adr1` arbeitet?
An dieser Stelle kommen uns eben die Referenzen zugute: Um etwa Daten aus dem Objekt `adr0` auszulesen, setzen wir einfach die Referenzen neu:

```
Adresse adr=adr0;
```

Auf diese Art und Weise verweisen `adr` und `adr0` auf dasselbe Objekt. Wenn wir also zum Beispiel durch den Befehl

```
adr.postleitzahl=IOTools.readInteger("PLZ        : ");
```

den Postleitzahleintrag von `adr` neu setzen, setzen wir damit automatisch auch den Eintrag von `adr0`. Wollen wir uns stattdessen um die Daten aus `adr1` kümmern, so müssen wir lediglich die Referenz neu setzen:

```
int n=IOTools.readInteger("Neue Adressennummer "
                          +"(zwischen 0 und 1):");
adr=(n==0)?adr0:adr1;
```

Diese Zeilen können wir etwa in den **`switch`**-Block unseres alten Programms einbauen und unser Menü somit um einen weiteren Auswahlpunkt („aktuelle Adresse wechseln") erweitern. Die anderen Programmteile können wir direkt übernehmen, da sie sich allesamt mit der (von uns angepassten) Referenz `adr` befassen. Unser erweitertes Listing unterscheidet sich somit kaum von den auf Seite 151 dargestellten Zeilen:

```
import Prog1Tools.IOTools;

public class AdressBuch_v2 {

  // Die Adressdaten werden in einer Klasse zusammengefasst
  public static class Adresse {
```

```java
    public String name;
    public String strasse;
    public int    hausnummer;
    public int    postleitzahl;
    public String wohnort;
    public String mail;
    public String kommentar;
  }

  // das eigentliche Hauptprogramm
  public static void main(String[] args) {
    // Benoetigte Variablen
    Adresse adr0=new Adresse();
    Adresse adr1=new Adresse();
    Adresse adr=adr0;
    boolean fertig=false;
    // Starte das Programm mit eines huebschen Ausgabe
    System.out.println("================");
    System.out.println("Adressverwaltung");
    System.out.println("================");
    // Schleifenbeginn
    while (!fertig) {
      // Menue
      System.out.println(" ");
      System.out.println("1 = Adresseingabe");
      System.out.println("2 = Adressausgabe");
      System.out.println("3 = aktuelle Adresse wechseln");
      System.out.println("4 = Programm beenden");
      int auswahl=IOTools.readInteger("Ihre Wahl:");
      // Fallunterscheidung
      switch(auswahl) {
        case 1: // Adresse eingeben
          adr.name        =IOTools.readLine   ("Name      : ");
          adr.strasse     =IOTools.readLine   ("Strasse   : ");
          adr.hausnummer  =IOTools.readInteger("Hausnummer: ");
          adr.wohnort     =IOTools.readLine   ("Wohnort   : ");
          adr.postleitzahl=IOTools.readInteger("PLZ       : ");
          adr.mail        =IOTools.readLine   ("E-Mail    : ");
          adr.kommentar   =IOTools.readLine   ("Kommentar : ");
          break;
        case 2: // Adresse ausgeben
          System.out.println(adr.name);
          System.out.println(adr.strasse+" "+adr.hausnummer);
          System.out.println(adr.postleitzahl+" "+adr.wohnort);
          System.out.println("E-Mail: "+adr.mail);
          System.out.println("KOMMENTAR: "+adr.kommentar);
          break;
        case 3: // Adresse wechseln
          int n=IOTools.readInteger("Neue Adressennummer "
                                    +"(zwischen 0 und 1):");
          adr=(n==0)?adr0:adr1;
          break;
        case  4: // Programm beenden
          fertig=true;
          break;
```

```
62          default: // Falsche Zahl eingegeben
63            System.out.println("Eingabefehler!");
64          }
65        } // Schleifenende
66      } // Ende des Hauptprogramms
67    } // Ende des Programms
```

Unsere neuen Objekte `adr0` und `adr1` werden hierbei in den Zeilen 19 und 20 vereinbart.[7] Die Referenz `adr` wird anfangs auf `adr0` gesetzt (Zeile 21). Das Menü wird um einen zusätzlichen Eintrag erweitert (Zeile 33), der in den Zeilen 54 bis 58 implementiert wird. Das restliche Programm stimmt mit dem von Seite 151 überein.

6.2.6 Felder von Klassen

Wir haben im letzten Abschnitt gelernt, dass wir mit nur wenig Mehraufwand unser Adressprogramm von der Verwaltung *einer* Adresse auf die Verwaltung von mehr als einer Adresse ausweiten konnten: durch die Verwendung von Referenzen konnten wir das allgemeine Problem *mehrerer* Adressen (`adr0` und `adr1`) auf die Verwaltung *einer* Adresse (`adr`) zurückführen. Wie können wir unser Programm nun so modifizieren, dass wir auch eine größere Zahl von Datensätzen verarbeiten können?

Der Gedanke liegt nahe, hierzu auf unser Wissen aus Abschnitt 6.1 zurückzugreifen. Wir haben eine Vielzahl von Daten (z. B. zwanzig Adresseinträge), die wir etwa in Form einer Tabelle anordnen könnten. Wir nummerieren die Adresseinträge von 0 bis 19 durch und speichern sie in einem Feld namens `adressen`:

```
Adresse[] adressen= new Adresse[20];
```

Dieser einfache Ansatz führt tatsächlich bereits zu dem gewünschten Ergebnis. Es ist nämlich so, dass in Java Felder nicht nur über einfachen Datentypen (**`int`**, **`double`**,...), sondern auch über Referenzdatentypen aufgebaut werden können. Hierzu zählen sowohl Felder (siehe Abschnitt 6.1.7 und 6.1.7) als auch sonstige Klassen. Wir haben diesen Umstand unbewusst schon ausgenutzt, indem wir für unseren Terminkalender Felder über Strings gebildet haben. Nun wollen wir uns diese Eigenschaft von Java jedoch auch bewusst zu Nutze machen.

Abbildung 6.16 zeigt den Zustand unseres Feldes `adressen` nach der Erzeugung mit Hilfe des **`new`**-Operators. Die Variable `adressen` umfasst insgesamt zwanzig Einträge, das heißt, sie verweist auf die Komponenten `adressen[0]` bis `adressen[19]`, die vom Typ `Adresse` sind. Da es sich hierbei um eine benutzerdefinierte Klasse handelt, also auch um einen Referenzdatentyp, stellt jeder dieser Einträge wieder eine Referenz dar. Diese zeigt zu Anfang „nirgendwohin", d. h. sie referenziert kein spezifisches Objekt. Es handelt sich um die so genannte **Null-Referenz**, die in Java mit **`null`** bezeichnet wird.

[7]Den aufmerksamen Lesern wird hier wahrscheinlich etwas aufgefallen sein: Warum werden die Objekte hier als `adr0` und `adr1` bezeichnet, obwohl es sich doch nur um die Namen der *Referenzen* handelt? Tatsächlich „heißen" die Objekte natürlich nicht `adr0` oder `adr1`; aus Gründen der Übersichtlichkeit wird diese Ungenauigkeit aber üblicherweise in Kauf genommen.

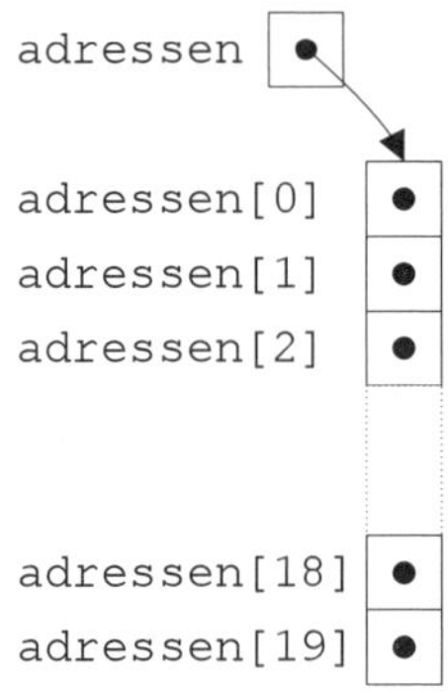

Abbildung 6.16: Grundzustand eines Feldes von Objekten

Um in unserem Programm also tatsächlich mit zwanzig verschiedenen Objekten arbeiten zu können, müssen wir eben zwanzig Objekte neu erzeugen. Wir verwenden hierzu wieder den **new**-Operator, den wir innerhalb einer Schleife anwenden:

```
for (int i=0;i<adressen.length;i++)
  adressen[i]=new Adresse();
```

Innerhalb der Schleife weisen wir jeder der Feldkomponenten ein eigenes Objekt zu (vgl. Abbildung 6.17). Unsere Referenz `adr` setzen wir zu Anfang auf den ersten Eintrag `adressen[0]`:

```
adr=adressen[0];
```

Nach diesen Veränderungen ist unser neues Programm beinahe lauffähig. Wir müssen lediglich noch die Auswahl der aktuellen Adresse anpassen. Dies geschieht in dem folgenden Listing in den Zeilen 57 bis 61:

```
1  import Prog1Tools.IOTools;
2
3  public class AdressBuch_v3 {
4
5    // Die Adressdaten werden in einer Klasse zusammengefasst
6    public static class Adresse {
7      public String name;
8      public String strasse;
9      public int    hausnummer;
10     public int    postleitzahl;
11     public String wohnort;
12     public String mail;
13     public String kommentar;
14   }
15
16   // das eigentliche Hauptprogramm
17   public static void main(String[] args) {
18     // Benoetigte Variablen
19     Adresse[] adressen= new Adresse[20];
20     Adresse adr;
```

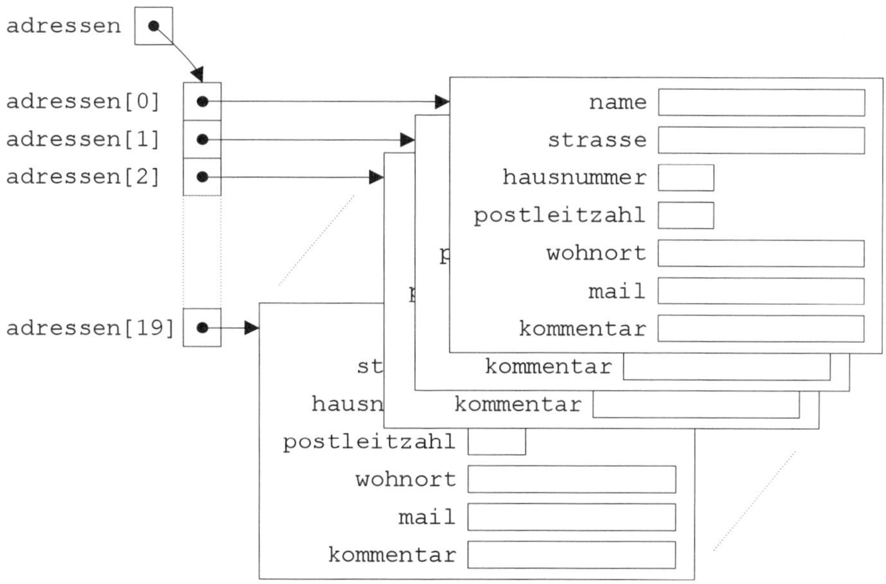

Abbildung 6.17: Initialisiertes Feld von Objekten

```
    boolean fertig=false;
    // Initialisiere das Feld
    for (int i=0;i<adressen.length;i++)
      adressen[i]=new Adresse();
    adr=adressen[0];
    // Starte das Programm mit eines huebschen Ausgabe
    System.out.println("================");
    System.out.println("Adressverwaltung");
    System.out.println("================");
    // Schleifenbeginn
    while (!fertig) {
      // Menue
      System.out.println(" ");
      System.out.println("1 = Adresseingabe");
      System.out.println("2 = Adressausgabe");
      System.out.println("3 = aktuelle Adresse wechseln");
      System.out.println("4 = Programm beenden");
      int auswahl=IOTools.readInteger("Ihre Wahl:");
      // Fallunterscheidung
      switch(auswahl) {
        case 1: // Adresse eingeben
          adr.name         =IOTools.readLine    ("Name      : ");
          adr.strasse      =IOTools.readLine    ("Strasse   : ");
          adr.hausnummer   =IOTools.readInteger("Hausnummer: ");
          adr.wohnort      =IOTools.readLine    ("Wohnort   : ");
          adr.postleitzahl=IOTools.readInteger("PLZ       : ");
          adr.mail         =IOTools.readLine    ("E-Mail    : ");
          adr.kommentar    =IOTools.readLine    ("Kommentar : ");
```

```
          break;
        case 2: // Adresse ausgeben
          System.out.println(adr.name);
          System.out.println(adr.strasse+" "+adr.hausnummer);
          System.out.println(adr.postleitzahl+" "+adr.wohnort);
          System.out.println("E-Mail: "+adr.mail);
          System.out.println("KOMMENTAR: "+adr.kommentar);
          break;
        case 3: // Adresse wechseln
          int n=IOTools.readInteger("Neue Adressennummer "
                                    +"(zwischen 0 und 19):");
          adr=adressen[n];
          break;
        case  4: // Programm beenden
          fertig=true;
          break;
        default: // Falsche Zahl eingegeben
          System.out.println("Eingabefehler!");
      }
    } // Schleifenende
  } // Ende des Hauptprogramms
} // Ende des Programms
```

6.2.7 Vorsicht, Falle: Kopieren von geschachtelten Referenzdatentypen

In Abschnitt 6.1.8 hatten wir bereits gesehen, dass man sich beim Kopieren von Feldern stets der Tatsache bewusst sein muss, dass man eine „echte" Kopie eines geschachtelten (mehrdimensionalen) Feldes nur durch eine Tiefenkopie, die alle Dimensionen des Feldes vollständig behandelt, erzeugen kann. Dieser Sachverhalt trifft natürlich auch auf geschachtelte Klassen oder Felder von Klassen zu. Wollen wir also eine Kopie unseres Adressbuches `adressen` aus dem letzten Abschnitt erstellen, um darin einige Einträge abzuändern, so kann dies nicht einfach nur mit den Anweisungen

```
Adresse[] nochmalAdressen = new Adresse[20];
nochmalAdressen = adressen; // Referenzkopie von adressen
```

erfolgen. Wir erzeugen damit zwar zunächst ein neues Feld, das von `nochmalAdressen` referenziert wird, wir überschreiben diese Referenz auf das neue Feld jedoch sogleich mit einer Referenzkopie von `adressen`. Beide Variablen referenzieren somit dasselbe Feld. Eine nachfolgende Zuweisung der Form

```
nochmalAdressen[1].name = "Susi Sorglos";
```

würde daher nicht nur in unserem vermeintlich neuen, kopierten Adressen-Feld `nochmalAdressen` unseren ursprünglichen Namen überschreiben, sondern auch den in `adressen[1].name` gespeicherten. Wir greifen schließlich aufgrund der beiden identischen Referenzen `adressen` und `nochmalAdressen` auf den gleichen Speicherplatz zu.
Auch mit einer flachen Kopie in der Form

```
Adresse[] nochmalAdressen = new Adresse[20];
for (int i = 0; i < adressen.length; i++)
  nochmalAdressen[i] = adressen[i];  // Flache Kopie von adressen
```

hat sich an dieser Situation nichts verändert, denn nach wie vor verweisen die Referenzen `nochmalAdressen[i]` und `adressen[i]` auf die gleichen Objekte. Die Zuweisung

```
nochmalAdressen[1].name = "Susi Sorglos";
```

hätte immer noch den „Seiteneffekt", dass auch in `adressen[1].name` der Eintrag `Susi Sorglos` gespeichert wäre.
Erst mit einer Tiefenkopie, die alle Schachtelungen unseres Adressbuches vollständig behandelt, z. B. in der Form

```
Adresse[] nochmalAdressen = new Adresse[20];
for (int i = 0; i < nochmalAdressen.length; i++) {
  nochmalAdressen[i] = new Adresse();
  nochmalAdressen[i].name = ...;
  ...
  nochmalAdressen[i].kommentar = ...;
}
```

schaffen wir die Voraussetzung dafür, dass wir in unserer Adressbuch-Kopie `nochmalAdressen` unter `nochmalAdressen[1].name` einen anderen Wert (z. B. `Susi Sorglos`) abspeichern können, ohne den ursprünglichen Wert von `adressen[1].name` zu verändern.

6.2.8 Auslagern von Klassen

Wir haben in den letzten Abschnitten ein einfaches aber bereits funktionsfähiges Programm zur Verwaltung von Adressen entwickelt. In drei Schritten haben wir drei lauffähige Programme erstellt, die die Verwaltung von Adressen in unterschiedlichen Formen ermöglichen.
Allen Programmen liegt ein und dieselbe Klasse `Adresse` zugrunde, in der wir die verschiedenen Daten realisiert haben. Diese Klasse wurde stets als innere Klasse realisiert, das heißt, wir haben die Klassenbeschreibung jeweils explizit in die Quellen eingefügt. Dieses Vorgehen hat mehrere gravierende Nachteile:

- Werfen wir einen Blick in unser aktuelles Arbeitsverzeichnis unseres Rechners mit den übersetzten Klassen, so finden wir eine Vielzahl von `.class`-Dateien vor:

  ```
  AdressBuch_v1$Adresse.class
  AdressBuch_v1.class
  AdressBuch_v2$Adresse.class
  AdressBuch_v2.class
  AdressBuch_v3$Adresse.class
  AdressBuch_v3.class
  ```

  Jede dieser Dateien steht für eine vom Compiler übersetzte Klasse, die Klassen mit der Endung `$Adresse.class` stehen hierbei für die inneren Klassen.

Obwohl es sich in allen Fällen um die gleiche Klassendefinition handelt, wird diese in drei verschiedenen Dateien realisiert. Dies ergibt insbesondere bei größeren Softwareprojekten eine äußerst unübersichtliche Dateistruktur, d. h. die Anordnung und der Aufbau der verschiedenen von unseren Programmen benutzten Dateien bringt einige Probleme mit sich.

- Angenommen, wir stellen zu einem späteren Zeitpunkt fest, dass sich in unsere Klasse `Adresse` ein Fehler eingeschlichen hat. Wir haben zwar eine Möglichkeit gefunden, diesen Fehler zu korrigieren, doch damit ist es noch nicht getan. Anstatt nämlich den Fehler nur an *einer* Stelle korrigieren zu müssen, haben wir eine *Vielzahl* von Programmen zu untersuchen – nämlich all jene Dateien, in denen die Klasse `Adresse` als innere Klasse eingebettet ist.
- Nehmen wir weiter an, unsere Adressklasse ist inzwischen dermaßen ausgereift und gut, dass wir diese Klasse (*nicht* unser gesamtes Programm) an andere Softwarehäuser weiterverkaufen wollen. Diese Veräußerung von so genannten Komponenten stellt in der heutigen Softwarebranche einen wichtigen Markt dar. Wie aber sollen wir eine Klasse verkaufen, die nur innerhalb unseres kompletten Programms funktioniert?
- Wenn wir ein größeres Softwareprojekt betreuen, müssen wir die Arbeit an mehrere Entwickler delegieren, denn wirklich große Aufgaben können nur in seltenen Fällen von einer einzelnen Person bewerkstelligt werden. In diesem Zusammenhang wird sich unser Programm auch aus weit mehr als einer oder zwei Klassen zusammensetzen. Wenn wir jedoch all diese Klassen als innere Klassen implementieren wollten, so müssten wir sie auch alle in ein und demselben Programmtext realisieren. Dieser wird auf diese Weise nicht nur sehr groß, sondern auch sehr unübersichtlich.

Wir werden an dieser Stelle deshalb lernen, wie man Klassen aus dem Kontext eines Programms herausnimmt und somit nicht als innere, sondern als so genannte **Elementklasse** bzw. **Top-Level-Klasse** definiert. Elementklassen werden im Gegensatz zu inneren Klassen nicht innerhalb einer anderen Klasse (also unseres Hauptprogramms) definiert, sondern in eine eigene Datei ausgelagert. Diese Datei muss den Namen der zu definierenden Klasse tragen (in unserem Fall also `Adresse.java`) und das Schlüsselwort **`static`** ist aus dem Kopf der Klasse zu streichen:

Syntaxregel

```
public class ≪KLASSENNAME≫ { // Klasse in eigener Datei
  ≪VARIABLENDEKLARATION≫
  .
  .
  .
  ≪VARIABLENDEKLARATION≫
}
```

In unserem Fall ändert sich also an der eigentlichen Klassenbeschreibung nichts; die Elementklasse `Adresse` sieht wie folgt aus:

```
/** Diese Klasse realisiert eine Adresse einer natuerlichen Person */
public class Adresse {
  public String name;
  public String strasse;
  public int    hausnummer;
  public int    postleitzahl;
  public String wohnort;
  public String mail;
  public String kommentar;
}
```

Speichern wir diesen Quelltext in einer Datei `Adresse.java` und compilieren diese, erhalten wir eine Klassendatei namens `Adresse.class`. Diese Datei können wir nun in anderen Programmen verwenden, ohne den Quelltext zur Verfügung stellen zu müssen. Wir können die Datei selbst verwenden oder aber (z. B. zwecks Verkauf) an andere weiterreichen. Die Klasse ist somit eigenständig geworden und nicht mehr an irgendein spezielles Programm gebunden.

6.2.9 Zusammenfassung

Wir haben ein Problem (Adressverwaltung) kennen gelernt, das wir mit konventionellen Mitteln nur mit beträchtlichem Aufwand lösen konnten. In diesem Zusammenhang haben wir festgestellt, dass es von Nutzen sein kann, verschiedene Daten in einem neuen Datentyp, einer Klasse, zusammenzufassen.
Am Beispiel einer einfachen Klasse zur Verwaltung von Adressen haben wir gelernt, dass sich die Arbeit mit Klassen kaum vom Umgang mit den einfachen Datentypen unterscheidet. Wir mussten zwar beachten, dass es sich bei Klassen immer um Referenzdatentypen handelt, also eine Variable immer nur einen Verweis auf das tatsächliche Objekt darstellt. Diesen Umstand konnten wir uns jedoch zu Nutze machen, indem wir Elemente aus einem Feld von Objekten durch eine solche schlichte Referenz zur Bearbeitung auswählen konnten.
Auch wenn wir unsere Klasse zu Anfang als innere Klasse realisiert haben, mussten wir schon bald feststellen, dass es in vielen Fällen nützlich ist, Klassenbeschreibungen aus dem Zusammenhang eines Programms auszulagern und als Elementklassen zu realisieren. Wir werden in späteren Kapiteln nur noch von dieser Form der Klassendarstellung Gebrauch machen.

6.2.10 Übungsaufgaben

Aufgabe 6.6

Passen Sie die Adressverwaltung so an, dass sie ohne die Verwendung von inneren Klassen auskommt. Verwenden Sie hierzu die Elementklasse `Adresse`.

Aufgabe 6.7

Wir wollen unsere Adressklasse erweitern. Neben den aktuell vorhandenen Daten soll die Klasse auch die Telefonnummer einer Person abspeichern können. Erweitern sie die Elementklasse `Adresse` entsprechend und entwerfen Sie ein Programm `AdressBuch_v4`, das diese Erweiterung berücksichtigt.

Aufgabe 6.8

Gegeben sei das folgende Programm:

```
public class Komponente {
  public int wert;
  public Komponente ref;
}

public class Referenzen {
  public static void main (String[] args) {
    int matrNr = _______; // Hier Ihre Matrikelnummer eintragen!
    Komponente p, q;
    int i;
    p = new Komponente();
    p.ref = null;
    p.wert = matrNr % 10;
    matrNr = matrNr / 10;
    for (i=2; i <= 3; i++) {
      q = new Komponente();
      q.ref = p;
      p = q;
      p.wert = matrNr % 10;
      matrNr = matrNr / 10;
    }
    for (i=1; i <= 3; i++) {
      System.out.print(p.wert);
      p = p.ref;
    }
  }
}
```

Weisen Sie an der markierten Stelle der Variablen `matrNr` Ihre Matrikelnummer zu. Falls Sie keine solche Matrikelnummer besitzen, verwenden Sie einfach die letzten sechs Ziffern Ihrer Telefonnummer.
Geben Sie an, welche Ausgabe das Programm liefert. Versuchen Sie, das Ergebnis ohne Zuhilfenahme des Computers zu erhalten.

Kapitel 7

Methoden, Unterprogramme

Wir wollen ein einfaches Problem lösen: Für die Funktion $f(x,n) = x^{2n} + n^2 - nx$ mit positivem ganzzahligem n und reellem x sind Funktionswerte zu berechnen. Folgendes Programm tut genau dies:

```
public class Eval1 {

  public static void main(String[] args) { // Hauptprogramm
    int n = IOTools.readInteger("n=");     // lies n ein
    double x = IOTools.readDouble("x=");   // lies x ein
    double produkt = 1.0;                  // Berechnung der Potenz
    for (int i=0; i < 2*n; i++)            // ...
      produkt = produkt * x;               // abgeschlossen
    double f_x_n = produkt + n*n - n*x;    // Berechnung von f
    System.out.println("f(x,n)="
                       + f_x_n);           // Ergebnis
  }
}
```

Nun wollen wir das Problem etwas komplizieren. Statt eines einfachen x soll man einen Bereich angeben können – ein Intervall, in dem $f(x,n)$ wie folgt ausgewertet wird:

1. Werte f am linken Randpunkt `L` des Intervalls aus.
2. Werte f am rechten Randpunkt `R` des Intervalls aus.
3. Werte f am Mittelpunkt des Intervalls (berechnet aus `(L+R)/2`) aus.
4. Gib den Mittelwert der drei Funktionswerte aus.

Wir erweitern unser Programm entsprechend. Hierbei definieren wir für die drei Auswertungen der Funktion jeweils drei eigenständige Variablen, um sie für den späteren Gebrauch zu speichern. Das entstandene Programm sieht nun so aus:

```
public class Eval2 {

  public static void main(String[] args) { // Hauptprogramm
    int n = IOTools.readInteger("n=");     // lies n ein
    double L = IOTools.readDouble("L=");   // lies L ein
    double R = IOTools.readDouble("R=");   // lies R ein
    double produkt = 1.0;                  // Berechnung der Potenz
    for (int i=0; i < 2*n; i++)            // ...
      produkt = produkt * L;               // abgeschlossen
    double f_L_n = produkt + n*n - n*L;    // Berechnung von f
    System.out.println("f(L,n)="
                       + f_L_n);           // Ergebnis

    produkt = 1.0;                         // Berechnung der Potenz
    for (int i=0; i < 2*n; i++)            // ...
      produkt = produkt * R;               // berechnet
    double f_R_n = produkt + n*n - n*R;    // Berechnung von f
    System.out.println("f(R,n)="
                       + f_R_n);           // Ergebnis

    double M = (L + R) / 2.0;              // Mittelpunkt
    produkt = 1.0;                         // Berechnung der Potenz
    for (int i=0; i < 2*n; i++)            // ...
      produkt = produkt * M;               // abgeschlossen
    double f_M_n = produkt + n*n - n*M;    // Berechnung von f(M,n)
    System.out.println("f(M,n)="           // Ergebnis-
                       + f_M_n);           // rueckgabe
    double mitte = (f_L_n + f_R_n + f_M_n) / 3; // Mittelwert
    System.out.println("Mittelwert=" + mitte);
  }
}
```

Wir sehen, dass unser neues Programm wesentlich länger und leider auch unübersichtlich geworden ist. Der Grund hierfür liegt vor allem an der sich ständig wiederholenden `for`-Schleife. Leider benötigen wir diese aber für die Berechnung der Funktion f. Zu schade, dass wir diese nicht wie den Sinus oder Tangens als einen eigenständigen Befehl zur Verfügung stellen können! Oder etwa doch?
In den folgenden Abschnitten werden wir lernen, so genannte **Methoden** (oder auch **Routinen**) zu definieren. Dies sind Unterprogramme, die vom Hauptprogramm (der `main`-Methode) aufgerufen werden und auch Ergebnisse zurückliefern können. Mit ihrer Hilfe werden wir Programme schreiben, die weit komplexer als obiges Beispiel, aber dennoch übersichtlicher sind!

7.1 Methoden

7.1.1 Was sind Methoden?

Durch Methoden wird ausführbarer Code unter einem Namen zusammengefasst. Dieser Code kann unter Verwendung von so genannten Parametern formuliert sein, denen später beim Aufruf der Methode Werte übergeben werden. Wie im Abschnitt über Klassen bereits erwähnt, gehören Methoden in der Regel neben den Variablen zum festen Bestandteil von Klassen. Da wir noch nicht objektorientiert programmieren, befassen wir uns nur mit einem Spezialfall. Wir werden den Begriff der Methode später jedoch auch auf Objekte erweitern.

7.1.2 Deklaration von Methoden

Wir definieren in Java eine Methode stets innerhalb einer Klasse (d. h. nach der ersten sich öffnenden geschweiften Klammer) in der Form

Syntaxregel

```
public static «RUECKGABETYP» «METHODENNAME» («PARAMETERLISTE»)
{
   // Methoden-Rumpf: hier den
   // auszufuehrenden Code einfuegen
}
```

Hierbei ist

- «RUECKGABETYP» der Typ des Ergebnisses, das die Methode zurückliefern soll. Soll die Methode wie in obigem Beispiel das Ergebnis der Funktion $f(x,n) = x^{2n} + n^2 - nx$ zurückgeben, könnte der Rückgabetyp auch ein Gleitkommatyp (**`double`** oder **`float`**) sein. Soll die Methode keinen Wert zurückgeben, schreiben wir für «RUECKGABETYP» einfach **`void`**.
- «METHODENNAME» ein Bezeichner, unter dem die Methode von Java erkannt werden soll. Der Methodenname darf selbstverständlich kein reserviertes Wort sein. Wir werden später auf Beispiele für die Bezeichnung von Methoden zu sprechen kommen.
- «PARAMETERLISTE» eine Kommaliste von Variablendeklarationen. Die darin aufgeführten Variablen werden **formale Parameter** oder auch **formale Argumente** genannt und fungieren als Platzhalter für Werte, die an die Methode übergeben werden sollen. Die Deklaration eines solchen formalen Parameters entspricht im großen und ganzen der üblichen Vereinbarung einer Variablen (mit dem Unterschied, dass wir keine Initialisierungswerte angeben können). Mehrere Parameter-Deklarationen werden durch Kommata getrennt, d. h. zu jedem Parameter *muss* eine Typbezeichnung angegeben werden.

Wenn wir uns den **Methodenkopf** (die erste Zeile in unserer Syntaxregel) etwas genauer ansehen, erkennen wir eine große Ähnlichkeit zur bereits bekannten Zeile

```
public static void main(String[] args) {
```

Ist das ein Zufall? Natürlich nicht! Tatsächlich ist die Hauptmethode, die wir bislang immer verwendet haben, nichts anderes als eine Methode. Sie hat als Rückgabetyp **`void`**, also liefert sie keinen Wert als Ergebnis. Der Methodenname ist main und die Parameterliste besteht aus einem Feld von Strings, das den Namen args trägt. Wir sehen an dieser Stelle, dass wir das Feld auch Nasenbaer oder schoenesFeld hätten nennen können – es wäre auf das Gleiche hinausgekommen.

7.1.3 Parameterübergabe und -rückgabe

Wir wollen nun unsere Funktion $f(x, n) = x^{2n} + n^2 - nx$ durch eine Methode berechnen lassen. Wie haben wir diese zu programmieren?
Als Erstes müssen wir uns Gedanken über den Kopf der Methode machen. Welchen Rückgabetyp hat die Methode? Welche Parameter müssen wir übergeben? Und wie sollen wir sie nur benennen?
Letztgenanntes Problem dürfte relativ schnell gelöst sein – wir nennen sie einfach f. Dies ist schließlich der Name der Funktion, und es handelt sich hierbei um einen Bezeichner, der kein reserviertes Wort darstellt. Auch der Rückgabetyp ist relativ leicht geklärt. Wir haben in unserem Programm Gleitkommawerte stets durch **double**-Zahlen kodiert und werden dies deshalb auch weiterhin tun. Als Rückgabetyp legen wir deshalb einfach **double** fest.
Bezüglich der Parameterliste haben wir zwei Werte, die wir der Funktion übergeben müssen:

- einen ganzzahligen Wert n, den wir im Hauptprogramm in einer Variable vom Typ **int** abgespeichert hatten und
- eine Gleitkommazahl x, die wir durch einen **double**-Wert kodieren.

Wir haben somit alle Informationen zusammen, um unseren Methodenkopf zu definieren. Dieser lautet nun wie folgt:

```
public static double f(double x, int n) {
```

Wie wir nun den Funktionswert $f(x, n)$ berechnen, ist klar: auf die gleiche Weise wie in den bisherigen Programmen. Ein entsprechendes Codestück könnte etwa so aussehen:

```
double produkt = 1.0;                       // Berechnung der
for (int i=0; i < 2*n; i++)                 // Potenz x^n
  produkt = produkt * x;                    // abgeschlossen
double ergebnis = produkt + n*n - n*x;      // Berechnung von f(x,n)
```

Wie machen wir Java jedoch klar, dass in der Variable ergebnis nun das Ergebnis unserer Methode steht? Wie erkennt das Programm, dass als Ergebnis nicht etwa produkt zurückgegeben werden soll? Für diese Ergebnisrückgabe an die aufrufende Umgebung steht das Kommando **return** zur Verfügung.
Durch den Befehl

```
return ergebnis;
```

wird die Ausführung der Methode beendet und der Inhalt der Variable ergebnis als Resultat zurückgegeben. Die Variable muss natürlich vom gleichen Typ wie

der Rückgabetyp sein oder durch implizite Typumwandlung in den entsprechenden Typ umwandelbar sein.
Der Befehl **return** funktioniert übrigens nicht nur mit Variablen. Auch Literale, arithmetische Ausdrücke wie a+b oder das Ergebnis anderer Methodenaufrufe kann mit **return** zurückgeliefert werden, wenn der Typ des nach **return** stehenden allgemeinen Ausdrucks zuweisungskompatibel zum Rückgabetyp ist, d. h. wenn beide Typen entweder gleich sind oder wenn eine automatische Typkonvertierung des nach **return** stehenden Ausdrucks in den Rückgabetyp durchgeführt werden kann. Hat die Methode den Rückgabetyp **void**, so steht das Kommando **return;** für das sofortige Beenden der Methode (natürlich ohne die Rückgabe irgendeines Wertes). Ein solches **return** als letzte Anweisung in der Methode kann auch entfallen.
Wir wollen dieses Wissen verwenden und unsere Methode ohne die Verwendung einer Variable ergebnis formulieren.

```
public static double f(double x, int n) {
  double produkt = 1.0;                    // Berechnung der
  for (int i=0; i < 2*n; i++)              // Potenz x^2n
    produkt = produkt * x;                 // abgeschlossen
  return produkt + n*n - n*x;              // Berechnung von f(x,n)
}
```

Natürlich kann die Berechnung eines Ergebnisses – abhängig vom Ergebnis verschiedener Fallunterscheidungen – aus mehr als nur *einer* festgelegten Vorgehensweise erhalten werden. Nehmen wir als Beispiel die Berechnung der Fakultät einer ganzen nichtnegativen Zahl n, in mathematischer Schreibweise mit $n!$ bezeichnet. Diese ist

- 1, falls $n = 0$ ist und
- $n \cdot (n-1) \cdot (n-2) \cdot \ldots \cdot 3 \cdot 2 \cdot 1$ in jedem anderen Fall.

Es ist aus diesem Grund möglich, dass mehr als eine **return**-Anweisung in einer Methode benötigt wird. Folgende Methode würde beispielsweise die Fakultät berechnen:

```
public static int fakultaet(int n) {
  if (n == 0)                            // Sonderfall
    return 1;
  for (int i = n-1; i > 0; i--)          // berechne n*(n-1)*...
    n = n * i;                           // fange hierzu bei n-1 an
  return n;
}
```

Wir haben in dieser Methode zwei neue Dinge getan: Wir haben mehr als eine **return**-Anweisung verwendet und wir haben den Wert des übergebenen Parameters n verändert. Es stellt sich für uns jedoch die Frage, ob wir dies eigentlich auch *dürfen*. Was ist, falls das Hauptprogramm den in n gespeicherten Wert noch benötigt? Dürfen wir ihn so einfach überschreiben? Diese Frage werden wir im Zusammenhang mit dem Methodenaufruf beantworten.

7.1.4 Aufruf von Methoden

Zunächst einmal wollen wir uns anschauen, wie wir in Java eine Methode aufrufen können. Der Aufruf erfolgt gemäß der Syntax

Syntaxregel

```
≪METHODENNAME≫ (≪PARAMETERLISTE≫)
```

und stellt einen elementaren Ausdruck dar, der in der Regel einen Wert abliefert, durch ein nachgestelltes Semikolon jedoch wie gewohnt auch zu einer Ausdrucks-Anweisung werden kann. `≪PARAMETERLISTE≫` ist wiederum eine Kommaliste von Ausdrücken (**aktuelle Parameter** genannt), deren Werte nun über die Platzhalter aus der Methodenvereinbarung an die Methode übergeben werden.
Wir könnten also beispielsweise in unserer `main`-Methode nachfolgende Aufrufe verwenden:

```
double y = f(x,n);
double z = f(y,3) + 3*x;
int fak = fakultaet(4);
```

Nach dem Aufruf (also nach Ende der aufgerufenen Methoden) wird jeweils der entsprechende Rückgabewert für den ursprünglichen Methodenaufruf eingesetzt und mit diesem Wert weitergearbeitet (z. B. bei einer Ausdrucksauswertung weitergerechnet).
Um nun zu verstehen, dass wir in unserer Deklaration der Methode `fakultaet` durch Überschreiben des Werts des Parameters `n` keinen Fehler begehen, muss uns zuerst klar werden, wie Java Werte an Methoden übergibt. Wie ein Architekt, der seine wertvollen Entwürfe im Safe verstaut, gibt auch Java niemals die originale Variable preis. Vielmehr wird eine *Kopie* des Inhalts erstellt und diese an die aufgerufene Methode übergeben. Wenn wir also in der Methode `fakultaet` den Inhalt der Variablen `n` verändern, verändern wir lediglich die Kopie – nicht das Original.
Genauer gesagt, werden bei jedem Methodenaufruf die formalen Parameter (wie auch lokale Variablen der Methode) neu erzeugt und mit den Werten der aktuellen Parameter initialisiert, bevor der Methodenaufruf ausgeführt wird (also die Anweisungen in der Methode ausgeführt werden). Java kennt nur diese Art von Parameterübergabe. Man bezeichnet sie als *Wertaufruf* (englisch: call by value).
Wir wollen dies am folgenden kleinen Beispielprogramm verdeutlichen:

```
public class AufrufTest {

  // UNTERPROGRAMM
  public static void unterprogramm(int n) { // n als formaler
    n = n * 5;                             // Parameter wird veraendert
    System.out.println("n=" + n);  // und ausgegeben
  }

```

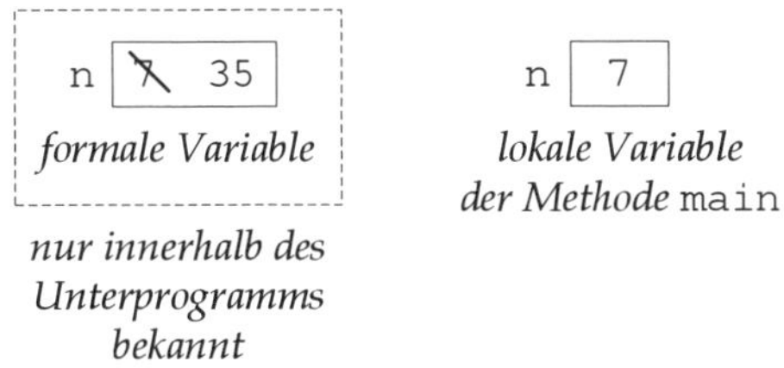

Abbildung 7.1: `main`-Variable `n` und formale Variable `n`

```
  // UNSER HAUPTPROGRAMM
  public static void main(String[] args) {
    int n = 7;                       // Startwert fuer lokales n
    System.out.println("n= " + n);  // wird ausgegeben
    unterprogramm(n);                // Unterprogrammaufruf
    System.out.println("n= " + n);  // n wird erneut ausgegeben
  }
}
```

Wir übersetzen das Programm und starten es. Hierbei erhalten wir die folgende Ausgabe:

```
Konsole
n =  7
n = 35
n =  7
```

Wie wir sehen, hat der Aufruf der Methode den Inhalt der Variable `n`, die in der `main`-Methode definiert ist, nicht verändert. Wir brauchen uns also keine Sorgen zu machen, dass irgendwelche „namensgleichen“ Variablen oder übergebenen Parameter sich gegenseitig beeinflussen. Vielmehr ist der formale Parameter `n` eine von der Variablen `n` in unserer `main`-Methode völlig unabhängige Größe. In Abbildung 7.1 ist die Situation nochmals grafisch dargestellt.
Hier kommen die Regeln für die Sichtbarkeit und das Verdecken von Variablen zum Tragen, mit denen wir uns in Abschnitt 7.1.8 beschäftigen werden.
Achtung: Beim Aufruf einer Methode müssen wir sicherstellen, dass der Typ jedes aktuellen Parameters (jedes Arguments) mit dem Typ des entsprechenden formalen Parameters übereinstimmt oder zumindest automatisch in diesen Typ wandelbar ist. In Frage kommen dabei nur die in Abschnitt 4.3.6 beschriebenen automatischen Typwandlungen, die einen kleineren Wertebereich in einen größeren Wertebereich abbilden, sowie die entsprechenden Mechanismen für Referenzen, auf die wir in Abschnitt 11.1.5 noch eingehen werden.

7.1.5 Überladen von Methoden

Wir wollen das Maximum zweier Zahlen vom Typ **`int`** berechnen und definieren uns deshalb eine Methode `max`:

```
public static int max(int x, int y) {
  return (x>y) ? x : y;
}
```

Im Verlauf unserer weiteren Programmierarbeit stellen wir jedoch fest, dass wir neben einer Maximumsberechnung für **`int`**-Werte auch eine Maximumsfunktion für Zahlen vom Typ **`double`** benötigen. Wir schreiben uns also eine weitere Funktion `max`, die diesen Fall abdeckt:

```
public static double max(double x,double y) {
  return (x>y) ? x : y;
}
```

An dieser Stelle wird den aufmerksamen Leserinnen und Lesern vielleicht ein berechtigter Einwand einfallen: *Dürfen wir zwei Methoden* `max` *nennen? Wie kann Java die beiden Methoden voneinander unterscheiden?*
Wie Sie wahrscheinlich bereits vermutet haben, lässt sich die erste Frage mit einem entschiedenen *Ja* beantworten. Java bietet dem Programmierer bzw. der Programmiererin die Möglichkeit, Methoden zu **überladen**, d. h. mehrere Methoden mit dem gleichen Namen zu definieren – sofern sie sich in ihrer Parameterliste unterscheiden. Java unterscheidet Methoden gleichen Namens

- anhand der *Zahl* der Parameter,
- anhand des *Typs* der Parameter und
- anhand der *Position* der Parameter.

Im obigen Beispiel ist die Zahl der Parameter in beiden Methoden gleich, aber die Typen von `x` und `y` sind verschieden. Weitere zulässige Überladungen wären:

```
public static int max(int x) { ... }                    // Zahl d. Arg.
public static int max(int x, int y, int z) { ... }      // Zahl d. Arg.
public static int max(double x, int y) { ... }          // Typ  d. Arg
public static int max(int y,double x) { ... }           // Pos. d. Arg
```

Die beiden letzten Zeilen sind ein Beispiel für die Möglichkeit, Methoden anhand der Position ihrer Parameter zu unterscheiden. Obwohl beide Methoden die gleiche Zahl und die gleichen Parametertypen (einmal **`int`** und einmal **`double`**) besitzen, können sie anhand der unterschiedlichen *Reihenfolge* unterschieden werden.
Nicht korrekt hingegen wären etwa die folgenden Beispiele:

- Es wird nicht nach dem Typ des *Rückgabewertes* unterschieden, also wäre

  ```
  public static double max(int x, int y) { ... }
  ```

  nicht erlaubt.
- Es wird nicht nach den *Namen* der Parameter unterschieden, folglich wäre

  ```
  public static double max(int x1, int y1) { ... }
  ```

  oder

  ```
  public static double max(int y, int x) { ... }
  ```

  nicht erlaubt.

7.1.6 Variable Argument-Anzahl bei Methoden

Ein lästiges Übel beim Erstellen von größeren Programmen bzw. Methodensammlungen stellt das mehrfache Schreiben (Überladen) von Methoden für eine unterschiedliche Anzahl von Parametern des gleichen Typs dar. Wollen wir beispielsweise mit einer Methode `summiere` mal zwei, mal vier oder auch mal zehn Werte aufsummieren lassen, so müssen wir drei entsprechende Überladungen der Methode mit eben diesen zwei, vier und zehn Parametern programmieren.
Java gestattet es, in der Signatur von Methoden *den jeweils letzten Parameter* variabel zu halten. Dies geschieht, indem man diesen variablen formalen Parameter gemäß der Syntax

Syntaxregel

```
«TYP»... «VARIABLENNAME»
```

notiert. Dabei kennzeichnen die drei Punkte unmittelbar hinter der Typ-Angabe den Parameter als variables Argument. Er ist dadurch Platzhalter für eine beliebige Anzahl von aktuellen Parametern beim Aufruf der Methode. Vom Compiler wird dies dadurch umgesetzt, dass tatsächlich mit einem Feldparameter mit Komponenten vom angegebenen Typ gearbeitet wird, und beim Aufruf der Methode die einzelnen aktuellen Parameter in ein entsprechendes Feld verpackt werden. Aus diesem Grund kann die Methode nicht nur mit einer beliebigen Anzahl von Werten des angegebenen Typs, sondern auch mit einer Referenz auf ein Feld mit entsprechendem Komponenten-Typ aufgerufen werden. Im Rumpf der Methode können die einzelnen Parameter daher, wie bei Feldern üblich, mit Hilfe der eckigen Klammern angesprochen werden. Es bietet sich aber an, mit der vereinfachten Schleifen-Notation zu arbeiten, wie wir es auch im nachfolgenden Beispielprogramm getan haben:

```java
public class Argumente {
  public static int summiere(int... werte) {
    int summe = 0;
    for (int x : werte)
      summe = summe + x;
    return summe;
  }

  public static void main(String[] args) {
    System.out.println("summiere(1,2): " + summiere(1,2));
    System.out.println("summiere(1,2,3,4,5): " + summiere(1,2,3,4,5));
    int[] feld = new int[] {1,2,3,4,5,6,7,8,9};
    System.out.println("summiere(feld): " + summiere(feld));
  }
}
```

7.1.7 Vorsicht, Falle: Referenzen als Parameter

Wir ändern unser Programm aus Abschnitt 7.1.4 leicht ab und testen es mit einem Array als Parameter:

```java
public class AufrufTest2 {
  // UNTERPROGRAMM
  public static void unterprogramm(int[] n) {
    n[0] = n[0] * 5;                        // veraendere Parameter
    System.out.println("n[0]=" + n[0]);     // gib diesen aus
  }
  // UNSER HAUPTPROGRAMM
  public static void main(String[] args) {
    int n[] = {7};                          // Startwert fuer n[0]
    System.out.println("n[0]= " + n[0]);   // gib diesen aus
    unterprogramm(n);                       // Unterprogrammaufruf
    System.out.println("n[0]=" + n[0]);     // gib n erneut aus
  }
}
```

Wir haben die Integer-Variable `n` durch ein eindimensionales Feld der Länge 1 ersetzt und dieses mit dem Wert `7` initialisiert. Wir geben den Inhalt des Feldes einmal aus und starten das Unterprogramm. Dieses ändert den Inhalt seines Parameters und gibt den neuen Wert auf dem Bildschirm aus. Wir beenden das Unterprogramm und geben den Inhalt des Arrays `n` erneut auf dem Bildschirm aus. Da Unterprogramme mit Kopien der Originalwerte arbeiten, erwarten wir die gleiche Ausgabe wie im letzten Abschnitt. Zu unserem Erstaunen erhalten wir jedoch

Konsole
```
n[0]= 7
n[0]=35
n[0]=35
```

Was ist geschehen? Um das unerwartete Ergebnis zu verstehen, müssen wir uns ins Gedächtnis rufen, dass Arrays so genannte Referenzdatentypen sind. Dies bedeutet, Variablen eines Array-Typs verweisen lediglich auf eine Stelle im Speicher, in dem die eigentlichen Werte abgelegt sind. Wie bei den einfachen Datentypen erstellt Java beim Methodenaufruf auch für Arrays eine Kopie des originalen Wertes – dieser ist jedoch nicht das eigentliche Feld, sondern besagte *Referenz*. Unsere Kopie enthält somit lediglich einen neuen Verweis, der jedoch auf ein und dasselbe Feld von Zahlen zeigt: Wir erhalten also wieder unsere bereits erwähnte Referenzkopie.[1] Somit verweisen die `main`-Variable `n` und die formale Variable `n` auf den gleichen Speicherplatz. In Abbildung 7.2 ist diese Situation nochmals grafisch dargestellt. Wenn wir dann in der Methode `unterprogramm` den Inhalt des Feldes, auf das `n` zeigt, verändern, so arbeiten wir in Wirklichkeit mit den originalen Feldinhalten (und nicht mit Kopien davon). Diese Situation wird üblicherweise als **Seiteneffekt** bezeichnet, da sich „neben" der eigentlich beabsichtigten Wirkungen noch weitere Effekte auswirken.

[1] In anderen Programmiersprachen ist dies unter dem Begriff *call by reference* bekannt und auch für elementare Datentypen möglich.

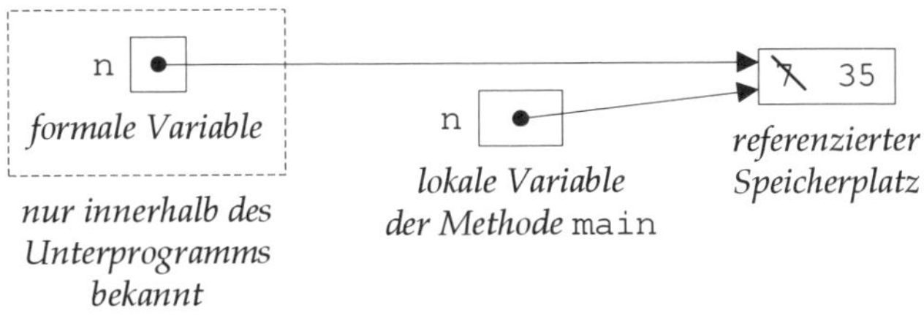

Abbildung 7.2: `main`-Variable `n` und formale Variable `n`

Wir wollen uns jetzt noch anschauen, wie wir die Kopie eines Arrays mit Hilfe einer Methode erstellen können. Dazu deklarieren wir folgende Methode:

```
public static int[] arraycopy(int[] n) {
  int[] ergebnis = new int[n.length]; // erzeuge ein neues Feld
                                      // derselben Laenge wie n
  for (int i=0; i < n.length; i++)    // kopiere alle Feldelemente
    ergebnis[i] = n[i];               // in das neue Feld
  return ergebnis;
}
```

Die Methode `arraycopy` erstellt ein neues Feld mit dem Namen `ergebnis`, das mit dem **new**-Operator auf die gleiche Länge wie das als Parameter übergebene Feld gesetzt wird. Die Länge des Feldes erhalten wir über den Wert von `n.length`. Eine anschließende Schleife kopiert Komponente für Komponente von einem Array in das andere. Wie viele andere Dinge ist in Java übrigens auch das Kopieren eines Arrays in verallgemeinerter Form schon vordefiniert; die Methode `System.arraycopy` haben wir ja bereits kennen gelernt.
Wir wollen unser Programm nun so verändern, dass der Aufruf des Unterprogramms den Inhalt unseres Feldes `n` nicht beeinflusst. Hierzu bauen wir die Methode `arraycopy` in unsere Klasse ein und verwenden sie, um eine Kopie des Feldes zu erzeugen. Wir ersetzen im Hauptprogramm den Aufruf des Unterprogramms durch folgende zwei Zeilen:

```
int[] kopie = arraycopy(n);        // erzeuge eine Kopie von n
unterprogramm(kopie);              // Unterprogrammaufruf
```

Wir erzeugen also *selbst* ein neues Feld, eine Kopie von `n`, und übergeben diese statt des Originals beim Aufruf unserer Methode. Da wir mit der Kopie nicht weiterarbeiten wollen, können wir uns übrigens die Vereinbarung einer Variablen namens `kopie` ersparen und das Resultat von `arraycopy` direkt als Parameter übergeben:

```
public class AufrufTest3 {
  // UNTERPROGRAMM(E)
  public static void unterprogramm(int[] n) {
    n[0] = n[0] * 5;                      // veraendere Parameter
    System.out.println("n[0]=" + n[0]);   // gib diesen aus
  }
  public static int[] arraycopy(int[] n) {
    int[] ergebnis = new int[n.length];   // erzeuge ein neues Feld
```

```
                                               // derselben Laenge wie n
    for (int i=0; i < n.length; i++)        // kopiere alle Elemente
      ergebnis[i] = n[i];                   // in das neue Feld
    return ergebnis;
  }
  // UNSER HAUPTPROGRAMM
  public static void main(String[] args) {
    int n[] = {7};                          // Startwert fuer n[0]
    System.out.println("n[0]= " + n[0]);  // gib diesen aus
    unterprogramm(arraycopy(n));            // Unterprogramm
    System.out.println("n[0]= " + n[0]);  // gib n erneut aus
  }
}
```

Übersetzen wir nun unser Programm und lassen dieses laufen, so erhalten wir wie gewünscht als Ergebnis

```
Konsole
n[0]= 7
n[0]=35
n[0]= 7
```

Wie wir sehen, haben wir auf diese Weise keine wechselseitige Beeinflussung von Originalwerten und den manipulierten Parametern mehr. Wir sehen aber auch, dass bei der Übergabe von Arrays Vorsicht geboten ist – wenn man vergisst, die Parameter zu kopieren, kann ein syntaktisch vollkommen korrektes Programm völlig falsche Ergebnisse liefern. Eine Alternative wäre es somit, dass alle Methoden, die Arrays als Parameter haben und diese verändern, das Kopieren selbst übernehmen. Versuchen Sie es und ändern Sie obiges Programm so ab, dass der simple Aufruf `unterprogramm(n)` ebenfalls zum richtigen Ergebnis führt.

7.1.8 Sichtbarkeit und Verdecken von Variablen

In Abschnitt 6.2 haben wir bereits gehört, dass wir innerhalb einer Klasse so genannte Klassenvariablen deklarieren und verwenden können. Wir könnten also auch unsere ausführbare Klasse, in der wir unsere `main`-Methode und eventuelle weitere Methoden deklariert haben, mit solchen Klassenvariablen ausstatten und diese in den Methoden verwenden.

Wenn wir dies tun, müssen wir allerdings wissen, nach welchen Regeln diese Klassen-Variablen verwendet werden können. Man spricht in diesem Zusammenhang von **Sichtbarkeit** und **Verdecken**. Wir wollen uns diese Begriffe anhand eines Beispiels klar machen. Dazu betrachten wir die nachfolgende ausführbare Klasse `VerdeckenTest`.

```
public class VerdeckenTest {
  static int a = 1, b = 2, c = 3;
  static int m (int a) {
    int b = 20;
    System.out.println("a = " + a);
    System.out.println("b = " + b);
```

```
7       System.out.println("c = " + c);
8       return 100;
9     }
10    public static void main (String[] args) {
11      int a = 1000;
12      System.out.println("a = " + a);
13      System.out.println("b = " + b);
14      System.out.println("m(c)= " + m(c));
15    }
16  }
```

Zunächst wollen wir uns nochmals die verschiedenen Arten von Variablen vor Augen führen, die in diesem Programm auftreten.

- Als *Klassenvariablen* treten die in Zeile 2 deklarierten Variablen `a`, `b` und `c` auf.
- Als *formale Variablen* treten die in Zeile 3 deklarierte Parametervariable `a` und die in Zeile 10 deklarierte Parametervariable `args` auf.
- Als *lokale Variablen* treten die in Zeile 4 (lokal in der Methode `m`) deklarierte Variable `b` und die in Zeile 11 (lokal in der Methode `main`) deklarierte Variable `a` auf.

Die Grundregel für die Sichtbarkeit bzw. das Verdecken besagt nun:

> *Innerhalb von Methoden verdecken lokale Variablen und formale Variablen die Klassenvariablen gleichen Namens, sodass diese während der Ausführung der Methoden vorübergehend nicht sichtbar und damit auch (zumindest allein über ihren Bezeichner) nicht zugreifbar sind.*

Was das für den Programmablauf bedeutet, verstehen wir am besten, wenn wir uns die Ausgabe des Programms ansehen,

Konsole

```
a = 1000
b = 2
a = 3
b = 20
c = 3
m(c)= 100
```

die wir wie folgt deuten können.

Ausgabe	Begründung
`a = 1000`	lokales `a` verdeckt das Klassen-`a`
`b = 2`	Klassen-`b`
`a = 3`	formales `a` ist Kopie das Klassen-`c`
`b = 20`	lokales `b` verdeckt das Klassen-`b`
`c = 3`	Klassen-`c`
`m(c) = 100`	Ergebniswert des Methodenaufrufs wird an die Zeichenkette `m(c) =` gehängt und ausgegeben

7.1.9 Zusammenfassung

Anhand eines einfachen Beispiels haben wir feststellen müssen, dass auch kleine Probleme sehr schnell unübersichtlich werden können. Wir haben deshalb Methoden kennen gelernt, mit deren Hilfe wir Programme in sinnvolle Teilabschnitte untergliedern konnten. Wir haben gesehen, dass wir durch den Mechanismus des Überladens von Methoden mehrere gleichartige Methoden mit dem gleichen Namen versehen konnten.
Ferner haben wir gelernt, dass Java bei der Parameterübergabe stets nur mit Kopien arbeitet. Wir haben aber auch gesehen, dass dieses System trotzdem bei Referenzdatentypen (z. B. bei Feldern) zu Seiteneffekten führen kann.

7.1.10 Übungsaufgaben

Aufgabe 7.1

Schreiben Sie eine Methode, die den Tangens einer **`double`**-Zahl, die als Parameter übergeben wird, berechnet. Implementieren Sie den Tangens gemäß der Formel $\tan(x) = \sin(x)/\cos(x)$. Sie dürfen die Methoden `Math.sin` und `Math.cos` zur Berechnung von Sinus und Cosinus verwenden, jedoch innerhalb der Methode keine einzige Variable vereinbaren.

Aufgabe 7.2

Schreiben Sie eine Methode `swappedCopy`, die als Ergebnis den „gespiegelten" Inhalt eines eindimensionalen Arrays `a` vom Typ **`int`**`[]` liefert. Das heißt, das erste Element von `a` ist das letzte Element von `swappedCopy(a)` und so weiter. Hierbei dürfen keine Seiteneffekte auftreten, die Feldkomponenten von `a` sollen also unverändert bleiben.
Schreiben Sie eine weitere Methode `swap`, die ebenfalls über diese Funktion verfügt, aber den Rückgabetyp **`void`** besitzt. Hierzu sollen bewusst Seiteneffekte eingesetzt werden; das Ergebnis soll somit am Ende der Methode in `a` selbst stehen.

Aufgabe 7.3

Bestimmen Sie die Ausgabe des nachfolgenden Java-Programms:

```java
public class BooleanMethods {
  static boolean test1(int val) {
    System.out.println("test1(" + val + ")");
    System.out.println("result: " + (val < 1));
    return val < 1;
  }
  static boolean test2(int val) {
    System.out.println("test2(" + val + ")");
    System.out.println("result: " + (val < 2));
    return val < 2;
```

```
  }
  static boolean test3(int val) {
    System.out.println("test3(" + val + ")");
    System.out.println("result: " + (val < 3));
    return val < 3;
  }
  public static void main(String args[]) {
    if(test1(0) && test2(2) && test3(2)) // ***
      System.out.println("expression is true");
    else
      System.out.println("expression is false");
  }
}
```

Wie verändert sich die Ausgabe des Programms, falls in der mit `***` gekennzeichneten Zeile alle Operatoren `&&` durch `&` ersetzt werden?

7.2 Rekursiv definierte Methoden

7.2.1 Motivation

Wir haben bislang gelernt, wie man Methoden definiert, wie man mit ihnen Ergebnisse berechnet und wie man diese zurückgibt. Hierbei haben wir festgestellt, dass der Aufruf einer selbst definierten Methode so einfach ist wie etwa der Start von `System.out.println` oder der Sinusfunktion `Math.sin`. Wir haben auch gesehen, dass bei der Übergabe der Parameter diese auch wieder Ergebnis einer Methode sein können; so geschehen etwa in der Zeile

```
unterprogramm(arraycopy(n));        // Unterprogramm
```

in unserem letzten Programm. Wir wissen auch, dass unsere Hauptmethode `main` selbst wieder eine Methode ist, dass also Methoden wieder andere Methoden aufrufen können. Kann man diese Aufrufe von Methoden innerhalb von Methoden noch einen Schritt weitertreiben, können Methoden sich etwa auch *selbst* aufrufen? Um diese Frage zu klären, formulieren wir ein kleines Testprogramm.

```
public class Unendlichkeit {
  // UNTERPROGRAMM(E)
  public static void unterprogramm() {
    System.out.println("Unterprogramm aufgerufen...");
    unterprogramm();           // rufe dich selbst auf
  }
  // UNSER HAUPTPROGRAMM
  public static void main(String[] args) {
    unterprogramm();
  }
}
```

Der einzige Sinn unserer Hauptmethode ist der Aufruf der Methode `unterprogramm`. Diese gibt eine Meldung auf dem Bildschirm aus und ruft danach die Methode `unterprogramm` auf – also sich selbst!

Wie wir sehen, haben wir uns eine Endlosrekursion gebastelt, ähnlich einer Endlosschleife: das Programm wird also niemals terminieren! Wird der Compiler dies erkennen? Wir übersetzen nun das Programm und erhalten keine Fehlermeldung – schließlich ist es syntaktisch vollkommen korrekt. Starten wir es auf dem Rechner, so erhalten wir wie erwartet die Ausgabe

Konsole

```
Unterprogramm aufgerufen...
Unterprogramm aufgerufen...
Unterprogramm aufgerufen...
Unterprogramm aufgerufen...
Unterprogramm aufgerufen...
Unterprogramm aufgerufen...
Unterprogramm aufgerufen...
Unterprogramm aufgerufen...
Unterprogramm aufgerufen...
Unterprogramm aufgerufen...
...
```

Die Ausgabe endet erst, wenn wir das Programm über ein Betriebssystemkommando unseres Rechners abbrechen (z. B. durch Schließen des Konsolenfensters) oder wenn das Java-System abstürzt. Es stellt sich natürlich die Frage, warum Java etwas derartiges nicht verbietet. Warum können Methoden sich selbst aufrufen, wenn auf diese Weise eine so unschöne Situation entstehen kann?
Die Antwort liegt in dem letzten Wort der Frage: Man *kann* eine Endlosrekursion produzieren, *muss* aber nicht. Tatsächlich sind so genannte **rekursive Methoden** oftmals der einfachste Weg, eine Problemstellung zu lösen. Wir erinnern uns etwa an unsere Methode `fakultaet`, in der wir über eine Fallunterscheidung und eine **`for`**-Schleife zum Ergebnis gekommen sind:

```
public static double fakultaet(int n) {
  if (n == 0)                          // Sonderfall
    return 1;
  for (int i = n-1; i > 0; i--)        // berechne n*(n-1)*...
    n = n * i;                         // fange hierzu bei n-1 an
  return n;
}
```

Mit Hilfe einer rekursiven Definition hätten wir uns eine Menge Gedankenarbeit sparen können; aus $n! = n \cdot (n-1) \cdot (n-2) \cdot \ldots \cdot 1 = n \cdot (n-1)!$ können wir nämlich folgern, dass die Fakultät von n

- 1 ist, falls $n = 0$ gilt und
- $n \cdot (n-1)!$ ist, falls $n \neq 0$ ist.

Die Erkenntnis, dass man die Berechnung der Fakultät von n auf die Berechnung der Fakultät von $n - 1$ zurückführen kann, lässt sich sehr schön in eine rekursive Methode einbauen:

```
public static int fakultaet(int n) {
  if (n == 0)
    return 1;                    // am Ende der Rekursion angekommen?
  return n * fakultaet(n-1);     // wenn nicht, dann rechne weiter...
}
```

Ein Vergleich mit obigem Programmstück zeigt, um wie viel einfacher rekursiv definierte Methoden gestrickt sein können. Wie überall im Leben erkauft man sich hiermit natürlich auch einige Nachteile:

- Wir müssen aufpassen, dass unsere Methode **terminiert**, d. h. dass sich die Methode nicht unendlich oft aufruft. So etwas kann auch den professionellsten Programmierern passieren, wenn sie bei der Konstruktion ihrer Algorithmen nicht sorgfältig genug vorgehen. Diese Fehlerquelle tritt jedoch nicht nur bei rekursiven Methodenaufrufen auf, sondern kann auch bei Wiederholungsanweisungen zu Endlos-Schleifen führen.
- Rekursiv definierte Methoden sind im Allgemeinen etwas langsamer als Methoden, in denen das Problem ohne Rekursion gelöst wurde. Dies liegt daran, dass jeder Aufruf eines Unterprogramms den Computer etwas Rechenzeit kostet. Bei Programmen in der Größenordnung, die wir schreiben, bedeutet das im schlimmsten Fall einige Hundertstelsekunden.

Rekursiv definierte Methoden werden in den verschiedensten Gebieten angewandt; so wird etwa der bekannte **Quicksort**-Algorithmus im Allgemeinen rekursiv definiert.[2] Wir werden im folgenden Abschnitt ein Beispiel behandeln, in dem uns ein solcher Programmierstil von Nutzen ist.

7.2.2 Das Achtdamenproblem

7.2.2.1 Aufgabenstellung

Auch wenn nicht jeder ein Großmeister des Schach sein dürfte, haben wir doch wohl schon alle von diesem Spiel gehört. Wir betrachten also ein Schachbrett, das bekanntlich $8 * 8 = 64$ Felder besitzt. Auf diesem Brett wollen wir acht Damen so verteilen, dass keine die andere schlagen kann.
Zur Lösung dieses Problems werden wir spaltenweise „von links nach rechts" vorangehen, d. h. wir setzen unsere erste Dame in die linke Spalte. Da eine Dame senkrecht, waagerecht und diagonal schlagen kann, darf in dieser Spalte nun keine Dame mehr stehen. Wir setzen unsere nächste Dame deshalb in die nächste Zeile (und so weiter). Stehen die bereits gesetzten Damen so ungünstig, dass wir

[2] Der Quicksort-Algorithmus sortiert eine Menge von Zahlen dadurch, dass man ein Element a der zu sortierenden Menge, das so genannte Pivot-Element, auswählt und die Menge in zwei kleinere Mengen X und Y zerlegt. X enthält dabei alle Elemente der Ausgangsmenge, die kleiner oder gleich a sind, und Y enthält alle Elemente, die größer als a sind. Danach ruft man den Quicksort-Algorithmus für X und Y auf. Die Rekursion bricht ab, wenn die zu sortierenden Mengen klein genug und sortiert sind. Dann fügt man die sortierten kleineren Mengen und die jeweiligen Pivot-Elemente wieder zur größeren Menge zusammen.

keine weitere mehr setzen können, gehen wir einfach einen Schritt zurück und versetzen die letzte Dame. Kann diese nicht versetzt werden, gehen wir wieder einen Schritt zurück und so weiter. Man bezeichnet diese Vorgehensweise auch als **Rückverfolgung** oder **Backtracking**.

7.2.2.2 Lösungsidee

Unsere Vorgehensweise entspricht also einem systematischen Ausprobieren. Wir teilen den Algorithmus in drei Teilbereiche auf:

- eine Methode `bedroht`, in der wir überprüfen, ob die zuletzt gesetzte Dame im Zugbereich einer der anderen Damen steht.
- eine Methode `ausgabe`, in der wir die einmal gefundene Lösung auf dem Bildschirm ausgeben, und
- eine Methode `setze`, mit der wir versuchen, die Damen an den richtigen Stellen zu platzieren.

Um die Positionen der einzelnen Damen zu speichern, definieren wir ein eindimensionales Feld der Länge 8 mit Namen `brett`. Jede Feldkomponente entspricht der Position einer Dame. Dabei steht der Index der Feldkomponente für die Spalte des Schachbretts und der Wert der Feldkomponente für die Zeile des Schachbretts in der sich die Dame befindet. So steht etwa `brett[0]` für die Zeilennummer der Dame in der ersten Spalte (Spalte 0), `brett[1]` für die Zeilennummer der Dame in der zweiten Spalte (Spalte 1) und so weiter. Falls also etwa `brett[0]` den Wert 0 hat, so steht eine Dame in der linken oberen Ecke.

7.2.2.3 Erste Vorarbeiten: Die Methoden `ausgabe` und `bedroht`

Wir wollen uns als Erstes an die Formulierung der Methode `ausgabe` machen, da diese am wenigsten Arbeit erfordert. Um eine halbwegs übersichtliche Ausgabe zu gewährleisten, wollen wir das Brett zeilenweise wie folgt auf dem Bildschirm ausgeben:

- Steht auf der Brettposition `(i,j)` eine Dame, d. h. ist `brett[j] == i`, so gib ein `D` auf dem Bildschirm aus.
- Ist dem nicht so, gib ein Leerzeichen aus.

Um später das Ergebnis leichter überprüfen zu können, trennen wir die einzelnen Spalten durch einen Balken. Die Ausgabe ist leicht durch zwei geschachtelte **`for`**-Schleifen zu bewerkstelligen. Folgende Methode liefert das gewünschte Ergebnis:

```
public static void ausgabe(int[] brett) {
  for (int i=0; i < 8; i++) {       // Anzahl der Zeilen
    for (int j=0; j < 8; j++)       // Anzahl der Spalten
      System.out.print("|" + ((i == brett[j]) ? 'D' : ' '));
    System.out.println("|");        // Zeilenende
  }
}
```

Wir verwenden hierbei den ternären Operator `?:`, um uns eine **`if`**-Abfrage zu ersparen.
Als Nächstes gehen wir die Umsetzung der Methode `bedroht` an. Diese soll einen **`boolean`**-Wert zurückliefern, und zwar **`true`**, falls eine Bedrohung der zuletzt gesetzten Dame vorliegt. Wir müssen der Methode also neben dem Feld auch die Nummer der aktuellen Spalte als Parameter übergeben. Wir tun dies mit einem ganzzahligen Parameter namens `spalte`.
Um herauszufinden, ob die in der aktuellen Spalte gesetzte Dame durch eine andere Dame bedroht wird, müssen wir drei Tests durchführen:

1. Befindet sich in der gleichen Zeile noch eine andere Dame, die also waagerecht schlagen könnte? Dies wäre der Fall, wenn wir in einem vorherigen Schritt bereits eines der Elemente von `brett` auf die gleiche Zahl gesetzt hätten. Es gäbe also eine Zahl `i` zwischen 0 und `spalte`, für die `brett[i]==brett[spalte]` gilt. Wir können den Test wie folgt formulieren:

   ```
   for (int i=0; i < spalte; i++)
     if (brett[i] == brett[spalte])
       return true;
   ```

2. Befindet sich in der Diagonale, die schräg nach oben links verläuft, eine Dame? Dieser Test ist nicht ganz so einfach, da wir die Testbedingung nicht so leicht wie oben angeben können.

   Wir überlegen uns deshalb an einem Beispiel, wie die Schleife auszusehen hat. Angenommen, wir befinden uns in der dritten Spalte (also `spalte==2`, da wir von der Null aus zählen) und setzen die Dame auf die fünfte Zeile (also `brett[2]==4`). Genau dann befindet sich eine Dame in der Diagonale, wenn `brett[1]==3` oder `brett[0]==2` ist. Wir müssen also sowohl bei der Spaltenzahl als auch bei der zu überprüfenden Zeilennummer jeweils um den Wert `1` heruntergehen. Deshalb führen wir neben der Laufvariablen `i` noch eine Variable `j` ein, in der wir für jede zu prüfende Spalte die zugehörige Zeilennummer speichern. Unsere Überprüfung funktioniert nun wie folgt:

   ```
   for (int i = spalte-1, j = brett[spalte]-1; i >= 0; i--,j--)
     if (brett[i] == j)
       return true;
   ```

3. Befindet sich in der Diagonale, die schräg nach unten links verläuft, eine Dame? Die Überprüfung dieser Bedingung funktioniert genau wie die andere Diagonalrichtung – mit dem Unterschied, dass wir die Variable `j` nun erhöhen statt erniedrigen müssen:

   ```
   for (int i = spalte-1, j = brett[spalte]+1; i >= 0; i--,j++)
     if (brett[i] == j)
       return true;
   ```

Hat eine Situation auf dem Spielbrett alle drei Tests überstanden, so ist die zu testende Dame nicht bedroht; wir können also den Wert **`false`** zurückgeben. Unsere Methode sieht nun wie folgt aus:

```
public static boolean bedroht(int[] brett, int spalte) {
  // Teste als Erstes, ob eine Dame in derselben Zeile steht
  for (int i=0; i < spalte; i++)
    if (brett[i] == brett[spalte])
      return true;

  // Teste nun, ob in der oberen Diagonale eine Dame steht
  for (int i = spalte-1, j = brett[spalte]-1; i >= 0; i--,j--)
    if (brett[i] == j)
      return true;

  // Teste, ob in der unteren Diagonale eine Dame steht
  for (int i = spalte-1, j = brett[spalte]+1; i >= 0; i--,j++)
    if (brett[i] == j)
      return true;

  // Wenn das Programm hier angekommen ist, steht die Dame "frei"
  return false;
}
```

7.2.2.4 Die Rekursion

Wir kommen nun zur letzten und allem Anschein nach schwierigsten Methode: der Methode `setze`. Wir haben uns bereits überlegt, wie der Algorithmus auszusehen hat. Wir beginnen bei `spalte=0` und setzen die Dame in die Zeile 0. Als Nächstes setzen wir die Dame in der zweiten Zeile auf das erste Feld, das nicht besetzt ist (und so weiter). Gibt es keine Möglichkeit mehr, eine Dame zu setzen, gehen wir wieder eine Spalte zurück und versuchen, die letzte gesetzte Dame auf einen anderen Platz zu bringen. Gibt es hierfür wieder keine Möglichkeit, gehen wir wieder eine Spalte zurück.
Wie wir sehen, ist der Algorithmus ziemlich kompliziert. Die einzelnen Spalten beeinflussen sich gegenseitig und wir wissen nicht im Voraus, bis zu welcher Zeile wir etwa die Suche in der fünften Spalte durchzuführen haben. Das Resultat ist eine Verschachtelung von mindestens *acht* **`for`**-Schleifen mit diversen **`break`**-Anweisungen, bei denen man sehr leicht den Überblick verliert. Geht das nicht auch einfacher?
Dank rekursiver Programmiertechnik können wir diese Frage mit reinem Gewissen bejahen. Wenn wir uns die Vorgehensweise nämlich etwas genauer betrachten, so stellen wir eine Struktur fest, die für alle Spalten gleich ist:

1. Setze die Dame in die erste Zeile, also `brett[spalte] = 0`.
2. Wird die neu gesetzte Dame `bedroht`, versuche es eine Zeile tiefer.
3. Steht die neu gesetzte Dame frei, beginne für die nächste Spalte wieder von vorne.

4. Hat die Suche dort keinen Erfolg, gehe wieder zum Schritt 2. Hatte die Suche Erfolg, sind wir fertig. Melde den „Erfolg" als Ergebnis zurück.

5. Sind wir erfolglos bei der achten Spalte angekommen, stecken wir in einer „Sackgasse". Melde den „Misserfolg" als Ergebnis zurück.

Wir sehen nicht nur, dass die Suche nach der passenden Dame für alle Spalten gleich aufgebaut ist; wir erkennen vielmehr auch, dass sich die „Kommunikation" zwischen den einzelnen Spaltensuchen auf ein einfaches **true** (= die Suche war erfolgreich) bzw. **false** (= die Suche war nicht erfolgreich) zurückführen lässt. Einen einzelnen **boolean**-Wert kann man wiederum sehr bequem von einer Methode zurückgeben lassen.
Wir definieren unsere Methode `setze` zuerst einmal so, als wollten wir die Lösung nur für eine ganz bestimmte Spalte suchen. Wir benötigen als Parameter also die Nummer der Spalte, in der wir suchen, und das Feld, in dem wir setzen sollen. Der Rückgabewert ist (wie oben gefordert) ein **boolean**-Wert:

```
public static boolean setze(int[] brett, int spalte) {
```

Wir wollen nun überlegen, wie wir obige fünf Schritte am besten in ein Java-Programm kleiden. „Beginne in der ersten Zeile" und „versuche es eine Zeile tiefer" – das klingt verdächtig nach einer Schleife! Wir formulieren also eine **for**-Schleife, die über die einzelnen Zeilennummern läuft:

```
for (int i=0; i < 8; i++) {
  brett[spalte] = i;           // Probiere jede Stelle aus
  if (bedroht(brett,spalte))   // Falls die Dame nicht frei steht
    continue; // versuche es an der naechsten Stelle
```

Nun haben wir innerhalb der Schleife also ein `i` gefunden, an der die Dame von keiner anderen bedroht wird. Was sagte obiger Algorithmus noch für diesen Fall? „Beginne wieder von vorne für die nächste Spalte". Wir können also durch den rekursiven Aufruf `setze(brett,spalte+1)` bewirken, dass die gleichen Schritte auch für die nächste Spalte durchgeführt werden. Wir brauchen hierbei keine Kopie des Feldes zu übergeben, da die Methode ja nur nach rechts hin Veränderungen vornimmt, die uns eben nicht interessieren. Da wir natürlich auch wissen wollen, ob die Suche erfolgreich war, müssen wir das Ergebnis der Methode in einer Variablen sichern:

```
boolean success =
   setze(brett,spalte+1);
```

Ist der Inhalt der Variablen **true**, so haben wir Erfolg gehabt und können unsere Suche beenden (und damit auch die Methode):

```
if (success)
  return true;
```

Andernfalls müssen wir unsere Dame weiter verschieben, also die Schleife weiterhin ausführen. Sind wir am Ende der Schleife angekommen – d. h. es gibt keine weiteren Kombinationen mehr – stecken wir in einer Sackgasse. Der Rückgabewert ist somit **false**.

Wir haben nun alle Voraussetzungen, eine Lösung unseres Problems zu finden. Hiermit sind wir jedoch noch nicht fertig. Zwei Fragen bleiben (noch) unbeantwortet:

- Woran erkennen wir, ob wir eine Lösung gefunden haben oder noch weiterrechnen müssen?
- Terminiert unsere Methode? Haben wir uns auch wirklich keine Endlosschleife geschaffen?

Wir beschäftigen uns vorerst mit der ersten Frage, denn die zweite wird sich dann von selbst beantworten. Wir haben eine Lösung gefunden, wenn wir insgesamt acht Damen auf das Feld gesetzt haben, d. h. wenn gilt: `spalte==7` und `bedroht(brett,spalte)==false`. Wir könnten diese Abfrage in unsere `for-Schleife` einbauen, müssen es aber nicht. Falls wir nämlich acht Damen gesetzt haben, die sich gegenseitig nicht bedrohen, wird in unserer Schleife die Methode `setze` mit dem Parameter `spalte == 8` ein weiteres Mal aufgerufen. Es reicht also eine einzige Abfrage zu Beginn unserer Methode:

```
public static boolean setze(int[] brett, int spalte) {
  // Sind wir fertig?
  if (spalte == 8) {
    ausgabe(brett);
    return true;
  }

  // Suche die richtige Position fuer die neue Dame
  for (int i=0; i < 8; i++) {
    brett[spalte] = i;          // Probiere jede Stelle aus

    if (bedroht(brett,spalte)) // Falls die Dame nicht frei steht
      continue;  // versuche es an der naechsten Stelle

    boolean success =           // moeglicher Kandidat gefunden? --
      setze(brett,spalte+1);    // teste noch die folgenden Spalten

    if (success)                // falls es geklappt hat
      return true;              // Ende
  }

  // Wenn das Programm hier angekommen ist,
  // stecken wir in einer Sackgasse
  return false;
}
```

Unsere fertige Methode terminiert selbstverständlich, denn die **`for`**-Schleifen gehen alle nur bis `i==7` und die Methode ruft sich selbst maximal achtmal hintereinander auf. Selbst wenn für jede Kombination ein Aufruf stattfinden würde (was wegen der Methode `bedroht` nicht geschieht), würde die Methode also allerhöchstens $1+8^8 = 16777217$ Male aufgerufen – aber natürlich ist das bei weitem nicht so viel.

7.2.2.5 Die Lösung

Wir haben jetzt also eine rekursive Methode definiert, die acht Damen wie gefordert auf dem Schachbrett platziert und die Lösung ausgibt. Sind wir nun fertig? Haben wir nichts vergessen?
Vor lauter Methoden und rekursivem Aufruf haben wir noch nicht daran gedacht, unser Feld zu vereinbaren. Auch müssen wir die Berechnung natürlich irgendwie „anstoßen", d. h. einen ersten Aufruf von `setze` mit leerem Schachbrett und `spalte=0` ausführen. Für diese Dinge soll die Hauptmethode zuständig sein:

```
public static void main(String[] args) {
  int[] feld = {0,0,0,0,0,0,0,0}; // Initialisiere das Spielfeld
  setze(feld,0); // Starte die Suche am linken Rand
}
```

Wir haben nun ein Programm geschrieben, das unser gestelltes Achtdamenproblem löst (natürlich nur, sofern wir keine Fehler gemacht haben). Wir speichern das Programm in einer Datei `Achtdamen.java` ab, übersetzen es und lassen es laufen. Wir erhalten folgendes Ergebnis:

Konsole

```
|D| | | | | | | |
| | | | | | |D| |
| | | | |D| | | |
| | | | | | | |D|
| |D| | | | | | |
| | | |D| | | | |
| | | | | |D| | |
| | |D| | | | | |
```

Man kann relativ leicht nachprüfen, dass obige Schachbrettkonstellation natürlich nicht die einzige mögliche Lösung ist (man muss das Brett hierzu lediglich um 90 Grad drehen). Wir wollten aber schließlich auch nur *eine* und nicht *alle* Lösungen. Diese zu erhalten ist Teil einer der folgenden Übungsaufgaben.
Hier noch einmal das gesamte Programm im Überblick:

```
public class Achtdamen {
  /** Testet, ob eine der Damen eine andere schlagen kann. */
  public static boolean bedroht(int[] brett, int spalte) {
    // Teste als Erstes, ob eine Dame in derselben Zeile steht
    for (int i=0; i < spalte; i++)
      if (brett[i] == brett[spalte])
        return true;

    // Teste nun, ob in der oberen Diagonale eine Dame steht
    for (int i = spalte-1, j = brett[spalte]-1; i >= 0; i--,j--)
      if (brett[i] == j)
        return true;

    // Teste, ob in der unteren Diagonale eine Dame steht
    for (int i = spalte-1, j = brett[spalte]+1; i >= 0; i--,j++)
```

```
      if (brett[i] == j)
        return true;

    // Wenn das Programm hier angekommen ist, steht die Dame "frei"
    return false;
  }

  /** Sucht rekursiv eine Loesung des Problems. */
  public static boolean setze(int[] brett, int spalte) {
    // Sind wir fertig?
    if (spalte == 8) {
      ausgabe(brett);
      return true;
    }

    // Suche die richtige Position fuer die neue Dame
    for (int i=0; i < 8; i++) {
      brett[spalte] = i;          // Probiere jede Stelle aus
      if (bedroht(brett,spalte)) // Falls die Dame nicht frei steht
        continue; // versuche es an der naechsten Stelle
      boolean success = // moeglicher Kandidat gefunden? --
        setze(brett,spalte+1);   // teste die folgenden Spalten
      if (success)               // falls es geklappt hat
        return true;
    }

    // Wenn das Programm hier angekommen ist,
    // stecken wir in einer Sackgasse
    return false;
  }

  /** Gibt das Schachbrett auf dem Bildschirm aus. */
  public static void ausgabe(int[] brett) {
    for (int i=0; i < 8; i++) {      // Anzahl der Zeilen
      for (int j=0; j < 8; j++)      // Anzahl der Spalten
        System.out.print("|" + ((i == brett[j]) ? 'D' : ' '));
      System.out.println("|");       // Zeilenende
    }
  }

  /** Initialisiert das Schachbrett und ruft Methode "setze" auf */
  public static void main(String[] args) {
    int[] feld = {0,0,0,0,0,0,0,0}; // Initialisiere das Spielfeld
    setze(feld,0); // Starte die Suche am linken Rand
  }
}
```

7.2.3 Zusammenfassung

Wir haben in diesem Abschnitt rekursiv definierte Methoden kennen gelernt und sie verwendet, um das Achtdamenproblem mit vergleichsweise wenig Aufwand zu lösen. Hierbei haben wir erkannt, dass rekursiv definierte Methoden ein Problem oft viel einfacher formulierbar machen. Wir haben auch gelernt, dass der

Teufel oft im Detail steckt. Der Compiler kann beispielsweise nicht von selbst erkennen, ob der von uns beschriebene Algorithmus auch tatsächlich terminiert.[3]

7.2.4 Übungsaufgaben

Aufgabe 7.4

Zurück zum Achtdamenproblem. Modifizieren Sie die Methode `setze`, indem Sie die Zeile

```
setze(brett,spalte+1);    // teste noch die folgenden Spalten
```

durch die Zeile

```
setze(brett,++spalte);    // teste noch die folgenden Spalten
```

ersetzen. Liefert das Programm jetzt noch eine Lösung? Versuchen Sie, die Antwort *ohne* den Rechner zu finden.
Machen Sie die Ersetzung rückgängig, und verändern Sie das Programm so, dass es *alle* Lösungen des Problems findet. Ein kleiner Tipp: Sie müssen dazu nur eine einzige Programmzeile verändern.

7.3 Die Methode `main`

Wir haben bereits erfahren, dass unsere Hauptmethode, die Methode `main`, nach dem gleichen Schema wie jede andere Methode aufgebaut ist. Ihr Rückgabetyp ist **`void`**, das heißt, sie liefert kein Ergebnis zurück. Einziger Parameter ist ein eindimensionales Feld vom Typ `String`, dem wir bislang den Namen `args` gegeben haben. Eine Sache haben wir bislang jedoch noch nicht geklärt: Was *steht* überhaupt in diesem Array?

7.3.1 Kommandozeilenparameter

Um verstehen zu können, wie die Methode `main` beim Start mit aktuellen Parametern versorgt wird, erinnern wir uns für einen Moment daran, wie wir unsere Programme bislang aufgerufen haben. Hieß unsere Klasse beispielsweise `SchoeneKlasse`, so erfolgte dies mit

Konsole

```
java SchoeneKlasse
```

Nun kann es jedoch sein, dass wir unserem Programm irgendwelche Parameter auf den Weg geben wollen. Dieser Fall ist gar nicht so ungewöhnlich. Wir kennen ihn vielleicht von den Betriebssystemkommandos für unseren Rechner.

[3] Hier ist generell anzumerken, dass es sich bei dem Problem, für ein beliebiges Programm zu erkennen, ob dieses terminiert, um ein algorithmisch unlösbares Problem handelt. Für ein solches Problem existiert bei Zugrundelegung aller derzeit gängigen Algorithmenbegriffe kein Lösungsalgorithmus.

- Der Befehl `cp d1 d2` kopiert in Unix den Inhalt der Datei `d1` in die Datei `d2`. Wir geben diesen Befehl in einer Zeile ein und werden nicht etwa vom Programm selbst zu einer Eingabe aufgefordert. `d1` und `d2` sind also solche Programm-Parameter.
- Der Befehl `copy d1 d2` hat diese Funktion in MS-DOS oder Windows. Auch hier sind wieder `d1` und `d2` Parameter.

Nun kann man natürlich argumentieren, dass diese Befehle keine Java-Programme sind. Wir halten jedoch dagegen, dass auch der `cp`-Befehl oder der `copy`-Befehl irgendwann einmal in einer Programmiersprache geschrieben worden ist. Außerdem müssen Parameter ja nicht unbedingt Dateinamen sein. Falls wir beispielsweise später einmal mit Grafiken arbeiten, möchten wir auf diese Weise vielleicht die Größe eines zu zeichnenden Fensters oder die Hintergrundfarbe angeben. Programm-Parameter können also nützlich sein.
Natürlich lässt Java Sie an dieser Stelle nicht im Stich – Sie können sich schon denken, wo die Parameter in Java abgespeichert werden. Die Antwort liegt auf der Hand: in dem Feld `args`, das der Methode `main` übergeben wird. Die Länge des Feldes entspricht der Anzahl der übergebenen Werte (bislang war dies also immer 0). Wir wollen diesen Umstand anhand eines kurzen Beispielprogramms verdeutlichen. Wir schreiben eine Klasse `GrussWort`, dem wir beim Aufruf den Vor- und Nachnamen als Parameter übergeben:

Konsole
```
java GrussWort Manfred Mustermann
```

Dieses Programm soll Folgendes ausgeben:

Konsole
```
Hallo, Manfred!
Mustermann ist aber ein schoener Nachname :-)
```

Hierbei versteht sich von selbst, dass Vor- und Nachname von den Parametern abhängen. Da wir nun wissen, wie Parameter an ein Programm übergeben werden, erkennen wir,

- dass der Vorname im ersten Element des Feldes (also `args[0]`) steht und
- dass der Nachname in `args[1]` gespeichert ist.

Wir können obiges Programm also sehr einfach schreiben:

```
public class GrussWort {
  public static void main(String[] args) {
    System.out.println("Hallo, " + args[0] + "!");
    System.out.println(args[1] +
                       " ist aber ein schoener Nachname :-)");
  }
}
```

Wir übersetzen das Programm, starten es mit `java GrussWort` – und erhalten die Fehlermeldung

```
Konsole
java.lang.ArrayIndexOutOfBoundsException: 0
        at GrussWort.main(GrussWort.java:3)
```

Was ist passiert? Wir haben „vergessen", dem Programm die erwarteten zwei Parameter zu übergeben; das Feld `args` hat also die Länge `0`. Wenn wir versuchen, irgendein Element aus dem Feld zu lesen, schießen wir also automatisch über das Ziel hinaus. Das Programm bricht mit einer Fehlermeldung ab. Das Gleiche passiert übrigens auch, wenn wir dem Programm nur einen Parameter übergeben (nur eine Zeile tiefer, nach der ersten Ausgabe).
Starten wir das Programm aber wie gefordert mit

```
Konsole
java GrussWort Manfred Mustermann
```

so erhalten wir auch die beiden gewünschten Zeilen. Hierbei ist es egal, ob wir mehr als die zwei geforderten Parameter anhängen; das Programm greift nur auf `args[0]` und `args[1]` zurück und schenkt den übrigen keinerlei Beachtung.

7.3.2 Anwendung der vereinfachten for-Schleifen-Notation

Gerade im Zusammenhang mit den Kommandozeilenparametern, die der Methode `main` übergeben werden, findet die vereinfachte **for**-Schleifen-Notation in Java optimale Anwendung. Wollen wir beispielsweise alle Kommandozeilenparameter auf eine bestimmte Art und Weise behandeln, wissen aber nicht, wie viele Parameter dem Programm später übergeben werden, so genügt es, dies als

```
public static void main (String[] args) {
  for (String p : args) {
    // und jetzt den Parameter p behandeln
    ...
  }
  ...
}
```

zu formulieren. Auch wenn das Programm beim Start gar keine Parameter übergeben bekommt, funktioniert alles ohne Fehler, da in diesem Fall ja das Feld `args` die Länge 0 hat und es somit auch kein `p` in `args` gibt.

7.3.3 Zusammenfassung

Wir haben uns mit einer speziellen Methode beschäftigt, die wir auch schon *vor* diesem Kapitel gekannt und verwendet haben. Die Methode `main`, deren Definition für uns bislang eher „schwarze Magie" war, liegt in ihrem Aufbau, Sinn und

Zweck nun offen vor uns. Wir haben unsere Kenntnisse sogar erweitert und wissen nun, wie wir einem Java-Programm selbst Parameter mit auf den Weg geben können.

7.3.4 Übungsaufgaben

Aufgabe 7.5

Erweitern Sie das Grußwortprogramm so, dass es

- bei der Eingabe von 0 Parametern den Satz „Bist Du stumm?“ ausgibt,
- bei der Eingabe eines Parameters grüßt und dann den Nachnamen erfragt und
- bei der Eingabe von mehr als einem Parameter von einem doppelten bzw. mehrfachen Vornamen ausgeht (z. B. Karl Hedwig Mustermann).

Aufgabe 7.6

Schreiben Sie ein Java-Programm in Form einer Klasse `KommandozeilenTest`, das den Übergabemechanismus für die Kommandozeilenargumente an die `main`-Methode testet. Dazu soll in der `main`-Methode zunächst überprüft werden, ob beim Aufruf der Klasse überhaupt Argumente angegeben wurden. Wenn nicht, soll dies per Ausgabe auf dem Bildschirm bestätigt werden. Andernfalls sollen die Kommandozeilenargumente in der Reihenfolge ihres Auftretens genannt werden. Beim Aufruf `java KommandozeilenTest` soll

Konsole
```
Der Aufruf erfolgte ohne Kommandozeilenargumente
```

ausgegeben werden.
Beim Aufruf `java KommandozeilenTest Ach du lieber Himmel!` soll

Konsole
```
Das 1. Kommandozeilenargument lautet:  Ach
Das 2. Kommandozeilenargument lautet:  du
Das 3. Kommandozeilenargument lautet:  lieber
Das 4. Kommandozeilenargument lautet:  Himmel!
```

ausgegeben werden.

Aufgabe 7.7

Das folgende Programm enthält mehrere Methoden namens `hoppla`:

```
public class Signatur {
  public static void hoppla(long x, double y, double z) {
    System.out.println("ldd");
  }
  public static void hoppla(long x, long y, double z) {
```

```
    System.out.println("lld");
  }
  public static void hoppla(long x, long y, long z) {
    System.out.println("lll");
  }
  public static void hoppla(double x, long y, double z) {
    System.out.println("dld");
  }
  public static void main (String[] args) {
    long a = 333;
    double b = 4.44;
    hoppla(a,a,a);  // Aufruf 1
    hoppla(b,b,b);  // Aufruf 2
    hoppla(a,a,b);  // Aufruf 3
    hoppla(b,b,a);  // Aufruf 4
    hoppla(a,b,a);  // Aufruf 5
    hoppla(a,b,b);  // Aufruf 6
    hoppla(b,a,b);  // Aufruf 7
    hoppla(b,a,a);  // Aufruf 8
  }
}
```

Überlegen Sie, welche der 8 Methoden-Aufrufe unzulässig sind. Geben Sie bei zulässigen Aufrufen an, was auf dem Bildschirm ausgegeben wird.

Aufgabe 7.8

Nehmen Sie einige Ihrer vorigen Übungsprogramme zur Hand, und schreiben Sie ein kurzes Menü, mit dem Sie diese starten können. Verwenden Sie hierzu die `IOTools`, um eine Zahl zwischen eins und drei eingeben zu lassen. Starten Sie bei der Zahl eins das Achtdamenproblem, bei der Zwei das Grußwortprogramm mit dem Namen *Gustav Gustavson* und bei drei ein weiteres Programm Ihrer Wahl.
Hinweis: Wollen Sie beispielsweise das Achtdamenproblem starten und haben Sie die Klasse wie im Text `Achtdamen` genannt, so müssen Sie lediglich die Hauptmethode dieser Klasse aufrufen. In unserem Beispiel geschieht dies etwa durch den Aufruf

```
Achtdamen.main(args);
```

wobei `args` ein beliebiges Feld von Zeichenketten ist (beispielsweise das Feld `args`, das der Hauptmethode Ihres neuen Menüs übergeben wurde).

7.4 Methoden aus anderen Klassen aufrufen

Da man bei der Entwicklung von Programmen rasch feststellt, dass man häufig bestimmte Programmteile, die man bereits als Methoden formuliert und eingesetzt hat, auch in anderen Programmen gebrauchen könnte, liegt es natürlich nahe, diese nicht mehrfach zu programmieren, sondern die Methoden über Klassen- bzw. Programm-Grenzen hinweg wiederzuverwenden. Für die so genannten Klassenmethoden ist dies unter Verwendung des Klassennamens in Verbindung mit dem Methodennamen sehr leicht möglich. Wir wollen uns im Folgenden daher zunächst klarmachen, wodurch eine Methode zur Klassenmethode wird und wie wir sie dann klassenübergreifend aufrufen können. Anschließend wollen wir uns noch etwas genauer mit den Klassenmethoden der hilfreichen Klasse `Math` beschäftigen.

7.4.1 Klassenmethoden

Wenn wir uns die Deklarationen der Methoden in den vorangehenden Abschnitten dieses Kapitels ansehen, so stellen wir fest, dass wir diese alle mit dem Schlüsselwort **`static`** gekennzeichnet haben. Genau dieses Schlüsselwort sorgt dafür, dass die jeweilige Methode zur Klassenmethode wird und damit unmittelbar mit der Verfügbarkeit der Klasse sowohl für die Klasse selbst als auch für andere Klassen verfügbar ist. Beispielweise deklarieren wir in der Klasse

```
public class MeineMethoden {
  public static void mal5nehmen(int n) {
    n = n * 5;
    System.out.println("n = " + n);
  }
  public static int fakultaet(int n) {
    if (n == 0)
      return 1;
    for (int i = n-1; i > 0; i--)
      n = n * i;
    return n;
  }
  public static void main(String[] args) {
    int n = 7;
    mal5nehmen(n);
    System.out.println("n! = " + fakultaet(n));
  }
}
```

die drei Klassenmethoden `mal5nehmen`, `fakultaet` und `main`. Wollen wir nun in einem weiteren Programm ebenfalls die Methoden `mal5nehmen` und `fakultaet` einsetzen, so genügt es, sie mit vorangestelltem Klassennamen `MeineMethoden` aufzurufen:

```
public class TesteMethoden {
  public static void main(String[] args) {
    int x = 5;
    MeineMethoden.mal5nehmen(x);
    System.out.println(x + "! = " + MeineMethoden.fakultaet(x));
  }
}
```

Der Compiler findet diese dann im bereits compilierten Code der Klasse `MeineMethoden`, und zur Laufzeit können sie von dort eingebunden und ausgeführt werden. Diese Technik haben wir bereits mehrfach eingesetzt, wenn wir die Methoden der Klasse `IOTools` (z. B. `readDouble`) für Konsoleneingaben benutzt haben.

Name	Zahl der Parameter	Typ	Kurzbeschreibung	Ergebnis-typ
abs	1	**double**	Betrag eines Wertes	**double**
abs	1	**float**	Betrag eines Wertes	**float**
abs	1	**long**	Betrag eines Wertes	**long**
abs	1	**int**	Betrag eines Wertes	**int**
acos	1	**double**	Arcus Cosinus	**double**
asin	1	**double**	Arcus Sinus	**double**
atan	1	**double**	Arcus Tangens	**double**
ceil	1	**double**	„runde ganzzahlig auf"	**double**
cos	1	**double**	Cosinus	**double**
exp	1	**double**	e-Funktion	**double**
floor	1	**double**	„runde ganzzahlig ab"	**double**
log	1	**double**	Logarithmus zur Basis e	**double**
max	2	**double**	Maximum zweier Werte	**double**
max	2	**float**	Maximum zweier Werte	**float**
max	2	**long**	Maximum zweier Werte	**long**
max	2	**int**	Maximum zweier Werte	**int**
min	2	**double**	Minimum zweier Werte	**double**
min	2	**float**	Minimum zweier Werte	**float**
min	2	**long**	Minimum zweier Werte	**long**
min	2	**int**	Minimum zweier Werte	**int**
pow	2	**double**	Potenzfunktion „a hoch b"	**double**
random	0	**double**	Zufallswert zwischen 0 und 1	**double**
round	1	**double**	„runde kaufmännisch"	**long**
sin	1	**double**	Sinus	**double**
sqrt	1	**double**	Quadratwurzel	**double**
tan	1	**double**	Tangens	**double**

Tabelle 7.1: Einige Methoden der Klasse `Math`

7.4.2 Die Methoden der Klasse `java.lang.Math`

Wer bislang alle Übungsaufgaben bearbeitet hat, wird in diesem Abschnitt schon einmal auf die Methoden `Math.sin` und `Math.cos` gestoßen sein, mit denen Sinus und Cosinus einer Zahl berechnet werden.
Diese beiden Methoden gehören zu einer Klasse mit dem Namen `Math`, die (ähnlich wie etwa die `IOTools`) mehrere vordefinierte Methoden zur Verfügung stellt. Die Klasse ist Teil des Pakets `java.lang`, das vom System beim Übersetzen automatisch eingebunden wird. Wir können also die Klasse und ihre Methoden verwenden, ohne sie zuvor mit einer **`import`**-Anweisung bekannt machen zu müssen. So gibt beispielsweise die Anweisung

```
System.out.println(Math.sin(1.3));
```

den Sinus von `1.3` auf dem Bildschirm aus. Die Tabelle 7.1 fasst die wichtigsten Methoden der Klasse zusammen. Wie ist die Tabelle zu lesen? Angenommen, wir haben eine Zahl x vom Typ **double** und wollen die Wurzel dieser Zahl bestimmen. In diesem Fall finden wir in der Tabelle eine Methode sqrt, die einen Parameter vom Typ **double** benötigt und besagte Wurzel berechnet. Der Ergebnistyp entspricht hier immer auch dem Typ des Parameters. Wir erhalten die Wurzel also durch folgenden Aufruf:

```
double wurzel = Math.sqrt(x);
```

Nun wollen wir die erhaltene Wurzel zweimal quadrieren – also mit der Zahl vier potenzieren (d. h. also „d hoch 4" berechnen). Wir schlagen in der Tabelle nach und finden die Methode pow. Unser Aufruf sieht nun wie folgt aus:

```
double doppelQuadrat = Math.pow(wurzel,4);
```

Es sollte an dieser Stelle darauf hingewiesen werden, dass die Klasse Math mehr als nur die in der Tabelle aufgeführten Methoden besitzt. Details über diese zusätzlichen Methoden lassen sich der so genannten API-Spezifikation [26] entnehmen. Diese von Sun mit javadoc erstellten HTML-Seiten beschreiben den Aufbau jeder in Java standardmäßig enthaltenen Klasse.

7.4.3 Statischer Import

Wir haben gesehen, dass wir Klassenmethoden aus einer anderen Klasse stets mit vorangestelltem Klassennamen angeben müssen. Programmstücke, in denen dies häufig auftritt, werden leicht unübersichtlich. Wollen wir beispielsweise den Wert

$$\frac{\sin x + \cos x \cdot \sqrt{x}}{x \cdot \sinh x - \sqrt{x}}$$

berechnen, so müssten wir eigentlich den Java-Ausdruck

```
(Math.sin(x)+Math.cos(x)*Math.sqrt(x)) / (x*Math.sinh(x)-Math.sqrt(x))
```

programmieren, in dem allein fünf Mal der Name Math auftritt.
Hier brachte Java 5.0 eine deutliche Vereinfachung, da es nun möglich ist, statische Komponenten (Variablen oder Methoden) einer Klasse zu importieren. Diese können dann ohne den vorangestellten Klassennamen verwendet werden.
Der statische Import einer einzelnen Komponente wird syntaktisch in der Form

Syntaxregel

```
import static ≪PAKETNAME≫.≪KLASSENNAME≫.≪KOMPONENTENNAME≫;
```

angegeben. Sollen alle Klassenvariablen und Klassenmethoden einer Klasse importiert werden, so wird dies durch

Syntaxregel

```
import static ≪PAKETNAME≫.≪KLASSENNAME≫.*;
```

angezeigt.
Nachfolgendes Beispielprogramm demonstriert, dass sich unsere mathematische Formel im Programmcode nun wesentlich übersichtlicher darstellen lässt.

```
import static java.lang.Math.*;
public class StatischeImports {
  public static void main (String[] args) {
    double x = 3.12345;
    double y = (sin(x)+cos(x)*sqrt(x)) / (x*sinh(x)-sqrt(x));
  }
}
```

7.5 Methoden von Objekten aufrufen

In den kommenden Kapiteln über objektorientierte Programmierung werden wir noch sehen, dass häufig Methoden einer Klasse nicht klassenspezifisch deklariert, sondern so gestaltet werden, dass sie für jedes Objekt der Klasse individuelle Bedeutung haben. Diese so genannten Instanzmethoden müssen daher auch stets unter Verwendung des Objektnamens in Verbindung mit dem Methodennamen aufgerufen werden. Wir wollen, ohne den objektorientierten Abschnitten des Buchs groß vorzugreifen, im Folgenden kurz erläutern, wodurch eine Methode zur Instanzmethode wird und wie wir sie dann aufrufen können. Anschließend wollen wir uns noch etwas genauer mit den Instanzmethoden der Klasse `String` beschäftigen.

7.5.1 Instanzmethoden

Lassen wir in der Deklaration einer Methode das Schlüsselwort **`static`** weg, so wird die Methode zur Instanzmethode. Als solche ist sie nur zusammen mit einem Objekt der Klasse verfügbar. Die Klasse

```
public class Multiplizierer {
  public int faktor = 0;
  public int mul(int n) {
    return faktor * n;
  }
}
```

besitzt beispielsweise eine Instanzvariable `faktor` sowie eine Instanzmethode `mul`, die ihr Argument mit dem jeweiligen Wert von `faktor` multipliziert. Wenn wir nun z. B. in einem Programm

```
public class TesteMultiplizierer {
  public static void main(String[] args) {
    Multiplizierer m7 = new Multiplizierer();
    Multiplizierer m8 = new Multiplizierer();
    m7.faktor = 7;
    m8.faktor = 8;
    System.out.println("7 * 5 = " + m7.mul(5));
```

```
        System.out.println("8 * 5 = " + m8.mul(5));
    }
}
```

zwei Objekte vom Typ `Multiplizierer` erzeugen und deren Instanzvariable `faktor` auf unterschiedliche Werte (7 und 8) setzen, dann besitzt jedes dieser Objekte seine individuelle Instanzmethode `mul`, die ihr Argument mit dem jeweiligen Wert der eigenen Instanzvariable `faktor` multipliziert. Die entsprechende Methode `mul` müssen wir daher mit vorangestelltem Objektnamen (`m7` oder `m8`) aufrufen, um dem Compiler anzuzeigen, welches Objekt bzw. welche Methode wir meinen.
Auch diese Technik haben wir bereits (ohne es zu wissen) mehrfach eingesetzt, als wir die Methoden des Objekts `out` (eine Instanz der Klasse `PrintStream`) aus der Klasse `System` (z. B. `println`) für Konsolenausgaben benutzt haben. In einer Anweisung der Form

```
System.out.println("Hallo!");
```

rufen wir nämlich keine Methode der Klasse `System` auf, sondern greifen über den Punkt-Operator auf ihre Klassenvariable `out` zu, und für diese Instanz der Klasse `PrintStream` greifen wir wiederum über den Punkt-Operator auf deren Instanzmethode `println` zu.

7.5.2 Die Methoden der Klasse `java.lang.String`

Zeichenketten werden in Java nicht mittels eines elementaren Datentyps, sondern in Form eines Referenzdatentyps namens `String` dargestellt. Alle Zeichenketten-Literale in Java-Programmen (z. B. `"abc"`) werden implizit als Instanzen dieser Klasse angelegt. Die Werte dieser `String`-Instanzen können nach ihrer Erzeugung nicht mehr verändert werden. Es gibt verschiedene äquivalente Varianten zur Erzeugung von `String`-Objekten:

```
String s1 = "abc";               // Variante 1

String s2 = new String("abc"); // Variante 2

char[] data = {'a', 'b', 'c'}; // Variante 3
String s3 = new String(data);

byte[] b = {97, 98, 99};         // Variante 4
String s4 = new String(b);

String s5 = new String(s4);    // Variante 5
```

Auf Grund der Tatsache, dass es sich bei Strings um Objekte handelt, sind die Variablen `s1` bis `s5` Referenzvariablen, die auf *unterschiedliche* `String`-Objekte verweisen – auch wenn prinzipiell alle fünf `String`-Objekte die gleiche Zeichenkette (nämlich `"abc"`) darstellen. Somit müssen wir auch hier wiederum beachten, dass ein Vergleich der Referenzvariablen nur die Referenzen und nicht die

Objektinhalte vergleicht. Vergleiche der Art `s1 == s2` oder `s3 == s5` liefern daher stets **`false`**.
Kommen in einem Programm mehrere identische Zeichenketten-Literale vor, so ist der Java-Compiler in der Lage, dies zu erkennen und für diese nur ein einziges `String`-Objekt anzulegen. Die Literalkonstanten sind dann quasi Referenzen auf eben dieses Objekt.
Die Klasse `String` beinhaltet Methoden zum

- Zugriff auf einzelne Zeichen der Zeichenkette,
- Vergleich von Zeichenketten,
- Suchen von Teil-Zeichenketten,
- Herausgreifen von Teil-Zeichenketten und
- Wandeln von Groß- in Kleinbuchstaben und umgekehrt,

die über die `String`-Objekte aufgerufen werden können – es handelt sich also um Instanzmethoden. Außerdem können Strings mit dem Operator + konkateniert (aneinander gehängt) und andere Objekte in String-Objekte umgewandelt werden. Bei allen String-Operationen ist zu beachten, dass alle „Veränderungen" an einem `String` jeweils ein neues `String`-Objekt liefern.
Das nachfolgende Programm demonstriert die Verwendung einiger Methoden der Klasse `String`.

```
public class StringTest {
  public static void main (String[] args) {
    String s1 = "Weihnachten";
    String s2 = "Veihnachten";
    String s3 = "Xeihnachten";
    String s4 = "WEIHNACHTEN";

    System.out.println(s1);
    System.out.println(s1.charAt(4));
    System.out.println(s1.compareTo(s1));
    System.out.println(s1.compareTo(s2));
    System.out.println(s1.compareTo(s3));
    System.out.println(s1.endsWith("ten"));
    System.out.println(s1.equals(s2));
    System.out.println(s1.equalsIgnoreCase(s4));
    System.out.println(s1.indexOf("n"));
    System.out.println(s1.indexOf("ach"));
    System.out.println(s1.length());
    System.out.println(s1.replace('e','E'));
    System.out.println(s1.startsWith("Weih"));
    System.out.println(s1.substring(3));
    System.out.println(s1.substring(3,7));
    System.out.println(s1.toLowerCase());
    System.out.println(s1.toUpperCase());
    System.out.println(String.valueOf(1.5e2));
  }
}
```

Die Namen der Methoden lassen fast unmittelbar auf deren Bedeutung schließen, die mittels des nachfolgenden Ausgabeprotokolls relativ klar werden sollte.

```
Konsole
Weihnachten
n
0
1
-1
true
false
true
4
5
11
WEihnachtEn
true
hnachten
hnac
weihnachten
WEIHNACHTEN
150.0
```

Natürlich bietet auch die Klasse `String` mehr als nur die im Beispielprogramm verwendeten Methoden. Um Details über alle Methoden zu erfahren, wird auch hier ein Blick in die API-Spezifikation [26] empfohlen.
Ganz besonders interessant sind dabei auch die Methoden, die mit der Java-Version 1.4 in die Klasse `String` aufgenommen wurden. Im Zusammenhang mit den ebenfalls in der Version 1.4 hinzugekommenen Klassen `Pattern` und `Matcher` bieten diese die Möglichkeit, nach so genannten regulären Ausdrücken zu suchen, d. h. eine Zeichenkette darauf hin zu überprüfen, ob sie einem vorgegebenem Muster entspricht. Zu diesem Thema haben wir auf der offiziellen Homepage des Buchs [23] ein Ergänzungskapitel bereitgestellt, in dem interessierte Leserinnen und Leser mehr darüber erfahren können, wie man mit Strings und regulären Ausdrücken umgeht. Auch in Band 2 werden wir auf das Thema Zeichenketten nochmals eingehen.

7.6 Übungsaufgaben

Aufgabe 7.9

a) Die nachfolgenden Programmfragmente weisen jeweils einen syntaktischen bzw. semantischen Fehler auf. Streichen Sie diesen an und begründen Sie kurz.

```
// 1.
   public void quadrat (double x) {
     return Math.pow(x,2);
```

```
   }
// 2.
   double[][] matrix3x3 = {1.0, 2.0, 3.0,
                           4.0, 5.0, 6.0,
                           7.0, 8.0, 9.0};
// 3.
   double out = 3.1e5, println = 0.5;
   system.out.println(out+println);
```

b) Die nachfolgenden Programmfragmente sind syntaktisch korrekt, führen aber zu einem fehlerhaften Laufzeitverhalten. Geben Sie die Art des auftretenden Fehlers an und erklären Sie kurz, wodurch er verursacht wird.

```
// 1.
   public static int komisch (int n) {
     if (n == 0)
       return 1;
     else
       return n * komisch(n-1) * komisch(n-2);
   }
// 2.
   public static int sum (int[] z) {
     // berechnet die Summe der Komponenten des Feldes z
     int s = 0, i = 0;
     while (i < z.length)
       s = s + z[++i];
     return s;
   }
```

Aufgabe 7.10

Erläutern Sie den Unterschied zwischen den Methoden `tauscheA` und `tauscheB` im nachfolgenden Java-Programm.

```
public class Tausche {
  public static void tauscheA (int x, int y) {
    int h = x;
    x = y;
    y = h;
  }
  public static void tauscheB (int[] a, int i, int j) {
    int h = a[i];
    a[i] = a[j];
    a[j] = h;
  }
  public static void main(String args[]) {
    int[] feld = {100, 200, 300, 400 };
    int i;
    for (i=0; i < 4; i++)
      System.out.print(feld[i] + " ");
    System.out.println();
    System.out.println("tauscheA");
    tauscheA (feld[1], feld[2]);
    for (i=0; i < 4; i++)
```

```
        System.out.print(feld[i] + " ");
      System.out.println();
      System.out.println("tauscheB");
      tauscheB (feld, 1, 2);
      for (i=0; i < 4; i++)
        System.out.print(feld[i] + " ");
      System.out.println();
    }
  }
```

Aufgabe 7.11

Die nachfolgenden Programmfragmente sind syntaktisch korrekt, führen aber zu einem fehlerhaften Laufzeitverhalten. Geben Sie die Art des auftretenden Fehlers an, und erklären Sie kurz, wodurch er verursacht wird.

```
// 1.
   public static int kehrwertFakul (int n) {
     // liefert (1/n) * (1/(n-1)) * ... * (1/3) * 1/2
     return 1 / n * kehrwertFakul(n-1);
   }
// 2.
   public static int sum (int[] z) {
     // berechnet die Summe der
     // Komponenten des Feldes z
     int s = 0, i = 0;
     while (i < z.length) {
       s = s + z[++i];
       System.out.println("Zwischenergebnis: " + s);
       i--;
     }
     return s;
   }
```

Aufgabe 7.12

Schreiben Sie ein Java-Programm, das eine beliebige Anzahl von **double**-Werten einliest und so in ein Feld abspeichert, dass die Werte, die mehrfach auftreten, unmittelbar hintereinander angeordnet sind. Außerdem sollen die Werte insgesamt so angeordnet sein, dass zunächst die positiven und dann erst die negativen Zahlen im Feld stehen. Gehen Sie wie folgt vor:

a) Schreiben Sie eine Methode `enter` (mit Parametern `d`, `k` und `dFeld`), die den **double**-Wert `d` vor der `k`-ten Komponente in das Feld `dFeld` einfügt und das dabei entstehende (um eine Komponente verlängerte) Feld als Ergebnis zurückliefert.

   Ist `k` kleiner als 0, so ist `d` vor der Komponente 0 des Feldes `dFeld` einzufügen.

   Ist `k` größer oder gleich der Länge von `dFeld`, so ist `d` nach der letzten Komponente des Feldes `dFeld` einzufügen.

b) Schreiben Sie eine Methode `position` (mit Parametern `d` und `dFeld`), die zunächst feststellt, ob der **`double`**-Wert `d` in `dFeld` bereits gespeichert ist. Wenn dies der Fall ist, soll die Position (der Feldindex) zurückgeliefert werden, unter der dieser Wert in `dFeld` gespeichert ist. Ist `d` noch nicht in `dFeld` enthalten, dann soll für positive Werte `d` die Position 0 und für alle anderen Werte die Position n zurückgeliefert werden, wobei n gerade die Länge des Feldes `dFeld` ist.

c) Schreiben Sie eine Methode `main`, in der in einer Schleife **`double`**-Werte eingelesen und diese dann in einem Feld wie gefordert angeordnet werden. Es muss also jeweils zunächst mittels `position` die Position für das Einfügen ermittelt und dann der Wert mittels `enter` an der entsprechenden Stelle eingefügt werden. Die Schleife soll abgebrochen werden, wenn der Wert 0 bearbeitet wurde. Danach soll das komplette Feld ausgegeben werden.

Aufgabe 7.13

Sie sind mit Ihrer Segelyacht in Lissabon aufgebrochen und haben Kurs auf Barbados genommen. In Kenntnis des gefährlichen Reviers, das Sie am Ziel Ihrer Reise erwartet, möchten Sie jedoch, bevor Sie den offenen Atlantik erreichen, zu Ihrer eigenen Sicherheit die Funktionsweise Ihres Echolots überprüfen. Hierzu lassen Sie schweren Herzens Ihre letzte Flasche Rum über Bord gehen.
Nach dem Loslassen der Flasche an der Wasseroberfläche beobachten Sie, dass die Flasche nach ca. einer Sekunde einen Meter weit abgetaucht ist und nach weiteren neun Sekunden den Meeresboden erreicht hat – das glasklare Wasser, das Ihre Yacht umspült, erlaubt selbst bei einem getrübten Blick solche detaillierten Beobachtungen. Ein Blick auf Ihr Echolot und der Vergleich mit der Ausgabe Ihres selbst geschriebenen Java-Programms sagen Ihnen, dass das Echolot tadellos funktioniert. Welche Tiefe lesen Sie ab?

Ein ganz klein wenig Physik dazu:

Die Sinkbewegung $y(t)$ (die Tiefe y in Abhängigkeit von der Zeit t) eines Körpers der Masse m durch ein flüssiges Medium der Dichte ρ lässt sich bei Anfangsgeschwindigkeit 0 und für kleine Geschwindigkeiten durch die Formel

$$y(t) = \frac{g \cdot (\tilde{x}t + e^{-\tilde{x}t} - 1)}{\tilde{x}^2} \tag{7.1}$$

beschreiben. Hierbei bezeichnet $g = 9.81$ den Wert der Erdbeschleunigung und $\tilde{x} = \frac{\rho}{m}$ den Quotienten aus Dichte und Masse. Um mit dieser Formel den nach $t = 10$ Sekunden zurückgelegten Weg zu berechnen, müssen Sie natürlich zunächst aus Ihrer Beobachtung $y(1) = 1$ den Wert $\tilde{x}$ bestimmen. Dazu müssen Sie (nach ein bisschen Umformung) nichts anderes tun, als die Nullstelle $\tilde{x}$ der Funktion

$$f(x) = x^2 - g \cdot (x - 1 + e^{-x}) \tag{7.2}$$

zu berechnen.

Ein ganz klein wenig Mathematik dazu:

Die Nullstelle einer Funktion $f : \mathbb{R} \to \mathbb{R},\ x \mapsto f(x)$ lässt sich näherungsweise mit Hilfe des nach *Newton* (1642–1727) benannten Newton-Verfahrens wie folgt bestimmen. Ausgehend von einem geeigneten Startwert x_0 iteriert man gemäß

$$x_k := x_{k-1} - \frac{f(x_{k-1})}{f'(x_{k-1})}, \quad k = 1, 2, 3, \ldots \tag{7.3}$$

so lange, bis für ein k gilt $|x_k - x_{k-1}| \leq \varepsilon |x_k|$ oder bis eine maximal vorgegebene Anzahl von Iterationen (`kmax`) erreicht ist.
Die Formel für die Ableitung $f'(x)$ ist übrigens

$$f'(x) = 2x - g \cdot (1 - e^{-x}). \tag{7.4}$$

Und jetzt das Java-Programm dazu:

Gehen Sie bei der Implementierung eines Verfahrens zur Tiefenberechnung wie folgt vor:

a) Schreiben Sie eine **`double`**-Methode `f` mit einem formalen Parameter `x` vom Typ **`double`**, die den Funktionswert $f(x)$ an der Stelle x gemäß (7.2) berechnet und als Ergebnis zurückliefert.

b) Schreiben Sie eine **`double`**-Methode `fs` (ebenfalls mit einem formalen Parameter `x` vom Typ **`double`**), die an der Stelle x den Wert der ersten Ableitung $f'(x)$ gemäß (7.4) berechnet und als Ergebnis zurückliefert.

c) Schreiben Sie eine Methode `newton` mit zwei formalen **`double`**-Parametern `x0` und `eps`, die eine Näherung für die Nullstelle $\tilde{x}$ der Funktion f berechnet und zurückliefert. Dabei ist `eps` die Abbruchkonstante ε. Die Methode soll unter Verwendung der Methoden `f` und `fs` ausgehend vom Startwert `x0` die Newton-Iteration gemäß der Vorschrift (7.3) und mit `kmax = 50` durchführen und den zuletzt berechneten Wert x_k als Ergebnis zurückliefern. Sollte nach den 50 Iterationen die ε-Abbruchbedingung noch nicht erfüllt sein, soll die Methode einen negativen Wert als Ergebnis zurückliefern.

d) Schreiben Sie eine Methode `tiefe` mit einem **`double`**-Parameter t und einem **`double`**-Parameter $\tilde{x}$, die die Meerestiefe y durch Auswertung der Formel (7.1) zum Zeitpunkt t unter Verwendung des Wertes $\tilde{x}$ berechnet und zurückliefert.

e) Schreiben Sie eine `main`-Methode, in der Sie Werte für `x0` und `eps` einlesen und mittels der Methode `newton` eine Näherung für den Wert $\tilde{x}$ berechnen. Wurde ein positiver Wert für $\tilde{x}$ geliefert, so soll mittels der Methode `tiefe` die Meerestiefe nach $t = 10$ Sekunden berechnet und ausgegeben werden. Falls `newton` keinen positiven Wert liefert, soll eine entsprechende Meldung über das Fehlschlagen der Newton-Iteration ausgegeben werden.

Hinweis: Verwenden Sie **keine Felder!**

Testen Sie Ihr Programm mit `x0 = 10` und `eps = 10`$^{-7}$ sowie mit verschiedenen anderen Werten für `x0` und `eps`.

Kapitel 8

Praxisbeispiele

Wie in Kapitel 5 wollen wir auch hier anhand einiger „aus dem Leben“ gegriffenen Aufgaben erfahren, wie wir die neu erlernten Konstrukte (etwa das Arbeiten mit Methoden) in unserer Arbeit mit der Programmiersprache Java einsetzen können. Wir werden uns zu diesem Zweck mit verschiedenen Aufgaben aus dem Bereich der Spiele bzw. der Simulation befassen. Sollten Sie das eine oder andere Programmkonstrukt (zum Beispiel die Initialisierung eines Feldes oder die Verwendung einer Klasse) nicht nachvollziehen können, sei Ihnen ein erneutes Studium der entsprechenden Abschnitte in den vorherigen Kapiteln ans Herz gelegt.

8.1 Mastermind zum Ersten

8.1.1 Aufgabenstellung

Ob Hangman, Mastermind oder die eine oder andere bekannte Fernsehshow – so manches Ratespiel basiert auf dem Prinzip, eine bestimmte Kette von Zahlen, Buchstaben oder Symbolen zu erraten. Wir orientieren uns an diesem Grundsatz und geben folgende Spielregeln vor:
Gegeben ist eine vierstellige Zahl $0 \leq z \leq 9999$, für die gilt: *keine zwei Ziffern der Zahl stimmen überein, eine führende Null ist erlaubt* (d. h. 1234 oder 0753 sind erlaubt, 9349 oder 0636 jedoch nicht). Der Spieler bzw. die Spielerin hat zehn Versuche Zeit, diese Zahl zu erraten.
Um dem Spieler bzw. der Spielerin eine faire Chance zu geben, gibt der Quizmaster nach jedem Rateversuch an, wie viele „Treffer“ in diesem Versuch gelandet wurden. Als Treffer bezeichnen wir hierbei eine Ziffer, die in der zu ratenden Zahl vorkommt. Wir nennen einen Treffer

- direkt, sofern die Ziffer in der zu ratenden Zahl und dem aktuellen Versuch an der gleichen Stelle stehen;
- indirekt, wenn dem nicht so ist.

Ist also beispielsweise die Zahl 1234 zu erraten und der Spieler bzw. die Spielerin nennt als Versuch 1043, so meldet der Quizmaster einen direkten Treffer (die Ziffer 1) und zwei indirekte Treffer (die Ziffern 3 und 4). Natürlich nennt er dabei nicht die zugehörigen Ziffern!
Unser Programm soll nun die Rolle des Quizmasters übernehmen, d. h. das Ratespiel leiten.

8.1.2 Analyse des Problems

Unser Mastermind-Programm muss in der Lage sein, folgende Aufgaben zu bewältigen:

1. Finde eine vierstellige Zahl, die obigen Anforderungen genügt (alle Ziffern sind verschieden).

2. Lies bis zu zehn Zahlen von der Tastatur ein, wobei stets zu überprüfen ist, ob die eingelesene Zahl den Anforderungen entspricht. Prüfe die Zahl auf direkte und indirekte Treffer und gib diese aus.

Aus diesen Aufgaben ergeben sich verschiedene Teilprobleme, die wir im Verlauf der folgenden Abschnitte lösen werden. Wir formulieren die einzelnen Teillösungen hierbei als Methoden, um sie in unserem Hauptprogramm in gewünschter Weise miteinander verknüpfen zu können.

8.1.3 Unterteilen einer Zahl

Um in der Lage zu sein, die Ziffern einer vierstelligen Zahl zu untersuchen, müssen wir diese aus einer Zahl extrahieren können. Dieses Problem scheint uns nicht ganz unbekannt, denn das „Zerlegen einer Zahl" haben wir bereits in den ersten Praxisbeispielen benötigt (vergleiche hierzu 5.2 und 5.3). Im Gegensatz zu diesen einfachen Fällen müssen wir jedoch in unserem Mastermind-Programm sämtliche Ziffern abspeichern, um sie für Vergleiche zur Hand zu haben. Es liegt deshalb nahe, die einzelnen Ziffern in einem Feld zu hinterlegen.
Wie muss also der Kopf der Methode aussehen? Das Ergebnis (die einzelnen Ziffern) soll in einem Feld von ganzen Zahlen abgespeichert werden, also ist der Rückgabetyp `int[]`. Umgekehrt sollen die Ziffern aus einer ganzen Zahl `z` ausgelesen werden, also einer Zahl vom Typ `int`. Weitere Eingabedaten werden von der Methode nicht benötigt; der Kopf ist also wie folgt beschaffen:

```
public static int[] ziffern(int z) {
```

Machen wir uns nun nach dem bekannten Schema daran, die Zahl in ihre Ziffern aufzuspalten. Die Ergebnisse werden in einem Feld namens `res` abgespeichert, das wir durch

```
int[] res=new int[4];
```

initialisieren. Die eigentliche Belegung erfolgt analog zum Algorithmus von Seite 104:

```
for (int i=0;i<4;i++) {
  res[i]=z%10; // Berechne die rechte Ziffer
  z=z/10; // Schiebe nach rechts
}
```

Nach Ablauf dieser Schleife haben wir die Zahl in ihre vier Ziffern aufgeteilt und können das Ergebnis mit einer **`return`**-Anweisung zurückgeben. Unsere komplette Methode sieht folgendermaßen aus:

```
/** Zerteilt eine ganze positive Zahl 0<=z<=9999 in
 ihre vier Ziffern */
public static int[] ziffern(int z) {
  int[] res=new int[4];
  for (int i=0;i<4;i++) {
    res[i]=z%10; // Berechne die rechte Ziffer
    z=z/10; // Schiebe nach rechts
  }
  return res;
}
```

8.1.4 Gültigkeit einer Zahl

Wir haben bisher eine Zahl in ihre Ziffern unterteilt, *ohne* diese auf ihre Gültigkeit bezüglich der Spielregeln zu testen. Diesen Test wollen wir in der folgenden Methode nachholen:

```
public static int[] bereiteAuf(int z) {
```

Auch die Methode `bereiteAuf` soll eine Zahl in ihre Ziffern unterteilen; sie soll aber auch überprüfen,

- ob die Zahl zwischen 0 und 9999 liegt und
- ob sich die einzelnen Ziffern voneinander unterscheiden.

Falls diese Bedingungen nicht erfüllt sind, soll die Methode anstelle eines Feldes der Länge 4 die Null-Referenz **`null`** zurückliefern. Im ersten Fall würde dies also etwa folgende Zeilen bedeuten:

```
if (z<0 || z>9999)
  return null;
```

Die Überprüfung der einzelnen Ziffern ist ebenfalls schnell geschehen. Zuerst benutzen wir die Methode `ziffern`, um die Zahl wie gewünscht aufzuspalten:

```
int[] res=ziffern(z);
```

Um nun die einzelnen Ziffern miteinander zu vergleichen, verwenden wir zwei geschachtelte Schleifen. Enthalten zwei Einträge in das Feld die gleiche Zahl (sind also zwei Ziffern gleich), so widerspricht unsere Zahl den Anforderungen; wir können also **`null`** zurückgeben:

```
for (int i=0;i<4;i++)
  for (int j=i+1;j<4;j++)
    if (res[i]==res[j])
      return null;
```

Wird die Schleife ordnungsgemäß beendet, so haben wir eine gültige Zahl; wir können also `res` als Ergebnis zurückgeben. Unsere komplette Methode hat die folgende Gestalt:

```
/** Zerteilt eine ganze positive Zahl 0<=z<=9999 in
 vier Ziffern. Wenn die Zahl die Voraussetzungen fuer
 die Mastermind-Spielregeln nicht erfuellt (keine
 zwei Ziffern sind gleich), wird null zurueckgegeben */
public static int[] bereiteAuf(int z) {
  // Teste zuerst, ob die Zahl im richtigen
  // Groessenbereich liegt
  if (z<0 || z>9999)
    return null;
  // Nun teile die Zahl auf
  int[] res=ziffern(z);
  // Nun teste, ob sich zwei Ziffern gleichen
  for (int i=0;i<4;i++)
    for (int j=i+1;j<4;j++)
      if (res[i]==res[j])
        return null;
  // Andernfalls gib das Ergebnis zurueck
  return res;
}
```

8.1.5 Finden einer gültigen Zahl

Wir wollen uns nun des ersten Problems von Abschnitt 8.1.2 annehmen: wir wollen eine Methode

```
public static int[] findeZahl() {
```

entwerfen, die eine (zufällige) Zahl bestimmt, die es zu erraten gilt. Da wir die Zahl für unsere spätere Arbeit in aufbereiteter Form benötigen, geben wir sie bereits als Feld ihrer Ziffern zurück.
Wir speichern unsere Zahl in einem Feld `res`, das wir mit **`null`** initialisieren:

```
int[] res=null; // hier steht das Ergebnis
```

Wie füllen wir dieses Feld nun mit den gesuchten Ziffern? Zuerst bilden wir mit Hilfe der Methode `Math.random` eine zufällige ganze Zahl zwischen 0 und 9999:

```
int zahl=(int)(9999*Math.random());
```

Diese Zahl wandeln wir jetzt mit Hilfe von `bereiteAuf` in das gewünschte Feld um:

```
res=bereiteAuf(zahl);
```

Ist das Feld nach dieser Anweisung noch immer mit **`null`** belegt, so war unsere Zufallszahl gemäß der Spielregeln nicht gültig. Wir können den Auswahlvorgang also einfach so lange wiederholen, bis dem nicht mehr so ist. Unsere Methode lautet also wie folgt:

```
/** Finde eine Zahl zwischen 0 und 9999, die die
 Voraussetzungen fuer das Spiel erfuellt. */
public static int[] findeZahl() {
  int[] res=null; // hier steht das Ergebnis
  while(res==null) {
    int zahl=(int)(9999*Math.random());
    res=bereiteAuf(zahl);
  }
  // Wenn die Schleife verlassen wurde, ist eine passende
  // Zahlenkombination gefunden
  return res;
}
```

8.1.6 Anzahl der Treffer

Wir beschäftigen uns nun mit der Auswertung eines Rateversuchs. Zwei Fragen gilt es zu beantworten:

1. Stimmt der aktuelle Versuch des Kandidaten (`versuch`) mit der zu ratenden Zahl (`original`) überein?

2. Wie viele direkte und indirekte Treffer treten auf?

Die erste Frage lässt sich relativ einfach beantworten: wir vergleichen beide Zahlen (als Felder betrachtet) Ziffer für Ziffer:

```
/** Finde heraus, ob alle Ziffern uebereinstimmen */
public static boolean treffer(int[] original,int[] versuch) {
  for (int i=0;i<4;i++)
    if (original[i]!=versuch[i])
      return false;
  return true;
}
```

Die zweite Frage erfordert jedoch etwas Überlegung. Wir entwerfen eine Methode der Form

```
public static String auswerten(int[] original,int[] versuch) {
```

und legen somit den Rückgabetyp als `String` fest. Dies lässt sich deshalb vertreten, da wir die berechneten Ergebnisse nur für eine Bildschirmausgabe benötigen. Zu Anfang der Methode definieren wir zwei Zähler `direkt` und `indirekt`, die wir mit 0 initialisieren:

```
int direkt=0;    // Zahl der direkten   Treffer
int indirekt=0;  // Zahl der indirekten Treffer
```

Nun können wir in zwei verschachtelten Schleifen die verschiedenen Ziffern von `versuch` und `original` miteinander vergleichen. Stimmen zwei Ziffern überein, gilt also

```
          if (original[i]==versuch[j]) {
```

dann ist ein Treffer aufgetreten. Dieser Treffer ist direkt, falls die Indizes `i` und `j` übereinstimmen; andernfalls ist der Treffer indirekt. Wir erhöhen entsprechend die Zähler und geben das Ergebnis als String zurück:

```
/** Finde heraus, wie viele direkte und indirekte Treffer
 es gibt */
public static String auswerten(int[] original,int[] versuch) {
  int direkt=0;    // Zahl der direkten   Treffer
  int indirekt=0;  // Zahl der indirekten Treffer
  for (int i=0;i<4;i++)
    for (int j=0;j<4;j++)
      if (original[i]==versuch[j]) {
        if (i==j)
          direkt++;
        else
          indirekt++;
      }
  return
    "Direkte Treffer: "+direkt+"     "+
    "Indirekte Treffer: "+indirekt;
}
```

8.1.7 Ein- und Ausgabe

Bevor wir uns nun an das eigentliche Hauptprogramm machen können, benötigen wir lediglich noch zwei einfache Methoden für die Ein- und Ausgabe mit Tastatur und Bildschirm. Zuerst definieren wir eine Methode `liesZahl`, mit der wir eine Zahl von der Tastatur einlesen können:

```
/** Lies eine gueltige Zahl von der Tastatur ein */
public static int[] liesZahl(int versuch) {
  int n=IOTools.readInteger("Versuch Nr. "+versuch+": ");
  int[] res=bereiteAuf(n);
  while (res==null) {
    System.out.println("KEINE GUELTIGE ZAHL!");
    n=IOTools.readInteger("Versuch Nr. "+versuch+": ");
    res=bereiteAuf(n);
  }
  return res;
}
```

Wir lesen also eine Zahl `n` über die Tastatur ein und spalten sie mit der Methode `bereiteAuf` in ihre einzelnen Ziffern auf. Ist das Ergebnis dieser Methode die Null-Referenz, gab es also einen Eingabefehler, so wiederholen wir die Eingabeaufforderung.

Umgekehrt benötigen wir auch noch eine Methode, die unsere Zahl (dargestellt als Feld von Ziffern) in einen `String` umwandelt. Hierzu definieren wir die folgende Methode, die im Endeffekt die Ziffern lediglich über eine Schleife aneinander reiht:

```
/** Wandle die Ziffern einer Zahl in einen String um */
public static String zahl(int[] z) {
  String res=""; // Hier steht das Ergebnis
  for (int i=0;i<4;i++) // Reihe die Zahlen aneinander
    res=z[i]+res;
  return res;
}
```

8.1.8 Zum Hauptprogramm

Nun liegt es an uns, die bisher definierten Methoden mit Hilfe eines Hauptprogramms miteinander zu verknüpfen. Dies ist nach der geleisteten Vorarbeit jedoch ein Leichtes. Zuerst legen wir mit Hilfe der Methode `findeZahl` eine zu erratende Zahl fest:

```
int[] original=findeZahl();
```

Ferner definieren wir eine **boolean**-Variable `erraten`, in der wir festhalten, ob die gesuchte Zahl bereits erraten wurde:

```
boolean erraten=false;
```

Die zehn zur Verfügung stehenden Versuche wickeln wir innerhalb einer Schleife ab:

```
for (int i=1;i<=10;i++) { // Schleifenbeginn
  System.out.println("\nSie haben noch "+(10-i+1)+
                     " Versuch(e).");
```

In jedem Versuch lesen wir eine zu ratende Zahl von der Tastatur ein:

```
int[] versuch=liesZahl(i);
```

Falls der Spieler bzw. die Spielerin die Zahl erraten hat, geben wir eine entsprechende Erfolgsmeldung aus und beenden das Spiel:

```
if (treffer(original,versuch)) { // Erraten
  System.out.println("Hervorragend! Sie haben die Zahl im "
                     +i+". Versuch erraten.");
  erraten=true;
  break;
}
```

Andernfalls geben wir einen Hinweis in Form der Zahl der direkten und indirekten Treffer:

```
System.out.println("Leider falsch geraten.\n"+
                   auswerten(original,versuch));
```

Die Schleife ist nun beendet. Hat der Spieler bzw. die Spielerin die richtige Zahl nicht erraten, so wollen wir ihn bzw. sie wenigstens wissen lassen, wie die richtige Lösung gewesen wäre:

```
if (!erraten) {
  System.out.println("\nViel Glueck beim naechsten Mal!");
```

```
        System.out.println("Die richtige Zahl waere "+
                           zahl(original)+" gewesen.");
    }
```

Unser Programm ist somit komplett, wir können es übersetzen lassen. Ein (mehr oder minder erfolgreicher) Durchlauf des Spiels könnte wie folgt aussehen:

Konsole

```
MASTERMIND

Sie haben noch 10 Versuch(e).
Versuch Nr. 1: 0123
Leider falsch geraten.
Direkte Treffer: 1     Indirekte Treffer: 1

Sie haben noch 9 Versuch(e).
Versuch Nr. 2: 4567
Leider falsch geraten.
Direkte Treffer: 0     Indirekte Treffer: 2

Sie haben noch 8 Versuch(e).
Versuch Nr. 3: 0167
Leider falsch geraten.
Direkte Treffer: 1     Indirekte Treffer: 2

Sie haben noch 7 Versuch(e).
Versuch Nr. 4: 2176
Leider falsch geraten.
Direkte Treffer: 1     Indirekte Treffer: 1

Sie haben noch 6 Versuch(e).
Versuch Nr. 5: 7105
Hervorragend! Sie haben die Zahl im 5. Versuch erraten.
```

8.1.9 Das komplette Programm im Überblick

```
import Prog1Tools.IOTools;

/** Dieses Programm spielt den Quizmaster fuer
ein Mastermind-Quiz bzgl. einer vierstelligen Zahl */
public class Mastermind {

  /** Wandle die Ziffern einer Zahl in einen String um */
  public static String zahl(int[] z) {
    String res=""; // Hier steht das Ergebnis
    for (int i=0;i<4;i++) // Reihe die Zahlen aneinander
      res=z[i]+res;
    return res;
  }

```

```java
  /** Zerteilt eine ganze positive Zahl 0<=z<=9999 in
   ihre vier Ziffern */
  public static int[] ziffern(int z) {
    int[] res=new int[4];
    for (int i=0;i<4;i++) {
      res[i]=z%10; // Berechne die rechte Ziffer
      z=z/10; // Schiebe nach rechts
    }
    return res;
  }

  /** Zerteilt eine ganze positive Zahl 0<=z<=9999 in
   vier Ziffern. Wenn die Zahl die Voraussetzungen fuer
   die Mastermind-Spielregeln nicht erfuellt (keine
   zwei Ziffern sind gleich), wird null zurueckgegeben */
  public static int[] bereiteAuf(int z) {
    // Teste zuerst, ob die Zahl im richtigen
    // Groessenbereich liegt
    if (z<0 || z>9999)
      return null;
    // Nun teile die Zahl auf
    int[] res=ziffern(z);
    // Nun teste, ob sich zwei Ziffern gleichen
    for (int i=0;i<4;i++)
      for (int j=i+1;j<4;j++)
        if (res[i]==res[j])
          return null;
    // Andernfalls gib das Ergebnis zurueck
    return res;
  }

  /** Finde eine Zahl zwischen 0 und 9999, die die
   Voraussetzungen fuer das Spiel erfuellt. */
  public static int[] findeZahl() {
    int[] res=null; // hier steht das Ergebnis
    while(res==null) {
      int zahl=(int)(9999*Math.random());
      res=bereiteAuf(zahl);
    }
    // Wenn die Schleife verlassen wurde, ist eine passende
    // Zahlenkombination gefunden
    return res;
  }

  /** Finde heraus, ob alle Ziffern uebereinstimmen */
  public static boolean treffer(int[] original,int[] versuch) {
    for (int i=0;i<4;i++)
      if (original[i]!=versuch[i])
        return false;
    return true;
  }

  /** Finde heraus, wie viele direkte und indirekte Treffer
   es gibt */
  public static String auswerten(int[] original,int[] versuch) {
```

```
    int direkt=0;     // Zahl der direkten   Treffer
    int indirekt=0;  // Zahl der indirekten Treffer
    for (int i=0;i<4;i++)
      for (int j=0;j<4;j++)
        if (original[i]==versuch[j]) {
          if (i==j)
            direkt++;
          else
            indirekt++;
        }
    return
      "Direkte Treffer: "+direkt+"      "+
      "Indirekte Treffer: "+indirekt;
  }

  /** Lies eine gueltige Zahl von der Tastatur ein */
  public static int[] liesZahl(int versuch) {
    int n=IOTools.readInteger("Versuch Nr. "+versuch+": ");
    int[] res=bereiteAuf(n);
    while (res==null) {
      System.out.println("KEINE GUELTIGE ZAHL!");
      n=IOTools.readInteger("Versuch Nr. "+versuch+": ");
      res=bereiteAuf(n);
    }
    return res;
  }

  /** Hauptprogramm */
  public static void main(String[] args) {
    int[] original=findeZahl();
    boolean erraten=false;
    System.out.println("MASTERMIND\n");
    for (int i=1;i<=10;i++) { // Schleifenbeginn
      System.out.println("\nSie haben noch "+(10-i+1)+
                         " Versuch(e).");
      int[] versuch=liesZahl(i);
      if (treffer(original,versuch)) { // Erraten
        System.out.println("Hervorragend! Sie haben die Zahl im "
                           +i+". Versuch erraten.");
        erraten=true;
        break;
      }
      System.out.println("Leider falsch geraten.\n"+
                         auswerten(original,versuch));
    } // Schleifenende
    if (!erraten) {
      System.out.println("\nViel Glueck beim naechsten Mal!");
      System.out.println("Die richtige Zahl waere "+
                         zahl(original)+" gewesen.");
    }
  }
}
```

8.2 Mastermind zum Zweiten

8.2.1 Aufgabenstellung

In den vergangenen Abschnitten haben wir ein Programm entwickelt, das ein einfaches Mastermind-Spiel auf dem Computer realisiert. Nun wollen wir umgekehrt ein Programm erstellen, das obiges Mastermind-Programm als Kandidat löst.

8.2.2 Analyse des Problems

Ähnlich wie in 5.4 werden wir das Problem durch „Ausprobieren" lösen. Unglücklicherweise gibt es jedoch

$$10 \cdot 9 \cdot 8 \cdot 7 = 5040$$

mögliche Kombinationen – wir haben aber nur 10 Versuche Zeit!
Wenn wir also das Problem innerhalb von 10 Versuchen lösen wollen, können wir uns nicht auf schlichtes Raten verlassen (die Wahrscheinlichkeit zu gewinnen wäre viel zu gering). Wir werden deshalb wie ein menschlicher Spieler vorgehen: Wir *merken* uns die erfolglosen Versuche und schließen aus der Zahl der Treffer auf unseren nächsten Rateversuch.
Prinzipiell könnten man den Algorithmus also wie folgt formulieren:

1. Finde eine gültige Zahl, die noch nicht geraten wurde und die mit den vorherigen Rateversuchen vereinbar ist.
2. Benutze diese Zahl als Rateversuch.
3. Brich den Algorithmus ab, falls die Zahl der direkten Treffer $= 4$ ist.

Wir werden in den folgenden Abschnitten sehen, mit wie wenig Aufwand sich diese Grundidee realisieren lässt.

8.2.3 Verwendete Datenstrukturen

Als Erstes sollten wir uns überlegen, in welcher Form wir die einzelnen Versuche auf dem Rechner speichern wollen. Es ist relativ klar, dass wir als Daten

- die im Rateversuch verwendeten Ziffern
- die Zahl der direkten Treffer und
- die Anzahl der indirekten Treffer

benötigen. Es liegt nahe, diese Daten in einer Klasse zusammenzufassen:

```
public static class Versuch {
  public int[] ziffern;
  public int direkt;
  public int indirekt;
}
```

Wir realisieren die Klasse `Versuch` hierbei als innere Klasse, da diese sowohl hinsichtlich ihres Umfanges (nur wenige Zeilen Programmtext) als auch bezüglich ihrer geringen Wiederverwertbarkeit (keine Anwendung außerhalb dieses Programms) nicht unbedingt als eigenständige Klasse ausgelagert werden muss.
Unsere zehn Versuche können wir nun in Form von zehn Instanzen dieser Klasse darstellen. Diese werden wir im Hauptprogramm in Form eines Feldes bereitstellen:

```
Versuch[] versuche=new Versuch[10];
for (int i=0; i<10; i++)
  versuche[i]=new Versuch();
```

8.2.4 Vergleich der Versuche

Wir haben nun eine gültige Zahlenkombination, abgespeichert in einem Feld `ziffern`, und wollen diese mit einem alten Versuch `v` vergleichen. Unsere neu geschriebene Methode

```
public static boolean passt(int[] ziffern,Versuch v) {
```

soll genau dann **`true`** zurückgeben, wenn die Zahlenkombination in keinem Widerspruch zu dem alten Versuch steht.
Wann ist aber ein solcher Widerspruch gegeben? Wir gehen davon aus, dass unsere neue Ziffernfolge die tatsächliche Lösung ist. Dann muss die Zahl der direkten und indirekten Treffer im alten Versuch bezüglich der neuen Zahl übereinstimmen.
Nehmen wir beispielsweise an, wir haben in einem früheren Rateversuch mit der Zahl 0532 zwei direkte und einen indirekten Treffer erzielt. Dann kann etwa die Zahl 1234 *nicht* die korrekte Lösung sein, denn mit der Zahl 0532 hätten wir nur einen direkten und einen indirekten Treffer erzielt – dies wäre also ein Widerspruch.
Um also falsche Kandidaten auszuschließen, müssen wir lediglich die Anzahl der direkten und indirekten Treffer bestimmen. Hierzu gehen wir wie in 8.1.6 vor und definieren zuerst zwei Zähler `direkt` und `indirekt`. Innerhalb zweier geschachtelter Schleifen zählen wir nun direkte und indirekte Treffer:

```
for (int i=0; i<4; i++)
  for (int j=0; j<4; j++)
    if (ziffern[i]==v.ziffern[j]) {
      if (i==j)
        direkt++;
      else
        indirekt++;
    }
```

Nun können wir eine Aussage darüber machen, ob unsere Zahlenkombination schlüssig ist. Wir geben genau dann **`true`** zurück, wenn direkte und indirekte Treffer übereinstimmen:

```
return (direkt==v.direkt && indirekt==v.indirekt);
```

8.2.5 Zum Hauptprogramm

Kommen wir nun zum eigentlichen Hauptprogramm. Wir definieren unser Feld `versuche` und erklären weiterhin eine Variable `nr`, in der wir die Nummer des aktuellen Versuchs hinterlegen:

```
Versuch[] versuche=new Versuch[10];
for (int i=0; i<10; i++)
  versuche[i]=new Versuch();
int nr=0; // Versuch Nr.
```

Nun beginnen wir mit den eigentlichen Rateversuchen. Wir definieren eine Variable `z`, in der wir unseren aktuellen Rateversuch (zwischen 0 und 9999) hinterlegen. Unsere Schleife soll abbrechen, wenn wir diesen Bereich überschreiten oder die Zahl der Versuche (`nr`) zu hoch wird:

```
for (int z=0; z<=9999 && nr<10; z++) {
```

Nun suchen wir zuerst einen Kandidaten, der die Grundvoraussetzungen des Spiels erfüllt (alle Ziffern paarweise verschieden). Wir bedienen uns der Methode `bereiteAuf`, die wir in 8.1.4 definiert haben. Falls diese **`null`** zurückgibt (wir also keine gültige Zahl erhalten), können wir die Schleife an dieser Stelle mit einer **`continue`**-Anweisung abbrechen und zur nächsten Zahl übergehen:

```
int[] ziffern=Mastermind.bereiteAuf(z);
if (ziffern==null) // keine gueltige Zahl
  continue;
```

Als Nächstes vergleichen wir unseren Kandidaten mit den zuvor absolvierten Versuchen.[1] Wir rufen die Methode `passt` mit allen bisherigen Versuchen auf und überprüfen (durch die Variable `moeglich`), ob einer dieser Aufrufe ein **`false`** als Ergebnis liefert. In diesem Fall liegt ein logischer Fehler vor; wir können also auch hier zum nächsten Kandidaten übergehen:

```
boolean moeglich=true;
for (int i=0; i<nr; i++)
  moeglich=moeglich & passt(ziffern,versuche[i]);
if (!moeglich)
  continue;
```

Hat unser Kandidat auch diese Hürde genommen, handelt es sich tatsächlich um eine mögliche Lösung des Problems. Wir geben den Rateversuch auf dem Bildschirm aus und fragen nach der Anzahl der direkten und indirekten Treffer:

```
System.out.println("Versuch Nr. "+(nr+1)
                   +": "+Mastermind.zahl(ziffern));
versuche[nr].ziffern=ziffern;
versuche[nr].direkt=
  IOTools.readInteger("  direkte Treffer: ");
versuche[nr].indirekt=
  IOTools.readInteger("indirekte Treffer: ");
```

[1] Wir dürfen nicht vergessen, dass wir uns in einer Schleife befinden!

Nun werfen wir noch einen Blick auf die Zahl der direkten Treffer. Ist diese nämlich = 4, so haben wir die Zahl erraten und können die Schleife ganz verlassen

```
if (versuche[nr].direkt==4) {
  System.out.println("Das war's");
  break;
}
```

Andernfalls starten wir einen neuen Rateversuch. Wir erhöhen den Versuchszähler `nr` und beginnen die Schleife aufs Neue.
Unser Hauptprogramm ist somit fertig; wir können es übersetzen und ausführen. Der folgende Durchlauf „errät" etwa die Zahl 8345 in insgesamt 6 Versuchen:

Konsole

```
Versuch Nr. 1: 0123
  direkte Treffer: 0
indirekte Treffer: 1
Versuch Nr. 2: 1456
  direkte Treffer: 0
indirekte Treffer: 2
Versuch Nr. 3: 2547
  direkte Treffer: 1
indirekte Treffer: 1
Versuch Nr. 4: 2684
  direkte Treffer: 0
indirekte Treffer: 2
Versuch Nr. 5: 3845
  direkte Treffer: 2
indirekte Treffer: 2
Versuch Nr. 6: 8345
  direkte Treffer: 4
indirekte Treffer: 0
Das war's
```

Probieren auch Sie es einmal aus! Lassen Sie das Programm gegen Ihren Quizmaster antreten.

8.2.6 Das komplette Programm im Überblick

Werfen wir noch einmal einen Blick auf das komplette Programm:

```
import Prog1Tools.IOTools;

/** Dieses Programm spielt den Kandidaten fuer
ein Mastermind-Quiz bzgl. einer vierstelligen Zahl */
public class Masterguess {

  /** In dieser Klasse wird ein Rateversuch
   abgespeichert */
```

```
  public static class Versuch {
    public int[] ziffern;
    public int direkt;
    public int indirekt;
  }

  /** Teste, ob eine gegebene Zahl mit einem alten Rateversuch
   vereinbar ist */
  public static boolean passt(int[] ziffern,Versuch v) {
    int direkt=0;
    int indirekt=0;
    for (int i=0; i<4; i++)
      for (int j=0; j<4; j++)
        if (ziffern[i]==v.ziffern[j]) {
          if (i==j)
            direkt++;
          else
            indirekt++;
        }
    return (direkt==v.direkt && indirekt==v.indirekt);
  }

  /** Hauptprogramm */
  public static void main(String[] args) {
    // Initialisierung
    Versuch[] versuche=new Versuch[10];
    for (int i=0; i<10; i++)
      versuche[i]=new Versuch();
    int nr=0; // Versuch Nr.
    // Rateversuche
    for (int z=0; z<=9999 && nr<10; z++) {
      // Finde eine gueltige Zahl
      int[] ziffern=Mastermind.bereiteAuf(z);
      if (ziffern==null) // keine gueltige Zahl
        continue;
      // Teste sie bzgl. der alten Versuche
      boolean moeglich=true;
      for (int i=0; i<nr; i++)
        moeglich=moeglich & passt(ziffern,versuche[i]);
      if (!moeglich)
        continue;
      // Starte einen Rateversuch
      System.out.println("Versuch Nr. "+(nr+1)
                         +": "+Mastermind.zahl(ziffern));
      versuche[nr].ziffern=ziffern;
      versuche[nr].direkt=
        IOTools.readInteger("  direkte Treffer: ");
      versuche[nr].indirekt=
        IOTools.readInteger("indirekte Treffer: ");
      // Teste, ob die Zahl erraten wurde
      if (versuche[nr].direkt==4) {
        System.out.println("Das war's");
        break;
      }
      // Andernfalls starte einen neuen Versuch
```

```
            nr++;
        }
    }
}
```

Wir stellen fest, dass das Programm im Vergleich zu unserem Quizmaster relativ kurz ist. Dies liegt zum Teil daran, dass wir Teile unseres ersten Programms (`Mastermind`) wiederverwenden – etwa die Methode `passt`.[2] Ein weiterer, immens wichtiger Grund ist die Tatsache, dass wir durch eine pfiffige Idee einen Algorithmus entwickelt haben, der mit sehr wenig Implementierungsaufwand zum Ziel kommt. Wir haben hier einen der wichtigsten Grundsätze der Softwaretechnik kennen gelernt, den wir uns als goldene Regel verinnerlichen wollen:

> *Eine sorgfältige Planung eines Softwareprojektes ist ebenso wichtig wie die eigentliche Implementierungsphase!*

8.3 Black Jack

8.3.1 Aufgabenstellung

Von Las Vegas über Monte Carlo bis zum Casino in Baden-Baden gehört das Kartenspiel Black Jack zum Standardprogramm. Auch wenn sich die Regeln im Detail von Haus zu Haus unterscheiden, folgen sie doch alle dem folgenden Grundprinzip:

Ein oder mehrere Spieler spielen gegen die Bank (den Croupier) und versuchen, eine höhere Punktzahl zu erhalten als das Haus. Zu Anfang erhalten alle Spieler und der Croupier eine offen liegende Karte. Danach erhalten alle Spieler eine zweite offene, der Croupier eine verdeckt liegende Karte. Man versucht, die ideale Punktzahl von 21 Punkten zu erreichen. Hat man mit seinem Blatt diese überboten, so hat man verloren. Asse zählen 11 Punkte[3], sonstige Bilder 10 Punkte. Die anderen Karten zählen ihren aufgedruckten Wert.

Der Spieler bzw. die Spielerin kann vom Croupier weitere Karten fordern („bleiben“) oder sich mit seinem Blatt zufrieden geben („danke“). Er sollte versuchen, so nahe wie möglich an die 21 Punkte heranzukommen, darf die Grenze aber, wie gesagt, nicht überschreiten.

Sind alle Spieler fertig, kann auch der Croupier Karten nehmen. Er muss so lange Karten nehmen, wie er höchstens 16 Punkte hat. Hat er mehr als 16 Punkte, darf er keine weiteren Karten nehmen.

Hat ein Spieler oder eine Spielerin bereits mit den ersten beiden Karten 21 Punkte erreicht, bezeichnet man dies als „Black Jack“. In diesem Fall darf der Croupier keine weiteren Karten nehmen; er hat also auch nur zwei Karten auf der Hand.

---

[2] Die geeignete Wiederverwendung von Komponenten, die sich bereits als zuverlässig und effizient erwiesen haben („trusted components“) kann die Produktivität der Softwareentwicklung wesentlich erhöhen.

[3] Es gibt auch Spielregeln, in denen das As nur einen Punkt zählt.

	Kreuz	Pik	Herz	Karo
zwei	0	13	26	39
drei	1	14	27	40
vier	2	15	28	41
fünf	3	16	29	42
sechs	4	17	30	43
sieben	5	18	31	44
acht	6	19	32	45
neun	7	20	33	46
zehn	8	21	34	47
Bube	9	22	35	48
Dame	10	23	36	49
König	11	24	37	50
As	12	25	38	51

Tabelle 8.1: Codierung von Spielkarten

Der Spieler bzw. die Spielerin gewinnt, wenn er bzw. sie nicht über 21 liegt und mehr Punkte als der Croupier hat.[4] Haben Spieler und Croupier die gleiche Anzahl von Punkten, handelt es sich um ein Unentschieden („Egalité").
Wir wollen auf dem Computer nun ein solches Black-Jack-Spiel für einen Spieler und Croupier realisieren.

8.3.2 Analyse des Problems

Black Jack ist eines der wenigen Kartenspiele, die keine intelligenten Handlungen vom Croupier erfordern. Er handelt nach festen Regeln; wir können seinen Part also ohne Schwierigkeiten vom Computer übernehmen lassen.
Für die Realisierung mit Java stellen sich jedoch verschiedene wichtige Fragen, die wir (ganz getreu unserer goldenen Regel der Planung) im Vorfeld überdenken müssen:

- Wie realisiert man eine Karte auf dem Computer?
- Wie realisiert man ein Kartenspiel auf dem Computer?
- Wie mischt man Karten?
- Wie verteilt man Karten?

Wir behandeln ein Kartenspiel mit vier Farben (Kreuz, Pik, Herz, Karo) und dreizehn Karten pro Farbe (zwei, drei, vier, fünf, sechs, sieben, acht, neun, zehn, Bube, Dame, König, As). Diese 52 Karten werden wir schlicht und ergreifend nummerieren.
Tabelle 8.1 zeigt, wie wir die 52 Karten auf ganze Zahlen abbilden. Diese Verbindung hat wichtige Auswirkungen auf unseren Umgang mit den Karten:

[4]Natürlich darf auch der Croupier nicht überbieten.

1. Farben und Werte von Karten hängen unmittelbar mit der Zahl 13 zusammen. So hat etwa ein Bube immer die Nummer

   $$9 + 13 \cdot x,\ x \in \{0, 1, 2, 3\},$$

   das heißt, unsere Karte `karte` ist genau dann ein Bube, wenn

   ```
   karte % 13 == 9
   ```

   gilt. Analog ist die Karte etwa von der Farbe Herz, wenn in $x = 2$ ist, also

   ```
   karte / 13 == 2
   ```

   ist. Wir können also aus der Kartennummer sowohl Farbe als auch Bild direkt ablesen.

2. Für die Bewertung von Karten lässt sich ein einfaches Kriterium erstellen:

   - Gilt für die Karte

     ```
     karte % 13 < 9
     ```

     so haben wir es mit keiner Bildkarte zu tun, das heißt, wir können den Wert direkt ablesen:

     ```
     wert = 2 + karte % 13;
     ```

   - Für ein As muss

     ```
     karte % 13 == 12
     ```

     gelten; wir können in diesem Fall also den Wert auf 11 setzen.
   - In allen anderen Fällen haben wir eine Bildkarte mit dem Wert 10.

   Wir wollen diesen Zusammenhang gleich in Form einer Methode festhalten:

   ```
   public static int wert(int n) {
     int w=n%13;
     if (w<=8) // zwischen zwei und zehn
       return w+2;
     else
       if (w==12) // As
         return 11;
       else // sonstige Bildkarte
         return 10;
   }
   ```

Da wir nun eine einzelne Spielkarte mit einem einfachen **`int`**-Wert gleichsetzen können, werden wir auch die weiteren Fragen relativ einfach beantworten können. Unsere Karten werden in einem Feld von ganzen Zahlen abgelegt, das wir wie in Abschnitt 8.3.3 beschrieben mischen. Die Ausgabe der einzelnen Karten wird in einem Zähler pos vermerkt, der die aktuelle Position im Kartenstapel markiert. Wir werden im Abschnitt 8.3.4 auch auf dieses Thema genauer eingehen.

8.3.3 Mischen eines Kartenspiels

Wir werden uns nun damit befassen, wie man ein Päckchen Karten auf dem Computer mischt. Zu diesem Zweck orientieren wir uns an der Realität und fragen uns, was den Vorgang des Mischens ausmacht?
Ziel des Mischens von Karten ist es hauptsächlich, dass sich jede Karte an jedem beliebigen Ort des Stapels befinden kann. Ein kleines Kind geht zu diesem Zweck nach einem einfachen Muster vor: es nimmt die oberste Karte des Stapels und schiebt sie an einer beliebigen Stelle in das Päckchen zurück.
Wir wollen es dem Kind gleichtun und definieren eine Methode

```
public static void mischen(int[] feld) {
```

zum Mischen eines Feldes von ganzen Zahlen (unserem Stapel). Wir wollen jeder Karte (also jedem Feldelement) die Chance geben, an beliebiger Stelle eingefügt zu werden. Aus diesem Grund gehen wir die einzelnen Feldelemente in einer Schleife durch:

```
for (int i=0;i<feld.length;i++) {
```

Der Index `i` unserer Schleife steht für das aktuelle Element, das wir aus dem Stapel nehmen wollen. Mit Hilfe der Zufallsfunktion[5] `Math.random` bestimmen wir die neue Stelle, an der wir die Karte einfügen wollen:

```
int j=(int)(feld.length*Math.random());
```

Nun müssen wir die Karten mit den Indizes `i` und `j` vertauschen:

```
int dummy=feld[i];
feld[i]=feld[j];
feld[j]=dummy;
```

Nach Ablauf dieser Schleife ist das Feld gut durchmischt. Machen Sie sich an dieser Stelle noch einmal bewusst, dass wir aufgrund des Referenzcharakters von Feldern das vertauschte Array nicht über eine **`return`**-Anweisung zurückgeben müssen (vgl. Abschnitt 7.1.7). Unsere komplette Methode sieht also wie folgt aus:

```
public static void mischen(int[] feld) {
  for (int i=0;i<feld.length;i++) {
    int j=(int)(feld.length*Math.random());
    int dummy=feld[i];
    feld[i]=feld[j];
    feld[j]=dummy;
  }
}
```

8.3.4 Die Pflichten des Gebers

Wir wollen uns nun damit beschäftigen, wie wir einen Kartenstapel auf dem Computer darstellen. Hierbei machen wir uns zuerst bewusst, dass in einem solchen

[5] Wir wollen hierbei nicht erläutern, wie diese Methode die „Zufallszahlen" berechnet. Genau genommen werden hierbei keine wirklichen Zufallszahlen berechnet, sondern nur Pseudozufallszahlen, d. h. die ausgegebenen Zahlen werden durch ein einfaches arithmetisches Programm berechnet.

Stapel üblicherweise mehr als ein Päckchen verwendet wird, denn je mehr Kartenspiele der Croupier verwendet, desto schwerer fällt es dem Spieler, sich die im Stapel verbliebenen Karten zu merken und hierdurch Wahrscheinlichkeitsberechnungen anzustellen. Wir entwickeln also eine Methode

```
public static int[] schlitten(int n) {
```

zum Füllen eines Kartenschlittens mit insgesamt n Kartenspielen. Wir erzeugen ein Feld

```
int[] schlitten=new int[n*52];
```

und initialisieren es über zwei geschachtelte Schleifen:

```
for (int i=0;i<schlitten.length;i+=52)
  for (int j=0;j<52;j++)
    schlitten[i+j]=j;
```

Nun müssen wir das Feld lediglich noch mischen (die hierzu notwendige Methode haben wir bereits entwickelt) und können es dann zurückgeben. Wie aber realisieren wir das Austeilen von Karten durch den Geber? Zuerst entwerfen wir eine Klasse `Schlitten` wie folgt:

```
public static class Schlitten {
  public int[] karten; // Karten im Schlitten
  public int pos; // Position im Schlitten
}
```

Instanzen dieser Klasse stellen einen Schlitten mit Karten dar. Die Variable pos soll zu Anfang auf 0 gesetzt werden und speichert jeweils die Position der nächsten auszugebenden Karte im Schlitten. Wenn wir eine Karte aus dem Schlitten nehmen wollen, gehen wir wie folgt vor:

1. Wähle die aktuelle Karte `karten[pos]` als auszugebende Karte.

2. Erhöhe den Zähler pos

Auf diese Weise ersparen wir es uns, die einzelnen Karten aus dem Schlitten physikalisch zu entfernen, also das Feld manipulieren zu müssen. Der Schlitten ist leer, wenn pos an der Stelle `karten.length` angelangt ist. In diesem Fall können wir unseren Schlitten einfach neu „füllen", indem wir das vorhandene Feld neu durchmischen:

```
public static int karte(Schlitten schlitten) {
  if (schlitten.pos==schlitten.karten.length) { // Schlitten leer
    System.out.println("\nSchlitten wird neu gefuellt...\n");
    mischen(schlitten.karten);
    schlitten.pos=0;
  } // Andernfalls gib die aktuelle Karte zurueck
  return schlitten.karten[schlitten.pos++];
}
```

Wir sind an dieser Stelle allerdings noch immer nicht fertig: Es reicht nicht aus, die Karte nur aus dem Schlitten zu ziehen. Der Spieler ist durch eine Bildschirmausgabe zu informieren, welche Karten ausgespielt werden. Hierzu definieren wir zuerst eine Methode name, die aus der Kartennummer den Namen der Karte (z. B. Pik As) errechnet:

```
public static String name(int n) {
  String[] farben={"Kreuz","Pik","Herz","Karo"};
  String[] werte={
    "Zwei","Drei","Vier","Fuenf","Sechs","Sieben",
    "Acht","Neun","Zehn","Bube","Dame","Koenig",
    "As"
  };
  return farben[n/13]+" "+werte[n%13];
}
```

Die eigentliche Ausgabe betten wir nun in eine Methode ausgabe ein, die wir wie folgt formulieren:

```
/** Gib eine Karte an die Person p aus */
public static int ausgabe(String p,Schlitten s) {
  int karte=karte(s);
  System.out.println(p+" erhaelt "+name(karte)+
                     " (Wert="+wert(karte)+")");
  return wert(karte);
}
```

Rückgabewert der Methode ist hierbei eine ganze Zahl, die jedoch nicht die Nummer der Karte, sondern ihr Wert (vgl. 8.3.2) bezüglich der Spielregeln von Blackjack ist. Wir werden sehen, dass wir für unser Hauptprogramm keine weiteren Informationen benötigen.

8.3.5 Zum Hauptprogramm

Kommen wir nun zum eigentlichen Hauptprogramm. Zuerst initialisieren wir unseren Kartenschlitten:

```
int packs=
  IOTools.readInteger("Wie viele Paeckchen Karten "+
                      "sollen im Schlitten sein? ");
Schlitten schlitten=new Schlitten();// Erzeuge die Instanz
schlitten.karten=schlitten(packs);   // Erzeuge die Karten
schlitten.pos=0;                    // Aktuelle Position =0
```

Hierzu erfragen wir, wie viele Kartenpäckchen (packs) unser Schlitten fassen soll. Nun erzeugen wir mit dem **new**-Operator ein Objekt schlitten, dessen Feld wir mit der gleichnamigen Methode schlitten initialisieren. Den Zähler pos setzen wir wie geplant auf 0.

Das eigentliche Spiel realisieren wir nun in einer Schleife. Wir definieren eine **boolean**-Variable nochEinSpiel, die wir mit **true** initialisieren. Unsere Schleife führen wir so lange durch, wie eben diese Variable **true** ist. Innerhalb der Schleife benötigen wir zwei wichtige Variablen:

- eine Variable sblatt, die den Punktestand des Spielers in der aktuellen Runde sichert (Initialwert ist 0).

- eine Variable `cblatt`, in der der Punktstand des Croupiers steht (auch mit 0 initialisiert)

Wir beginnen nun damit, dem Spieler zwei und dem Croupier eine Karte zu geben:

```
// Gib Karte an Spieler aus
sblatt=ausgabe("Spieler",schlitten);
// Gib Karte an Croupier aus
cblatt=ausgabe("Croupier",schlitten);
// Gib Karte an Spieler aus
sblatt+=ausgabe("Spieler",schlitten);
```

Wir speichern hierbei nicht die einzelnen Karten, sondern nur die Summe ihrer Werte – dies ist vollkommen ausreichend, da wir im Folgenden nur noch die Summe der Punkte betrachten müssen.
An dieser Stelle müssen wir den ersten Sonderfall betrachten: Hat der Spieler einen Black Jack? Wenn ja (also `sblatt==21` gilt), darf der Croupier nur noch eine weitere Karte nehmen:

```
if (sblatt==21) {
  System.out.println("\nBLACKJACK!\n");
  cblatt+=ausgabe("Croupier",schlitten);
```

Aus dem Punktestand lässt sich nun der Ausgang des Spiels ablesen: Hat der Croupier weniger als 21 Punkte oder aber mehr (überboten), so gewinnt der Spieler. Andernfalls herrscht ein Gleichstand, also „Egalité“:

```
  if (cblatt<21 || cblatt>22)
    System.out.println("Spieler gewinnt!\n");
  else
    System.out.println("EGALITE");
```

Hat der Spieler bzw. die Spielerin keinen Black Jack, darf er bzw. sie neue Karten ordern. Wir formulieren dies in einer Schleife:

```
else { // keinen Black Jack
  // der Spieler darf neue Karten ordern
  while(true) {
    System.out.println(); // Leerzeile
    // Schaue, ob der Spieler bereits fertig ist
    if (sblatt==21) {
      System.out.println("Spieler hat 21 Punkte.");
      break;
    }
    if (sblatt>21) {
      System.out.println("Spieler liegt ueber 21 Punkte.");
      break;
    }
    // Lies den Benutzerwunsch ein
    IOTools.flush();
    char antwort=' ';
    while (antwort!='J' && antwort!='N')
      antwort=
        IOTools.readChar("Noch eine Karte (J/N) ?");
```

```
    // Ist der Benutzer zufrieden ?
    if (antwort=='N') {
      System.out.println("Spieler sagt: danke");
      break;
    }
    // Andernfalls erhaelt er noch eine Karte
    System.out.println("Spieler sagt: bleiben");
    sblatt+=ausgabe("Spieler",schlitten);
  }
```

Ist der Benutzer bzw. die Benutzerin fertig, wird also die Schleife verlassen, dann liegt es am Croupier, sich weitere Karten zu nehmen. Er muss so lange Karten nehmen, bis sein Punktestand größer als 16 ist:

```
  // der Croupier muss nachziehen
  if (sblatt<=21) { // Spieler hat nicht ueberboten
    System.out.println("\nCroupier ist am Zug:");
    while (cblatt<=16)
      cblatt+=ausgabe("Croupier",schlitten);
  }
```

Anschließend ziehen wir Bilanz. Der Spieler bzw. die Spielerin hat gewonnen, wenn er bzw. sie weniger als 22 und mehr Punkte als der Croupier hat (oder der Croupier überboten hat). Der Croupier hat gewonnen, wenn er einen besseren Punktestand als der Spieler hat (oder dieser überboten hat). Andernfalls liegt ein Gleichstand vor:

```
  if (sblatt>21 || (cblatt<=21 && cblatt>sblatt))
    System.out.println("Spieler verliert.");
  else if (cblatt>21 || cblatt<sblatt)
    System.out.println("Spieler gewinnt.");
  else
    System.out.println("EGALITE");
```

Damit ist das Spiel zuende, das Black Jack - Programm wurde auf dem Rechner realisiert. Wir müssen den Spieler bzw. die Spielerin nur noch fragen, ob er bzw. sie eine weitere Partie wünscht. Entsprechend wird die Variable `nochEinSpiel` angepasst:

```
char antwort=' ';
while (antwort!='J' && antwort!='N')
  antwort=
    IOTools.readChar("Noch ein Spiel (J/N) ?");
nochEinSpiel=(antwort=='J');
```

Unser Programm ist somit komplett – wir können es übersetzen und ausführen:

```
Konsole
Wie viele Paeckchen Karten sollen im Schlitten sein? 5
Spieler erhaelt Karo Neun (Wert=9)
Croupier erhaelt Kreuz Zwei (Wert=2)
Spieler erhaelt Kreuz Koenig (Wert=10)

Noch eine Karte (J/N) ?N
```

```
Spieler sagt: danke

Croupier ist am Zug:
Croupier erhaelt Pik Fuenf (Wert=5)
Croupier erhaelt Herz Sieben (Wert=7)
Croupier erhaelt Pik Acht (Wert=8)

Spieler hat 19 Punkte.
Croupier hat 22 Punkte.
Spieler gewinnt.

Noch ein Spiel (J/N) ?N
```

8.3.6 Das komplette Programm im Überblick

```java
import Prog1Tools.IOTools;

/** Ein einfaches Blackjack-Spiel */
public class Blackjack {

  /** Diese Klasse repraesentiert den Kartenschlitten */
  public static class Schlitten {
    public int[] karten; // Karten im Schlitten
    public int pos; // Position im Schlitten
  }

  /** Berechnet aus der Kartennummer den Namen der Karte */
  public static String name(int n) {
    String[] farben={"Kreuz","Pik","Herz","Karo"};
    String[] werte={
      "Zwei","Drei","Vier","Fuenf","Sechs","Sieben",
      "Acht","Neun","Zehn","Bube","Dame","Koenig",
      "As"
    };
    return farben[n/13]+" "+werte[n%13];
  }

  /** Liefert aus der Kartennummer den Wert */
  public static int wert(int n) {
    int w=n%13;
    if (w<=8) // zwischen zwei und zehn
      return w+2;
    else
      if (w==12) // As
        return 11;
      else // sonstige Bildkarte
        return 10;
  }

  /** Mische ein Feld von ganzen Zahlen */
  public static void mischen(int[] feld) {
    for (int i=0;i<feld.length;i++) {
```

```
      int j=(int)(feld.length*Math.random());
      int dummy=feld[i];
      feld[i]=feld[j];
      feld[j]=dummy;
    }
  }

  /** Erzeugt einen Schlitten aus n Kartenspielen */
  public static int[] schlitten(int n) {
    // Initialisiere das Feld
    int[] schlitten=new int[n*52];
    for (int i=0;i<schlitten.length;i+=52)
      for (int j=0;j<52;j++)
        schlitten[i+j]=j;
    // Mische das Feld
    mischen(schlitten);
    // Gib das gemischte Feld zurueck
    return schlitten;
  }

  /** Ziehe eine Karte aus dem Schlitten */
  public static int karte(Schlitten schlitten) {
    if (schlitten.pos==schlitten.karten.length) { // Schlitten leer
      System.out.println("\nSchlitten wird neu gefuellt...\n");
      mischen(schlitten.karten);
      schlitten.pos=0;
    } // Andernfalls gib die aktuelle Karte zurueck
    return schlitten.karten[schlitten.pos++];
  }

  /** Gib eine Karte an die Person p aus */
  public static int ausgabe(String p,Schlitten s) {
    int karte=karte(s);
    System.out.println(p+" erhaelt "+name(karte)+
                       " (Wert="+wert(karte)+")");
    return wert(karte);
  }

  /** Hauptprogramm */
  public static void main(String[] args) {
    // Zuerst initialisiere den Schlitten
    int packs=
      IOTools.readInteger("Wie viele Paeckchen Karten "+
                          "sollen im Schlitten sein? ");
    Schlitten schlitten=new Schlitten();// Erzeuge die Instanz
    schlitten.karten=schlitten(packs);  // Erzeuge die Karten
    schlitten.pos=0;                    // Aktuelle Position =0
    // Weitere benoetigte Variablen
    boolean nochEinSpiel=true;
    // Jetzt beginnt das eigentliche Spiel
    while (nochEinSpiel) {
      // benoetigte Variablen
      int sblatt=0; // Wert des Blattes des Spielers
      int cblatt=0; // Wert des Blattes des Croupiers
      // Gib Karte an Spieler aus
```

```
    sblatt=ausgabe("Spieler",schlitten);
    // Gib Karte an Croupier aus
    cblatt=ausgabe("Croupier",schlitten);
    // Gib Karte an Spieler aus
    sblatt+=ausgabe("Spieler",schlitten);
    // Teste, ob der Spieler Blackjack hat
    if (sblatt==21) {
      System.out.println("\nBLACKJACK!\n");
      cblatt+=ausgabe("Croupier",schlitten);
      if (cblatt<21 || cblatt>22)
        System.out.println("Spieler gewinnt!\n");
      else
        System.out.println("EGALITE");
    }
    else { // keinen Black Jack
      // der Spieler darf neue Karten ordern
      while(true) {
        System.out.println(); // Leerzeile
        // Schaue, ob der Spieler bereits fertig ist
        if (sblatt==21) {
          System.out.println("Spieler hat 21 Punkte.");
          break;
        }
        if (sblatt>21) {
          System.out.println("Spieler liegt ueber 21 Punkte.");
          break;
        }
        // Lies den Benutzerwunsch ein
        IOTools.flush();
        char antwort=' ';
        while (antwort!='J' && antwort!='N')
          antwort=
            IOTools.readChar("Noch eine Karte (J/N) ?");
        // Ist der Benutzer zufrieden ?
        if (antwort=='N') {
          System.out.println("Spieler sagt: danke");
          break;
        }
        // Andernfalls erhaelt er noch eine Karte
        System.out.println("Spieler sagt: bleiben");
        sblatt+=ausgabe("Spieler",schlitten);
      }
      // der Croupier muss nachziehen
      if (sblatt<=21) { // Spieler hat nicht ueberboten
        System.out.println("\nCroupier ist am Zug:");
        while (cblatt<=16)
          cblatt+=ausgabe("Croupier",schlitten);
      }
      // Jetzt wird Bilanz gezogen
      System.out.println();
      System.out.println("Spieler hat "+sblatt+" Punkte.");
      System.out.println("Croupier hat "+cblatt+" Punkte.");
      if (sblatt>21 || (cblatt<=21 && cblatt>sblatt))
        System.out.println("Spieler verliert.");
      else if (cblatt>21 || cblatt<sblatt)
```

```
                System.out.println("Spieler gewinnt.");
              else
                System.out.println("EGALITE");
              System.out.println();
            }
            // Will der Benutzer noch ein Spiel?
            char antwort=' ';
            while (antwort!='J' && antwort!='N')
              antwort=
                IOTools.readChar("Noch ein Spiel (J/N) ?");
            nochEinSpiel=(antwort=='J');
            System.out.println();
          }
        }
      }
```

8.3.7 Übungsaufgaben

Aufgabe 8.1

Erweitern Sie das Programm so, dass auch um Geld gespielt werden kann. Hierbei gelten folgende Regeln:

Bevor die erste Karte ausgeteilt wird, kann der Spieler seinen Einsatz machen. Gewinnt er gleich bei der zweiten Karte (Black Jack), so erhält er die Hälfte seines Einsatzes als Gewinn (also 3 GE[6] Rückzahlung bei 2 GE Einsatz). Gewinnt er im späteren Verlauf des Spiels, erhält er seinen Einsatz als Gewinn (sprich: 4 GE Rückzahlung bei 2 GE Einsatz).

Verliert der Spieler das Spiel, so verliert er seinen Einsatz. Bei Egalité erhält er seinen Einsatz ohne Gewinn zurück.

Zu Anfang des Spiels erhält der Spieler einen gewissen Kontostand (etwa 100 GE). Das Spiel ist beendet, wenn der Spieler aussteigt oder Pleite geht, also sein Kontostand auf 0 GE gesunken ist.

[6] GE ist eine Geldeinheit, also z. B. DM, Dollar oder Euro.

Teil II

Objektorientiertes Programmieren in Java

In diesem Teil des Buches werden wir uns mit „fortgeschrittenen“ Themen befassen. Nachdem Sie sich erfolgreich durch die ersten Kapitel gekämpft haben, besitzen Sie ein fundiertes Grundlagenwissen – nicht nur speziell über Java, sondern über die Möglichkeiten, mit Ihrem Computer zu kommunizieren. Sie haben Schleifen, Bedingungen und Methoden kennen gelernt, haben mit Hilfe von Feldern und Klassen auch komplexere Daten (wie etwa Tabellen von Werten) handhaben können. Ferner wissen Sie, wie man an ein Problem „herangeht“, wie man eine Problemstellung aus dem wahren Leben in ein Computerprogramm transferiert.
Die nun folgenden Kapitel bauen auf eben diesem Wissen auf und vermitteln Ihnen Kenntnisse, mit deren Hilfe Sie *noch* schneller und effizienter (insbesondere große) Aufgaben mit Java bewältigen. Sie werden einen völlig neuen Programmierstil kennen lernen: die **objektorientierte Programmierung**. Mit ihrer Hilfe und der grafischen Modellierungssprache **UML** werden Sie in einen der aufregendsten Bereiche der Softwareentwicklung vorstoßen und Methoden und Techniken kennen lernen, die aus der modernen IT-Branche nicht mehr wegzudenken sind.
Natürlich kann Ihnen ein einziges Buch nicht all das vermitteln, was Sie als erfahrener Java-Programmierer bzw. erfahrene Java-Programmiererin in der Industrie benötigen. Deshalb ist auch dieses Buch als zweibändiges Werk angelegt. Ziel der folgenden Kapitel ist es, Ihnen einen Erfahrungsstand zu vermitteln, mit dem Sie sich nicht zu scheuen brauchen, weiterführende Fachliteratur aufzuschlagen – Sie werden sie verstehen. Für diejenigen, die speziell an kommerziellen Anwendungen von Java interessiert sind, verweisen wir insbesondere auf den zweiten Band dieses Buchs, in dem wir die Grundlagen für die Programmierung kommerzieller Anwendung in Java legen werden.

Kapitel 9

Die objektorientierte Philosophie

Bereits in Kapitel 6 haben Sie zum ersten Mal Kontakt mit Klassen gehabt. Sie haben diese Klassen als Möglichkeit kennen gelernt, mehrere verschiedene Daten zu einer Einheit zusammenzuschnüren. Klassen waren bislang also nicht mehr als schlichte „Datenspeicher".
Diese Sicht wird in den Klassikern unter den Programmiersprachen oft angenommen.[1] In der objektorientierten Programmierung wird sie erweitert. Objekte sind mehr als reine Datenspeicher – sie führen quasi ein Eigenleben und können Aktionen auslösen oder auf Einflüsse reagieren. Was Sie sich darunter genau vorzustellen haben, erfahren Sie in Form eines Überblicks auf den folgenden Seiten.

9.1 Die Welt, in der wir leben

Erinnern Sie sich an unsere Adresskartei aus Abschnitt 6.2? Wir hatten es mit einem realen Problem zu tun (der Darstellung einer Adresse) und haben dies auf den Computer übertragen.
Abbildung 9.1 zeigt diesen Vorgang, den wir im Folgenden als **Modellierung** bezeichnen werden. In diesem Abschnitt eines Entwicklungsprozesses[2] betrachten wir jenen Ausschnitt aus unserer Welt, den wir in unserem Computer darstellen wollen (in der Abbildung – als Sinnbild für eine Adresse – als Visitenkarte dargestellt). Wir transferieren dieses „Weltbild" auf den Computer, indem wir ein **Modell** unserer Sichtweise erstellen. Dieses Modell (in der Abbildung mit unserem Klassendiagramm aus Abbildung 6.13 dargestellt) realisieren wir in Form von **Klassen**, die wir im Programmablauf instantiieren und aus denen wir somit **Objekte** bilden. Diese Objekte stellen auf dem Rechner das Äquivalent zu jenen

[1] Gemeint ist beispielsweise der Datentyp `record` in Pascal.
[2] eben der Softwareentwicklung

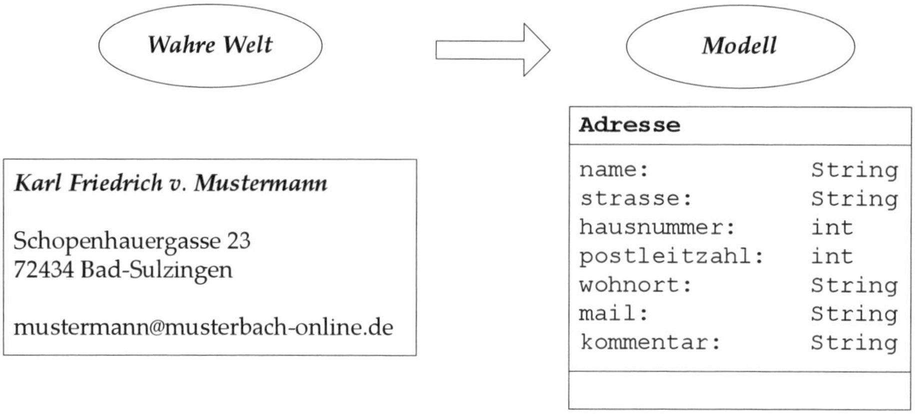

Abbildung 9.1: Modellierung von Klassen

Gegenständen, Eigenschaften oder Personen dar, die wir mit unserem Modell im Computer darstellen wollen.
Auch wenn sich dieses Buch hauptsächlich der Aufgabe verschrieben hat, grundlegende programmiertechnische Fähigkeiten in Java zu vermitteln, so darf natürlich auch dieser Aspekt der Softwareentwicklung nicht vernachlässigt werden. Wir werden nach und nach anhand verschiedener Beispiele wichtige Basistechniken aus diesem Bereich kennen lernen.

9.2 Programmierparadigmen – Objektorientierung im Vergleich

Auch ohne Objektorientierung haben wir bislang eine Vielzahl von Aufgaben bewältigt: von Knobelaufgaben wie dem Achtdamenproblem bis zu einfachen Computerspielen (Mastermind) konnten wir alle Probleme durch eine einfache Hintereinanderausführung von Befehlen (inklusive Schleifen oder Methodenaufrufe) realisieren. Diese Art der Programmierung wird auch als **imperative Programmierung** bezeichnet. Es handelt sich hierbei um eines von mehreren **Paradigmen**, ein Vorgehensmuster für die Erstellung von Software.
Beim imperativen Programmierstil versucht man, den konkreten Ablauf eines Vorganges auf dem Computer nachzubilden. Man entwirft so genannte Prozeduren (in Java als Methoden bekannt) und ruft diese in einer im Hauptprogramm vorgegebenen, bestimmten Reihenfolge auf. Wichtig ist hierbei also eine gewisse „Vorhersehbarkeit", das heißt der Programmierer bzw. die Programmiererin weiß, in welcher genauen Form das System abzulaufen hat. Diese Methodik ist an und für sich vollkommen in Ordnung, birgt aber in sich den einen oder anderen Nachteil:

1. Das zu entwickelnde Programm wird als eine große Gesamtheit betrachtet. Vielen Entwicklern fällt es schwer, diesen gigantischen Moloch in kleine, handhabbare Teilkomponenten zu unterteilen. Besonders zu Anfang erscheint der Entwicklungsaufwand somit oft gigantisch und unbezwingbar.

2. Da sich das Programm nur schwer untergliedern lässt, muss der Programmierer oder die Programmiererin oftmals genaue Kenntnisse über das Gesamtwerk besitzen, selbst wenn er nur einen kleinen Teil des Werkes realisiert. Besonders bei großen Projekten, an denen viele Entwickler zugleich sitzen, bedeutet dies einen hohen Abstimmungsaufwand.

3. Soll das Programm später um zusätzliche Funktionalität ergänzt werden, stößt der Entwickler bzw. die Entwicklerin meist auf eine starre Struktur, die sich nur schwer erweitern lässt. Er bzw. sie wird Zusätze deshalb oft wild und nach Belieben in den vorhandenen Code einfügen. Diese Wildwucherungen machen ein System im Laufe der Zeit immer fehleranfälliger und schwerer zu warten.

Die objektorientierte Philosophie umgeht diese Problematik, indem sie schon beim Entwurf ein anderes Herangehen an eine Aufgabe nahelegt: Ein Entwurf wird in viele kleine unabhängige Komponenten (die Objekte) unterteilt, die zusammen das Gesamtsystem bilden. Wie die Einzelteile eines Modellbaukastens werden diese Objekte zu einer Gesamtheit zusammengefügt. Komplexere Objekte werden aus einfacheren Objekten zusammengebaut, die wiederum aus anderen Objekten bestehen können.
Man kann sich das Konzept am besten am Aufbau eines Autos verdeutlichen: Ein Auto besteht aus den verschiedensten Komponenten, etwa dem Motor, den Reifen, der Karosserie. Ein Motor ist also ein Objekt, dass man zum Aufbau eines Autos benötigt. Der Motor selbst besteht jedoch seinerseits aus diversen Einzelteilen (etwa den Zylindern), die zu der Gesamtheit eines Motors zusammengesetzt worden sind.
Jeder, der als Kind schon einmal Papas Stereoanlage zerlegt hat, dürfte die Grundidee auf Anhieb verstehen. Die praktische Umsetzung in Java wird Thema der folgenden Kapitel sein. Wir können jedoch bereits an dieser Stelle feststellen, dass eine derartige Vorgehensweise einige der obigen Probleme des imperativen Programmierens beheben kann:

1. Das zu entwerfende System wird in seine Einzelteile zerlegt. Jedes dieser Einzelteile kann (falls es noch zu kompliziert erscheint) weiter unterteilt werden. Die Komplexität des Gesamten wird also durch eine klare Strukturierung beherrschbar gemacht.

2. Die einzelnen Komponenten sind zu einem Großteil unabhängig vom späteren Gesamtsystem. Einzelne Entwickler können sich an ihre Realisierung machen, ohne in jeder Einzelheit wissen zu müssen, was ihre Kollegen tun.

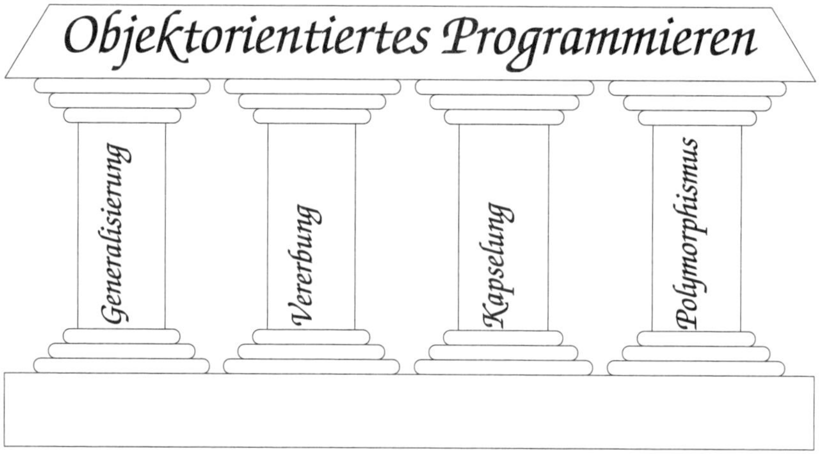

Abbildung 9.2: Grundpfeiler der objektorientierten Programmierung

3. Soll das Programm später um weitere Komponenten erweitert werden, so können die Entwickler im Allgemeinen ohne besondere Probleme „anbauen".[3] Spezielle Mechanismen wie etwa die Vererbung (siehe Abschnitt 9.3) machen es Programmierern leicht, diese nachträglichen Erweiterungen vorzunehmen.

Zusammengefasst lässt sich also feststellen, dass die Objektorientierung ein Konzept darstellt, das fortgeschrittenen Programmierern (und dies wollen wir ja in den nächsten Kapiteln werden) die Arbeit an mittleren und großen Projekten merklich erleichtert. Obwohl diese Philosophie in den letzten Jahren eine rasant wachsende Zahl von Anhängern gefunden hat, gibt es jedoch noch immer „alteingesessene" Entwickler, die (schon alleine wegen der mit dem Umstieg verbundenen Mühe) den traditionellen Programmierstil vorziehen. Da wir uns jedoch sowieso noch unter den Lernenden befinden, ist es natürlich sinnvoll, uns gleich auf den neuesten Stand der Technik zu befördern.

9.3 Die vier Grundpfeiler objektorientierter Programmierung

Wir werden uns nun mit den vier grundlegenden Prinzipien befassen, auf denen die objektorientierte Philosophie beruht (auch die vier „Grundpfeiler" genannt). Wie sich hierbei aus Abbildung 9.2 entnehmen lässt, basiert die Objektorientierung auf den vier Begriffen

[3] Dies setzt natürlich immer ein solide entworfenes und durchdachtes Gesamtkonzept voraus.

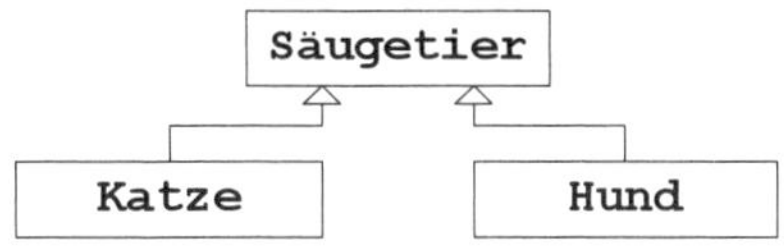

Abbildung 9.3: Generalisierung bei `Hund` und `Katze`

- **Generalisierung**
- **Vererbung**
- **Kapselung** und
- **Polymorphismus**,

mit denen wir uns in den folgenden Abschnitten näher beschäftigen wollen.

9.3.1 Generalisierung

Stellen Sie sich vor, Sie wollen mit Hilfe des Computers das Leben und Verhalten verschiedener Tiere simulieren. Jede dieser Tierarten soll durch eine eigenständige Klasse realisiert werden, aus der wir durch Instantiierung Objekte, also die Darstellung einzelner individueller Tiere auf dem Computer erhalten. Sie entwerfen also eine Klasse `Hund`, die Tiere der Gattung Hund realisieren soll. Katzen werden durch eine Klasse `Katze` dargestellt, Zebras durch eine Klasse `Zebra`, Wellensittiche durch eine Klasse `Wellensittich` und so weiter.
Nun haben die verschiedenen Gattungen trotz aller Unterschiede jedoch eine Menge Gemeinsamkeiten. So gehören sowohl Hunde als auch Katzen einer speziellen Kategorie von Tieren an: den Säugetieren.
Beide Klassen, sowohl der Hund als auch die Katze, besitzen somit gewisse Eigenschaften, die sie teilen: Säugetiere gebären ihre Nachkommen und stillen diese mit Milch. Wenn man – unabhängig vom konkreten Tier – einen Hund oder eine Katze auf diese gemeinsamen Eigenschaften reduziert, kann man sie als Spezialfälle einer allgemeineren Klasse `Säugetier` auffassen.
Abbildung 9.3 zeigt diesen Vorgang, der in der Objektorientierung als Generalisierung bezeichnet wird. Objekte mit gemeinsamen Eigenschaften werden zu einer allgemeineren Kategorie, der so genannten **Superklasse**, zusammengefasst. Der Pfeil, den Sie in der Abbildung sehen, stellt eben dieses Zusammenfassen dar. Wir sagen „`Säugetier` ist Superklasse von `Hund`" bzw. „`Säugetier` ist Superklasse von `Katze`." Umgekehrt bezeichnen wir etwa `Hund` als **Subklasse** von `Säugetier`. Wir sagen „`Hund` ist Subklasse von `Säugetier`" oder einfacher „ein `Hund` ist ein `Säugetier`." Wenn Sie also im Diagramm den Pfeilen folgen, so können Sie diesen Pfeil als eine „ist-ein"-Beziehung lesen.[4]

[4] In der Literatur gibt es noch weitere Möglichkeiten, Super- und Subklasse zu bezeichnen. Sie werden in entsprechenden Büchern eventuell die Begriffe Eltern- und Kindklasse oder Ober- und Unterklasse lesen. Jede Bezeichnung hat manches für und anderes gegen sich und wir wollen uns deshalb

Natürlich ist es möglich, in unserer Tierhierarchie noch weiter zu generalisieren. Alle Tiere, egal ob Fisch oder Säuger, teilen ebenfalls gewisse Eigenschaften (etwa den Umstand, dass sie leben). Wir können also weiter verallgemeinern und eine Superklasse `Tier` bilden, unter der wir all unsere Tiere zusammenfassen. Abbildung 9.4 zeigt eine derart verallgemeinerte Tierhierarchie.
Wenn wir uns den Blättern dieser baumartigen Struktur zuwenden, so stellen wir fest, dass sich unter der Katze noch weitere Subklassen befinden (`Hauskatze` und `Wildkatze`, `Angora` und `Kartäuser`). Diese Klassen haben wir im Nachhinein in den Baum eingefügt, da sich mit einer allgemeinen Katzenklasse manche Feinheiten (etwa der Unterschied zwischen einem wilden Tiger und einem Schmusekätzchen) nur schwer modellieren lassen. Wir haben unser Modell an dieser Stelle also verfeinert. Diesen der Generalisierung entgegengesetzten Schritt bezeichnet man auch als **Spezialisierung** oder **Erweiterung** einer Klasse. Die Spezialisierung beruht auf dem gleichen Konzept, nur dass man sich im Baum von oben nach unten statt umgekehrt durcharbeitet. Sie wird deshalb in den Grundprinzipien der Objektorientierung in der gleichen Kategorie angesiedelt.
Die Generalisierung ist ein wichtiges Mittel, um schon in der Phase des Entwurfs Objekte zu klassifizieren und ihre Gemeinsamkeiten festzustellen. In Kombination mit der Vererbung stellt sie ferner eine Möglichkeit dar, den Programmieraufwand deutlich zu reduzieren (siehe hierzu auch den folgenden Abschnitt).

9.3.2 Vererbung

Werfen wir noch einmal einen Blick auf unsere Tierhierarchie in Abbildung 9.4. Unter der Rubrik `Säugetier` haben wir eine Vielzahl von Subklassen definiert: `Angora`, `Kartäuser`, `Tiger`, `Löwe`, `Luchs`, `Zwergpinscher`, ...
Jede dieser Klassen teilt sich gewisse Eigenschaften mit ihren „Nachbarn.“ Da es sich hier um Säugetiere handelt, gebären sämtliche Tierarten ihre Nachkommen – anders als etwa Vögel oder Reptilien. Ferner produzieren die Säugetiere Milch, mit der ihre Kinder (daher eben der Name) gesäugt werden. Wir können diese Eigenschaften also der Superklasse `Säugetier` zuschreiben:

- Ein `Säugetier` gebiert seine Nachkommen.
- Ein `Säugetier` stillt seine Nachkommen.

Welchen konkreten Vorteil bringt uns dieser Punkt jedoch in der täglichen Arbeit? Wir haben bereits erfahren, dass die Generalisierungspfeile im Klassendiagramm 9.4 eine „ist-ein“-Beziehung darstellen. Ein `Tiger` ist ein `Säugetier`. Ein `Zebra` ist ein `Säugetier`. Aufgrund dieser Beziehung können wir also unsere speziellen Subklassen als Ausprägung ihrer Superklasse betrachten und schließen:

- Ein `Tiger` gebiert seine Nachkommen. Ein `Zebra` gebiert seine Nachkommen.

auf obige Namen beschränken, da sie sich leicht den englischen Begriffen (superclass und subclass) zuordnen lassen.

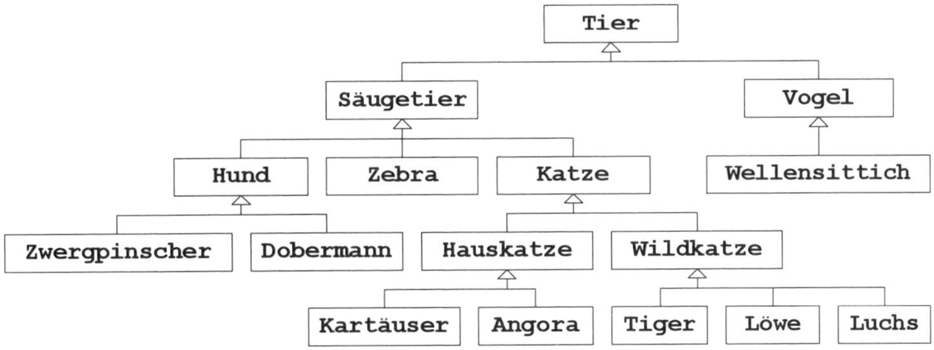

Abbildung 9.4: Generalisierung bei Tierklassen

- Ein `Tiger` stillt seine Nachkommen. Ein `Zebra` stillt seine Nachkommen.

Durch ihre Verwandtschaft mit der Superklasse lassen sich also Aussagen, die man über Säugetiere machen kann, auf verschiedene spezielle Tierarten übertragen. Man sagt, eine Subklasse **erbt** die Eigenschaften ihrer Superklasse, und bezeichnet diesen Vorgang allgemein als **Vererbung**.[5] Durch die Vererbung können wir Eigenschaften für mehrere Klassen zugleich modellieren, indem wir sie ein einziges Mal in der gemeinsamen Superklasse definieren. Wir können davon ausgehen, dass alle Subklassen (auch solche, die wir noch gar nicht definiert haben) eben diese Eigenschaft erhalten werden.

Nehmen wir als konkretes Beispiel unsere Klasse `Adresse` aus Abschnitt 6.2. Wir haben diese Klasse bereits in mehreren Programmen verwendet und wollen aus diesem Grund keine Veränderungen an ihrem Inhalt mehr vornehmen. Für eine neue Aufgabe stellen wir jedoch eventuell fest, dass wir in unserer Klasse einige wichtige Details vergessen haben – zum Beispiel eine Telefonnummer. Um diesen Missstand zu beseitigen, müssten wir also die Klasse um zusätzliche Funktionalität erweitern – ein Punkt, den zu vermeiden wir uns ja eben vorgenommen hatten. Wie können wir aber unsere Klasse erweitern, ohne den originalen Code anzutasten?

Wie so oft liegt auch hier die Antwort in der Frage. Wir *erweitern* unsere Klasse, indem wir eine Subklasse `FaxAdresse` definieren (vgl. Abbildung 9.5). Die so durch Spezialisierung gewonnene Klasse sähe in Java etwa wie folgt aus:

```
/** Diese Klasse erweitert unsere urspruengliche Adresse um eine
    Telefon- und Faxnummer. */
public class FaxAdresse extends Adresse {
  public String telefon;
  public String fax;
}
```

[5] Hier wird vielleicht auch klar, warum sich in mancher Literatur die Begriffe Eltern- und Kindklasse etabliert haben. Ein Kind erbt von seinen Eltern.

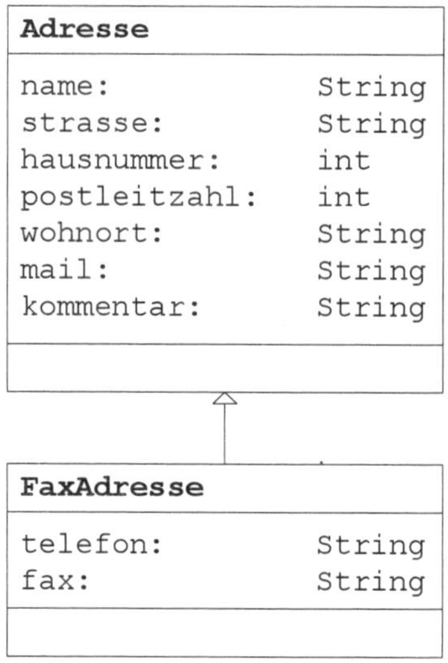

Abbildung 9.5: Spezialisierung der Klasse `Adresse`

Auch wenn wir bislang noch nicht das sprachliche Wissen besitzen, um diese Zeilen vollständig zu verstehen (der Vererbung ist mit Kapitel 11 ein eigener Teil dieses Buches gewidmet), so lässt sich doch relativ einfach nachvollziehen, was diese wenigen Zeilen zu bedeuten haben:

- Die Klasse `FaxAdresse` stellt eine Subklasse von `Adresse` dar. Sie spezialisiert oder *erweitert* also die eigentliche Adresse – auf Englisch übersetzt erklärt dies das Schlüsselwort **`extends`**.
- Als Subklasse von `Adresse` *ist* eine `FaxAdresse` automatisch auch eine `Adresse`. Sie *erbt* somit sämtliche Eigenschaften ihrer Superklasse, sodass wir die Instanzvariablen wie etwa `name` oder `hausnummer` nicht erneut definieren müssen. Sie sind dank der verwandtschaftlichen Beziehung automatisch vorhanden!
- Da der größte Teil unserer Arbeit bereits mit der Klasse `Adresse` erledigt wurde, können wir uns auf jene neuen Aspekte beschränken, die wir unserer Subklasse hinzufügen wollen. In diesem Fall bedeutet dies die Definition zweier neuer Variablen in den Zeilen 4 und 5.

Wie wir sehen, kann uns die Kombination von Generalisierung und Vererbung in der Programmierung eine Menge Schreibarbeit ersparen. Dies ist jedoch nicht der einzige Vorteil, den uns diese beiden Grundpfeiler der Objektorientierung bieten:

- Da wir durch Vererbung gemeinsame Eigenschaften nur einmal modellieren müssen, brauchen wir diese Eigenschaften auch nur an einer Stelle zu testen. Wir haben nur eine Möglichkeit, Programmierfehler einzubauen, und somit auch nur eine Stelle, an der wir diese korrigieren müssen. Würden wir etwa den Vorgang des Milchgebens bei jedem Tier einzeln realisieren, so müssten wir jede dieser neu geschriebenen Methoden auf Fehler überprüfen.

- Algorithmen, die gewisse Spezialeigenschaften einer Subklasse nicht benötigen, können für die allgemeinere Superklasse definiert werden. Auf diese Weise können sie auch automatisch auf die verschiedensten Subklassen angewendet werden. So kann Java beispielsweise alle Objekte sortieren, die sich auf eine bestimmte Art und Weise miteinander vergleichen lassen („größer als", „kleiner als"). Wenn wir also unsere Adressen sortieren lassen wollten, müssten wir lediglich dafür sorgen, dass sich unsere Objekte auf die richtige Art und Weise miteinander vergleichen lassen – den Rest erledigt eine vordefinierte Methode.

Vererbung hilft Programmierern also nicht nur, Fehler zu vermeiden. Sie erlaubt es den Entwicklern auch, sich im Laufe der Zeit ganze Bibliotheken von vorgefertigten Objekten für jeden Zweck zusammenzustellen, die sie bei Bedarf einfach um zusätzliche Funktionalität erweitern. Auf diese Weise lassen sich Softwareprodukte schneller und günstiger auf den Markt bringen als mit konventionellen Programmiersprachen.

9.3.3 Kapselung

Kommen wir nun zum dritten der vier Grundpfeiler des objektorientierten Programmierens: der so genannten **Kapselung**.
Die Grundidee der Kapselung ist Ihnen wahrscheinlich im „wahren" Leben bereits begegnet. Wenn Sie beispielsweise einen Blick auf die Rückseite Ihres Monitors oder Fernsehers werfen, werden Sie einen Hinweis der Form „Gerät steht unter Spannung und darf nur vom Fachmann geöffnet werden" finden. Diese Hinweise werden aus zwei wichtigen Gründen angebracht:

1. Das Öffnen des Geräts ist für Unbefugte nicht ungefährlich und kann sowohl Sach- als auch Personenschaden herbeiführen. Oder wollten *Sie* sich umgekehrt von einem Fernsehmechaniker am Blinddarm operieren lassen?

2. Normale Benutzer sollten nicht wissen müssen, wie der Fernseher intern funktioniert. Sie sollten wissen, wie man ihn ein- und ausschaltet, wie man das Programm wechselt und die Lautstärke ändert. Hierzu gibt es an der Außenseite eine Vielzahl von Knöpfen, die so genannte **Schnittstelle** zur Außenwelt. Über die Schnittstelle kann das Gerät benutzt werden – unabhängig davon, ob sich im internen Aufbau des Gerätes etwas geändert hat.[6]

Ähnlich versteht sich auch die Datenkapselung beim objektorientierten Programmieren. In unserer bisherigen Arbeit mit Klassen haben wir uns über den Zugriff auf unsere Daten keinerlei Gedanken gemacht. Wir haben die Objekte lediglich als einen Datenspeicher betrachtet, auf dessen Komponenten die Benutzer ungehindert zugreifen können. In Zukunft werden wir unsere Instanzvariablen vor den

[6] Zum Beispiel weil die Firma beschlossen hat, in einer neuen Produktionsserie billigere Transistoren aus Taiwan zu verwenden.

Benutzern „verstecken“. Dieser Prozess wird in der Fachsprache auch als **data hiding** bezeichnet.
Wenn wir aber unsere Variablen vor den Benutzern verstecken, wie können diese dann aus ihnen entsprechende Werte ein- oder auslesen? Um diese Frage zu beantworten, werden wir im nächsten Kapitel analog zu den Instanzvariablen die so genannten **Instanzmethoden** einführen. Hierbei handelt es sich um Methoden, die – wie die entsprechenden Variablen – einem speziellen Objekt zugeordnet sind. Die Instanzmethoden haben Zugriff auf sämtliche Teile des Objekts und können somit auch auf die versteckten Variablen zugreifen. Wir werden diesen Mechanismus nutzen, um unsere Variablen zu setzen und zu lesen.
Welchen Vorteil aber soll es eigentlich haben, unsere Variablen nicht direkt ansprechen zu können? Denken Sie zu diesem Zweck am besten wieder an das Beispiel mit dem Fernseher: Wir wissen, dass wir ihn anschalten, indem wir einen bestimmten Knopf drücken. Intern kann das Drücken dieses Knopfes jedoch verschiedene Vorgänge auslösen: Bei älteren Fernsehgeräten stellt dieser Knopf einen Schalter dar; das Drücken des Ein-Knopfes stellt eine elektrische Verbindung her, sodass Strom fließt. Neuere Geräte haben aber meistens einen Standby-Modus; der Strom fließt also innerhalb des Gerätes die ganze Zeit. Das Drücken des Schalters stellt hier also keinen Stromfluss her, sondern weist ein bestimmtes Relais (oder einen Chip) an, vom Standby-Modus in den normalen Betrieb zu schalten.
Ob wir intern einen Standby-Modus haben oder nicht – wir wissen, dass das Betätigen der Ein-Taste den Fernseher anschaltet. Auch wenn sich im Laufe der Jahre die innere Struktur der Geräte drastisch verändert hat, sind die Bedienelemente nach außen (die Schnittstelle also) immer gleich geblieben.
Diese Idee liegt auch der Datenkapselung im objektorientierten Programmieren zugrunde. In größeren Softwareprojekten ist es gang und gäbe, dass sich die interne Struktur einer bereits vordefinierten Klasse mehrmals ändert. Dies kann verschiedenste Gründe haben, etwa

- weil Programmierer einen Weg gefunden haben, die Abwicklung in einer Klasse effizienter zu gestalten, oder
- weil das Objekt die Daten nicht in Instanzvariablen speichert, sondern in einer so genannten Datenbank hält. Diese mag jedoch in der Anfangsphase (etwa bei der Entwicklung eines ersten Prototyps) noch nicht so gewesen sein.

Grundsätzlich sollen aber andere Entwickler, die mit diesen Klassen arbeiten, von derartigen Änderungen nicht behelligt werden. Die Software dieser Programmierer soll funktionieren, egal ob sie mit der alten oder der neuen Version ihrer Klassen arbeiten. Aus diesem Grund gibt man nur eine gewisse Schnittstelle nach außen preis – sozusagen die Knöpfe auf der Fernbedienung. Die interne Realisierung bleibt jedoch ein Geheimnis.

9.3.4 Polymorphismus

Wir kommen nun zum vierten und letzten Grundprinzip des objektorientierten Programmierens: dem **Polymorphismus**. Dieser Begriff ist nicht ganz einfach zu erklären. Sie werden vielleicht erst an handfesten Praxisbeispielen erkennen, was man sich unter diesem Prinzip vorzustellen hat. Dennoch sollten Sie an dieser Stelle zumindest eine grundlegende Idee dazu erhalten.

Polymorphismus (deutsch: „Vielgestalt") befasst sich mit dem so genannten **Überschreiben von Methoden**. Wir haben im ersten Teil (vgl. 7.1.5) bereits das so genannte Überladen von Methoden kennen gelernt. Hierbei haben wir verschiedene Methoden definiert, die alle den gleichen Namen, aber eine unterschiedliche Liste von Argumenten hatten. Beim Überschreiben von Methoden werden wir diese Bedingung nun fallen lassen, d. h. wir definieren zwei Methoden mit identischem Rückgabetyp und identischer Argumentliste. Dies tun wir allerdings nicht in ein- und derselben Klasse, sondern in einer Sub- und einer Superklasse.

Welchen Sinn mag es jedoch haben, in zwei Klassen ein- und dieselbe Methode zu definieren? In Abschnitt 9.3.2 haben wir schließlich erfahren, dass eine Kindklasse von ihrer Elternklasse sämtliche Eigenschaften erbt. Aufgrund der Vererbung wird die Subklasse somit ohnehin sämtliche Methoden der Superklasse besitzen. Tatsächlich scheint dieses Vorgehen im Widerspruch zu dem Prinzip der Vererbung zu stehen – doch aber scheinbar. Würden wir in der Subklasse keine Methode definieren, so würde diese von ihrer Superklasse die Original-Methode erben. Da wir aber die Methode neu definieren, sie also **überschreiben**, ersetzen wir in Instanzen unserer Subklasse die allgemeine Methode der Superklasse durch eine spezielle Fassung, die besonders auf den Fall unserer spezialisierten Kindklasse eingehen mag.

Als Beispiel hierzu kann unsere Tierhierarchie aus Abbildung 9.4 dienen. Ein Tier ernährt sich in der einen oder anderen Form. Wenn wir diesen Vorgang in unserem Klassenmodell berücksichtigen wollten, so könnten wir etwa eine Methode namens `friss` vorsehen, mit der sich ein Tier ernähren kann.

Nun frisst natürlich nicht jedes Tier auf die gleiche Weise. Ein Zebra, das gemütlich auf der Wiese grast, frisst sicher anders als ein Löwe, der sich von eben diesen Zebras ernährt. Wenn wir also ein Tierobjekt haben, das Instanz der Subklasse `Zebra` ist, so wollen wir, dass es sich in diesem Fall auf eine ganz bestimmte Art und Weise verhält. Wir werden die Original-Methode aus diesem Grund überschreiben und durch eine spezielle Methode `friss` für das `Zebra` ersetzen. Handelt es sich bei einem Objekt also um ein Zebra, so wird in Zukunft diese spezielle Methode aufgerufen.

Das Überschreiben von Methoden ermöglicht es, in Kombination mit den anderen Prinzipien der objektorientierten Programmierung, Verfahren auf allgemeinen Klassen zu realisieren, ohne sich um spezielle Ausprägungen ihrer Kindklassen kümmern zu müssen. Wenn wir beispielsweise einen ganzen Zoo von Tieren realisieren und wissen, dass jedes Tier einmal am Tag gefüttert wird, so können wir für jedes dieser Tiere die `friss`-Methode aufrufen – ohne sie jedoch für jedes spezielle Tier implementieren zu müssen, denn die Subklassen erben von ihrer

Superklasse. Wenn wir jedoch für ein spezielles Tier eine besondere Ausprägung benötigen, so können wir die allgemeine Methode einfach durch eine Spezialisierung ersetzen.

9.3.5 Weitere wichtige Grundbegriffe

Neben den vier Grundpfeilern des objektorientierten Programmierens gibt es noch ein Vielzahl weiterer Begriffe, die Ihnen in der Fachliteratur begegnen können. Diese Begriffe hängen teilweise vom Autor und seinem „Herangehen" an das Thema ab,[7] teilweise handelt es sich um Bezeichnungen, die sich im Laufe der Arbeit mit diversen Hilfsmitteln wie UML oder Entwurfsmustern (vgl. Abschnitt 9.4) nachträglich entwickelt haben. Wir können an dieser Stelle nicht auf jede dieser Vokabeln eingehen, möchten aber exemplarisch einige der häufig auftretenden Worte näher erläutern. Hierbei handelt es sich um die Beziehungen, in denen Objekte zueinander stehen können:

- Wir haben am Beispiel eines Autos die objektorientierte Philosophie verdeutlicht. Ein Auto wird aus den verschiedensten Komponenten, wie etwa Vergaser, Motor und Reifen, zusammengesetzt. Diese Einzelteile sind ebenfalls wieder Objekte. Wir setzen also mehrere Objekte zusammen, um aus diesen Einzelteilen eine neue Gesamtheit zu bilden. Dieser Vorgang wird in der Objektorientierung auch als **Komposition** bezeichnet.
- Mitunter kommt es vor, dass Objekte zwar miteinander verbunden werden, dieser Verbund aber nicht so fest wie bei der Komposition anzusehen ist. Bei einem Auto „verschmelzen" die einzelnen Komponenten zu einer untrennbaren Einheit (es sei denn, man ist Mechaniker). Wenn man aber etwa einen Schwarm von Vögeln modellieren will, die gen Süden ziehen, so behält jeder Vogel doch weiterhin seine Individualität. Eine derart lockere Bindung bezeichnet man daher nicht als Komposition, sondern als **Aggregation**.[8]
- Mitunter kann es vorkommen, dass zwei Objekte zueinander in einer Beziehung stehen, ohne dass wir diese an einer konkreten Komposition oder Aggregation festmachen können. So mag ein `Zebra` vielleicht als Beute eines Löwen gefressen worden sein; dennoch würde man nicht sagen, dass sich ein Löwe aus verschiedenen Zebras „zusammensetzt".

  Innerhalb des Modellierungsprozesses wird man auf viele derartige Situationen stoßen. Man sagt, ein `Zebra` „ist ein Beutetier" des `Löwen`; ein `Auto` „ist ein Transportmittel" für `Menschen`. Wir sehen uns der Situation gegenüber,

[7] In welchen Sprachen hat er beispielsweise früher programmiert? Ist er Spezialist für Datenbanken? Ist er Wissenschaftler oder eher praxisorientiert?

[8] Wie Sie sehen, sind die Grenzen zwischen diesen beiden Fachbegriffen etwas schwammig. Auch bei einem Auto lassen sich die Reifen schließlich wieder entfernen, ohne dass das Auto aufhört zu existieren. Sie sollten sich an dieser Stelle deshalb bewusst machen, dass es sich bei den Begriffen nicht um dogmatisch festgelegte Terminologien handelt. Es sind vielmehr Hilfsmittel, mit denen sich zwei Programmierer untereinander verständigen können.

dass eine Klasse bezüglich einer anderen Klasse eine bestimmte Rolle übernimmt. Diese Rolle muss sich nicht unbedingt in einer bestimmten Weise im Java-Programm widerspiegeln; sie hilft uns aber, den Zusammenhang verschiedener Klassen besser zu verstehen.

9.4 Modellbildung – von der realen Welt in den Computer

Der erste Schritt beim Entwurf eines objektorientierten Programms ist die so genannte Modellierungsphase. Man analysiert die Situation, die es mit dem Programm zu realisieren gilt. Anschließend versucht man, die Anforderungen an das Programm als so genannte Anwendungsfälle (englisch: use cases) zu formulieren. Mit Hilfe dieser Anwendungsfälle versucht man nun, ein System von Klassen zu erstellen, das den Anforderungen gerecht wird.
Um in den verschiedenen Phasen des Entwurfs den Überblick zu behalten, gibt es verschiedene Hilfsmittel, die die objektorientierte Arbeit erheblich erleichtern. Drei der wichtigsten Hilfsmittel sind in den folgenden Abschnitten zusammengefasst.

9.4.1 Grafisches Modellieren mit UML

Erinnern Sie sich noch an Abbildung 9.3, in der wir die Generalisierung am Beispiel von `Hund` und `Katze` dargestellt haben? Bei dieser Art, Klassen und ihre Beziehungen (z. B. Generalisierung oder Komposition) untereinander grafisch darzustellen, handelt es sich um ein so genanntes **Klassendiagramm**. Klassendiagramme sind Teil der **Unified Modeling Language** – abgekürzt **UML**. Bei UML handelt es sich um eine Sammlung von Diagrammtypen, mit deren Hilfe Entwickler die Zusammensetzung von objektorientierten Systemen in einer übersichtlichen Form beschreiben können.
Neben dem Klassendiagramm, das wir bereits seit Kapitel 6.2 erfolgreich einsetzen, gibt es noch eine Fülle weiterer Diagramme. Hierzu gehören etwa die **Use-Case-Diagramme**, mit deren Hilfe sich Anwendungsfälle in einem Bild skizzieren lassen. Abläufe innerhalb von Klassen (welche Methode ruft wann welche andere Methode auf) lassen sich etwa in Form von **Sequenzdiagrammen** übersichtlich darstellen. Wer mit einem verteilten System arbeitet (etwa eine Internetanwendung, die teilweise auf einem Web-Server läuft), wird vielleicht die **Verteilungsdiagramme** schätzen, mit denen sich darstellen lässt, welche Komponente auf welchem Rechner beheimatet ist.
Mit dem Siegeszug des objektorientierten Programmierens ist es mehr als nur wahrscheinlich, dass sich auch UML unter den Entwicklern durchsetzen wird. Schon jetzt gibt es eine Vielzahl visueller Entwicklungsumgebungen, in denen man seine Klassen mit UML-Diagrammen entwirft und sich aus diesen im Nach-

hinein den Java-Code generieren lässst.[9]
Wir werden in diesem Buch ausschließlich mit Klassendiagrammen arbeiten. Dies bedeutet nicht, dass die anderen Diagramme für professionelle Entwickler nicht wichtig seien. Es ist jedoch nicht Absicht dieses Buches, Ihnen UML beizubringen – sondern Java! Interessierten Leserinnen und Lesern sei deshalb als weiterführende Literatur das Buch von Fowler (siehe [8]) empfohlen.

9.4.2 CRC-Karten

Je größer ein objektorientiertes System wird, desto leichter verliert ein Entwickler den Überblick. Welche der vielen Klassen erledigt nun eigentlich eine bestimmte Aufgabe? Sind tatsächlich alle Anwendungsfälle abgedeckt?
Um Ordnung in dieses Chaos zu bringen, gibt es eine einfache, aber wirkungsvolle Idee: Man schreibt die Verantwortlichkeiten einer Klasse (also ihre Aufgaben) auf eine kleine Karteikarte. Diese „Verantwortungskarte" (englisch: Class Responsibility Card, abgekürzt als CRC) wird für jede entworfene Klasse angelegt. Ferner vermerkt man auf der Karte jene anderen Klassen, mit denen die Klasse interagiert.
Wenn nun an einer Stelle Unklarheit herrscht, können die Programmierer zu ihren Karten greifen. Sie können anhand der Verantwortlichkeiten jene Klasse identifizieren, die für eine bestimmte Aufgabe zuständig ist. Sie können sogar bei mehreren Entwicklern die Klassen auf verschiedene Leute verteilen und in Form eines Rollenspiels den Ablauf eines Systems simulieren, ohne die Klassen bereits konkret implementieren zu müssen.
CRC-Karten sind ein nützliches Werkzeug für Programmierer, die in großen Teams oder an großen Gesamtsystemen arbeiten. Die in diesem Buch entwickelten Programme erreichen im Allgemeinen nicht den Umfang, dass sich die Erstellung derartiger Karten lohnt. Sie sollten den Begriff jedoch zumindest einmal gehört haben.

9.4.3 Entwurfsmuster

Entwurfsmuster (englisch: design patterns) sind heutzutage neben UML wohl das wichtigste Hilfsmittel im objektorientierten Entwurf. So wie man sich im wahren Leben lieber in die Hände eines erfahrenen Zahnarztes als eines Studenten im zweiten Semester begibt, so hängt die Qualität eines objektorientierten Entwurfs auch oft von dem Erfahrungsstand der einzelnen Entwickler ab. Je mehr Erfahrung ein Programmierer bzw. eine Programmiererin hat, desto geschicktere Lösungsansätze wird er bzw. sie für gewisse Probleme finden, die in der Entwicklungsphase zwangsläufig auftreten.

[9]Natürlich ersetzen diese Programme nicht die Arbeit guter Java-Programmierer. Sie erstellen lediglich das Grundskelett, das die Entwickler im Nachhinein mit Fleisch zu füllen haben. Dadurch beschleunigen sie jedoch merklich den Übergang von der Entwurfsphase (Design) zur Implementierungsphase, in der der eigentliche Code geschrieben wird.

Nun ist es im Allgemeinen nicht ganz einfach, sich als alter Hase mit seinen jüngeren Kollegen auszutauschen. Man kann ihnen nicht einfach sagen: „ich möchte diesen Teil so ähnlich modellieren, wie ich es vor zwei Jahren in einem anderen Projekt gemacht habe." Im Allgemeinen wird der entsprechende Entwickler vor zwei Jahren noch gar nicht in der Firma gewesen sein, sodass er keinerlei Ahnung von dem entsprechenden Projekt hat. Wie soll man ihm aber dann die Idee vermitteln, die hinter einem ganz bestimmten Lösungsansatz steckt?
Mit eben diesem Problem beschäftigen sich die Autoren der so genannten Entwurfsmuster oder Patterns. Hinter vielen Speziallösungen steckt eine allgemeine Idee, die sich in vielen Situationen anwenden lässt. Ein Pattern ist eine formale Beschreibung dieser allgemeinen Idee, das heißt, der Autor gibt seiner Idee einen Namen. Entwickler, die dieses Pattern unter diesem Namen kennen, kennen somit auch die Idee, die hinter einem gewissen Muster steht. Dies bringt der Gruppe von Entwicklern zwei entscheidende Vorteile:

- Erfahrene Programmierer können auf einen riesigen Fundus von Ideen zurückgreifen, die sie in ihre Projekte einbringen. Diese Ideen können sie anderen mit nur wenigen Worten verständlich machen, indem sie Sätze wie *„Ich möchte hier das XYZ-Pattern einsetzen"* sagen. Jeder, der das Pattern kennt, weiß nun, was gemeint ist.
- Unerfahrene Programmierer können ein Pattern, das sie noch nicht kennen, in der Literatur nachschlagen. Auf diese Weise erfahren sie nicht nur, wovon der Kollege eigentlich spricht. Sie sammeln auch wertvolle Erfahrungen, die sie zu einem besseren Softwareentwickler machen. Manche Firmen veranstalten sogar regelrechte Workshops, in denen derartige Patterns vorgestellt und diskutiert werden. Auf diese Weise profitieren viele von der Erfahrung anderer, und auch die alten Hasen lernen in der Debatte oft noch etwas dazu.

Als Softwareentwickler in einer solchen Firma kommen Sie also füher oder später um Entwurfsmuster nicht herum. Dieses Buch ist natürlich ein Java-Buch und kein Buch über Patterns.[10] Wir werden allerdings im nachfolgenden Band auf das Thema Entwurfsmuster näher eingehen.

9.5 Zusammenfassung

In diesem Kapitel haben wir einen Einblick in die objektorientierte Philosophie erhalten. Dieses Programmierparadigma setzt sich aus vier grundlegenden Prinzipien zusammen:

1. Generalisierung, die Kunst, gemeinsame Strukturen von Objekten zu erkennen und diese in so genannten Superklassen zu verallgemeinern.
2. Vererbung, das Prinzip, nach dem sich Eigenschaften von der Superklasse automatisch auf die Subklasse übertragen.

[10] Hierzu sei etwa auf [9] verwiesen.

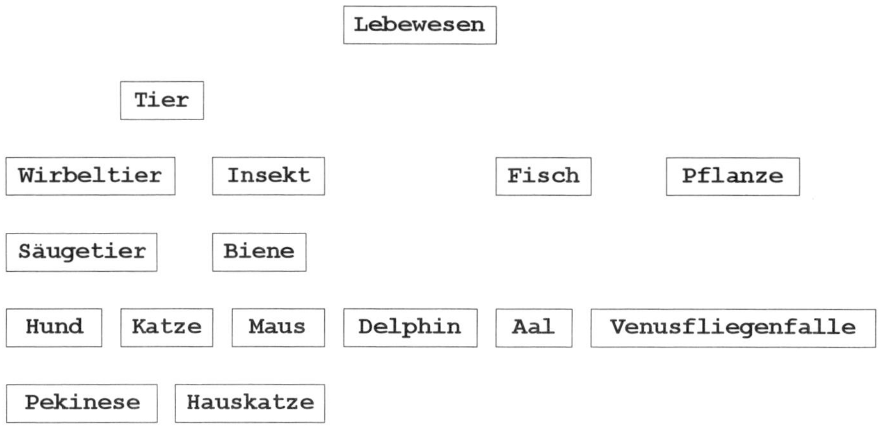

Abbildung 9.6: Übungsaufgabe: Generalisierung (1)

3. Datenkapselung, das Verbinden von Variablen und Methoden in einem Objekt. Hierbei wird der interne Aufbau eines Objektes vor den Benutzern versteckt (data hiding), um dessen Programme somit unabhängig von Änderungen im internen Aufbau einer Klasse zu machen.

4. Polymorphismus, ein Mechanismus, der uns das individuelle Gestalten von Methoden einer Klasse erlaubt, die in die allgemeinere Schnittstelle einer Superklasse eingepasst werden.

Wir haben ferner Objektorientierung mit älteren Ansätzen wie dem imperativen Programmierstil (unserem Stil aus dem ersten Teil dieses Buches) verglichen. Dabei haben wir erfahren, dass ein konsequentes Festhalten an der objektorientierten Programmierung in einem strukturierten und verständlichen Design resultiert, das sich leicht wiederverwenden, erweitern und warten lässt. Ferner haben wir mit UML, CRC-Karten und Design Patterns drei wichtige Hilfswerkzeuge kennen gelernt, die aus der objektorientierten Softwareentwicklung nicht mehr wegzudenken sind.

9.6 Übungsaufgaben

Aufgabe 9.1

Abbildung 9.6 zeigt eine Ansammlung verschiedener Klassen von Lebensformen. Bringen Sie diese in eine sinnvolle Hierarchie, indem Sie die Generalisierungspfeile („ist ein") in das Klassendiagramm einzeichnen.

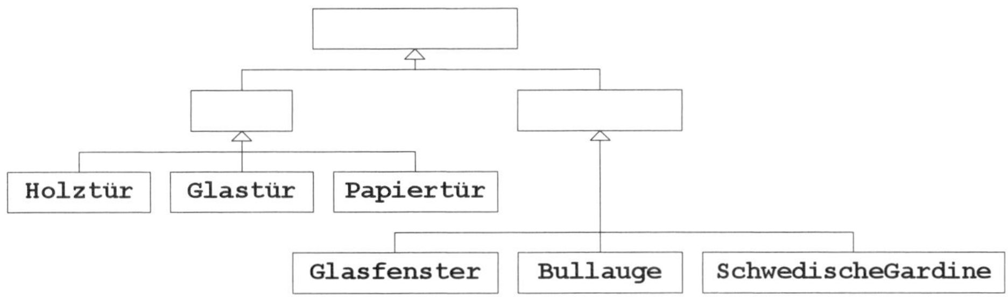

Abbildung 9.7: Übungsaufgabe: Generalisierung (2)

Aufgabe 9.2

Fassen Sie die in Abbildung 9.7 gegebenen Klassen in Superklassen zusammen, indem Sie die Lücken im Klassendiagramm füllen. Welche Probleme könnten sich bei der Umsetzung dieses Designs in Java ergeben? (Tipp: Werfen Sie einen Blick auf die Klasse `Holztür`!)

Aufgabe 9.3

Abbildung 9.8 (siehe nächste Seite) zeigt eine Hierarchie von Fortbewegungsmitteln. In die oberste Klasse `Fortbewegungsmittel` haben wir eine Instanzvariable namens `transportierbarePersonenProObjekt` eingetragen, die mittels eines ganzzahligen **`int`**-Wertes die maximale Zahl von Personen darstellt, die in einem speziellen Fahrzeugobjekt transportiert werden können. Da sich alle anderen Klassen von der Superklasse ableiten,[11] erben sie diese Variable automatisch, sodass wir sie nicht in jeder Klasse erneut definieren müssen. Tragen Sie in diesem Sinne die drei folgenden Instanzvariablen an der richtigen Stelle ins UML-Diagramm ein:

- eine Variable `maximaleGeschwindigkeit` vom Typ **`int`**, die die maximale Geschwindigkeit in Metern pro Sekunde kodiert, die man mit diesem Fortbewegungsmittel erreichen kann,
- eine Variable `zahlDerRaeder` vom Typ **`int`** und
- eine **`double`**-Zahl namens `motorLeistungInPS`, die die Leistung eines Motors kodiert.

[11] Das heißt, sie sind Subklassen der Klasse `Fortbewegungsmittel`.

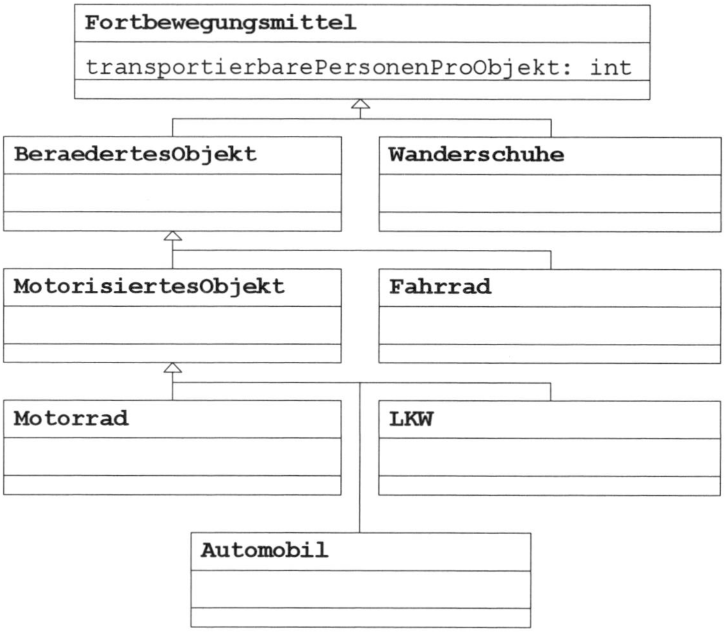

Abbildung 9.8: Übungsaufgabe: Vererbung

Kapitel 10

Der grundlegende Umgang mit Klassen

Im letzten Kapitel haben wir erfahren, dass sich die objektorientierte Philosophie aus den vier Konzepten Generalisierung, Vererbung, Kapselung und Polymorphismus zusammensetzt. Wir haben jeden dieser Begriffe – in der Theorie – erklärt und uns die Idee klar zu machen versucht, die hinter der Objektorientierung steht. Wir haben jedoch noch nicht gelernt, diese Konzepte in Java umzusetzen. In diesem und dem folgenden Kapitel soll dieser Mangel behoben werden. Anhand einfacher Beispiele werden wir lernen, wie sich auch in Java Klassen zu mehr als nur einfachen Datenspeichern mausern.

10.1 Vom Referenzdatentyp zur Objektorientierung

In diesem Kapitel werden wir versuchen, verschiedene Aspekte im Leben eines *Studierenden* zu modellieren. Wir beginnen hierbei mit einer einfachen Klasse, wie wir sie schon aus den vorigen Kapiteln kennen:

```java
/** Diese Klasse simuliert einen Studenten */
public class Student {

  /** Der Name des Studenten */
  public String name;

  /** Die Matrikelnummer des Studenten */
  public int nummer;
}
```

Wie Sie sehen, haben wir die Klasse allerdings nicht `Studierender` genannt, was dem aktuellen geschlechtsneutralen Sprachgebrauch an den Hochschulen eher entsprechen würde. Der Einfachheit (und Kürze) halber haben wir uns dazu entschlossen, die Klasse `Student` zu nennen. Natürlich soll diese Klasse aber sowohl

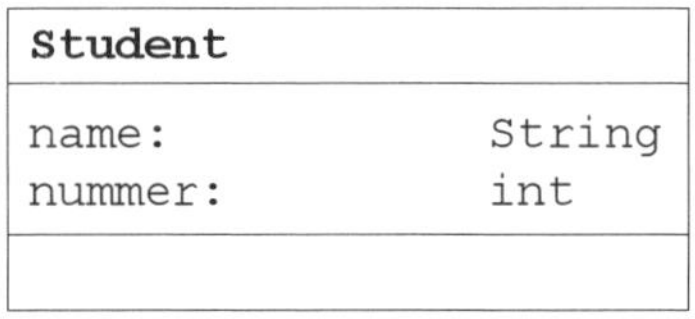

Abbildung 10.1: Die Klasse `Student`, erste Version

weibliche als auch männliche Student(inn)en modellieren.[1]

Abbildung 10.1 zeigt diesen einfachen Klassenaufbau im UML-Klassendiagramm. Unsere Klasse setzt sich aus zwei Instanzvariablen namens `name` und `nummer` zusammen. Erstgenannte speichert den Namen des Studierenden, Letztere die Matrikelnummer.[2] Wir können diese Klasse nun wie gewohnt instantiieren (d. h. Objekte aus ihr erzeugen) und diese dann mit Werten belegen:

```
Student studi = new Student();
studi.name = "Karla Karlsson";
studi.nummer = 12345;
```

Bis zu diesem Punkt haben wir an unserer Klasse keine Arbeiten vorgenommen, die wir nicht aus Kapitel 6 schon zu Genüge kennen. Wir wollen diesen Entwurf nun bezüglich unserer vier Grundprinzipien überprüfen:

- Bei unserer Klasse `Student` handelt es sich um eine einzelne Klasse, nicht um eine Hierarchie. Wir haben somit keine weiteren Klassen und können damit keine Eigenschaften in Superklassen auslagern. Das Thema Generalisierung ist also in diesem Beispiel nicht weiter wichtig.
- Ähnliches gilt auch für die Bereiche Vererbung und Polymorphismus. Beide Begriffe spielen erst bei der Arbeit mit mehr als einer Klasse eine wichtige Rolle. Hiermit werden wir uns aber erst im nächsten Kapitel näher beschäftigen.
- Es verbleibt also nur die Frage, ob wir uns bezüglich der Kapselung für ein gutes Modell entschieden haben. Haben wir die interne Struktur unserer Klasse von der Schnittstelle nach außen getrennt? Könnten wir die Instanzvariablen einfach verändern, ohne hiermit Probleme zu verursachen?

An dieser Stelle müssen wir den letzten Punkt leider klar und deutlich verneinen. Unsere Instanzvariablen sind von außen her überall zugänglich. Wir schreiben unsere Werte direkt in sie hinein und lesen sie aus ihnen direkt wieder aus. Wenn wir die Matrikelnummer später in einem `String` ablegen wollen (z. B. weil wir eine Datenbank benutzen, die keine einfachen Datentypen versteht), so müssen wir sämtliche Programme überarbeiten, die diese Variablen benutzen. Wir wer-

[1] Wir hoffen, dass unsere *Leserinnen* aufgrund dieser Namenswahl das Buch jetzt nicht empört aus der Hand legen. Wir werden in Übungsaufgabe 10.2 dafür sorgen, dass man sogar explizit zwischen weiblichen und männlichen Studierenden unterscheiden kann.

[2] Eine von der Verwaltung der Hochschule vergebene eindeutige Nummer, unter der die Daten eines Studierenden hinterlegt werden.

Student	
-name:	String
-nummer:	int

Abbildung 10.2: Die Klasse `Student`, zweite Version

den deshalb im nächsten Abschnitt erfahren, wie wir mit Hilfe so genannter **Zugriffsmethoden** eine bessere Form der Datenkapselung erreichen können.

10.2 Instanzmethoden

10.2.1 Zugriffsrechte

Wir beginnen damit, unsere Daten vor der Außenwelt zu „verstecken." Gemäß der Idee des **data hiding** sorgen wir dafür, dass niemand außerhalb der Klasse auf unsere Instanzvariablen zugreifen kann.
Um dieses Ziel zu erreichen, ändern wir die so genannten **Zugriffsrechte** für die einzelnen Variablen. Momentan haben unsere Variablen die Zugriffsrechte **`public`**, das heißt, sie sind *öffentlich zugänglich*. Konkret bedeutet dies, dass jede andere Klasse auf diese Variablen lesenden und schreibenden Zugriff hat. Genau dies wollen wir jedoch verhindern!
Um dieses Ziel zu erreichen, setzen wir die Zugriffsrechte von **`public`** auf **`private`**. Privater Zugriff ist das genaue Gegenteil des öffentlichen Zugriffs: während bei ersterem *jede* Klasse auf die Variablen Zugriff hat, kann nun *keine* Klasse mehr auf die Variablen zugreifen, nicht einmal die eigenen Subklassen. Ausnahme ist hierbei natürlich eben jene Klasse, in der die Instanzvariablen definiert sind. Es handelt sich hierbei also wirklich um ihre *privaten* Variablen, die nur der Klasse selbst „gehören".
Abbildung 10.2 zeigt diese Modifikation im UML-Diagramm. Wir sehen, dass private Variablen durch ein Minuszeichen vor dem Variablennamen markiert werden. Fehlt dieses Symbol oder ist es durch ein Pluszeichen ersetzt, so geht man von öffentlichen Zugangsrechten aus.[3]
Die entsprechende Umsetzung in unserem Java-Programm ist relativ einfach: Wir ersetzen lediglich das Schlüsselwort **`public`** bei den entsprechenden Variablen durch das Schlüsselwort **`private`**:

```
/** Diese Klasse simuliert einen Studenten */
public class Student {

  /** Der Name des Studenten */
```

[3]Neben öffentlichem und privatem Zugriff gibt es noch zwei weitere Formen des Zugriffs. Wir werden darauf in Abschnitt 11.8.2 zu sprechen kommen.

```
    private String name;

    /** Die Matrikelnummer des Studenten */
    private int nummer;
}
```

Wenn wir nun (z. B. in einer Klasse namens `Schnipsel`) wie im vorherigen Abschnitt die Instanzvariablen durch einfache Zugriffe der Form

```
studi.name = "Karla Karlsson";
studi.nummer = 12345;
```

setzen wollen, so erhalten wir beim Übersetzen eine Fehlermeldung der Form

Konsole

```
Variable name in class Student not accessible
      from class Schnipsel.
```

Das heißt, die Zugriffe wurden verweigert.

10.2.2 Was sind Instanzmethoden?

Wie können wir aber nun Daten aus einer Klasse auslesen oder sie setzen, wenn wir hierzu überhaupt nicht berechtigt sind?
Die Antwort haben wir im vorigen Kapitel bereits angedeutet: Wir fügen der Klasse so genannte **Instanzmethoden** hinzu. Diese Methoden werden ähnlich wie in Kapitel 7 definiert:

Syntaxregel

```
public ≪RUECKGABETYP≫ ≪METHODENNAME≫ ( ≪PARAMETERLISTE≫ )
{
   // hier den auszufuehrenden Code einfuegen
}
```

Wenn Sie dies mit der Syntaxregelbox auf Seite 165 vergleichen, so stellen Sie als einzigen Unterschied das Wörtchen **`static`** fest, das unserer Methodendefinition nun fehlt. Durch Weglassen dieses Wortes wird eine Methode an ein spezielles Objekt gebunden, das heißt, sie existiert nur in Zusammenhang mit einer speziellen *Instanz*. Da die Methode aber nun zu einem bestimmten Objekt gehört, hat sie auch Zugriff auf dessen spezielle Eigenschaften – also seine Instanzvariablen.
Abbildung 10.3 zeigt eine entsprechende Erweiterung unseres Klassenmodells im UML-Diagramm. Wir tragen in das untere, bislang leer gebliebene Kästchen, unsere Methoden ein. Hierbei verwenden wir als Schreibweise

```
+ ≪METHODENNAME≫ ( ≪PARAMETERLISTE≫ ) : ≪RUECKGABETYP≫
```

Student	
-name:	String
-nummer:	int
+getName():	String
+setName(String):	void
+getNummer():	int
+setNummer(int):	void

Abbildung 10.3: Die Klasse `Student`, dritte Version

wobei das Pluszeichen wie bei den Instanzvariablen für öffentlichen Zugriff (**`public`**) steht. Wir definieren also folgende vier Methoden:

- Die Methode

  ```
  public String getName()
  ```

  soll den Inhalt der Instanzvariablen `name` auslesen und als Resultat der Methode zurückliefern. Unser ausformulierter Java-Code lautet wie folgt:

  ```
  /** Gib den Namen des Studenten als String zurueck */
  public String getName() {
    return this.name;
  }
  ```

  Achten Sie darauf, dass wir die Instanzvariable durch **`this`**`.name` angesprochen haben. Das Schlüsselwort **`this`** liefert innerhalb eines Objektes immer eine Referenz auf das Objekt selbst. Jedes Objekt hat somit quasi eine Komponentenvariable **`this`**, die eine Referenz auf das Objekt selbst enthält. Wir können also sämtliche Instanzvariablen in der aus Abschnitt 6.2.3 bekannten Form

  Syntaxregel

  ```
  ≪OBJEKTNAME≫.≪VARIABLENNAME≫
  ```

  erreichen, indem wir für den Platzhalter `≪OBJEKTNAME≫` schlicht und ergreifend **`this`** einsetzen. Abbildung 10.4 verdeutlicht nochmals die Bedeutung der **`this`**-Referenz.

- Die Methode

  ```
  public void setName(String name)
  ```

  soll nun den Inhalt der Instanzvariablen `name` durch das übergebene `String`-Argument ersetzen:

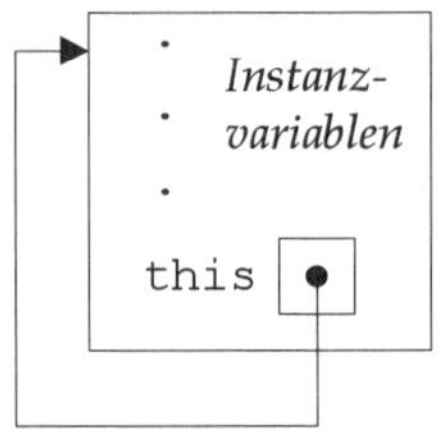

Abbildung 10.4: Die `this`-Referenz

```
/** Setze den Namen des Studenten auf einen bestimmten Wert */
public void setName(String name) {
  this.name = name;
}
```

Obwohl der Parameter `name` und die Instanzvariable `name` den gleichen Bezeichner haben, gibt es an dieser Stelle keinerlei Konflikte. Der Compiler kann beide Variablen voneinander unterscheiden, da wir die Instanzvariable mit Hilfe der **`this`**-Referenz ansprechen.

- Die Methode

  ```
  public int getNummer()
  ```

  liest nun den Inhalt unserer `nummer` aus und gibt ihn, genau wie bei der Methode `getName`, als Ergebnis zurück.[4] Ausformuliert lautet das wie folgt:

  ```
  /** Gib die Matrikelnummer des Studenten als Integer zurueck */
  public int getNummer() {
    return nummer;
  }
  ```

  An dieser Stelle ist zu erwähnen, dass wir in der Methode bewusst auf das Schlüsselwort **`this`** verzichtet haben. Dennoch lässt sich das Programm übersetzen. Der Grund dafür liegt darin, dass der Übersetzer in einem gewissen Ausmaß „mitdenkt". Findet er in der Methode oder den übergebenen Parametern keine Variable, die den Namen `nummer` besitzt, so sucht er diese unter den Instanzvariablen.

- Zuletzt formulieren wir eine Methode

  ```
  public void setNummer(int n)
  ```

  zum Setzen der Instanzvariablen. Auch hier wollen wir auf die Verwendung der **`this`**-Referenz verzichten. Um mögliche Namenskonflikte zu vermeiden, haben wir dem übergebenen Parameter einen anderen Namen (`n` statt `nummer`) gegeben:

---

[4]Hierbei mag unsere deutsch-englische Namensgebung etwas belustigend klingen, aber wir wollen von Anfang an den bestehenden Konventionen folgen, wonach Methoden, die dem Auslesen von Werten dienen, als **get-Methoden** und Methoden, die Werte einer Instanzvariablen setzen, als **set-Methoden** bezeichnet werden.

```
/** Setze die Matrikelnummer des Studenten auf einen
    bestimmten Wert */
public void setNummer(int n) {
  nummer = n;
}
```

Wir haben unsere Klasse `Student` nun bezüglich des Prinzips der Datenkapselung überarbeitet, indem wir sämtliche Instanzvariablen vor der Außenwelt versteckt haben (data hiding) und den Zugriff von außen nur noch durch get- und set-Methoden ermöglicht haben.
Am Ende dieses Abschnitts könnte man leicht vermuten, dass Instanzmethoden nicht viel mehr als einfachste Schreib/Lesemethoden sind. Wozu also das Prinzip der Datenkapselung? Steckt denn wirklich nicht mehr dahinter?
Wie so oft steckt der Teufel natürlich auch hier wieder einmal im Detail. Instanzmethoden können viel mehr als nur Werte schreiben und lesen. Wir könnten sämtliche bisher definierten Unterprogramme (vgl. Kapitel 7 und 8) als Instanzmethoden definieren, wenn wir das Wort **`static`** weglassen und sie somit an ein Objekt binden[5] – doch das verschafft uns natürlich keinen besonderen Vorteil. Die beiden folgenden Abschnitte zeigen jedoch spezielle Anwendungen, die uns die wahre Macht von Instanzmethoden demonstrieren.

10.2.3 Instanzmethoden zur Validierung von Eingaben

Die Matrikelnummer eines Studierenden ist eine von der Universitätsverwaltung vergebene Nummer, die einen Studierenden mit seiner „Akte" identifiziert. Jeder Student bzw. jede Studentin erhält hierbei eindeutig eine solche Nummer zugeordnet. Umgekehrt ist jedoch nicht jede Zahl auch eine gültige Matrikelnummer. Um zu verhindern, dass sich Schreibfehler einschleichen oder ein Student (etwa bei Prüfungsanmeldungen) eine falsche Matrikelnummer angibt, müssen die Nummern gewisse Anforderungen, etwa bezüglich der Quersumme ihrer Ziffern, erfüllen. Eine einfache Form der Prüfung wäre etwa folgende:

> *Eine Matrikelnummer ist genau dann gültig, wenn sie fünf Stellen sowie keine führenden Nullen hat und ungerade ist.*

Um also eine ganze Zahl vom Typ **`int`** auf ihre Gültigkeit zu überprüfen, müssen wir lediglich testen,

- ob die Zahl zwischen 10000 und 99999 liegt und
- ob bei Division durch 2 ein Rest verbleibt, also `n % 2 != 0` gilt.

Diese Prüfung in eine Methode zu gießen, ist eine eher leichte Übung. Wir formulieren eine Instanzmethode `validateNummer`, wobei das Wort `validate` für

[5] In diesem Fall *müssen* wir allerdings immer ein Objekt erzeugen, um die entsprechenden Methoden aufzurufen.

„Überprüfung“ steht. Unsere Methode liefert einen **boolean**-Wert zurück. Ist dieser Wert **true**, so war die Validierung erfolgreich, d. h. wir haben eine gültige Matrikelnummer. Ist der Wert jedoch **false**, so haben wir eine ungültige Matrikelnummer vorliegen:

```
/** Pruefe die Matrikelnummer des Studenten
    auf ihre Gueltigkeit */
public boolean validateNummer() {
  return
    (nummer >= 10000 && nummer <= 99999 && nummer % 2 != 0);
}
```

Wir können nun also unserem Studenten nicht nur eine Matrikelnummer zuweisen, sondern auch anschließend überprüfen, ob diese Nummer überhaupt gültig war. Hier stellt sich natürlich die Frage, ob unsere Klasse das nicht auch *automatisch* tun kann? Können wir nicht einfach festlegen, dass wir in unserer Klasse nur gültige Matrikelnummern hinterlegen dürfen?
Die Antwort auf diese Frage lautet wieder einmal: *Ja, das lässt sich machen!* Wir werden unsere set-Methode einfach so modifizieren, dass sie den eingegebenen Wert automatisch überprüft:

```
/** Setze die Matrikelnummer des Studenten auf einen best. Wert */
public void setNummer(int n) {
  int alteNummer = nummer;
  nummer = n;
  if (!validateNummer()) { // neue Nummer ist nicht gueltig
    nummer = alteNummer;
  }
}
```

Unsere angepasste Methode durchläuft die Prüfung in mehreren Schritten. Zuerst setzt sie die Matrikelnummer des Studenten auf den neuen Wert, speichert aber den alten Wert in der Variable `alteNummer` ab. Anschließend ruft sie die validate-Methode `validateNummer` auf. War die Validierung erfolgreich, d. h. haben wir eine gültige Matrikelnummer, so wird die Methode beendet. Andernfalls wird die alte Nummer aus `alteNummer` ausgelesen und wieder in die Instanzvariable zurückgeschrieben.
Mit unserer neuen Zugriffsmethode haben wir eine Funktionalität erreicht, die ohne Datenkapselung nicht möglich gewesen wäre. Wir weisen unserem Studenten-Objekt nicht einfach mehr eine Matrikelnummer zu, sondern überprüfen diese automatisch auf ihre Korrektheit. Eine solche Validierung kann uns in vielerlei Hinsicht von Nutzen sein; etwa, um Eingabefehler über die Tastatur zu erkennen. Das Wichtigste bei der ganzen Sache ist allerdings, dass wir für diese Erweiterung keine Veränderung an der alten Schnittstelle vornehmen mussten. Benutzer sind weiterhin in der Lage, Matrikelnummern mit `getNummer` und `setNummer` aus- und einzulesen. Programme, die vielleicht schon für die alte Klasse geschrieben waren, sind auch weiterhin lauffähig – obwohl zum Zeitpunkt der Entwicklung mit einer älteren Version gearbeitet wurde!

10.2.4 Instanzmethoden als erweiterte Funktionalität

Neben dem reinen Setzen und Auslesen von Werten können wir Instanzmethoden auch nutzen, um unseren Klassen zusätzliche Eigenschaften und Fähigkeiten zu verleihen, die sie bislang nicht besaßen.
So wollen wir etwa in diesem Abschnitt erreichen, dass Instanzen unserer Klasse eine Beschreibung ihrer selbst ausgeben können. Eine Studentin namens „Susi Sorglos" mit der Matrikelnummer 92653 soll sich etwa in der Form

Konsole
```
Susi Sorglos (92653)
```

auf dem Bildschirm darstellen lassen.
Um diesen Zweck zu erfüllen, schreiben wir eine Methode namens `toString`, in der wir aus den Instanzvariablen eine textuelle Beschreibung generieren:

```java
/** Gib eine textuelle Beschreibung dieses Studenten aus */
public String toString() {
  return name + " (" + nummer + ')';
}
```

Diese Methode kombiniert die Variablen `name` und `nummer` und erzeugt aus ihnen einen `String`. Instantiieren wir nun in unserem Hauptprogramm ein Objekt der Klasse `Student`,

```java
Student studi = new Student();
studi.setName("Karla Karlsson");
studi.setNummer(12345);
```

können wir dieses Objekt durch die einfache Zeile

```java
System.out.println(studi.toString());
```

auf dem Bildschirm ausgeben. Unsere Klasse ist somit in der Lage, aus ihrem inneren Zustand selbstständig eine neue Information (hier etwa eine Textbeschreibung) zu erzeugen. Unser reiner Datencontainer hat auf diese Weise ein gewisses Maß an Selbstständigkeit erreicht!
In Abschnitt 11.4 werden wir übrigens feststellen, dass für obige Bildschirmausgabe auch die Zeile

```java
System.out.println(studi);
```

ausgereicht hätte. Grund hierfür ist der Umstand, dass jedes Objekt eine Methode `toString` besitzt. Wenn wir ein Objekt mit der `println`-Methode auszugeben versuchen, ruft das druckende Objekt[6] genau diese `toString`-Methode auf. In unserer Klasse `Student` haben wir diese Methode überschrieben, das heißt, wir haben mit Hilfe des Polymorphismus eine maßgeschneiderte Ausgabe für unsere Klasse modelliert.

---

[6] Auch die Methode `println` ist Instanzmethode eines Objektes, des so genannten Ausgabestroms. Das Objekt `System.out` ist ein solcher Strom.

10.3 Statische Komponenten einer Klasse

Wir haben im letzten Abschnitt mit den Instanzvariablen und -methoden ein wichtiges Gebiet des objektorientierten Programmierens kennen gelernt. Die Möglichkeit, Variablen oder sogar ganze Methoden einem bestimmten Objekt zuordnen zu können, hat uns Perspektiven erschlossen, die wir mit unseren bisherigen Programmiererfahrungen nicht absehen.
An dieser Stelle stellt sich jedoch die Frage, wie sich das früher Gelernte mit diesen neuen Technologien vereinbaren lässt. Instanzmethoden ähneln vom Aufbau her zwar unseren Methoden aus Kapitel 7, sind aber schon dadurch vollkommen verschieden, dass sie zu einem speziellen Objekt gehören. Müssen wir also unser ganzes Wissen über Bord werfen?
Natürlich wäre dies ein schlechtes Lehrbuch, wenn man Ihnen auf vielen Seiten nur „nutzlose Dinge" vermitteln würde. Aus objektorientierter Sicht handelt es sich bei unseren früher verwendeten Methoden um die so genannten **Klassenmethoden**, auch **statische Methoden** genannt. In diesem Kapitel haben wir bisher nur Instanzmethoden definiert – also Methoden, die einer ganz bestimmten *Instanz* einer Klasse gehören. Klassenmethoden wiederum folgen dem gleichen Schema. Statt einer einzelnen Instanz gehören sie allerdings der gesamten *Klasse*, das heißt, alle Objekte teilen sich eine einzige Methode. Diese Methode existiert vielmehr sogar, wenn *kein einziges Objekt* zu unserer Klasse existiert.
Unsere früheren Programme haben diesen Umstand ausgenutzt, um Ihnen als Anfänger die objektorientierte Sichtweise zu ersparen. Wir haben Klassen definiert (jedes unserer Programme war eine Klassendefinition) und diese nur mit Klassenmethoden gefüllt. Obwohl wir nie eine Instanz dieser Klassen erzeugt haben, konnten wir die einzelnen Methoden problemlos aufrufen. Jetzt, da Sie im Begriff sind, ein OO-Profi zu werden, wissen Sie es natürlich besser. Nehmen Sie eines Ihrer alten Programme, und versuchen Sie, mit Hilfe des `new`-Operators eine Instanz zu bilden. Es wird Ihnen gelingen.

10.3.1 Klassenvariablen und -methoden

Am ehesten wird der Nutzen von statischen Komponenten deutlich, wenn wir mit einem konkreten Anwendungsfall beginnen. Unsere Klasse `Student` besitzt momentan zwei Datenelemente, nämlich den Namen und die Matrikelnummer des Studenten bzw. der Studentin.
Aus statistischer Sicht mag es vielleicht interessant sein, die Zahl der instantiierten Studentenobjekte zu zählen. Wird beispielsweise eine neue Universität eröffnet und verwendet diese von Anfang an unsere Studentenverwaltung, so könnte man aus dieser Variablen erfahren, wie viele Studierende es im Laufe der Geschichte an dieser Universität gegeben hat.
Nun stehen wir jedoch vor dem Problem, dass wir diese Variable – wir wollen sie der Einfachheit halber einmal `zaehler` nennen – nicht einer speziellen Instanz unserer Klasse zuordnen können. Vielmehr handelt es sich hierbei um eine Ei-

genschaft, die zu der Gesamtheit *aller* Studentenobjekte gehört. Die Anzahl aller Studenten macht keine Aussage über einen speziellen Studenten, sondern über die Studenten an sich. Sie sollte daher *allen* Studenten angehören, sprich, eine **statische Komponente** der Klasse `Student` sein.
Wir erzeugen deshalb eine Variable, die nicht einer bestimmten Instanz, sondern der gesamten Klasse gehört, gemäß der folgenden Regel:[7]

Syntaxregel

```
private static ≪TYP≫ ≪VARIABLENNAME≫ = ≪INITIALWERT≫;
```

Wir stellen fest, dass sich die Definition von Klassenvariablen nicht sehr von dem unterscheidet, was wir in Abschnitt 6.2 über Instanzvariablen gelernt haben. Mit Hilfe des Wortes **`private`** schützen wir unsere Variable vor Zugriffen von außerhalb. Typ, Variablenname und Initialwert sind uns ebenfalls bekannt und würden im Fall unseres Zählers zu folgender Definition führen:

```java
private static int zaehler = 0;
```

Neu ist für uns an dieser Stelle lediglich das Schlüsselwort **`static`**, das wir bislang nur aus unseren Methoden im ersten Teil des Buches kannten. Dieses Wort weist eine Variable oder Methode als statische Komponente einer Klasse aus. Wenn wir eine Variable also als **`static`** beschreiben, gehört sie allen Instanzen einer Klasse zugleich. Wir können den Inhalt der Variablen auslesen, indem wir eine entsprechende get-Methode definieren:

```java
/** Gib die Zahl der erzeugten Studentenobjekte zurueck */
public static int getZaehler() {
  return zaehler;
}
```

Beachten Sie hierbei, dass wir auch bei dieser Methode das Schlüsselwort **`static`** verwendet haben, die Methode also der Klasse, nicht den Objekten, zugeordnet haben. Die Methode `getZaehler` ist also eine Klassenmethode, die wir etwa durch einen Aufruf der Form

```java
System.out.println(Student.getZaehler());
```

aus jedem beliebigen Programm aufrufen können, ohne eine konkrete Referenz auf ein Studentenobjekt zu besitzen.
Wie können wir aber nun ein Objekt so erzeugen, dass der interne (private) Zähler korrekt erhöht wird? Zu diesem Zweck entwerfen wir eine Methode `createStudent`, die uns ein neues Studentenobjekt erzeugt. Auch diese Methode müssen wir statisch machen, da sie schließlich gerade zum Erzeugen von Objekten benutzt werden soll, also nicht aus einem Objekt heraus aufgerufen wird:

[7] Der initiale Wert könnte an dieser Stelle auch wegfallen.

Student	
-name:	String
-nummer:	int
-zaehler:	int
+getName():	String
+setName(String):	void
+getNummer():	int
+setNummer(int):	void
+validateNummer():	boolean
+toString():	String
+getZaehler():	int
+createStudent():	Student

Abbildung 10.5: Die Klasse `Student`, mit Objektzähler

```
/** Erzeugt ein neues Studentenobjekt */
public static Student createStudent() {
  zaehler++; // erhoehe den Zaehler
  return new Student();
}
```

Unsere Methode zählt bei Aufruf zuerst die Variable `zaehler` hoch und aktualisiert somit deren Stand. Im zweiten Schritt wird mit Hilfe des **new**-Operators ein neues Objekt erzeugt und dieses als Ergebnis zurückgegeben. Nun können wir in unseren Programmen Studentenobjekte durch einen einfachen Methodenaufruf erzeugen lassen und somit den Zaehler korrekt aktualisieren:

```
Student studi = Student.createStudent();
System.out.println(Student.getZaehler());
```

Leider hat diese Methode, neue Studentenobjekte zu erzeugen, einen gewaltigen Pferdefuß: bei älteren Programmen, die ihre Objekte noch mit Hilfe des **new**-Operators erzeugen, funktioniert der Zähler nicht korrekt. Wir laufen auch immer Gefahr, dass andere Programmierer, die unsere Klasse `Student` benutzen, den Fehler begehen, Objekte direkt zu erzeugen. Wir werden in Abschnitt 10.4.1 jedoch eine Methode kennen lernen, diese Probleme auf elegante Art und Weise zu lösen.

Jetzt werfen wir noch einen Blick auf unsere gewachsene Klasse `Student` im UML-Klassendiagramm (Abbildung 10.5). Klassenmethoden und Klassenvariablen werden im UML-Diagramm durch Unterstreichung gekennzeichnet. Wir stellen fest, dass wir – obwohl unsere Klasse inzwischen beträchtlich gewachsen ist – durch die Grafik noch immer einen schnellen Überblick über die Komponenten erhalten, aus denen sich die Klasse zusammensetzt. Oft ist es sinnvoll, private Variablen nicht in das UML-Diagramm einzuzeichnen, denn für den Entwurf eines Systems von Klassen (hierzu dient uns UML) ist es letztendlich ausreichend zu wissen, welche Schnittstelle eine Klasse nach außen zu bieten hat. Dadurch lassen sich große Klassen übersichtlicher gestalten. Auch wir wollen nachfolgend gelegentlich von dieser Regel Gebrauch machen.

10.3.2 Konstanten

Neben dem Namen und der Matrikelnummer eines Studierenden gibt es noch diverse andere Daten, die für eine Realisierung im Computer von Interesse sein könnten. Eine hiervon ist das so genannte *Studienfach*.
Ein Student bzw. eine Studentin hat sich an einer Universität üblicherweise eingeschrieben, um sich mit einer speziellen wissenschaftlichen Disziplin näher zu befassen. So gibt es Studierende der Mathematik, der Informatik, der Wirtschaftswissenschaften und vieler weiterer Fachrichtungen. In vielen Verwaltungen werden diese Fächer mit einer bestimmten Nummer identifiziert, die auch etwa auf Studienbescheinigungen erscheint.

Studienfach	Verwaltungsnummer
Architektur	3
Biologie	5
Germanistik	7
Geschichte	6
Informatik	2
Mathematik	1
Physik	9
Politologie	8
Wirtschaftswissenschaften	4

Tabelle 10.1: Zuordnung Studienfach – Verwaltungsnummer

Tabelle 10.1 zeigt eine derartige fiktive Nummerierung. Wir wollen diese Nummern verwenden und erweitern unsere Klasse `Student` um eine ganzzahlige Variable `fach` (inklusive get- und set-Methoden):

```
/** Studienfach des Studenten */
private int fach;

/** Gib das Studienfach des Studenten als Integer zurueck */
public int getFach() {
  return fach;
}

/** Setze das Studienfach des Studenten auf einen bestimmten Wert */
public void setFach(int fach) {
  this.fach = fach;
}
```

Wir können unsere Variable nun mit obigen Werten füllen. Hierbei ergeben sich jedoch einige Unannehmlichkeiten:

- Wenn wir unsere Variable in der Form

```
studi.setFach(9);
```

  setzen, so sagt dies relativ wenig darüber aus, welches Fach unser Student bzw. unsere Studentin belegt. Wir müssen in unserer Tabelle nachschlagen; insbesondere bei sehr vielen Studenten (etwa einer ganzen Universität) wird dies jedoch aufwendig und unser Code somit unübersichtlich; schon nach wenigen Wochen werden wir nicht mehr genau wissen, was wir eigentlich geschrieben haben.

- Wir müssen immer damit rechnen, einen Fehler zu begehen. Verrutschen wir etwa versehentlich auf der Tastatur, kann aus einem Physikstudenten (Nummer 9) schnell eine „Null" werden. Die auf der Tastatur benachbarte Ziffer 0 stellt allerdings kein gültiges Studienfach dar!

Wie können wir unser Studienfach weiterhin durch eine Nummer repräsentieren und dabei obige Probleme umgehen? Es wäre doch schön, in der Lage zu sein, kleine „Gedächtnisstützen" in den Code einzubauen. Wäre es nicht sinnvoll, anstelle des Codes für „Mathematikstudium" einfach das entsprechende Wort hinschreiben zu können?
Natürlich werden wir Ihnen an dieser Stelle (oder sonst wo in diesem Buch) keine Alternative vorschlagen, die sich mit Java nicht realisieren ließe. Wir können so genannte **Konstanten** definieren, also Werte, die – einmal gesetzt – feststehen und nicht mehr verändert werden können. Hierzu orientieren wir uns an der folgenden Regel:

Syntaxregel

```
public final static ≪TYP≫ ≪VARIABLENNAME≫ = ≪INITIALWERT≫;
```

Wie Sie sehen, unterscheidet sich diese Vorgehensweise kaum von der Definition einer Klassenvariable. Einziger Unterschied ist das Schlüsselwort **`final`**, das hinzugekommen ist. Dieser Begriff markiert in Java eine Variable als unveränderlich. Sobald dieser Variablen einmal ein Wert zugewiesen wurde, kann dieser nicht mehr abgeändert werden.
Lange Rede, kurzer Sinn – wir definieren in unserer Klasse `Student` einige *finale* Klassenvariablen:

```
/** Konstante fuer das Studienfach Mathematik */
public static final int MATHEMATIKSTUDIUM = 1;

/** Konstante fuer das Studienfach Informatik */
public static final int INFORMATIKSTUDIUM = 2;

/** Konstante fuer das Studienfach Architektur */
public static final int ARCHITEKTURSTUDIUM = 3;
```

```
/** Konstante fuer das Studienfach Wirtschaftswissenschaften */
public static final int WIRTSCHAFTLICHESSTUDIUM = 4;

/** Konstante fuer das Studienfach Biologie */
public static final int BIOLOGIESTUDIUM = 5;

/** Konstante fuer das Studienfach Geschichte */
public static final int GESCHICHTSSTUDIUM = 6;

/** Konstante fuer das Studienfach Germanistik */
public static final int GERMANISTIKSTUDIUM = 7;

/** Konstante fuer das Studienfach Politologie */
public static final int POLITOLOGIESTUDIUM = 8;

/** Konstante fuer das Studienfach Physik */
public static final int PHYSIKSTUDIUM = 9;
```

Jede dieser Variablen stellt nun eine ganze Zahl dar, die wir als statische Klassenvariable etwa durch die Codezeile

```
Student.INFORMATIKSTUDIUM
```

ansprechen können. Ein Versuch, den Inhalt der Variablen nachträglich abzuändern, schlägt fehl: so liefert etwa die Zeile

```
Student.INFORMATIKSTUDIUM = 23;
```

eine Fehlermeldung der Form

```
Konsole
Can't assign a value to a final variable: INFORMATIKSTUDIUM
   Student.INFORMATIKSTUDIUM = 23;
```

Wir haben also einen konstanten, *unveränderlichen* Wert geschaffen, mit dem wir unsere Programme lesbarer und sicherer bezüglich Tippfehlern machen können. Dies sei an einem einfachen Beispiel verdeutlicht:
Wir wollen die Ausgabe unserer `toString`-Methode um einen (mehr oder weniger) sinnvollen Spruch erweitern, der die verschiedenen Studiengänge charakterisiert. Dabei gehen wir den vielleicht nicht elegantesten, aber wohl einfachsten Weg, indem wir die entsprechende Fallunterscheidung in einem **`switch`**-Block formulieren:

```
/** Gib eine textuelle Beschreibung dieses Studenten aus */
public String toString() {
  String res = name + " (" + nummer + ")\n";
  switch(fach) {
    case MATHEMATIKSTUDIUM:
      return res + "  ein Mathestudent " +
                   "(oder auch zwei, oder drei).";
    case INFORMATIKSTUDIUM:
      return res + "  ein Informatikstudent.";
    case ARCHITEKTURSTUDIUM:
      return res + "  angehender Architekt.";
```

```
            case WIRTSCHAFTLICHESSTUDIUM:
              return res + "  ein Wirtschaftswissenschaftler.";
            case BIOLOGIESTUDIUM:
              return res + "  Biologie ist seine Staerke.";
            case GESCHICHTSSTUDIUM:
              return res + "   sollte Geschichte nicht mit Geschichten " +
                           "verwechseln.";
            case GERMANISTIKSTUDIUM:
              return res + "  wird einmal Germanist gewesen tun sein.";
            case POLITOLOGIESTUDIUM:
              return res + "  kommt bestimmt einmal in den Bundestag.";
            case PHYSIKSTUDIUM:
              return res + "  studiert schon relativ lange Physik.";
            default:
              return res + "  keine Ahnung, was der Mann studiert.";
          }
        }
```

Ersetzen Sie auf einem Blatt Papier die verschiedenen Konstantennamen durch die zugehörige Ziffer. Alleine das Nachschlagen aller Ziffern in Tabelle 10.1 kostet Sie wahrscheinlich mehr Zeit als der Versuch, die vorliegende Methode zu verstehen.
Konstanten werden in Java immer dann eingesetzt, wenn man eine nichts sagende Kodierung (wie etwa unsere Fachnummer) durch eine selbst erklärende Begrifflichkeit erklären will. Sie werden auch benutzt, um schwer zu merkende Werte wie etwa den Wert der mathematischen Konstanten π (gesprochen „pi", etwa 3.14...) abzukürzen. Hierbei gilt als Konvention, dass wir Konstanten in unseren Programmen immer groß schreiben. Im Falle von π verwendet Java die Bezeichnung `Math.PI`.

10.4 Instantiierung und Initialisierung

In diesem Abschnitt werden wir uns mit der Frage beschäftigen, wie wir Einfluss auf den Erzeugungsprozess eines Objektes nehmen können. Bereits auf Seite 264 hatten wir festgestellt, dass es uns gelingen müsste, in irgendeiner Form Einfluss auf den **new**-Operator nehmen zu können. Unsere Methode `createStudent` und der besagte Operator taten schließlich nicht mehr das Gleiche; nur die `create`-Methode zählte unseren Zähler korrekt hoch.
Wir werden nun Mittel und Wege kennen lernen, um unser Vorhaben in die Tat umzusetzen.

10.4.1 Konstruktoren

Erinnern wir uns: Bevor wir die Methode `createStudent` erschufen, hatten wir unsere Objekte durch eine Zeile der Form

```
Student studi = new Student();
```

instantiiert, wobei der so genannte **new**-Operator (wie bereits auf Seite 149 beschrieben) nach der Regel

Syntaxregel

```
≪INSTANZNAME≫ = new ≪KLASSENNAME≫ ();
```

angewendet wurde.
Wenn wir uns diese Zeile etwas genauer ansehen, so fallen uns die runden Klammern an ihrem Ende auf. Diese Klammern haben wir bislang nur beim Aufruf von Methoden kennen gelernt! Ruft die Verwendung des **new**-Operators etwa ebenfalls eine Methode auf?
Tatsächlich ist der Vorgang des „Erbauens" eines Objektes etwas komplizierter. Wir werden in Abschnitt 10.4.4 auf die tatsächlichen Mechanismen näher eingehen. Wir können aber an dieser Stelle schon vereinfacht sagen, dass am Ende dieses Vorganges tatsächlich eine Art von Methode aufgerufen wird: der so genannte **Konstruktor**.
Konstruktoren sind keine Methoden im eigentlichen Sinn, da sie nicht – wie etwa Klassen- oder Instanzmethoden – explizit aufgerufen werden. Sie haben auch keinen Rückgabetyp (nicht einmal **void**). Die Definition des Konstruktors erfolgt nach dem Schema:[8]

Syntaxregel

```
public ≪KLASSENNAME≫ ( ≪PARAMETERLISTE≫ )
{
   // hier den auszufuehrenden Code einfuegen
}
```

Aus dieser Regel schließen wir zwei wichtige Dinge:

1. Der Konstruktor heißt immer so wie die Klasse.

2. Der Konstruktor verfügt über eine Parameterliste, in der wir Argumente vereinbaren können (was wir im nächsten Abschnitt auch tun werden).

Mit dieser einfachen Regel können wir nun also Einfluss auf die Erzeugung unseres Objektes nehmen – genau das wollen wir auch tun. Wir beginnen mit dem einfachsten Fall: einem Konstruktor, der keinerlei Argumente besitzt und absolut nichts tut:

```
public Student() {}
```

[8]Hierbei kann man statt **public** natürlich auch andere Zugriffsrechte vergeben.

Dieser Konstruktor, manchmal auch als **Standard-Konstruktor** oder **Default-Konstruktor** bezeichnet, wurde bisher vom Übersetzer automatisch erzeugt. Er wird vom System aufgerufen, wenn wir z. B. mit

```
Student studi = new Student();
```

ein Objekt instantiieren. Der Standardkonstruktor existiert, wenn man keine eigenen Konstruktoren anlegt – und nur dann! Wenn wir also im Folgenden eigene Konstruktoren für unsere Klassen definieren, wird für diese vom System kein Standardkonstruktor mehr angelegt.
Der folgende Konstruktor aktualisiert unsere Klassenvariable `zaehler`, indem er sie automatisch um den Wert 1 erhöht:

```
/** Argumentloser Konstruktor */
public Student() {
  zaehler++;
}
```

Wenn wir nun mit Hilfe des **new**-Operators ein Studentenobjekt erzeugen, so wird durch den Aufruf des Konstruktors der Zähler automatisch aktualisiert. Wir können uns jetzt die zusätzliche Erhöhung in unserer `createStudent`-Methode also sparen:

```
/** Erzeugt ein neues Studentenobjekt */
public static Student createStudent() {
  return new Student();
}
```

Tatsächlich stellen wir fest, dass es nun wieder keinen Unterschied mehr macht, ob wir unsere Objekte mit **new** oder mit `createStudent` erzeugen. Der Prozess der Instantiierung wurde somit vereinheitlicht, die auf Seite 264 angemahnte Abwärtskompatibilität[9] wiederhergestellt.

10.4.2 Überladen von Konstruktoren

Wir wollen neben den bisher vorhandenen Daten eine weitere Instanzvariable definieren: In der ganzzahligen Variable `geburtsjahr` wollen wir das Jahr hinterlegen, in dem der betreffende Student bzw. die betreffende Studentin geboren wurde.

```
/** Geburtsjahr eines Studenten */
private int geburtsjahr;
```

Die Variable `geburtsjahr` soll im Gegensatz zu unseren bisherigen Instanzvariablen jedoch eine Besonderheit besitzen. Wir definieren zwar eine get-Methode, mit der wir den Wert der Variablen auslesen können

```
/** Gib das Geburtsjahr des Studenten als Integer zurueck */
public int getGeburtsjahr() {
  return geburtsjahr;
}
```

[9] Dies bedeutet, dass Programme, die für ältere Versionen unserer Klasse `Student` geschrieben wurden, auch mit unserer neuen Version funktionieren.

wir formulieren aber keine set-Methode, mit der wir den entsprechenden Wert setzen bzw. verändern können. Der Grund hierfür ist relativ einfach. Alle bisher definierten Werte können sich ändern. Der Student bzw. die Studentin kann heiraten und den Namen seines Partners annehmen. Er kann sein Studienfach oder die Universität wechseln, was den Inhalt der Variablen `fach` und `nummer` beeinflussen würde. Nur eines kann unser(e) Student(in) niemals verändern: das Jahr, in dem er bzw. sie geboren wurde.
Wir wollen also den Inhalt der Variablen beim Erzeugen festlegen. Danach soll diese Variable von außen nicht mehr verändert werden können. Im Fall unseres argumentlosen Konstruktors sähe dies etwa wie folgt aus:

```
/** Argumentloser Konstruktor */
public Student() {
  zaehler++;
  geburtsjahr = 1970;
}
```

Wir setzten also den Inhalt unserer Variablen auf einen Standardwert, das Jahr 1970, was natürlich insbesondere deshalb unbefriedigend ist, weil nur ein geringer Teil der heute Studierenden in diesem Jahr geboren wurde. Deshalb definieren wir einen zweiten Konstruktor, in dem wir das Geburtsjahr als einen Parameter übergeben:

```
/** Konstruktor, bei dem sich das Geburtsjahr setzen laesst. */
public Student(int geburtsjahr) {
  zaehler++;
  this.geburtsjahr = geburtsjahr;
}
```

Wir haben unseren Konstruktor also **überladen**, so wie wir es schon in Abschnitt 7.1.5 mit Methoden gemacht haben. Analog dazu unterscheidet Java auch die Konstruktoren einer Klasse

- anhand der *Zahl* der Argumente,
- anhand des *Typs* der Argumente und
- anhand der *Position* der Argumente.

Wir können beim Überladen also den gleichen Regeln folgen und unsere Definition des zweiten Konstruktors war somit korrekt. Wir können ihn wie gewohnt verwenden, indem wir das Geburtsjahr innerhalb der Klammern des **`new`**-Operators mit aufführen. So generiert etwa die folgende Zeile einen im Jahr 1982 geborenen Studenten:

```
Student studi = new Student(1982);
```

Wir werden uns in den Übungsaufgaben noch einmal mit dem Überladen von Konstruktoren beschäftigen. Da Sie diesen Mechanismus jedoch bereits von den Methoden her kennen, stellt er bei weitem kein Hexenwerk mehr dar.
An diesem Punkt soll jedoch noch eine kleine Anmerkung folgen, die die Programmierung insbesondere von vielen Konstruktoren in einer Klasse vereinfacht.

Wenn wir einen Blick auf unsere beiden Konstruktoren werfen, so stellen wir fest, dass sich diese in ihrer Struktur sehr ähneln:

```
/** Argumentloser Konstruktor */
public Student() {
  zaehler++;
  geburtsjahr = 1970;
}

/** Konstruktor, bei dem sich das Geburtsjahr setzen laesst. */
public Student(int geburtsjahr) {
  zaehler++;
  this.geburtsjahr = geburtsjahr;
}
```

Beide Konstruktoren erhöhen zuerst den Zähler und setzen dann die Variable `geburtsjahr` auf einen vorbestimmten Wert. Unser argumentloser Konstruktor ist hierbei gewissermaßen ein „Spezialfall" des anderen Konstruktors, da er das Geburtsjahr nicht übergeben bekommt, sondern auf einen festen Wert setzt. Wir können diesen Konstruktor also einfacher formulieren, indem wir ihn auf seinen „großen Bruder" zurückführen:

```
public Student() {
  this(1970);
}
```

Hierbei verwenden wir das Schlüsselwort **`this`**, um einen Konstruktor aus einem anderen Konstruktor heraus aufzurufen. Dieser Vorgang kann nur innerhalb von Konstruktoren und auch dort nur einmal geschehen – nämlich *als allererster Befehl innerhalb des Konstruktors*. Dieser eine erlaubte Aufruf gestattet es uns jedoch, nicht jede einzelne Codezeile doppelt formulieren zu müssen. Insbesondere bei großen und aufwendigen Konstruktoren erspart uns das eine Menge Arbeit.

10.4.3 Der statische Initialisierer

Spätestens seit Gaston Leroux' Erfolgsroman wissen wir es alle: eine wirklich erfolgreiche Institution benötigt ein *Phantom*. Angefangen mit dem Phantom der (Pariser) Oper übertrug sich dieser Trend mittels Hollywoodstreifen auf Filmstudios, Krankenhäuser und sonstige öffentliche Gebäude.
Wir wollen dieser Entwicklung Rechnung tragen und auch unserer Universität ein Phantom spendieren. Dieses Phantom soll eine konstante Klassenvariable sein und unter dem Namen `Student.PHANTOM` angesprochen werden können:

```
/** Diese Konstante repraesentiert
    das Phantom des Campus */
public static final Student PHANTOM;
```

Unser Phantom soll die Matrikelnummer -12345 besitzen, auf den Namen „Erik le Phant" hören und im Jahr 1735 geboren sein. Ferner soll er offiziell gar nicht existieren, das heißt, seine Existenz soll den Studentenzähler nicht beeinflussen.
An dieser Stelle bekommen wir mit der Initialisierung unserer Konstanten anscheinend massive Probleme:

1. Die Konstante `Student.PHANTOM` soll zusammen mit der Klasse existieren, ohne dass wir sie in unserem Hauptprogramm erst in irgendeiner Form initialisieren müssen.

2. Die Zahl -12345 ist keine gültige Matrikelnummer. Unsere `setNummer`-Methode würde diesen Wert nicht als gültige Eingabe akzeptieren. Wir können diesen Wert also von außen nicht setzen.

3. Jedes Mal, wenn wir mit dem **`new`**-Operator ein Objekt erzeugen, wird die interne Variable `zaehler` automatisch hochgezählt. Da wir aber von außen nur lesenden Zugriff auf den Zähler haben, können wir diesen Umstand nicht rückgängig machen.

Wie wir sehen, kommen wir an dieser Stelle mit einer Initialisierung „von außen" nicht weiter. Wir benötigen eine Möglichkeit, statische Komponenten einer Klasse beim Systemstart[10] automatisch initialisieren zu können. Hierzu verwenden wir den so genannten **statischen Initialisierer**, umgangssprachlich auch oft einfach nur **`static`**-Block genannt.[11]
Statische Initialisierer werden nach folgender Regel erschaffen:

Syntaxregel

```
static
{
   // hier den auszufuehrenden Code einfuegen
}
```

In einer Klasse können beliebig viele static-Blöcke auftreten. Sobald die Klasse dem Java-System bekannt gemacht wird (das so genannte Laden der Klasse), werden die static-Blöcke in der Reihenfolge ausgeführt, in der sie im Programmcode auftauchen. Hierbei gelten die folgenden wichtigen Regeln:

- *Statische Initialisierer haben nur Zugriff auf statische Komponenten einer Klasse.* Sie können keine Instanzvariablen manipulieren, da diese nur innerhalb von Objekten existieren. Natürlich mit der Ausnahme, dass Sie innerhalb des static-Blocks ein Objekt, mit dem Sie arbeiten wollen, erzeugt haben.
- *Statische Initialisierer haben Zugriff auf alle (auch private) Teile einer Klasse.* Im Gegensatz zu einer Initialisierung „von außen" befinden wir uns beim static-Block innerhalb der Klasse. Wir können selbst die für andere unsichtbaren Bereiche einsehen und manipulieren.
- *Statische Initialisierer haben nur Zugriff auf statische Komponenten, die im Programmcode* vor *ihnen definiert wurden.* Wenn Sie also eine statische Variable

[10] Genauer gesagt, wenn wir die Klasse zum ersten Mal verwenden.
[11] Die offizielle englischsprachige Bezeichnung aus der Java Language Specification ist übrigens **static initializer**.

durch einen static-Block initialisieren wollen, muss der static-Block *nach* der Definition der Klassenvariable erfolgen.

Wir wollen diese Regeln nun berücksichtigen und unsere Konstante initialisieren. Hierzu erzeugen wir einen static-Block, den wir (um bezüglich der Reihenfolge auf Nummer Sicher zu gehen) an das Ende unserer Klassendefinition setzen:

```
/* ========================
   STATISCHE INITIALISIERUNG
   ========================
 */

static {
  // Erzeuge das PHANTOM-Objekt
  PHANTOM = new Student(1735);
  PHANTOM.setName("Erik le Phant");
  PHANTOM.nummer = -12345;
  // Setze den Zaehler wieder zurueck
  zaehler = 0;
}
```

Gehen wir nun die einzelnen Zeilen unseres statischen Initialisierers genauer durch. In der ersten Zeile

```
PHANTOM = new Student(1735);
```

haben wir mit Hilfe des **new**-Operators ein neues Studentenobjekt (mit Geburtsdatum 1735) erzeugt und der Konstanten `PHANTOM` zugewiesen. Unsere Konstante ist somit belegt und kann nun nicht mehr verändert werden.
In der folgenden Zeile werden wir nun anscheinend gegen diesen Grundsatz verstoßen. Wir nutzen unseren direkten Zugriff auf die private Instanzvariable `name` aus und setzen ihren Inhalt auf den Namen „Erik le Phant“:

```
PHANTOM.setName("Erik le Phant");
```

Haben wir somit gegen das Gesetz, finale Variablen nicht mehr verändern zu können, verstoßen? Die Antwort lautet *nein* und ihre Begründung liegt wieder einmal in dem Umstand, dass es sich bei Klassen um Referenzdatentypen handelt. In unserer finalen Variablen `PHANTOM` steht nämlich nicht das Objekt selbst, sondern eine *Referenz*, also ein Verweis auf das tatsächliche Objekt. Diese Referenz ist konstant, das heißt, unsere Variable wird immer auf ein und dasselbe Studentenobjekt verweisen. Das Objekt selbst ist jedoch ein ganz „normaler“ Student und kann als solcher von uns auch manipuliert[12] werden.
In der folgenden Zeile nutzen wir unseren Zugriff auf private Komponenten aus, um den Wert der Matrikelnummer auf -12345 zu setzen:

```
PHANTOM.nummer = -12345;
```

Da wir hierbei den Wert der Variablen direkt setzen, also nicht über die set-Methode gehen, wird die `validate`-Methode für unsere Variable `nummer` nicht

[12] Natürlich lehnen wir jegliche Manipulation von Studierenden grundsätzlich ab. Das Beispiel dient lediglich zu Ausbildungszwecken und erfolgt auch nur an unserem Phantom.

aufgerufen. Wir können den Inhalt unserer Variablen somit ungestört auf einen (eigentlich nicht erlaubten) Wert setzen.
Nun kümmern wir uns noch um den statischen Objektzähler. Dass der **new**-Operator unsere Variable `zaehler` auf den Wert 1 gesetzt hat, haben wir nicht verhindern können. Wir machen dies im Nachhinein jedoch wieder rückgängig, indem wir unseren Objektzähler einfach wieder auf Null setzen:

```
zaehler = 0;
```

Wir haben also innerhalb weniger Zeilen einen statischen Initialisierer geschaffen, der

1. die Konstante `Student.PHANTOM` automatisch initialisiert, sobald die Klasse benutzt wird,
2. die Matrikel`nummer` auf den (eigentlich inkorrekten) Wert -12345 setzt und somit die automatische Prüfung umgeht und
3. den `zaehler` wieder zurücksetzt, sodass unser Phantom in der Objektzählung nicht erscheint.

Unsere Probleme sind also gelöst.

10.4.4 Der Mechanismus der Objekterzeugung

Wir haben in den letzten Abschnitten verschiedene Mechanismen kennen gelernt, um Klassen- und Instanzvariablen mit Werten zu belegen. Unsere Konstruktoren spielen hierbei eine wichtige Rolle, sind aber nicht die einzigen wichtigen Bestandteile des Instantiierungsprozesses. Wenn wir beispielsweise unserer Variablen `name` in ihrer Definition

```
private String name = "DummyStudent";
```

einen Initialisierer hinzufügen und ferner im Konstruktor die Zeile

```
this.name = "Namenlos";
```

hinzufügen – auf welchen Wert wird unser Studentenname bei der Initialisierung dann gesetzt? Ist er dann „Namenlos“ oder ein „DummyStudent“?
Um diese Frage beantworten zu können, sollte man (zumindest in groben Zügen) den Mechanismus verstehen, mit dem unsere Objekte erzeugt werden. Wir werden uns deshalb in diesem Abschnitt näher damit beschäftigen. Zu diesem Zweck betrachten wir zwei einfache Klassen, die in Abbildung 10.6 skizziert sind.
Die Klassen `Super` und `Sub` stehen in einer verwandtschaftlichen Beziehung zueinander: `Sub` ist die Subklasse von `Super`. Sie erbt somit deren Eigenschaften, das heißt, in diesem Fall die öffentliche Instanzvariable x. Ferner wird in `Sub` eine zweite Instanzvariable namens y definiert, die also die Funktionalität der Superklasse um ein weiteres Datum ergänzt. Im Folgenden werden wir uns mit der

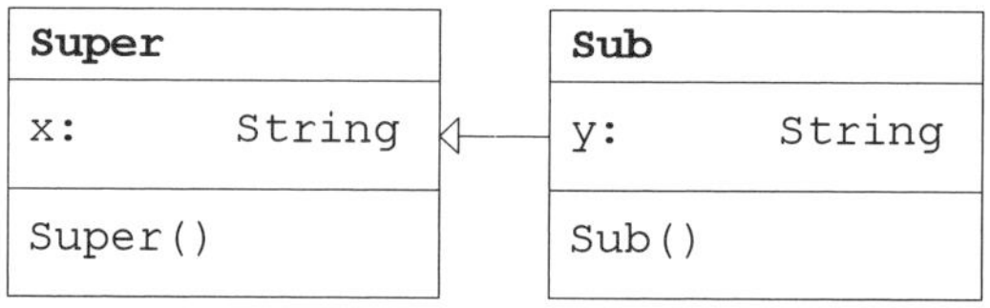

Abbildung 10.6: Beispielklassen für Abschnitt 10.4.4

Frage beschäftigen, welche Aktionen innerhalb des Systems beim Aufruf eines Konstruktors[13] der Subklasse in der Form

```
new Sub();
```

ausgelöst werden.
Wir betrachten erst einmal die Theorie. Ein Objekt wird vom System in den folgenden Schritten angelegt:

1. Das System organisiert Speicherplatz, um den Inhalt sämtlicher Instanzvariablen abspeichern zu können, die innerhalb des Objektes benötigt werden. In unserem Fall wären das für ein `Sub`-Objekt also die Variablen `x` und `y`. Sollte nicht genug Speicher vorhanden sein, entsteht ein so genannter `OutOfMemory`-Fehler, der das gesamte Java-System zum Absturz bringen kann. In Ihren Programmen wird dies aber normalerweise nie der Fall sein.

2. Die Instanzvariablen werden mit ihren Standardwerten (Default-Werten, gemäß Tabelle 10.2) belegt.

Datentyp	Standardwert
byte	(**byte**)0
short	(**short**)0
int	0
long	0L
float	0.0f
double	0.0d
char	(**char**)0
boolean	**false**
Referenzdatentyp	**null**

Tabelle 10.2: Default-Werte von Instanzvariablen

3. Der Konstruktor wird mit den übergebenen Werten aufgerufen. Hierbei wird in Java nach dem folgenden System vorgegangen:

[13]Die Konstruktoren werden im UML-Diagramm wie Methoden dargestellt, allerdings lässt man den Rückgabetyp weg. Jede unserer beiden Klassen besitzt also einen argumentlosen Konstruktor.

(a) Ist die erste Anweisung des Konstruktorrumpfes *kein* Aufruf eines anderen Konstruktors (also weder **this**(...) noch **super**(...)), so wird implizit der Aufruf des Standard-Konstruktors der direkten Superklasse **super**() ergänzt und auch aufgerufen. Unmittelbar nach diesem impliziten Aufruf werden alle in der Klasse mit Initialisierern deklarierten Instanzvariablen mit den entsprechenden Werten initialisiert. Haben wir etwa in unserer Klasse `Sub` die Variable `y` in der Form

```
public String y = "vor Sub-Konstruktor";
```

definiert, lautet der Wert von `y` nun also `vor Sub-Konstruktor`. Erst danach werden die restlichen Anweisungen des Konstruktorrumpfes ausgeführt. Auf das Schlüsselwort **super** werden wir im nächsten Kapitel noch genauer eingehen.

(b) Ist die erste Anweisung innerhalb des Konstruktorrumpfes von der Form **super**(...), wird der entsprechende Konstruktor der direkten Superklasse aufgerufen. Danach werden alle in der Klasse mit Initialisierern deklarierten Instanzvariablen mit den entsprechenden Werten initialisiert und die restlichen Anweisungen des Konstruktorrumpfes ausgeführt.

(c) Ist die erste Anweisung innerhalb des Konstruktorrumpfes von der Form **this**(...), wird der entsprechende Konstruktor derselben Klasse aufgerufen. Danach sind alle in der Klasse mit Initialisierern deklarierten Instanzvariablen bereits initialisiert und es werden nur noch die restlichen Anweisungen des Konstruktorrumpfes ausgeführt.

Wir werden diese Regeln nun an unserem konkreten Beispiel anzuwenden versuchen. Hierzu werfen wir zunächst einen Blick auf die Definition unserer beiden Klassen in Java:

```
public class Super {

  /** Eine oeffentliche Instanzvariable */
  public String x = "vor Super-Konstruktor";

  /** Ein argumentloser Konstruktor */
  public Super() {
    System.out.println("Super-Konstruktor gestartet.");
    System.out.println("x = " + x);
    x = "nach Super-Konstruktor";
    System.out.println("Super-Konstruktor beendet.");
    System.out.println("x = " + x);
  }
}
```

Unsere Klasse `Sub` leitet sich hierbei von der Klasse `Super` ab, was wir in Java durch das Schlüsselwort **extends** zum Ausdruck bringen. Der restliche Aufbau der Klasse ergibt sich auch aus dem dazugehörigen UML-Diagramm 10.6:

```
1  public class Sub extends Super {
2
3    /** Eine weitere oeffentliche Instanzvariable */
4    public String y = "vor Sub-Konstruktor";
5
6    /** Ein argumentloser Konstruktor */
7    public Sub() {
8      System.out.println("Sub-Konstruktor gestartet.");
9      System.out.println("x = " + x);
10     System.out.println("y = " + y);
11     x = "nach Sub-Konstruktor";
12     y = "nach Sub-Konstruktor";
13     System.out.println("Sub-Konstruktor beendet.");
14     System.out.println("x = " + x);
15     System.out.println("y = " + y);
16   }
17 }
```

Wenn wir nach dem allgemeinen Muster vorgehen, unterteilt sich der Instantiierungsvorgang in verschiedene Schritte. Wir haben den Ablauf in neun Einzelschritte zerlegt, die in Abbildung 10.7 grafisch dargestellt sind:

1. Im Speicher wird Platz für ein Objekt der Klasse `Sub` reserviert. Es werden die Instanzvariablen `x` und `y` angelegt und mit den Default-Werten initialisiert.
2. Der Konstruktor wird aufgerufen. Da wir in unserem Code nicht explizit mit **`super`** gearbeitet haben, ruft das System automatisch den argumentlosen Konstruktor der Superklasse auf. Bei dessen Ablauf wird zunächst (automatisch) die Variable `x` initialisiert.
3. Im weiteren Ablauf des Super-Konstruktors wird eine Meldung auf dem Bildschirm ausgegeben (durch Zeile 8 und 9 im Programmcode).
4. Danach wird der Inhalt der Variable `x` auf den Wert „nach Super-Konstruktor" gesetzt.
5. Bevor der Konstruktor der Superklasse beendet wird, gibt er eine entsprechende Meldung auf dem Bildschirm aus (Zeile 11 bis 13). Der Konstruktor der Super-Klasse wurde ordnungsgemäß beendet.
6. Nun wird der Konstruktor der Klasse `Sub` fortgesetzt mit der (automatischen) Initialisierung von `y`, d. h. die Variable wird auf „vor Sub-Konstruktor" gesetzt.
7. Nun erfolgt die eigentliche Ausführung unseres Konstruktors der Klasse `Sub`. Zu Beginn des Konstruktors wird eine entsprechende Meldung ausgegeben; die Variablen `x` und `y` haben die Werte „nach Super-Konstruktor" bzw. „vor Sub-Konstruktor".
8. Zuletzt werden die Variablen `x` und `y` wiederum auf einen neuen Wert gesetzt (Zeile 11 und 12 im Programmtext der Klasse `Sub`).
9. In der anschließenden Bildschirmausgabe wird uns diese Veränderung bestätigt.

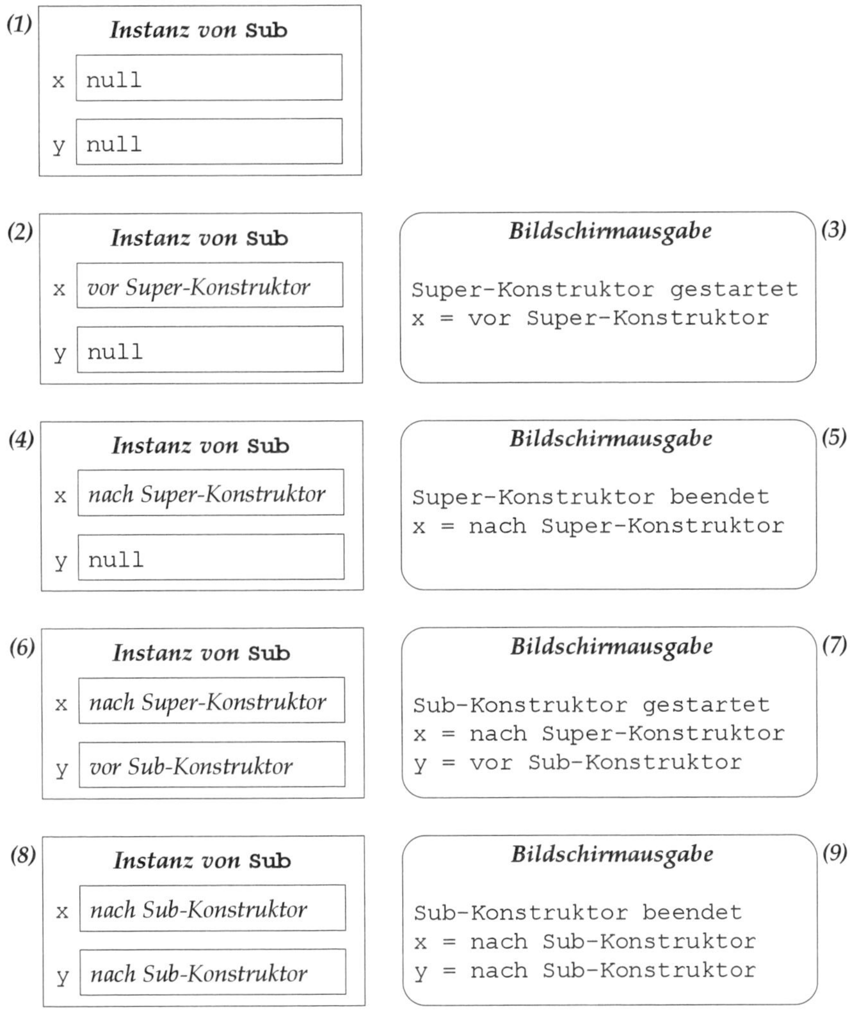

Abbildung 10.7: Instantiierungsprozess von Sub- und Superklasse

Die komplette Ausgabe unseres Programms lautet also wie folgt:

Konsole

```
Super-Konstruktor gestartet.
x = vor Super-Konstruktor
Super-Konstruktor beendet.
x = nach Super-Konstruktor

Sub-Konstruktor gestartet.
x = nach Super-Konstruktor
y = vor Sub-Konstruktor
```

```
Sub-Konstruktor beendet.
x = nach Sub-Konstruktor
y = nach Sub-Konstruktor
```

Wie wir sehen, haben unsere Variablen während des Instantiierungsprozesses bis zu drei verschiedene Werte angenommen. Wir können diese Zahl beliebig steigern, indem wir die Zahl der sich voneinander ableitenden Klassen erhöhen. In jeder Superklasse können wir einen Konstruktor definieren, der den Wert einer Instanzvariable verändert.

Im Allgemeinen ist es natürlich nicht sinnvoll, seine Programme auf diese Weise zu verfassen – der Quelltext wird dann unleserlich und ist schwer nachzuvollziehen. Das Wissen um den Instantiierungsprozess hilft uns jedoch weiter, um etwa die Eingangsfrage unseres Abschnitts bezüglich der Klasse `Student` beantworten zu können. Machen Sie sich anhand der Regeln klar, warum die richtige Antwort „Namenlos" lautet.

10.5 Zusammenfassung

Wir haben anhand eines einfachen Anwendungsfalles – der Klasse `Student` – die grundlegenden Mechanismen kennen gelernt, um in Java mit Klassen umzugehen. Wir haben Instanzvariablen und Instanzmethoden kennen gelernt – Variablen und Methoden also, die direkt einem Objekt zugeordnet sind. Dieses neue Konzept stand im Gegensatz zu unserer bisherigen Vorgehensweise, Methoden als statische Komponenten einer Klasse zu erklären. Die Verwendung dieser statischen Komponenten, also Klassenvariablen und Klassenmethoden, haben wir dennoch nicht vollständig verworfen, sondern anhand eines einfachen Beispiels (der Variablen `zaehler`) ihren praktischen Nutzen in der Objektorientierung demonstriert.

Wir haben die Schlüsselworte **`public`** und **`private`** kennen gelernt, mit deren Hilfe wir Teile einer Klasse öffentlich machen oder vor der Außenwelt verstecken konnten. Dabei haben wir gelernt, wie man dem Prinzip der Datenkapselung entspricht, indem wir Variablen privat deklariert und Lese- und Schreibzugriff über entsprechende (öffentliche) Methoden gewährt haben. Auf diese Weise war es uns beispielsweise möglich, Benutzereingaben wie die Matrikelnummer automatisch auf ihre Gültigkeit zu überprüfen.

Zum Schluss haben wir uns in diesem Kapitel sehr intensiv mit dem Entstehungsprozess eines Objektes beschäftigt. Wir haben gelernt, wie man mit Konstruktoren dynamische Teile eines Objektes initialisiert und wie man **`static`**-Blöcke einsetzt, um statische Komponenten und Konstanten mit Werten zu belegen. Ferner haben wir uns mit dem Überladen von Konstruktoren befasst und an einem konkreten Beispiel erfahren, wie das Zusammenspiel von Initialisierern und Konstruktoren in Sub- und Superklasse funktioniert.

10.6 Übungsaufgaben

Aufgabe 10.1

Fügen Sie der Klasse `Student` einen weiteren Konstruktor hinzu. In diesem Konstruktor soll man in der Lage sein, alle Instanzvariablen (Name, Nummer, Fach, Geburtsjahr) als Argumente zu übergeben. Erhöhen Sie den Zähler hierbei nicht selbst, sondern verwenden Sie das Schlüsselwort **`this`**, um einen der bereits vorhandenen Konstruktoren aufzurufen. Übergeben Sie diesem Konstruktor auch das gewünschte Geburtsjahr.

Aufgabe 10.2

Fügen Sie der Klasse `Student` eine weitere private Instanzvariable `geschlecht` sowie finale Klassenvariablen `WEIBLICH` und `MAENNLICH` hinzu, sodass beim Arbeiten mit Objekten der Klasse `Student` explizit zwischen weiblichen und männlichen Studierenden unterschieden werden kann. Fügen Sie der Klasse `Student` auch weitere Konstruktoren hinzu, die diese neuen Variablen berücksichtigen. Verwenden Sie auch hier mit Hilfe des Schlüsselworts **`this`** bereits vorhandene Konstruktoren.

Aufgabe 10.3

Wir nehmen an, dass die Universität Karlsruhe über ein besonderes System verfügt, um Matrikelnummern auf Korrektheit zu überprüfen:

- Zuerst wird die (in Karlsruhe siebenstellige) Zahl in ihre Ziffern $Z_1, Z_2 \ldots Z_7$ aufgeteilt; für die Matrikelnummer 0848600 wäre also etwa

  $$Z_1 = 0,\; Z_2 = 8,\; Z_3 = 4,\; Z_4 = 8,\; Z_5 = 6,\; Z_6 = 0,\; Z_7 = 0.$$

- Nun wird eine spezielle „gewichtete Quersumme" Σ der Form

  $$\Sigma = Z_1 \cdot 2 + Z_2 \cdot 1 + Z_3 \cdot 4 + Z_4 \cdot 3 + Z_5 \cdot 2 + Z_6 \cdot 1$$

  gebildet.

- Die Matrikelnummer ist genau dann gültig, wenn die letzte Ziffer der Matrikelnummer (also Z_7) mit der letzten Ziffer der Quersumme Σ übereinstimmt.

Sie sollen nun eine spezielle Klasse `KarlsruherStudent` entwickeln, die lediglich Zahlen als Matrikelnummern zulässt, die diese Prüfung bestehen. Beginnen Sie zu diesem Zweck mit folgendem Ansatz:

```
/** Ein Student der Universitaet Karlsruhe */
public class KarlsruherStudent extends Student {

}
```

Die Klasse leitet sich wegen des Schlüsselworts **`extends`** von unserer allgemeinen Klasse `Student` ab, erbt somit also auch alle Variablen und Methoden. Gehen Sie nun in zwei Schritten vor, um unsere Klasse zu vervollständigen:

a) Im Moment haben wir bei der neuen Klasse nicht die Möglichkeit, das Geburtsjahr zu setzen (machen Sie sich klar, warum). Aus diesem Grund verfassen Sie einen Konstruktor, dem man das Geburtsjahr als Argument übergeben kann. Da Sie keinen Zugriff auf die privaten Instanzvariablen haben, müssen Sie hierzu den entsprechenden Konstruktor der Superklasse aufrufen.

b) Überschreiben Sie die `validateNummer`-Methode so, dass diese die Prüfung gemäß des Karlsruher Systems durchführt. Aufgrund des Polymorphismus wird die neue Methode das Original in allen Karlsruher Studentenobjekten ersetzen. Da die set-Methode jedoch die Validierung verwendet, haben wir die Wertzuweisung automatisch auf das neue System angepasst.

   Hinweis: Das Aufspalten einer Zahl in ihre Einzelziffern haben wir in diesem Buch schon an mehreren Stellen besprochen. Verwenden Sie bereits vorhandene Algorithmen und sparen Sie sich somit den Aufwand einer Neuentwicklung.

Aufgabe 10.4

Vervollständigen Sie den nachfolgenden Lückentext mit Angaben, die sich auf die Klassen `Klang`, `Krach` und `Musik` beziehen, die am Ende dieser Aufgabe angegeben sind:

a) Die Klasse ... ist Superklasse der Klasse ....

b) Die Klasse ... erbt von der Klasse ... die Variable(n) ....

c) In den drei Klassen gibt es die Instanzvariable(n) ....

d) In den drei Klassen gibt es die Klassenvariable(n) ....

e) Auf die Variable(n) ... der Klasse `Klang` kann in der Klasse `Krach` und in der Klasse `Musik` zugegriffen werden.

f) Auf die Variable(n) ... der Klasse `Krach` hat keine andere Klasse Zugriff.

g) Die Variable(n) ... hat/haben in allen Instanzen der Klasse `Krach` den gleichen Wert.

h) Der Konstruktor der Klasse `Klang` wird in den Zeilen ... aufgerufen.

i) Die Methode `mehrPower` der Klasse `Klang` wird in den Zeilen ... bis ... überschrieben und in den Zeilen ... bis ... überladen.

j) Die Methode `mehrPower`, die in den Zeilen ... bis ... definiert ist, wird in Zeile ... und in Zeile ... aufgerufen.

k) Die Methode `mehrPower`, die in den Zeilen ... bis ... definiert ist, wird in Zeile ... aufgerufen.

l) Die Methode `mehrPower`, die in den Zeilen ... bis ... definiert ist, wird in ... aufgerufen.

m) Die Methode `toString`, die in den Zeilen 7 bis 9 definiert ist, wird in ... aufgerufen.

n) Die Methoden ... sind Instanzmethoden.

Auf die nachfolgenden Klassen sollen sich Ihre Antworten beziehen:

```
1  public class Klang {
2    public int baesse, hoehen;
3    public Klang(int b, int h) {
4      baesse = b;
5      hoehen = h;
6    }
7    public String toString () {
8      return "B:" + baesse + " H:" + hoehen;
9    }
10   public void mehrPower (int b) {
11     baesse += b;
12   }
13 }
14 public class Krach extends Klang {
15   private int rauschen, lautstaerke;
16   public static int grundRauschen = 4;
17   public Krach (int l, int b, int h) {
18     super(b,h);
19     lautstaerke = l;
20     rauschen = grundRauschen;
21   }
22   public void mehrPower (int b) {
23     baesse += b;
24     if (baesse > 10) {
25       lautstaerke -= 1;
26     }
27   }
28   public void mehrPower (int l, int b) {
29     lautstaerke += l;
30     this.mehrPower(b);
31   }
32 }
33 public class Musik {
34   public static void main (String[] args) {
35     Klang k = new Klang(1,5);
36     Krach r = new Krach(4,17,30);
37     System.out.println(r);
38     r.mehrPower(3);
39     r.mehrPower(2,2);
40   }
41 }
```

Aufgabe 10.5

Gegeben seien die folgenden Java-Klassen:

```java
class Maus {
  Maus() {
    System.out.println("Maus");
  }
}

class Katze {
  Katze() {
    System.out.println("Katze");
  }
}

class Ratte extends Maus {
  Ratte() {
    System.out.println("Ratte");
  }
}

class Fuchs extends Katze {
  Fuchs() {
    System.out.println("Fuchs");
  }
}

class Hund extends Fuchs {
  Maus m = new Maus();
  Ratte r = new Ratte();
  Hund() {
    System.out.println("Hund");
  }
  public static void main(String[] args) {
    new Hund();
  }
}
```

Geben Sie an, was beim Start der Klasse `Hund` ausgegeben wird.

Aufgabe 10.6

Gegeben seien die folgenden Klassen:

```java
class Eins {
  public long f;
  public static long g = 2;
  public Eins (long f) {
    this.f = f;
  }
  public Object clone() {
    return new Eins(f + g);
  }
}

```

```java
class Zwei {
  public Eins h;
  public Zwei (Eins eins) {
    h = eins;
  }
  public Object clone() {
    return new Zwei(h);
  }
}

public class TestZwei {
  public static void main (String[] args) {
    Eins e1 = new Eins(1), e2;
    Zwei z1 = new Zwei(e1), z2;
    System.out.print  (Eins.g + "-");
    System.out.println(z1.h.f);
    e2 = (Eins) e1.clone();
    z2 = (Zwei) z1.clone();
    e1.f = 4;
    Eins.g = 5;
    System.out.print  (e2.f + "-");
    System.out.print  (e2.g + "-");
    System.out.print  (z1.h.f + "-");
    System.out.print  (z2.h.f + "-");
    System.out.println(z2.h.g);
  }
}
```

Geben Sie an, was beim Aufruf der Klasse `TestZwei` ausgegeben wird.

Aufgabe 10.7

Die folgenden sechs Miniaturprogramme haben alle ein und denselben Sinn. Sie definieren eine Klasse, die eine private Instanzvariable besitzt, die bei der Instantiierung gesetzt werden soll. Mit Hilfe einer `toString`-Methode kann ein derart erzeugtes Objekt (in der `main`-Methode) auf dem Bildschirm ausgegeben werden. Von diesen sechs Programmen sind zwei jedoch dermaßen verkehrt, dass sie beim Übersetzen einen Compilerfehler erzeugen. Drei weitere Programme beinhalten logische Fehler, die der Compiler zwar nicht erkennen kann, die aber bei Ablauf des Programms zutage treten. Finden Sie das eine funktionierende Programm, *ohne* die Programme in den Computer einzugeben. Begründen Sie jeweils bei den anderen Programmen, warum sie nicht funktionieren:

```java
public class Fehler1 {

  /** Private Instanzvariable */
  private String name;

  /** Konstruktor */
  public Fehler1(String name) {
    name = name;
  }

```

```
  /** String-Ausgabe */
  public String toString() {
    return "Name = " + name;
  }

  /** Hauptprogramm */
  public static void main(String[] args) {
    System.out.println(new Fehler1("Testname"));
  }

}
```

```
public class Fehler2 {

  /** Private Instanzvariable */
  private String name;

  /** Konstruktor */
  public Fehler2(String name) {
    this.name = name;
  }

  /** String-Ausgabe */
  public String tostring() {
    return "Name = " + name;
  }

  /** Hauptprogramm */
  public static void main(String[] args) {
    System.out.println(new Fehler2("Testname"));
  }

}
```

```
public class Fehler3 {

  /** Private Instanzvariable */
  private String name;

  /** Konstruktor */
  public Fehler3(String nom) {
    name = nom;
  }

  /** String-Ausgabe */
  public String toString() {
    return "Name = " + name;
  }

  /** Hauptprogramm */
  public static void main(String[] args) {
    System.out.println(new Fehler2("Testname"));
  }

}
```

```
public class Fehler4 {

  /** Private Instanzvariable */
  private String name;

  /** Konstruktor */
  public Fehler4(String nom) {
    name = nom;
  }

  /** String-Ausgabe */
  public String toString() {
    return "Name = " + name;
  }

  /** Hauptprogramm */
  public static void main(String[] args) {
    System.out.println(new Fehler4("Testname"));
  }

}
```

```
public class Fehler5 {

  /** Private Instanzvariable */
  private String name;

  /** Konstruktor */
  public void Fehler5(String name) {
    this.name = name;
  }

  /** String-Ausgabe */
  public String toString() {
    return "Name = " + name;
  }

  /** Hauptprogramm */
  public static void main(String[] args) {
    System.out.println(new Fehler5("Testname"));
  }

}
```

```
public class Fehler6 {

  /** Private Instanzvariable */
  private String name;

  /** Konstruktor */
  public Fehler6(String nom) {
    name = nom;
  }

  /** String-Ausgabe */
```

```
  public String toString() {
    return "Name = " + name;
  }

  /** Hauptprogramm */
  public static void main(String[] args) {
    Fehler6 variable = new Fehler6();
    variable.name = "Testname";
    System.out.println(variable);
  }

}
```

Aufgabe 10.8

Es sei folgende einfache Klasse gegeben, die zur Speicherung von Daten über Tennisspieler (zum Beispiel bei einem Turnier) verwendet werden könnte.

```
public class TennisSpieler {
  public String name;                        // Name des Spielers
  public int alter;                          // Alter in Jahren
  public int altersDifferenz (int alter) {
    return Math.abs(alter - this.alter);
  }
}
```

a) Erläutern Sie den Aufbau der Klasse grafisch.

b) Was passiert durch die nachfolgenden Anweisungen?

```
TennisSpieler maier;
maier = new TennisSpieler();
```

Warum benötigt man die zweite Anweisung überhaupt?

c) Erläutern Sie die Bedeutung der `this`-Referenz grafisch und anhand der Methode `altersDifferenz`.

d) Wie erfolgt der Zugriff auf die Daten (Variablen) und Methoden der Klasse?

e) Was versteht man unter einem Konstruktor, und wie würde ein geeigneter Konstruktor für die Klasse `TennisSpieler` aussehen? Wenn Sie die Klasse um diesen Konstruktor ergänzen, ist dann die Anweisung

```
TennisSpieler maier = new TennisSpieler();
```

noch zulässig?

f) Erläutern Sie den Unterschied zwischen Instanzvariablen und Klassenvariablen.

g) Erweitern Sie die Klasse `TennisSpieler` um eine Instanzvariable namens `verfolger`, die eine Referenz auf einen weiteren Tennisspieler (den unmittelbaren Verfolger in der Weltrangliste) darstellt, und um eine Instanzvariable `startNummer`, die es ermöglicht, allen Tennisspielern (z. B. bei der Erzeugung eines neuen Objektes für eine Teilnehmerliste eines Turniers) eine (eindeutige) ganzzahlige Nummer zuzuordnen.

h) Erweitern Sie die Klasse `TennisSpieler` um eine Klassenvariable namens `folgeNummer`, die die jeweils nächste zu vergebende Startnummer enthält.

i) Modifizieren Sie den Konstruktor der Klasse `TennisSpieler` so, dass er jeweils eine entsprechende Startnummer vergibt und die Klassenvariable `folgeNummer` jeweils erhöht. Geben Sie auch eine Überladung dieses Konstruktors an, die es ermöglicht, bei der Objekterzeugung auch noch den Verfolger in der Weltrangliste anzugeben.

j) Wie verändert sich der Wert der Variablen `startNummer` und `folgeNummer` in den Objekten `maier`, `schmid` und `berger` mit den nachfolgenden Anweisungen?

```
TennisSpieler maier  = new TennisSpieler("H. Maier", 68);
TennisSpieler schmid = new TennisSpieler("G. Schmid", 45, maier);
TennisSpieler berger = new TennisSpieler("I. Berger", 36, schmid);
```

k) Erläutern Sie den Unterschied zwischen Instanzmethoden und Klassenmethoden.

l) Erweitern Sie die Klasse `TennisSpieler` um eine Instanzmethode namens `istLetzter`, die genau dann den Wert **`true`** liefert, wenn das Tennisspieler-Objekt keinen Verfolger in der Weltrangliste hat.

m) Erweitern Sie die Klasse `TennisSpieler` um die Instanzmethode

```
public String toString () {
  String printText = name + " (" + startNummer + ")";
  if (verfolger != null)
    printText = printText + " liegt vor " + verfolger.toString();
  return printText;
}
```

die es ermöglicht, dass man Objekte der Klasse innerhalb von Zeichenkettenausdrücken (also auch in Ausgabeanweisungen) mit + verknüpfen bzw. automatisch nach String wandeln lassen kann. Was würden die Zeilen

```
System.out.println(maier);
System.out.println(schmid);
System.out.println(berger);
```

ausgeben?

n) Wie kann man vermeiden, dass ein(e) Programmierer(in) bei der Bearbeitung der Objekte der Klasse `TennisSpieler` die (von den Konstruktoren automatisch generierten) Startnummern überschreibt? Wie kann man dann trotzdem lesenden Zugriff auf die Startnummern ermöglichen?

Aufgabe 10.9

Schreiben Sie eine Klasse `Mensch`, die *private* Instanzvariablen beinhaltet, um eine laufende Nummer (**`int`**), den Vornamen (`String`), den Nachnamen (`String`), das Alter (**`int`**) und das Geschlecht (**`boolean`**, mit **`true`** für männlich) eines Menschen zu speichern. Außerdem soll die Klasse eine private Klassenvariable namens `gesamtZahl` (zur Information über die Anzahl der bereits erzeugten Objekte der Klasse) beinhalten, die mit dem Wert 0 zu initialisieren ist.
Statten Sie die Klasse mit einem Konstruktor aus, der als Parameter das Alter als **`int`**-Wert, das Geschlecht als **`boolean`**-Wert und den Vor- und Nachnamen als `String`-Werte übergeben bekommt und die entsprechenden Instanzvariablen des Objekts mit diesen Werten belegt. Außerdem soll der Objektzähler `gesamtZahl` um 1 erhöht und danach die laufende Nummer des Objekts auf den neuen Wert von `gesamtZahl` gesetzt werden.
Statten Sie die Klasse außerdem mit folgenden Instanz-Methoden aus:

a) **`public int`** `getAlter()`
Diese Methode soll das Alter des aufrufenden Objekts zurückliefern.

b) **`public void`** `setAlter(`**`int`** `neuesAlter)`
Diese Methode soll das Alter des aufrufenden Objekts auf den Wert `neuesAlter` setzen.

c) **`public boolean`** `getIstMaennlich()`
Diese Methode soll den **`boolean`**-Wert (die Angabe des Geschlechts) des aufrufenden Objekts zurückliefern.

d) **`public boolean`** `aelterAls(Mensch m)`
Wenn das Alter des aufrufenden Objekts größer ist als das Alter von `m`, soll diese Methode den Wert **`true`** zurückliefern, andernfalls den Wert **`false`**.

e) **`public`** `String toString()` Diese Methode soll eine Zeichenkette zurückliefern, die sich aus dem Vornamen, dem Nachnamen, dem Alter, dem Geschlecht und der laufenden Nummer des aufrufenden Objekts zusammensetzt.

Zum Test Ihrer Klasse `Mensch` können Sie eine einfache Klasse `TestMensch` schreiben, die mit Objekten der Klasse `Mensch` arbeitet und den Konstruktor und alle Methoden der Klasse `Mensch` testet. Testen Sie dabei auch,

- ob der Compiler wirklich Zugriffe auf die privaten Instanzvariablen verweigert und
- ob der Compiler für ein Objekt `m` der Klasse `Mensch` tatsächlich bei einer Anweisung

  ```
  System.out.println(m);
  ```

  automatisch die `toString()`-Methode aufruft!

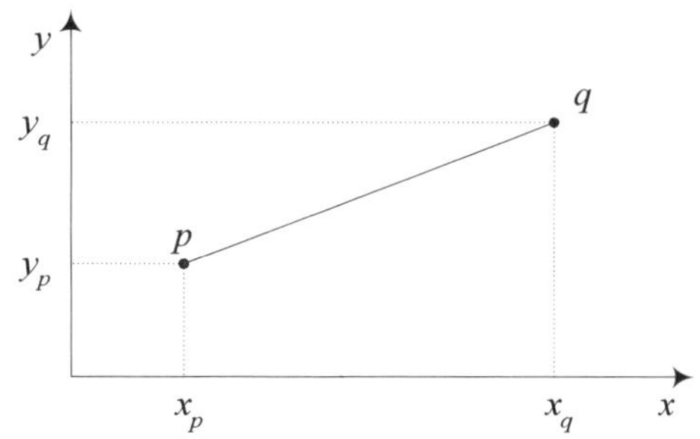

Abbildung 10.8: Definition einer Strecke

Aufgabe 10.10

Ein Punkt p in der Ebene mit der Darstellung $p = (x_p, y_p)$ besitzt die x-Koordinate x_p und die y-Koordinate y_p. Die Strecke $\overline{pq}$ zwischen zwei Punkten $p = (x_p, y_p)$ und $q = (x_q, y_q)$ hat nach Pythagoras die Länge $L(\overline{pq}) = \sqrt{(x_q - x_p)^2 + (y_q - y_p)^2}$ (siehe auch Abbildung 10.8).
Unter Verwendung der objektorientierten Konzepte von Java soll in einem Programm mit solchen Punkten und Strecken in der Ebene gearbeitet werden. Dazu sollen

- eine Klasse `Punkt` zur Darstellung und Bearbeitung von Punkten,
- eine Klasse `Strecke` zur Darstellung und Bearbeitung von Strecken und
- eine Klasse `TestStrecke` für den Test bzw. die Anwendung dieser beiden Klassen

implementiert werden. Gehen Sie wie folgt vor.

a) Implementieren Sie die Klasse `Punkt` mit zwei privaten Instanzvariablen `x` und `y` vom Typ **`double`**, die die x- und y-Koordinaten eines Punktes repräsentieren, und statten Sie die Klasse `Punkt` mit Konstruktoren und Instanzmethoden aus. Schreiben Sie

   - einen Konstruktor mit zwei **`double`**-Parametern (die x- und y-Koordinaten des Punktes),
   - eine Methode `getX()`, die die x-Koordinate des Objekts zurückliefert,
   - eine Methode `getY()`, die die y-Koordinate des Objekts zurückliefert,
   - eine **`void`**-Methode `read()`, die die x- und y-Koordinaten des Objekts einliest, und
   - eine `String`-Methode `toString()`, die die `String`-Darstellung des Objekts in der Form `(xStr,yStr)` zurückliefert, wobei `xStr` und `yStr` die `String`-Darstellungen der Werte von `x` und `y` sind.

b) Implementieren Sie die Klasse `Strecke` mit zwei privaten Instanzvariablen `p` und `q` vom Typ `Punkt`, die die beiden Randpunkte einer Strecke repräsentieren, und statten Sie die Klasse `Strecke` mit Konstruktoren und Instanzmethoden aus. Schreiben Sie

- einen Konstruktor mit zwei `Punkt`-Parametern (die Randpunkte der Strecke),
- eine **`void`**-Methode `read()`, die die beiden Randpunkte `p` und `q` des Objekts einliest (verwenden Sie dazu die Instanzmethode `read` der Objekte `p` und `q`),
- eine **`double`**-Methode `getLaenge()`, die (unter Verwendung der Instanzmethoden `getX` und `getY` der Randpunkte) die Länge des Strecken-Objekts berechnet und zurückliefert,
- eine `String`-Methode `toString()`, die die `String`-Darstellung des Objekts in der Form `pStr_qStr` zurückliefert, wobei `pStr` und `qStr` die `String`-Darstellungen für die Instanzvariablen p und q des Objekts sind.

c) Testen Sie Ihre Implementierung mit der folgenden Klasse:

```
public class TestStrecke {
  public static void main(String[] args) {
    Punkt ursprung = new Punkt(0.0,0.0);
    Punkt endpunkt = new Punkt(4.0,3.0);
    Strecke s = new Strecke(ursprung,endpunkt);
    System.out.println("Die Laenge der Strecke " + s +
                       " betraegt " + s.getLaenge() + ".");
    System.out.println();
    System.out.println("Strecke s eingeben:");
    s.read();
    System.out.println();
    System.out.println("Die Laenge der Strecke " + s +
                       " betraegt " + s.getLaenge() + ".");
  }
}
```

Aufgabe 10.11

Gegeben sei die folgende Klasse:

```
public class AchJa {

  public int x;
  static int ach;

  int ja (int i, int j) {
    int y;
    if ((i <= 0) || (j <= 0) || (i % j == 0) || (j % i == 0)) {
       System.out.print(i+j);
       return i + j;
    }
```

```
12      else {
13         x = ja(i-2,j);
14         System.out.print(" + ");
15         y = ja(i,j-2);
16         return x + y;
17      }
18    }
19
20    public static void main (String[] args) {
21      int n = 5, k = 2;
22      AchJa so = new AchJa();
23      System.out.print("ja(" + n + "," + k + ") = ");
24      ach = so.ja(n,k);
25      System.out.println(" = " + ach);
26    }
27  }
```

a) Geben Sie an, um welche Art von Variablen es sich bei den in dieser Klasse verwendeten Variablen `x` in Zeile 2, `ach` in Zeile 3, `j` in Zeile 4, `y` in Zeile 5, `n` in Zeile 18 und `so` in Zeile 19 jeweils handelt. Verwenden Sie (sofern diese zutreffen) die Bezeichnungen Klassen-Variable, Instanz-Variable, lokale Variable und formale Variable (bzw. formaler Parameter).

b) Geben Sie an, was das Programm ausgibt.

c) Angenommen, die Zeile 21 würde in der Form

```
ach = ja(n,k);
```

gegeben sein. Würde der Compiler das Programm trotzdem übersetzen? Wenn nein, warum nicht?

Aufgabe 10.12

Es sei folgende einfache Klasse gegeben, die zur Speicherung von Daten über Patienten in der Aufnahme einer Arztpraxis verwendet werden könnte.

```
public class Patient {
  public String name;          // Name des Patienten
  public int alter;            // Alter (in Jahren)
  public int altersDifferenz (int alter) {
    return Math.abs(alter - this.alter);
  }
}
```

a) Erläutern Sie den Aufbau der Klasse grafisch.

b) Was passiert durch die nachfolgenden Anweisungen?

```
Patient maier;
maier = new Patient();
```

c) Wie würde ein geeigneter Konstruktor für die Klasse `Patient` aussehen? Wenn Sie die Klasse um diesen Konstruktor ergänzen, ist dann die Anweisung

```
Patient maier = new Patient();
```

noch zulässig?

d) Erweitern Sie die Klasse `Patient` um eine Instanzvariable `vorherDran`, die eine Referenz auf einen weiteren Patienten darstellt, und um eine Instanzvariable `nummer`, die es ermöglicht, allen Patienten (z. B. bei der Erzeugung eines neuen Objektes für eine Warteliste einer Praxis) eine (eindeutige) ganzzahlige Nummer zuzuordnen.

e) Erweitern Sie die Klasse `Patient` um eine Klassenvariable `folgeNummer`, die die jeweils nächste zu vergebende Nummer enthält.

f) Modifizieren Sie den Konstruktor der Klasse `Patient` so, dass er jeweils eine entsprechende Nummer vergibt und die Klassenvariable `folgeNummer` jeweils erhöht. Geben Sie auch eine Überladung dieses Konstruktors an, die es ermöglicht, auch noch den Vorgänger in der Warteliste anzugeben.

g) Wie verändert sich der Wert der Variablen `nummer` und `folgeNummer` in den Objekten `maier`, `schmid` und `berger` mit den nachfolgenden Anweisungen?

```
Patient maier  = new Patient("H. Maier", 68);
Patient schmid = new Patient("G. Schmid", 45, maier);
Patient berger = new Patient("I. Berger", 36, schmid);
```

h) Erweitern Sie die Klasse `Patient` um eine Instanzmethode `istErster`, die genau dann den Wert **`true`** liefert, wenn das Patienten-Objekt keinen Vorgänger in der Warteliste hat.

i) Erweitern Sie die Klasse `Patient` um die Instanzmethode

```
public String toString () {
  String printText = name + " (" + nummer + ")";
  if (vorherDran != null)
    printText = printText + " kommt nach " + vorherDran.toString();
  return printText;
}
```

die es ermöglicht, dass man Objekte der Klasse innerhalb von Zeichenkettenausdrücken (also auch in Ausgabeanweisungen) mit + verknüpfen kann. Was würden die Zeilen

```
System.out.println(maier);
System.out.println(schmid);
System.out.println(berger);
```

ausgeben?

j) Wie kann man vermeiden, dass ein(e) Programmierer(in) bei der Bearbeitung der Objekte der Klasse `Patient` die (von den Konstruktoren automatisch generierten) Nummern überschreibt? Wie kann man dann trotzdem lesenden Zugriff auf die Identifikationsnummern ermöglichen?

Aufgabe 10.13

Sie sollen verschiedene Fahrzeuge mittels objektorientierter Programmierung simulieren. Dazu ist Ihnen folgende Klasse vorgegeben:

```
public class Reifen {

  /** Reifendruck */
  private double druck;

  /** Konstruktor */
  public Reifen (double luftdruck) {
    druck = luftdruck;
  }

  /** Zugriffsfunktion fuer Reifendruck */
  public double aktuellerDruck () {
    return druck;
  }
}
```

Schreiben Sie eine Klasse `Fahrzeug`, die die Klasse `Reifen` verwendet und Folgendes beinhaltet:

a) **private** Instanzvariablen

- `name` vom Typ `String` (für die Bezeichnung des Fahrzeugs),
- `anzahlReifen` vom Typ **`int`** (für die Anzahl der Reifen des Fahrzeugs),
- `reifenArt` vom Typ `Reifen` (für die Angabe des Reifentyps des Fahrzeugs) und
- `faehrt` vom Typ **`boolean`** (für die Information über den Fahrzustand des Fahrzeugs),

b) einen Konstruktor, der mit Parametern für Bezeichnung, Reifenanzahl und Reifendruck ausgestattet ist, in seinem Rumpf die entsprechenden Komponenten des Objekts belegt und außerdem das Fahrzeug in den Zustand „fährt nicht“ versetzt,

c) eine öffentliche Instanzmethode `fahreLos()`, die die Variable `faehrt` des aufrufenden `Fahrzeug`-Objektes auf **`true`** setzt,

d) eine öffentliche Instanzmethode `halteAn()`, die die Variable `faehrt` des aufrufenden `Fahrzeug`-Objektes auf **`false`** setzt, und

e) eine öffentliche Instanzmethode `status()`, die einen Informations-String über Bezeichnung, Fahrzustand, Reifenzahl und Reifendruck des aufrufenden `Fahrzeug`-Objektes auf den Bildschirm ausgibt.

Aufgabe 10.14

Schreiben Sie ein Testprogramm, das in seiner `main`-Methode zunächst ein Fahrrad (verwenden Sie Reifen mit 4.5 bar) und ein Auto (verwenden Sie Reifen mit 1.9 bar) in Form von Objekten der Klasse `Fahrzeug` erzeugt und anschließend folgende Vorgänge durchführt:

1. mit dem Fahrrad losfahren,
2. mit dem Auto losfahren,
3. mit dem Fahrrad anhalten,
4. mit dem Auto anhalten.

Unmittelbar nach jedem der vier Vorgänge soll jeweils mittels der Methode `status()` der aktuelle Fahrzustand *beider* Fahrzeuge ausgegeben werden. Eine Ausgabe des Testprogramms sollte also etwa so aussehen:

Konsole

```
Zustand 1:
Fahrrad1 faehrt auf 2 Reifen mit je 4.5 bar
Auto1 steht auf 4 Reifen mit je 1.9 bar
Zustand 2:
Fahrrad1 faehrt auf 2 Reifen mit je 4.5 bar
Auto1 faehrt auf 4 Reifen mit je 1.9 bar
Zustand 3:
Fahrrad1 steht auf 2 Reifen mit je 4.5 bar
Auto1 faehrt auf 4 Reifen mit je 1.9 bar
Zustand 4:
Fahrrad1 steht auf 2 Reifen mit je 4.5 bar
Auto1 steht auf 4 Reifen mit je 1.9 bar
```

Aufgabe 10.15

Gegeben seien die folgenden Klassen:

```java
public class IntKlasse {
  public int a;
  public IntKlasse (int a) {
    this.a = a;
  }
}
public class RefIntKlasse {
  public IntKlasse x;
  public double y;
  public RefIntKlasse(int u, int v) {
    x = new IntKlasse(u);
    y = v;
  }
}
```

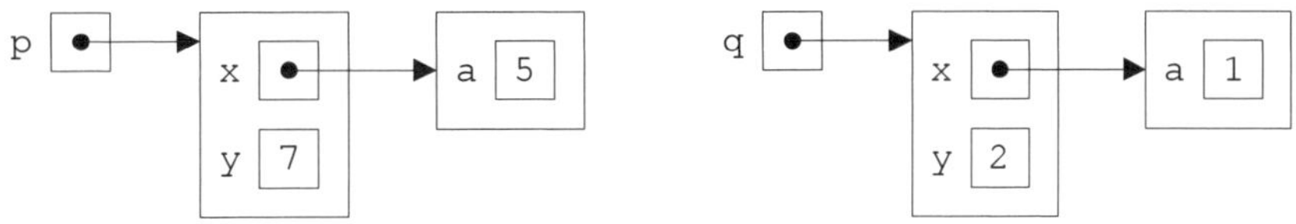

Abbildung 10.9: Ausgangsbild Aufgabe 10.15

```
public class KlassenTest {
  public static void copy1 (RefIntKlasse f, RefIntKlasse g) {
    g.x.a = f.x.a;
    g.y   = f.y;
  }
  public static void copy2 (RefIntKlasse f, RefIntKlasse g) {
    g.x = f.x;
    g.y = f.y;
  }
  public static void copy3 (RefIntKlasse f, RefIntKlasse g) {
    g = f;
  }
  public static void main (String args[]) {
    RefIntKlasse p = new RefIntKlasse(5,7);
    RefIntKlasse q = new RefIntKlasse(1,2); // Ergibt das Ausgangsbild
    // HIER FOLGT NUN EINE KOPIERAKTION:
    ... //***
  }
}
```

Das Ausgangsbild (mit Referenzen und Werten), das sich zur Laufzeit unmittelbar vor der Kopieraktion ergibt, sieht wie in Abbildung 10.9 beschrieben aus.

a) Welches Bild würde sich ergeben, wenn unmittelbar vor //***

```
copy1(p,q);
```

stehen würde? Zeichnen Sie den Zustand inklusive der Referenzen und Werte nach der Kopieraktion.

b) Welches Bild würde sich ergeben, wenn unmittelbar vor //***

```
copy2(p,q);
```

stehen würde? Zeichnen Sie die Referenzen und Werte nach der Kopieraktion.

c) Welches Bild würde sich ergeben, wenn unmittelbar vor //***

```
copy3(p,q);
```

stehen würde? Zeichnen Sie die Referenzen und Werte nach der Kopieraktion.

d) Welches Bild würde sich ergeben, wenn unmittelbar vor //***

```
q = p;
```

stehen würde? Zeichnen Sie die Referenzen und Werte nach der Kopieraktion.

Aufgabe 10.16

Gegeben sei folgende Klasse zur Darstellung und Bearbeitung von runden Glasböden:

```
public class Glasboden {
  private double radius;
  public Glasboden (double r) {
    radius = r;
  }
  public void verkleinern (double x) {
    // verkleinert den Radius des Glasboden-Objekts um x
    radius  = radius - x;
  }
  public double flaeche () {
    // liefert die Flaeche des Glasboden-Objekts
    return Math.PI * radius * radius;
  }
  public double umfang () {
    // liefert den Umfang der Glasboden-Objekts
    return 2 * Math.PI * radius;
  }
  public String toString() {
    // liefert die String-Darstellung des Glasboden-Objekts
    return "B(r=" + radius + ")";
  }
}
```

a) Ergänzen Sie die fehlenden Teile der Klasse `TrinkGlas`, die ein Trinkglas durch jeweils einen Glasboden und durch eine Füllstands-Angabe darstellt:

- Ergänzen Sie zwei private Instanzvariablen `boden` vom Typ `Glasboden` und `fuellStand` vom Typ **`double`** (der Boden und der Füllstand des Glases).
- Vervollständigen Sie den Konstruktor.
- Vervollständigen Sie die Methode `verkleinern`, die die Größe des `TrinkGlas`-Objekts verändert, indem der Glasboden um den Wert `x` verkleinert und der Füllstand des Glases um den Wert `x` verringert wird.
- Vervollständigen Sie die Methode `flaeche()`, die die Innenfläche (siehe Hinweis) des `TrinkGlas`-Objekts berechnet und zurückliefert.
- Vervollständigen Sie die Methode `fuellMenge()`, die die Füllmenge (siehe Hinweis) des `TrinkGlas`-Objekts berechnet und zurückliefert.
- Vervollständigen Sie die Methode `toString()`, die die `String`-Darstellung des Objekts in der Form `G(xxx,s=yyy)` zurückliefert, wobei `xxx` für die `String`-Darstellung der Instanzvariable `boden` und `yyy` für den Wert des Füllstandes des Trinkglases stehen sollen.

Hinweis: Bezeichnen F die Glasboden-Fläche, U den Glasboden-Umfang und s den Füllstand eines Trinkglases, so sollen die Innnenfläche I und die Füllmenge M dieses Trinkglases durch

$$I = F + U \cdot s \qquad \text{und} \qquad M = F \cdot s$$

berechnet werden.

```
public class TrinkGlas {

  public TrinkGlas (double fuellStand, Glasboden boden) {

  }
  public void verkleinern (double x) {

  }
  public double flaeche() {

  }
  public double fuellMenge() {

  }
  public String toString() {

  }
}
```

b) Ergänzen Sie die nachfolgende Klasse `TesteTrinkGlas`. In deren `main`-Methode soll zunächst ein Trinkglas `g` aus einem Glasboden `b` mit Radius 100 und Füllstand 50 konstruiert werden. Danach soll in einer Schleife das Trinkglas jeweils um den Wert 5 verkleinert werden und das aktuelle Trinkglas, seine bedeckte Innenfläche und seine Füllmenge ausgegeben werden.

Die Schleife soll nur durchlaufen werden, falls bzw. solange für die Innenfläche I und die Füllmenge M des Trinkglases gilt

$$I < \frac{M}{8}.$$

```
public class TesteTrinkGlas {
  public static void main(String[] args) {









  }
}
```

Kapitel 11

Vererbung und Polymorphismus – der fortgeschrittene Umgang mit Klassen in Java

Im Umgang mit Klassen unter Java haben wir bisher Instanzmethoden und -variablen definiert, mit Konstruktoren gearbeitet und statische Komponenten erzeugt und initialisiert. In geringem Maße sind wir auch schon mit den Prinzipien **Vererbung** und **Polymorphismus** in Berührung gekommen. Wir haben mit Hilfe des Schlüsselwortes **`extends`** **Subklassen** erzeugt und – insbesondere, wenn Sie die Übungsaufgaben bearbeitet haben – bereits erste Methoden überschrieben. Ein Beispiel hierfür wäre die Methode `toString`, die wir durch eigene Methoden ersetzt haben, um die Bildschirmausgabe zu steuern.
In diesem Kapitel werden wir uns näher mit Klassenhierarchien beschäftigen. Wir werden erfahren, welchen Nutzen wir hieraus für unsere Programmiertätigkeit ziehen können – und auf welche Stolpersteine wir beim Entwickeln von Software besonders zu achten haben.

11.1 Wozu braucht man Vererbung?

11.1.1 Aufgabenstellung

Eine internationale Hotelkette lässt für die Finanzbuchhaltung ein neues Softwaresystem entwickeln. Das Unternehmen ist in vielen Ländern vertreten und muss deshalb in vielen Währungen rechnen. Es soll ein System entworfen werden, mit dem in den verschiedenen Währungen problemfrei gerechnet werden kann.

11.1.2 Analyse des Problems

Auf welcher Grundlage sollen die verschiedenen Währungen miteinander verglichen werden? Die Hotelkette hat sich für eine Abrechnung in US-Dollar entschieden; die verschiedenen Geldbeträge sollen also in dieser Form miteinander abgerechnet werden.
An dieser Stelle ergibt sich jedoch ein kleines Problem: der Dollarkurs ändert sich jeden Tag. Das Haus in Tokyo habe nun einen gewissen Betrag in Yen im Safe deponiert – im Buchhaltungsprogramm werde dieser mit einem Wert von $ 25000 geführt. Am nächsten Tag steigt der Yen an der Börse um 10 Prozent. Das Hotel besitzt aber noch immer die gleiche Geldmenge, im Buchungsprogramm muss der Wert allerdings auf $ 27500 korrigiert werden. Wie lässt sich dies am besten automatisieren?

11.1.3 Ein erster Ansatz

Gemäß des Prinzips der Generalisierung werden wir gemeinsame Eigenschaften der verschiedenen Währungen zusammenfassen, indem wir sie einer allgemeineren Superklasse zuordnen. Zu diesem Zweck entwerfen wir eine Klasse namens `Waehrung`, die beliebiges Geld (z. B. Dollar, Yen oder Euro) repräsentiert:

```
/** Diese Klasse symbolisiert eine beliebige Waehrung */
public abstract class Waehrung {

  /** Gibt den Wert des Objekts in US-Dollar zurueck */
  public abstract double dollarBetrag();

}
```

Welche gemeinsamen Eigenschaften gibt es jedoch, die sich in einer solch allgemeinen Klasse formulieren lassen? In diesem Stadium der Entwicklung wissen wir auf diese Frage noch keine Antwort; die verschiedenen Zahlungsmittel sind anscheinend viel zu unterschiedlich. Wir wissen lediglich, dass wir den US-Dollar als Berechnungsgrundlage nehmen wollen – das heißt, unsere Instanzen sollen ihren Wert in Dollar zurückgeben können. Da wir uns noch nicht entschieden haben, wie eine spezielle Währungsklasse beschaffen sein soll, geben wir der Superklasse so wenig Informationen wie möglich: Instanzen der Klasse `Waehrung` sollen eine Instanzmethode `dollarBetrag` besitzen, die den Geldwert der Instanz (in Dollar) als **`double`**-Variable zurückgibt. Wie diese Methode aufgebaut ist, wissen wir noch nicht. Wir markieren die Klasse deshalb mit dem Schlüsselwort **`abstract`** und teilen dem Compiler auf diese Weise mit, dass diese Klasse noch keinen kompletten „Bauplan" liefert und nicht instantiierbar sein soll. Auch die Methode selbst wird mit dem Schlüsselwort versehen, da wir wie gesagt den Rumpf der Methode weglassen wollen.
Abbildung 11.1 zeigt unseren Entwurf im UML-Klassendiagramm. Sie werden feststellen, dass sowohl Klassen- als auch Methodenbeschreibung innerhalb von `Waehrung` in kursiver Schrift verfasst sind. Wir merken uns, dass auf diese Weise

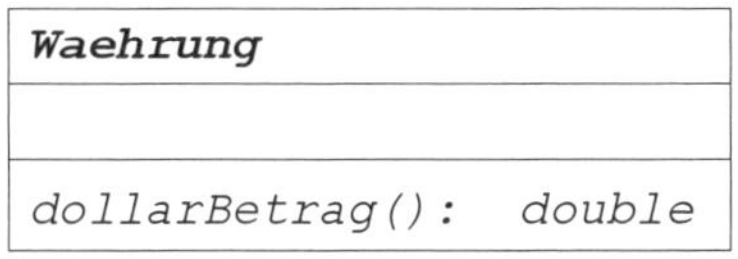

Abbildung 11.1: Die abstrakte Klasse `Waehrung`

abstrakte Klassen bzw. abstrakte Teile einer Klasse markiert werden können. Wozu aber eine Klasse, zu der man keine Instanzen bilden kann? Die Antwort liegt in der Vererbung. Wir können bekanntlich neue Klassen erzeugen, die so genannte **Kind-Klassen** oder **Sub-Klassen** der Klasse `Waehrung` sind. Jede dieser Klassen erbt die Eigenschaften der **Eltern-Klasse** oder **Super-Klasse** – das heißt, wir garantieren, dass sie eine Methode namens `dollarBetrag` besitzt. Hierzu ein Beispiel:

```
/** Diese Klasse modelliert die amerikanische
    Waehrung. */
public class USDollar extends Waehrung {

  /** Instanzvariable: Wert in Dollar */
  private double wert;

  /** Konstruktor */
  public USDollar(double wert) {
    this.wert=wert;
  }

  /** Fuer Dollar ist diese Methode nicht mehr abstrakt */
  public double dollarBetrag() {
    return wert;
  }

}
```

Die wohl am einfachsten zu realisierende Währung ist der US-Dollar. Wir entwerfen eine Klasse `USDollar`, die Subklasse von `Waehrung` ist. Diese Verwandtschaft machen wir mit dem Schlüsselwort **`extends`** deutlich. Wir vereinbaren eine private Instanzvariable `wert`, der wir im Konstruktor einen Wert zuweisen. Um den gespeicherten Wert in Dollar auszugeben, ist natürlich keine Umrechnung notwendig. Die Methode `dollarBetrag` ist somit schnell definiert.

11.1.4 Eine Klasse für sich

Wir haben jetzt also eine Superklasse `Waehrung` und eine Subklasse `USDollar` definiert. Es stellt sich die Frage nach dem *Warum*.
Um sie beantworten zu können, wollen wir eine weitere Klasse definieren:

```
/** Die japanische Landeswaehrung */
public class Yen extends Waehrung {

```

```
  /** Ein Yen ist soviel Dollar wert */
  private static double kurs;

  /** Instanzvariable: Wert in Yen */
  private double wert;

  /** Konstruktor */
  public Yen(double wert) {
    this.wert = wert;
  }

  /** Deklaration der sonst abstrakten Methode dollarBetrag */
  public double dollarBetrag() {
    return wert*kurs;
  }

  /** Zugriff auf die private Klassenvariable */
  public static void setKurs(double Kurs) {
    kurs=Kurs;
  }

}
```

Im Gegensatz zur Klasse `USDollar` speichert hier die Instanzvariable `wert` nicht den Wert des Objekts in Dollar, sondern in Yen. Erst beim Aufruf der Methode `dollarBetrag` findet eine Umrechnung in die Referenzwährung Dollar statt, die sich nach dem aktuellen Kurs richtet. Dieser wird in der Klassenvariable `kurs` abgespeichert, die mit der Methode `setKurs` für alle Instanzen der Klasse `Yen` abgeändert werden kann.
Kommen wir auf unser Beispiel mit der Hotelkette zurück. Die Tokyoter Filiale habe zwei Millionen Yen (je nach Kurs etwa $ 15000) in ihrem Safe. In dem Finanzprogramm könnte ein solcher Betrag z. B. in der Form

```
Yen safeInhalt = new Yen(2000000);
```

gespeichert sein. Ändert sich nun der Kurs (etwa auf 130 Yen/Dollar), so lässt sich dies mit nur einer Programmzeile bewerkstelligen:

```
Yen.setKurs(1.0/130);
```

Nach Ausführung dieser Zeile ist der Dollarkurs für *alle* Währungen, die vom System in Yen gespeichert wurden, geändert.

11.1.5 Stärken der Vererbung

Im letzten Abschnitt haben wir gezeigt, wie die Verwendung mehrerer Subklassen die Verwaltung verschiedener Währungen vereinheitlichen kann. Nun könnte man jedoch auch argumentieren, dies sei ohne Vererbung ebenfalls möglich gewesen – man hätte ja nur verschiedene Klassen definieren und jeder von ihr die Methode `dollarBetrag` spendieren müssen. Wozu also die Vererbung?
Unsere Finanzbuchhaltung soll die verschiedensten Aufgaben erfüllen – unter anderem soll sie auch für die Steuererklärung zuständig sein. Betrachten wir folgen-

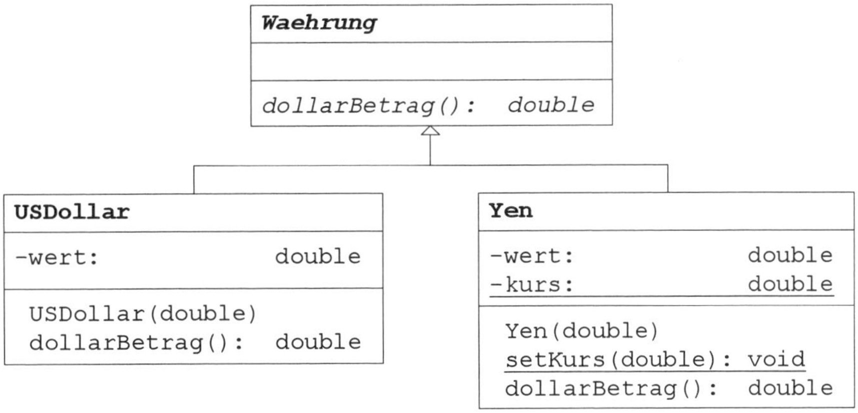

Abbildung 11.2: Hierarchie der Währungsklassen `USDollar` und `Yen`

des Szenario: Unsere Hotelkette wird in den USA veranlagt und muss auf das gesamte Barvermögen eine Steuer von 8% zahlen.[1] Unser Währungssystem ist inzwischen gewachsen; es sind insgesamt zwanzig verschiedene Währungen definiert. Wie errechnet man am besten 8% dieses Vermögens (und zwar in Dollar)? Wir betrachten zuerst den allgemeinen Fall und nehmen an, dass alle verwendeten Objekte Instanzen der Klasse `Waehrung` seien und in einem eindimensionalen Array abgelegt sind. Dann könnte man leicht eine entsprechende Methode entwerfen:

```
/** Berechne 8 Prozent des im Feld gespeicherten Geldes */
public static double berechneSteuer(Waehrung[] geld) {
  double summe=0;               // der Gesamtbetrag
  for (Waehrung w : geld)       // wird in einer Schleife
    summe+=w.dollarBetrag();    // summiert und anschliessend
  return summe*0.08;            // mit 8% (=0.08) multipliziert
}
```

Würden wir nur mit Instanzen der Klasse `Waehrung` rechnen, wären wir nun fertig. Wie sieht es jedoch mit Objekten vom Typ `USDollar` oder `Yen` aus? Müssen wir für diese Klassen die Methode erneut definieren?

Die freudige Nachricht ist: *Wir müssen nicht!* Wir erinnern uns an den Zusammenhang zwischen Eltern- und Kindklasse (bzw. Super- und Subklasse): *Jede der Subklassen erbt die Eigenschaften der Superklasse.* Hierzu gehören nicht nur Variablen und Methoden, so wie im wahren Leben ein Kind von seinen Eltern auch meistens mehr erbt als nur Muttermale und Stirnpartie. *Instanzen von Kindklassen können auch stets als Instanzen der Elternklassen aufgefasst werden.*[2] Dies bedeutet, dass also beispielsweise ein Objekt vom Typ `Yen` auch als Instanz der Klasse

[1] Wirtschaftswissenschaftler und Steuerberater mögen das laienhafte Beispiel verzeihen.

[2] Wie so oft gilt natürlich auch hier der Grundsatz, dass man es mit diesen Analogien nicht zu weit treiben darf. So hat ein Kind normalerweise immer zwei Elternteile, eine Subklasse jedoch hat – zumindest in Java – immer nur eine Superklasse.

Waehrung betrachtet werden kann. Aufgrund der Vererbung ist also garantiert, dass jede Subklasse die Methode dollarBetrag auch wirklich besitzt (machen Sie sich diesen Umstand anhand von Abbildung 11.2 noch einmal klar). Aufgrund des Polymorphismus können die verschiedenen Aktionen, die durch den Aufruf der Methode ausgelöst werden, jedoch vollkommen unterschiedlich sein. Dies ist bei den Klassen USDollar (= reine Rückgabe eines gespeicherten Werts) und Yen (= Umrechnung anhand eines Wechselkurses) der Fall.
Die Methode berechneSteuer funktioniert also auch für Yen, USDollar und sämtliche anderen Subklassen von Waehrung. Welche Konsequenzen hat dies für unsere Finanzverwaltung? Angenommen, wir wollen unsere sämtlichen Währungsobjekte in nur einem Array speichern. Dank der gemeinsamen Superklasse Waehrung ist dies problemlos möglich – das Codestück

```
Waehrung[] Geld = new Waehrung[3];
Geld[0] = new USDollar(2500);
Geld[1] = new Yen(200000);
Geld[2] = new USDollar(20);
```

ist also nicht nur syntaktisch vollkommen korrekt – wir können Methoden wie

```
double steuer = berechneSteuer(Geld);
```

problemlos auf das „gemischte" Feld anwenden, um die gewünschten Ergebnisse zu erzielen. Hierbei ist es der Methode berechneSteuer egal, ob die übergebenen Objekte Yen oder USDollar sind. Beides sind schließlich Subklassen von Waehrung und haben als solche garantiert die benötigte Methode dollarBetrag.
Achtung: Möglicherweise haben Sie sich etwas weiter oben gefragt, wieso beispielsweise die Anweisung

```
Geld[0] = new USDollar(2500);
```

tatsächlich zulässig ist. Immerhin ist die Variable auf der linken Seite der Zuweisung vom Typ Waehrung, und auf der rechten Seite haben wir es mit einem Wert (einer Referenz) vom Typ USDollar zu tun. Hier unterstützt uns einmal mehr der Compiler mit einer automatischen Typumwandlung, die immer dann durchgeführt wird, wenn der Typ der Variablen auf der linken Seite in der Vererbungs-Hierarchie weiter oben liegt als der Typ der rechten Seite der Zuweisung. Erbt also die Klasse SpezielleKlasse in irgendeiner Form (also auch über mehrere Ebenen hinweg) von der Klasse AllgemeineKlasse, dann wäre für s vom Typ SpezielleKlasse und a vom Typ AllgemeineKlasse die Zuweisung

```
a = s;
```

stets möglich. Dies liegt darin begründet, dass das von s referenzierte Objekt vom Typ SpezielleKlasse alle Komponenten besitzt, die auch ein Objekt vom Typ AllgemeineKlasse besitzt. Jedes SpezielleKlasse-Objekt ist also auch ein AllgemeineKlasse-Objekt.
Umgekehrt wäre in

```
AllgemeineKlasse a = new AllgemeineKlasse();
SpezielleKlasse s = a;                       // unzulaessig!
```

die zweite Anweisung unzulässig, da hier der in der Hierarchie weiter unten stehende Typ auf der linken Seite steht. Wenn wir tatsächlich die Referenz a in der Variable s speichern wollten, müssten wir eine explizite Typwandlung in der Form

```
SpezielleKlasse s = (SpezielleKlasse) a;
```

ergänzen. Damit ließe sich diese Anweisung zwar compilieren, würde aber dennoch zur Laufzeit einen Fehler (vom Typ `ClassCastException`) verursachen, da das von a referenzierte Objekt nicht vom Typ `SpezielleKlasse` ist. Hingegen wäre die Anweisungsfolge

```
AllgemeineKlasse a = new SpezielleKlasse();
SpezielleKlasse s = (SpezielleKlasse) a;
```

korrekt (auch zur Laufzeit), weil nun die Referenzvariable a zwar vom Typ `AllgemeineKlasse` deklariert ist, aber tatsächlich auf ein Objekt vom Typ `SpezielleKlasse` verweist.
Auch für den Aufruf von Methoden, die Referenzen als Parameter zulassen, haben diese Regeln der automatischen Typumwandlung Bedeutung. Wie bei Parametern in Form von einfachen Datentypen müssen wir stets sicherstellen, dass der Typ jedes aktuellen Parameters (jedes Arguments beim Aufruf) mit dem Typ des entsprechenden formalen Parameters der Methode übereinstimmt oder zumindest wie oben beschrieben automatisch in diesen Typ wandelbar ist.

11.1.6 Übungsaufgaben

Aufgabe 11.1

Gegeben ist die folgende Klasse `Euro`, die die gleichnamige Währung repräsentiert:

```
/** Die Waehrung Europas */
public class Euro extends Waehrung {

  /** Ein Euro ist soviel Dollar wert */
  private static double kurs=1;

  /** Instanzvariable: Wert in Euro */
  private double wert;

  /** Konstruktor */
  public Euro(double wert) {
    this.wert=wert;
  }

  /** Deklaration der sonst abstrakten Methode dollarBetrag */
  public double dollarBetrag() {
    return wert*kurs;
  }

  /** Gibt den Wert der Waehrung in Euro zurueck */
```

```
  public double euroBetrag() {
    return wert;
  }

  /** Zugriff auf die private Klassenvariable */
  public static void setEuroKurs(double Kurs) {
    kurs=Kurs;
  }

}
```

Aufgrund der Währungsunion können eine Vielzahl von anderen Währungen (wie etwa DM, Lire oder Franc) durch den Euro ausgedrückt werden. Die feststehenden Wechselkurse entnehmen Sie folgender Tabelle:

Währung	**Ein Euro kostet...**
DM	1,95583
Lire	1936,27
Franc	6,55957

Schreiben Sie drei Klassen `DM`, `Lire` und `Franc`, die sich wie folgt von der Klasse Euro ableiten:

a) Schreiben Sie einen Konstruktor, der als Argument einen Geldbetrag in der *entsprechenden Währung* erhält. Verwenden Sie den Konstruktor der Superklasse `Euro`, indem Sie diesen in der Form

```
super(x);
```

aufrufen, wobei `x` hier für den Wert des Geldbetrages *in Euro* steht (vgl. auch Abschnitt 11.2).

b) Schreiben Sie einen Konstruktor, der statt des **`double`**-Arguments eine Instanz der Klasse `Euro` erhält. Verwenden Sie erneut den Konstruktor der Superklasse und die Methode `euroBetrag`, um die Aufgabe zu bewältigen.

c) Schreiben Sie eine Methode `waehrungsBetrag()`, die den Wert des Geldbetrages in der eigentlichen Währung ausgibt. Rechnen Sie hierzu den über die Methode `euroBetrag` gegebenen Wert anhand der Formeln aus der Tabelle um.

Hinweis: Die Klassen `DM`, `Lire` und `Franc` benötigen keinerlei neue Klassen- oder Instanzvariablen!

Aufgabe 11.2

Verwenden Sie die Klassen `DM`, `Lire` und `Franc`, um einen Währungskalkulator zu schreiben. Das Programm soll einen Geldbetrag in DM einlesen und seinen

Wert in Euro, Lire und Franc zurückgeben.
Hinweis: Denken Sie bei der Programmierung an den letzten Abschnitt vor dieser Übungsaufgabe. Ein DM-Objekt kann auch als Euro-Objekt betrachtet werden. Die Zeilen

```
DM    dm = new DM   (13.20);
Lire l   = new Lire(dm);
```

wären somit vollkommen korrekt.

11.2 Die super-Referenz

Wenn Sie die letzten Übungsaufgaben bearbeitet haben, wird ihnen bereits ein Konstruktor ähnlich dem folgenden begegnet sein:

```
public Lire(double wert) {
  super(wert/1936.27);
}
```

Der Konstruktor der Klasse Lire ruft hierbei den Konstruktor der Superklasse auf. Dies geschieht über das Kommando **super**(wert/1936.27), das den Compiler anweist, den Konstruktor der Klasse Euro mit dem Argument wert/1936.27 zu starten (vgl. Abschnitt 10.4.4). Das Schlüsselwort **super** steht hierbei für die Elternklasse.
Gewisse Ähnlichkeiten zum Schlüsselwort **this** sind dabei nicht rein zufällig. So wie im letzten Kapitel **this** innerhalb von Instanzmethoden für das aktuelle Objekt stand, steht **super** ebenfalls für das aktuelle Objekt – *jedoch aufgefasst als Instanz seiner Superklasse.* **super** ermöglicht uns hierbei Zugriff auf sämtliche Methoden und Variablen der Superklasse, die nicht mit dem Schlüsselwort **private** versehen sind.
Wo liegt nun der Unterschied? Angenommen, wir verfassen eine weitere Klasse NonsensDollar, die sich von USDollar ableitet:

```
public class NonsensDollar extends USDollar {

  /** Uebernehme den Konstruktor der Superklasse unveraendert. */
  public  NonsensDollar(double wert) {
    super(wert);
  }

  /** Gib beim Dollarbetrag etwas vollkommen UNSINNIGES aus */
  public  double dollarBetrag() {
    return Math.random();
  }

}
```

Die Klasse definiert eine neue Methode dollarBetrag, die anstelle des echten Geldwertes einfach eine Zufallszahl ausgibt. Dieses Vorgehen ist (syntaktisch) vollkommen korrekt, obwohl die Superklasse bereits eine gleichnamige Methode besitzt. Wie bereits bekannt, bezeichnet man diesen Vorgang als Überschreiben von Methoden – das heißt, in der Klasse `NonsensDollar` wird stets mit der neu definierten Methode `dollarBetrag` anstelle des Originals gearbeitet. Dies gilt auch, wenn man ein Objekt `nons` vom Typ `NonsensDollar` durch eine explizite Typumwandlung der Form

```
(USDollar)nons
```

als Objekt der Elternklasse betrachtet.
Wie sieht es jedoch aus, wenn wir auch einmal auf die originale Methode zurückgreifen müssen? Da wir die Methode überschrieben haben, wird beim Aufruf von `dollarBetrag` immer die völlig unsinnige Zufallsausgabe aufgerufen – ganz gleich, ob wir die Klasse nun als `NonsensDollar` oder als Instanz ihrer Superklasse `USDollar` auffassen. Arbeitet an dieser Stelle also der Polymorphismus gegen uns?
Um dieser Problematik Herr zu werden, schreiben wir eine Instanzmethode `jetztMalImErnst`, die eben diesen Zugang an die originale Methode bewerkstelligt. Hierzu benötigen wir das Schlüsselwort **`super`**:

```
/** Gib den tatsaechlichen Dollarbetrag aus */
public double jetztMalImErnst() {
  return super.dollarBetrag();
}
```

11.3 Überschreiben von Methoden und Variablen

Kommen wir noch einmal zu unserer Klasse `NonsensDollar`. Wir haben am Beispiel der Methode `dollarBetrag` bereits gesehen, dass das Überschreiben von Methoden problemlos möglich ist. Wie sieht es jedoch mit Variablen aus?
Wir schreiben zwei neue Klassen `Vater` und `Sohn`:

```
public class Vater {

  /** Eine oeffentliche Variable var */
  public int var;

  /** Konstruktor */
  public Vater() {
    var=1;
  }

  /** Ausgabe des Variableninhalts */
  public void zeigeVar() {
    System.out.println("VATER: "+var);
  }

}
```

```
public class Sohn extends Vater{

  /** Eine oeffentliche Variable var */
  public int var;
```

```
    /** Konstruktor */
    public Sohn() {
      var=2;
    }

    /** Ausgabe des Variableninhalts */
    public void zeigeVar() {
      System.out.println("SOHN:  "+var);
    }

}
```

Beide Klassen besitzen eine Variable `var`, die vom Konstruktor der Klasse `Vater` auf 1 und von `Sohn` auf 2 gesetzt wird. Wir wollen nun überprüfen, wie sich ein `Sohn`-Objekt unter verschiedenen Bedingungen verhält:

1. Was passiert, wenn wir die Methode `zeigeVar` aufrufen?

2. Was passiert, wenn wir die Methode `zeigeVar` aufrufen, nachdem wir die Instanz in ein `Vater`-Objekt umgewandelt haben?

3. Welcher Wert wird ausgegeben, wenn wir die Instanzvariable `var` direkt ansprechen?

4. Welcher Wert wird nach der Umwandlung ausgegeben?

Um diese Punkte zu klären, ergänzen wir unsere Klasse `Sohn` um eine `main`-Methode:

```
public static void main(String[] args) {
  // Erzeuge eine Instanz der Klasse Sohn
  Sohn  s=new Sohn();
  // 1. Zeige zuerst den Inhalt von s
  s.zeigeVar();
  // 2. nun dasselbe, jedoch nach einer Typumwandlung
  ((Vater)s).zeigeVar();
  // 3. jetzt gib die Instanzvariable von Hand aus
  System.out.println("SOHN:  "+s.var);
  // 4. und tue dasselbe erneut nach einer Typumwandlung
  System.out.println("VATER: "+((Vater) s).var);
}
```

Übersetzen wir das Programm und starten es, so erhalten wir folgende Ausgabe:

```
Konsole
SOHN:  2
SOHN:  2
SOHN:  2
VATER: 1
```

Dies bedeutet für unsere Fragestellung:

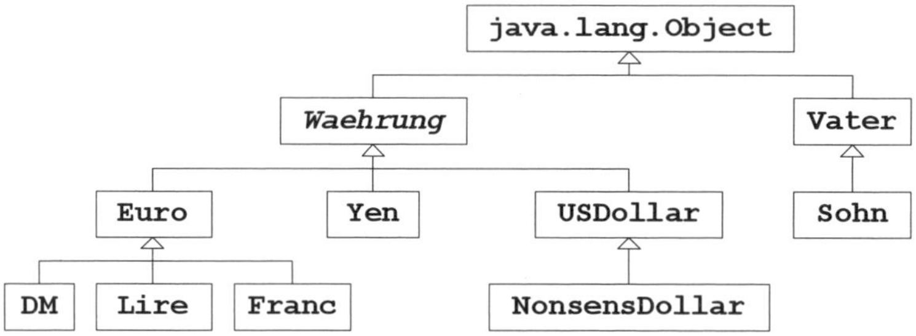

Abbildung 11.3: Klassenstammbaum

1. Beim Aufruf der Methode `zeigeVar` wird die Methode der Klasse `Sohn` aufgerufen. Diese gibt die zugehörige Variable der gleichen Klasse aus – deshalb die 2.

2. Auch nach der Umwandlung nach `Vater` wird die gleiche Methode aufgerufen, denn die Methode der Klasse `Vater` wurde überschrieben. Diese bezieht sich ebenfalls wieder auf **`this`**`.var` und gibt deshalb erneut als Ergebnis 2 zurück.

3. Geben wir die Variable `s.var` direkt aus, so erhalten wir wie erwartet erneut die 2 als Ergebnis.

4. Führen wir jedoch eine Umwandlung nach `Vater` durch, so erhalten wir völlig überraschend als Ergebnis die 1. Hier liegt der Unterschied zum Überschreiben von Methoden. Das Überschreiben von Variablen bietet zwar die Möglichkeit, gleichnamige Variablen in Eltern- und Kindklasse zu definieren, *die einzelnen Variablen bleiben jedoch weiterhin zugänglich*. Wenn dies nicht gewünscht wird, müssen die entsprechenden Variablen als **`private`** deklariert werden und (wie im letzten Kapitel gezeigt) durch entsprechende Zugriffsfunktionen zugänglich gemacht werden.

Was wollte uns dieser Abschnitt also sagen? Das Prinzip des Polymorphismus ist lediglich auf das Überschreiben von Methoden beschränkt. Der Mechanismus greift *nicht* bei Variablen.

11.4 Die Klasse `java.lang.Object`

Werfen wir doch einmal einen Blick auf den „Stammbaum" aller in diesem Kapitel definierten Objekte.
Wie wir sehen, enthält Abbildung 11.3 eine zusätzliche Klasse, die nicht von uns stammt: die Klasse `java.lang.Object`. Diese Klasse stellt quasi die „Urmutter" aller Klassen dar – jede andere Klasse leitet sich von ihr ab. Wann immer wir also

bislang eine Klasse definiert haben, ohne sie mit dem Zusatz extends von einer anderen Klasse abzuleiten, war java.lang.Object stets die vom Compiler automatisch verwendete Superklasse.
Der Umstand, dass die Klasse Object Superklasse aller anderen definierten Klassen ist, kann von Programmierern auf verschiedenste Art und Weise ausgenutzt werden. So gibt es beispielsweise im Paket java.util eine Reihe von Klassen, die verschiedene Formen von Datenspeichern darstellen (die so genannten Collection-Klassen). Diese bieten bei der Verwaltung von großen Datenmengen mehr Möglichkeiten als gewöhnliche Arrays. Da mit den Klassen beliebige Objekte gespeichert werden sollen, verlangen die entsprechenden Methoden zur Ein- und Ausgabe jeweils Instanzen der Klasse java.lang.Object als Parameter und Rückgabewert. Da wie gesagt jede Klasse Kind von Object ist, kann also jede Instanz als solche aufgefasst und abgelegt werden. Wir werden auf diese Klassen in einem späteren Kapitel noch näher eingehen.
Neben der oben vorgestellten Möglichkeit, die Klasse Object zu verwenden, gibt es einen weiteren Punkt, der diese Klasse wichtig macht. So wie wir mit unserer Klasse Waehrung garantiert haben, dass alle Kindklassen die Methode dollarBetrag besitzen, stellt auch die Klasse Object einige Methoden bereit, die somit *alle* Subklassen besitzen. Einige dieser Methoden sind für uns besonders interessant:

- Die Methode

  ```
  public String toString()
  ```

  liefert eine textuelle Beschreibung eines Objekts. Wann immer ein Objekt (etwa bei der Ausgabe mit System.out.println) in einen String umgewandelt werden soll, geschieht dies mit der toString-Methode. Diese Methode „weiß" natürlich standardmäßig nicht, wie unsere selbst geschriebenen Klassen als Text wiedergegeben werden sollen. Aus diesem Grund können (und sollen) wir die Methode einfach überschreiben. Bauen wir beispielsweise die Methode

  ```
  /** Gibt den Wert der Waehrung in Dollar als String zurueck */
  public String toString() {
    return "$"+dollarBetrag();
  }
  ```

  in unsere Klasse Waehrung ein, wird in Zukunft bei der Ausgabe unserer Währungen mit System.out.println der jeweilige Wert in Dollar mit einem vorstehenden Dollarzeichen ($) ausgegeben.

- Die Methode

  ```
  public boolean equals(Object obj)
  ```

  vergleicht zwei Objekte auf Gleichheit. Wir erinnern uns – für zwei Objekte o1 und o2 liefert der Vergleich o1==o2 genau dann **true**, wenn beide Referenzen auf das gleiche Objekt zeigen. Die Methode equals macht standardmäßig genau das Gleiche, kann aber im Gegensatz zum Operator überschrieben werden. Nehmen wir zum Beispiel an, zwei `Waehrung`-Objekte sollen genau dann gleich sein, wenn ihr Geldwert in Dollar identisch ist. Wie müssen wir also unsere Klasse `Waehrung` erweitern?

Falls unser zweites Objekt ebenfalls Instanz der Klasse `Waehrung` ist, können wir den Vergleich über die Methode `dollarBetrag` durchführen. Für ein beliebiges Objekt ist diese Methode natürlich nicht definiert, sodass wir bei deren Aufruf zur Laufzeit einen Fehler erhalten würden. Wir müssen also unterscheiden können, ob ein Objekt Instanz einer bestimmten Klasse ist. Hierzu existiert in Java der Operator `instanceof`. Die Abfrage

```
obj instanceof Waehrung
```

liefert genau dann **`true`**, wenn das Objekt `obj` Instanz der Klasse `Waehrung` (oder einer ihrer Subklassen) ist. Wir können die Methode also wie folgt definieren:

```
/** Vergleicht zwei Objekte auf Gleichheit */
public boolean equals(Object obj) {
  // Vergleiche zwei Waehrungs-Objekte
  // bzgl. des Dollar-Betrages
  if (obj instanceof Waehrung)
    return this.dollarBetrag()==
           ((Waehrung)obj).dollarBetrag();
  // Ist obj keine Waehrung, dann verwende
  // die equals-Methode der Superklasse Object
  else
    return super.equals(obj);
}
```

- Es gibt in Java „ungeschriebene Gesetze“, d. h. es gibt Dinge, die zwar sprachlich korrekt sind, die man aber unter keinen Umständen tut. Wenn wir unsere Klasse `Waehrung` um obige `equals`-Methode erweitern und übersetzen, so erhalten wir keinen einzigen Compilerfehler. Wir hätten aber gegen eine dieser goldenen Regeln verstoßen, die da lautet:

  Wenn Du die `equals`-Methode überschreibst, dann musst Du auch die `hashCode`-Methode überschreiben.

  Was aber ist das für eine Methode? Die Methode

  ```
  public int hashCode()
  ```

  berechnet den so genannten **Hash-Code** eines Objekts. Hierbei handelt es sich um eine ganze Zahl, die von speziellen Datenspeichern (den so genannten **Hashtabellen**) verwendet wird, um das Objekt in ihrem Speicher abzulegen. Mit Hilfe des Hashcodes können diese Objekte später aus der Tabelle wieder sehr schnell herausgelesen werden.

Was hat das Ganze jedoch mit unserer `equals`-Methode zu tun? Wir haben zwei Objekte als gleich betrachtet, wenn sie den gleichen Wert in Dollar besitzen. Nun steht in einer Hashtabelle jedoch das gleiche Objekt nie zweimal eingetragen. Wenn jedoch zwei (laut `equals`-Methode) gleiche Objekte einen unterschiedlichen Hashcode besitzen (etwa das eine mit der Nummer 17 und das andere mit der 23), so kann der Datenspeicher dies nicht erkennen und hinterlegt das Objekt sozusagen doppelt.

Auch wenn wir in diesem Buch nicht mit Hashtabellen arbeiten, wollen wir uns doch an die Konvention halten. Zwei Objekte, die laut `equals`-Methode gleich sind, sollen den gleichen Hash-Code zurückliefern. Zu diesem Zweck nehmen wir einfach den Wert des Objekts (in Dollar) und liefern die Ziffern bis zur zweiten Nachkommastelle als Ergebnis. Ein Objekt im Wert von 23.547 Dollar hätte also den Hash-Code 2354:

```
/** Liefert den Hashcode eines Objekts */
public int hashCode() {
  return (int)(dollarBetrag()*100);
}
```

Die Klasse `Object` besitzt noch eine Vielzahl weiterer Methoden, die uns an dieser Stelle jedoch nicht weiter kümmern sollen. Sie werden in der Fortgeschrittenen-Literatur ausführlich behandelt.

11.5 Übungsaufgaben

Aufgabe 11.3

Überschreiben Sie die `toString`-Methode der Klasse `Euro`. Anstelle von Dollar soll für diese Objekte der Wert in der europäischen Währung ausgegeben werden. Wie sieht nun die Stringausgabe für ein Objekt der Klasse `Lire` aus?

Aufgabe 11.4

Welche Ausgabe liefert das folgende Codestück?

```
Vater vaeterchen = new Vater();
Sohn  soehnchen  = new Sohn ();
System.out.println(vaeterchen instanceof Sohn);
System.out.println(vaeterchen instanceof Vater);
System.out.println(vaeterchen instanceof Waehrung);
System.out.println(vaeterchen instanceof Object);
System.out.println(soehnchen  instanceof Sohn);
System.out.println(soehnchen  instanceof Vater);
System.out.println(soehnchen  instanceof Waehrung);
System.out.println(soehnchen  instanceof Object);
```

Aufgabe 11.5

Um auch einfache Datentypen (**`byte`**, **`boolean`**, **`int`**, **`double`**,...) als Objekte behandeln zu können, stellt Java so genannte **Wrapper-Klassen** (deutsch: **Hüllklassen**) zur Verfügung, d. h. Klassen, die den entsprechenden Datentyp in ein Objekt „einpacken". Diese Klassen befinden sich im Paket `java.lang` und schreiben sich genau wie der entsprechende Datentyp (mit der Ausnahme, dass der erste Buchstabe groß geschrieben wird). Um also etwa die **`double`**-Zahl 3.14 als Objekt zu verwenden, genügt folgendes Codestück:

```
Double d=new Double(3.14);
```

Nehmen wir einmal an, wir besitzen ein solches `Double`-Objekt. Wie können wir herausfinden, ob die im Objekt gespeicherte Zahl den Wert 0 hat?

11.6 Abstrakte Klassen und Interfaces

Gehen wir noch einmal an den Anfang dieses Kapitels zurück und betrachten die Klasse `Waehrung`:

```
/** Diese Klasse symbolisiert eine beliebige Waehrung */
public abstract class Waehrung {

  /** Gibt den Wert des Objekts in US-Dollar zurueck */
  public abstract double dollarBetrag();

  /** Gibt den Wert der Waehrung in Dollar als String zurueck */
  public String toString() {
    return "$"+dollarBetrag();
  }

  /** Vergleicht zwei Objekte auf Gleichheit */
  public boolean equals(Object obj) {
    // Vergleiche zwei Waehrungs-Objekte
    // bzgl. des Dollar-Betrages
    if (obj instanceof Waehrung)
      return this.dollarBetrag()==
             ((Waehrung)obj).dollarBetrag();
    // Ist obj keine Waehrung, dann verwende
    // die equals-Methode der Superklasse Object
    else
      return super.equals(obj);
  }

  /** Liefert den Hashcode eines Objekts */
  public int hashCode() {
    return (int)(dollarBetrag()*100);
  }

}
```

Zu Anfang unserer Arbeit wussten wir noch nichts darüber, wie die Methode `dollarBetrag` genau aufgebaut sein soll. Wir wollten dem Compiler lediglich mitteilen, dass unsere Klasse (und alle ihre Nachkommen) eine solche Methode besitzen soll. Wir haben dem Compiler deshalb nur die so genannte **Schnittstelle** mitgeteilt, also die Struktur, die unsere Klasse hinsichtlich ihrer Methoden und Variablen besitzen soll. Dinge, die wir nicht konkret ausformulieren wollten, haben wir mit dem Schlüsselwort **`abstract`** markiert. Im späteren Verlauf haben wir zwar andere Methoden (`equals`, `toString` und `hashCode`) hinzugefügt, doch die konkrete Ausformulierung von `dollarBetrag` haben wir weiterhin den Subklassen überlassen.

Bei der von uns hiermit geschaffenen Struktur handelt es sich um eine so genannte **abstrakte Klasse**. Abstrakte Klassen werden bei der Klassendeklaration mit dem Wort **`abstract`** gekennzeichnet und können nicht instantiiert werden. Mit ihrer Hilfe können wir sicherstellen, dass für eine Ansammlung anderer Klassen die Existenz gewisser Methoden garantiert ist. Jede unserer Klassen `Yen`, `Euro` oder `Lire` besaß somit als Subklasse von `Waehrung` zwangsläufig eine Methode `dollarBetrag`. Wir konnten also allgemeine Methoden wie `berechneSteuer` für beliebige Währungsklassen definieren, ohne besondere Fallunterscheidungen für die verschiedenen Währungen einbauen zu müssen.

Doch zurück zu unserem Anwendungsbeispiel. Neben Barvermögen gehören unserer Hotelkette noch diverse andere Wertgegenstände. Hierzu zählen Grundstücke, Aktien, Firmenbeteiligungen etc. Jeder dieser Wertgegenstände besitzt wiederum völlig unterschiedliche Eigenschaften, sodass es schwer ist, für sie eine allgemeine Klasse zu definieren. Wie können wir trotzdem sichergehen, dass jeder Wertgegenstand seinen Gegenwert in Dollar (oder Yen, Euro, DM, ...) nennen kann?

Im Endeffekt wollen wir auch hier nichts weiter tun, als unseren Klassen erneut eine Schnittstelle vorzugeben. Unsere Klassen sollen allesamt eine Methode `wert` besitzen, die den aktuellen Wert (z. B. unserer Immobilie) in einer beliebigen Währung zurückgibt.[3]

Wir formulieren diese Anforderung als eine Schnittstellenbeschreibung, ein so genanntes **Interface**:

```
/** Ein beliebiger Wertgegenstand */
public interface Wertgegenstand {

  /** Gib den Wert des Objekts als Waehrung zurueck */
  public Waehrung wert();

}
```

Interfaces sind im Gegensatz zu abstrakten Klassen *keine* Klassen im eigentlichen Sinne, d. h. es existieren keine Kindklassen, die ein Interface mit Hilfe des Schlüsselwortes **`extends`** beerben. Das entsprechende Wort für Interfaces heißt stattdessen **`implements`**:

[3]Welche Währung dies ist, kann uns, wie gesagt, völlig egal sein. Jedes Währungsobjekt besitzt schließlich die Methode `dollarBetrag`.

```java
/** Ein Goldbarren (= Wertgegenstand) */
public class Goldbarren implements Wertgegenstand {

  /** Wie viel ist Gold heutzutage eigentlich wert? */
  public static double preisProGrammInDollar=60;

  /** Das Gewicht des Barrens */
  private double gewicht;

  /** Konstruktor - das Gewicht ist in Gramm anzugeben */
  public Goldbarren(double gewichtInGramm) {
    gewicht = gewichtInGramm;
  }

  /** Implementierung des Interfaces */
  public Waehrung wert() {
    return new USDollar(gewicht * preisProGrammInDollar);
  }

}
```

Unsere Klasse `Goldbarren` setzt das Interface `Wertgegenstand` in einer Klasse um und macht dies dem Compiler durch die Worte **`implements`** `Wertgegenstand` klar. Um nun eine gültige Klassendefinition zu erzeugen, *müssen* wir eine entsprechende Methode `wert` definieren (sonst erhalten wir beim Übersetzen eine Fehlermeldung). Hierbei errechnen wir den Wert unseres Barrens in Dollar aus dem Gewicht und geben diesen als `USDollar`-Objekt zurück. Dieses Vorgehen ist erlaubt, da `USDollar` Subklasse von `Waehrung` ist.

Wie können wir nun unser Interface gewinnbringend einsetzen? Angenommen, wir wollen den Gesamtwert unserer Objekte in Dollar berechnen. Hierzu können wir ähnlich wie in der Methode `berechneSteuer` vorgehen:

```java
/** Berechne den Gesamtwert einer Menge von Wertgegenstaenden */
public static Waehrung gesamtwert(Wertgegenstand[] objekte) {
  double summe = 0;
  for (Wertgegenstand w : objekte)
    summe += w.wert().dollarBetrag();
  return new USDollar(summe);
}
```

In der Schleife werden die verschiedenen Geldbeträge über die Methode `wert()` ausgelesen. Da das Resultat dieser Methode jeweils ein Währungsobjekt ist, muss der Dollarbetrag jedoch noch über die Methode `dollarBetrag()` ausgelesen werden. Wie auch bei der abstrakten Klasse muss hier nicht zwischen `Goldbarren`, `Grundstueck` oder anderen Klassen unterschieden werden. Sofern die Objekte das Interface implementieren, können sie als `Wertgegenstand` aufgefasst werden.

Wo liegt nun der Unterschied zu abstrakten Klassen? Während bei Letzteren einzelne Methoden auch durchaus ausformuliert sein können (siehe etwa die `toString`-Methode bei `Waehrung`), sind die Methoden in Interfaces alle abstrakt – sie taugen somit wirklich ausschließlich als Schnittstellenvorgabe. Im Gegensatz zur „normalen" Klasse haben Interfaces jedoch einen nicht zu unterschätzenden

Vorteil: sie ermöglichen **Mehrfachvererbung**. Eine Klasse darf nämlich zwar *nur eine Superklasse* besitzen; sie darf jedoch *beliebig viele Interfaces* implementieren! Unsere Hotelkette habe beispielsweise einen gewissen Betrag in Krüger-Rand investiert, eine Goldmünze, die sowohl Wertanlage als auch ein gültiges Zahlungsmittel darstellt. Wären `Waehrung` und `Wertgegenstand` Klassen (die sich nicht voneinander ableiten), so könnte die zu entwerfende Klasse `Kruegerrand` nicht Kind von beiden sein. Da `Wertgegenstand` jedoch ein Interface ist, haben wir hiermit kein Problem:

```
/** Das beruehmte goldene Zahlungsmittel */
public class Kruegerrand extends Waehrung
                         implements Wertgegenstand {

  /** Ein Kruegerrand ist soviel Dollar wert */
  private static double kurs;

  /** Instanzvariable: Wert in Kruegerrand */
  private double wert;

  /** Konstruktor */
  public Kruegerrand(double wert) {
    this.wert = wert;
  }

  /** Deklaration der sonst abstrakten Methode dollarBetrag */
  public  double dollarBetrag() {
    return wert * kurs;
  }

  /** Zugriff auf die private Klassenvariable */
  public static void setKurs(double kurs) {
    kurs = kurs;
  }

  /** Implementierung des Interfaces:
      das Objekt ist selbst schon Waehrung */
  public Waehrung wert() {
    return this;
  }

}
```

Interfaces finden in Java an den verschiedensten Stellen Anwendung. Wir werden in den Übungsaufgaben einige Beispiele hierzu vorstellen.

11.7 Übungsaufgaben

Aufgabe 11.6

Die Klasse `java.lang.Math` stellt eine Sammlung von mathematischen Standardfunktionen dar, die allesamt als **`static`** definiert sind. Da die Klasse über keine Instanzmethoden oder -variablen verfügt, wäre eine Erzeugung von Objekten dieser Klasse recht unsinnig. Um dies zu verhindern, haben die Programmierer von Sun einen Trick angewendet. Wie konnten sie eine Instantiierung verhindern, *ohne* die Klasse abstrakt zu definieren?

Aufgabe 11.7

Einer der Hauptgründe dafür, dass sich Java heutzutage einer unglaublichen Beliebtheit erfreut, sind die vielfachen Möglichkeiten der Erstellung grafischer Applikationen. Leider reichen unsere Kenntnisse (noch) nicht aus, um von diesen Möglichkeiten zu profitieren. Nichtsdestotrotz werden wir nun zum ersten Mal mit Grafiken arbeiten.
In der Geometrie gibt es verschiedene Möglichkeiten, eine Kurve zu beschreiben. Eine davon ist die Verwendung einer so genannten Parameterdarstellung in der Form

$$t \longmapsto \begin{pmatrix} x(t) \\ y(t) \end{pmatrix},$$

wobei der Parameter t im Intervall $[t_{\text{links}}, t_{\text{rechts}}]$ liegt.
Um derartige Kurven auf dem Bildschirm darstellen zu können, befindet sich im Paket `Prog1Tools` die Klasse `Plotter`. Die mit Javadoc erstellte Schnittstellenbeschreibung der Klasse finden Sie auf den Seiten 321 und 322.
Der Konstruktor der Klasse benötigt neben einem String, der den Titel der zu zeichnenden Kurve darstellt, ein Objekt `p`, das im Konstruktor als `Plottable` bezeichnet wurde. Es handelt sich hierbei um ein Interface, das eine zeichenbare Kurve repräsentiert:

```
package Prog1Tools;

/** Klassen, die dieses Interface implementieren,
 koennen mit dem Funktionsplotter gezeichnet
 werden. Kurvenpunkte werden bezueglich
 der X- und Y-Koordinate eines bestimmten
 Parameterbereichs angegeben. */
public interface Plottable {

  /** Ab diesem Wert beginnt der Parameterbereich */
  public double inf();

  /** Bis zu diesem Wert geht der Parameterbereich */
  public double sup();

  /** X-Koordinate x(t) zum Parameter t aus [inf,sup] */
  public double x(double t);

  /** Y-Koordinate y(t) zum Parameter t aus [inf,sup] */
  public double y(double t);

}
```

Class Tree Deprecated Index Help

PREV CLASS NEXT CLASS — FRAMES NO FRAMES

SUMMARY: INNER | FIELD | CONSTR | METHOD — DETAIL: FIELD | CONSTR | METHOD

Prog1Tools

Class Plotter

```
java.lang.Object
  |
  +--Prog1Tools.Plotter
```

public class **Plotter**
extends java.lang.Object

Ein zweidimensionaler Funktionsplotter. Zu plottende Objekte müssen das Plottable-Interface implementieren.

Constructor Summary

`Plotter(Prog1Tools.Plottable p, java.lang.String title)` Erzeugt einen neuen Plot.

Method Summary

`void`	`adjustGrid(double x, double y)` Legt fest, in welchen Zwischenabständen Markierungen in das Gitter eingefügt werden sollen.
`void`	`dispose()` Diese Methode ist aufzurufen, wenn der Plotter nicht mehr gebraucht wird.
`java.awt.Canvas`	`getCanvas()` Liefert die Zeichenfläche der Klasse.
`void`	`repaint()` Zeichnet die Funktion neu.
`void`	`setNumOfPoints(int num)` Setzt die Anzahl der Zwischenpunkte, mit denen die Kurve gezeichnet werden soll.
`void`	`setVisible(boolean flag)` Macht den Plot sichtbar oder unsichtbar.
`void`	`showGrid(boolean flag)` Macht das Koordinatensystem sichtbar oder unsichtbar.

Methods inherited from class java.lang.Object

`clone, equals, finalize, getClass, hashCode, notify, notifyAll, toString, wait, wait, wait`

Constructor Detail

Plotter

`public Plotter(Prog1Tools.Plottable p, java.lang.String title)`

Erzeugt einen neuen Plot.

Method Detail

dispose

`public void dispose()`

Diese Methode ist aufzurufen, wenn der Plotter nicht mehr gebraucht wird.

Abbildung 11.4: Dokumentation der Klasse `Plotter` (Seite 1)

setVisible

```
public void setVisible(boolean flag)
```

Macht den Plot sichtbar oder unsichtbar.

Parameters:
`flag` - sichtbar=true, unsichtbar=false

---

showGrid

```
public void showGrid(boolean flag)
```

Macht das Koordinatensystem sichtbar oder unsichtbar.

Parameters:
`flag` - sichtbar=true, unsichtbar=false

---

adjustGrid

```
public void adjustGrid(double x, double y)
```

Legt fest, in welchen Zwischenabständen Markierungen in das Gitter eingefügt werden sollen.

Parameters:
`x` - Zwischenabstände in x-Richtung
`y` - Zwischenabstände in y-Richtung

---

getCanvas

```
public java.awt.Canvas getCanvas()
```

Liefert die Zeichenfläche der Klasse.

---

setNumOfPoints

```
public void setNumOfPoints(int num)
```

Setzt die Anzahl der Zwischenpunkte, mit denen die Kurve gezeichnet werden soll. Je höher die Anzahl der Zwischenpunkte, desto genauer die Zeichnung. Standardwert ist 500.

---

repaint

```
public void repaint()
```

Zeichnet die Funktion neu. Diese Methode muss aufgerufen werden, falls Änderungen am übergebenen Plottable-Objekt vorgenommen wurden.

Class Tree Deprecated Index Help

PREV CLASS NEXT CLASS FRAMES NO FRAMES
SUMMARY: INNER | FIELD | CONSTR | METHOD DETAIL: FIELD | CONSTR | METHOD

Abbildung 11.5: Dokumentation der Klasse `Plotter` (Seite 2)

Klassen, die dieses Interface implementieren, müssen über vier Methoden verfügen:

1. Die Methode `inf` gibt den Startwert t_{links} des Parameterbereichs zurück.
2. Die Methode `sup` gibt den Endwert t_{rechts} des Parameterbereichs zurück.
3. Die Methode `x` stellt die Funktion `x(t)` dar.
4. Die Methode `y` stellt die Funktion `y(t)` dar.

Ein Programmierer möchte die Klasse `Plotter` verwenden, um einen Kreis auf dem Bildschirm darzustellen. Er verwendet hierzu die übliche Abbildungsvorschrift

$$t \longmapsto \begin{pmatrix} \sin(t) \\ \cos(t) \end{pmatrix},$$

Er formuliert aus diesem Grund folgende Klasse:

```
import Prog1Tools.*;

/** Diese Klasse soll einen Kreis zeichnen. Leider war der
    Autor zu faul die Klasse zu kommentieren ;-) */
public class KreisPlot implements Plottable {

  public double inf() {return 0;}

  public double sup() {return 2*Math.PI;}

  public double x(double t) {return Math.sin(t);}

  public double y(double t) {return Math.cos(t);}

  public static void main(String[] args) {
    Plotter p=new Plotter(new KreisPlot(),"Kreisplot");
    p.adjustGrid(0.2,0.2);
    p.showGrid(true);
    p.setNumOfPoints(9);
    p.setVisible(true);
    System.out.print("zum Beenden bitte das ");
    System.out.println("Grafikfenster schliessen.");
  }

}
```

Machen Sie sich mit der Klasse `Plotter` und dem Interface `Plottable` vertraut, indem Sie jede Zeile des Programms kommentieren (Leerzeilen und sich schließende Klammern sind natürlich ausgenommen). Übersetzen Sie das Programm und führen Sie es aus. Warum erhalten Sie statt des Kreises nur das in Bild 11.6 dargestellte Achteck?
Korrigieren Sie das Programm, sodass der Kreis auch wie ein Kreis aussieht. Sie können dabei davon ausgehen, dass der Fehler in der `main`-Methode steckt.

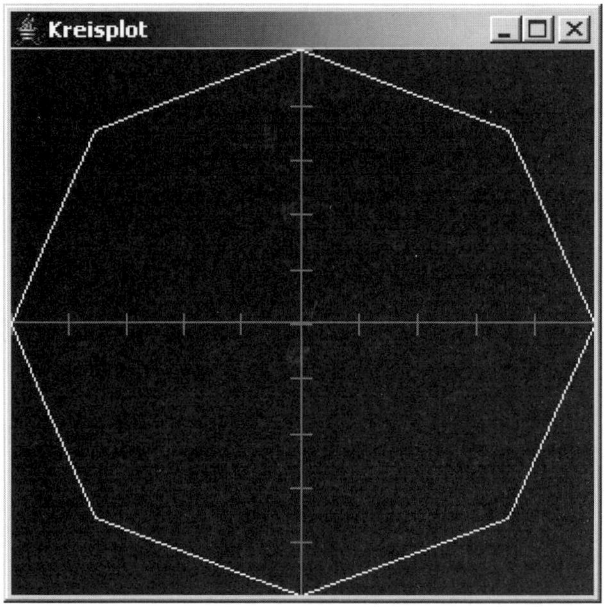

Abbildung 11.6: Ein missglückter Kreis

Aufgabe 11.8

Wer sich noch an seine Schulzeit erinnert, der hat wohl weniger die zweidimensionalen Funktionen im Hinterkopf. Aufgabe war dort viel öfter das Zeichnen einer eindimensionalen Funktion f der Form

$$t \longmapsto f(t).$$

Auch hier können wir unsere Klasse `Plotter` anwenden, indem wir die Funktion als Kurve

$$t \longmapsto \begin{pmatrix} t \\ f(t) \end{pmatrix},$$

auffassen. Schreiben Sie eine Klasse `Funktionsplotter`, die zum Plotten eindimensionaler Funktionen verwendet werden kann. Die Klasse besitze folgende Eigenschaften:

- Die Werte t_{links} und t_{rechts}, in denen die Funktion geplottet werden soll, werden in Klassenvariablen `tlinks` und `trechts` gespeichert.
- Die Klasse soll das Interface `Plottable` implementieren, wobei sich die Methoden `inf` und `sup` aus den Variablen `tlinks` und `trechts` ergeben. Die Methoden `x` und `y` ergeben sich aus obiger Formel, wobei $f(t) = \sin(t)$ gelten soll.

- Die Klasse soll über eine `main`-Methode verfügen. Hier werden die Werte `tlinks` und `trechts` über die Tastatur eingelesen und die Funktion anschließend geplottet.

Starten Sie Ihr Programm mit $t_{\text{links}} = -3.14$ und $t_{\text{rechts}} = +3.14$. Wie können Sie ihre Klasse verwenden, um auch andere Funktionen zu plotten, *ohne* jedoch Änderungen an der Klasse `Funktionsplotter` vorzunehmen?

11.8 Weiteres zum Thema Objektorientierung

11.8.1 Erstellen von Paketen

Ein Paket (englisch: package) stellt eine Sammlung von Klassen dar. Ein Beispiel hierfür ist das Paket `java.lang`, das gewisse Standardklassen (wie etwa `String`) enthält. Es handelt sich um das einzige Paket, das vom System automatisch eingebunden wird.
Ein weiteres Paket, das wir schon seit langem benutzen, sind die `Prog1Tools`. Diese Klassensammlung enthält unter anderem die `IOTools`, die wir für die Eingabe von der Tastatur verwenden. Da das Paket nicht von der Firma Sun stammt und bei der Java-Installation nicht dabei war, haben wir es nachträglich installieren müssen.
Wollen wir ein eigenes Paket definieren – im Folgenden nennen wir es der Einfachheit halber `mypackage` –, gehen wir am einfachsten wie folgt vor:

1. Wir erstellen in unserem Arbeitsverzeichnis ein Unterverzeichnis namens `mypackage`. In diesem Verzeichnis speichern wir alle Dateien mit der Endung `java`, die Klassen dieses Pakets beschreiben.

2. Wollen wir eine neue Klasse `myclass` erstellen, die zum Paket `mypackage` gehören soll, erzeugen wir im Unterverzeichnis `mypackage` eine Datei namens `myclass.java`. Wir schreiben in die erste Zeile

   ```
   package mypackage;
   ```

   und teilen dem Compiler insofern mit, zu welchem Paket unsere Klasse gehört. Sie haben diese Zeile vielleicht schon einmal gesehen, wenn Sie die Übungsaufgabe auf Seite 320 bearbeitet haben. Sämtliche sonstigen Java-Instruktionen (**`import`**-Anweisungen, die Klassendefinition) müssen *nach* der **`package`-Anweisung** stehen. Vor der Anweisung dürfen sich allerhöchstens Kommentare befinden.

3. Wir übersetzen unsere Klasse vom *Arbeitsverzeichnis* aus – nicht vom Unterverzeichnis! Der Aufruf

   Konsole
   ```
   javac -d . mypackage/myclass.java
   ```

unter Unix bzw.

Konsole
```
javac -d . mypackage\myclass.java
```

unter Windows erzeugt eine Datei `myclass.class` und speichert diese im Verzeichnis `mypackage`. Wenn wir in anderen Programmen die Klasse durch die Anweisung

```
import mypackage.myclass;
```

einbinden wollen, weiß das System dank der Verzeichnisstruktur, wo es die `class`-Datei zu suchen hat.

Wird (wie in all unseren früheren Programmen) die **`package`**-Anweisung weggelassen, so gehört die Klasse zu einem nicht benannten Paket, dem so genannten `Standardpaket`. Für unsere kleinen Übungsaufgaben war es natürlich nicht nötig, ein besonderes Paket zu definieren. Wenn wir uns jedoch überlegen, dass Millionen von Menschen Java benutzen, können wir uns vorstellen, dass Klassennamen wie `test`, `myprog` oder `foo` sicherlich mehr als einmal verwendet werden. Pakete ermöglichen uns eine präzise Unterscheidung.
Auch für die Benennung von Paketen gibt es üblicherweise gewisse Konventionen. Mit unserem Paketnamen `Prog1Tools` haben wir beispielsweise gegen diese verstoßen, da die Web-Adresse des Programmierers aus ihm nicht zu ersehen ist. Diese Konventionen sind jedoch für den Programmier-Anfänger mit mehr Aufwand als Nutzen behaftet und werden deshalb an dieser Stelle nicht erwähnt. Interessierte können das jedoch in jedem guten Buch für Fortgeschrittene nachlesen.

11.8.2 Zugriffsrechte

Wir haben bereits an verschiedenen Stellen die Modifikatoren **`private`** und **`public`** verwendet, um Methoden und Variablen einer Klasse für andere Klassen zugreifbar oder nicht zugreifbar zu machen. Private Komponenten waren nur für die Klasse selbst zugänglich, öffentliche Komponenten konnten von allen anderen Klassen verwendet werden.
Zwischen **`private`** und **`public`** existieren in Java noch zwei weitere Stufen für Zugriffsrechte, die wir im Folgenden kurz erwähnen wollen:

- Steht vor einer Komponente kein Modifikator (also weder **`public`** noch **`private`** noch das nachfolgend erklärte **`protected`**), dann besteht für unsere Komponente das so genannte **`package`**-Zugriffsrecht. Dieses Zugriffsrecht erlaubt **allen Klassen desselben Pakets** den Zugriff auf eine Komponente. Gehört eine Klasse also zu einem anderen Paket, so kann diese auf die entsprechende Methode oder Variable nicht zugreifen – selbst wenn sie Kindklasse ist! Das UML-Symbol für das **`package`**-Zugriffsrecht ist die Tilde ($\sim$).[4]

[4] Zur Erinnerung: **`public`** wurde durch ein Plus-, **`private`** durch ein Minuszeichen symbolisiert.

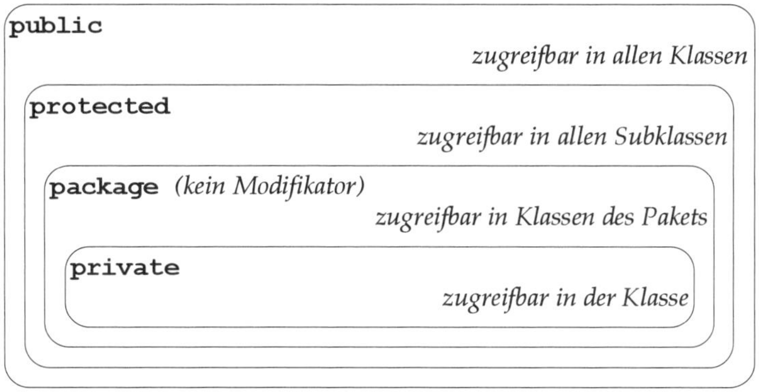

Abbildung 11.7: „Reichweite" der einzelnen Zugriffsrechte

- Der Modifikator **`protected`** erlaubt für ein Element *den Zugriff für die Klasse selbst und alle ihre Subklassen, sowie für Klassen im gleichen Paket*. Für andere Klassen ist das entsprechende Element nicht zugreifbar. Das UML-Symbol für als **`protected`** markierte Elemente ist das Lattenkreuz (#).

  Wie Sie in Abbildung 11.7 sehen, sind die verschiedenen Zugriffsrechte Teilmengen voneinander. Beispielsweise haben öffentlich zugreifbare Komponenten auch Paket-Zugreifbarkeit.

11.8.3 Innere Klassen

Neben Methoden und Variablen können wir auch *Klassen* innerhalb von Klassen definieren. Wenn wir innerhalb einer Klasse eine weitere Klasse definieren, wird diese als **innere Klasse** bezeichnet.
Innere Klassen finden innerhalb der Programmierung mit grafischen Oberflächen häufig Anwendung, da etwa für die Behandlung von Tastatureingaben oder Mausklicks spezielle Klassen geschrieben werden, die sich außerhalb des speziellen grafischen Elements ohnehin nicht wiederverwerten lassen. Prinzipiell gibt es zwei Formen von inneren Klassen:

1. **Statische innere Klassen** werden innerhalb einer Klasse definiert und gehören eben dieser Klasse an. Sie haben diese Form der Klasse bereits in Abschnitt 6.2.2 kennen gelernt.

2. Lässt man in der Klassendefinition das Schlüsselwort **`static`** weg, so ergibt sich eine andere Variante der inneren Klasse. Diese Form ist nicht an eine Klasse, sondern an eine spezielle Instanz gebunden. Das bedeutet, dass man stets ein Objekt der umschließenden Klasse benötigt, um die innere Klasse zu instantiieren.

   Innere Klassen dieser Art haben auf den ersten Blick den Nachteil, dass man sie nicht einfach aus statischen Methoden (etwa der `main`-Methode) heraus erzeugen kann. Diesen Umstand machen sie jedoch mit der verblüffenden Eigenschaft wett, dass sie Zugriff auf sämtliche Instanzvariablen und -methoden der sie umschließenden Klasse haben. Sie können also sowohl auf öffentliche als auch auf private Komponenten zugreifen, als wären diese Bestandteil der eigenen Klasse.

Wir wollen letztgenannte Klassen an einem Beispiel verdeutlichen. Ein Objekt der folgenden Klasse `Aufzaehlung` speichert ein Feld von Zufallszahlen, die man mit Hilfe einer get-Methode auslesen kann:

```java
/** Diese Klasse erzeugt eine Reihe von Zufallszahlen,
  * die man in Form einer Folge durchlaufen kann.
  **/
public class Aufzaehlung {

  /** Feld von Zufallszahlen */
  private double[] zahlen;

  /** Konstruktor. Erzeugt ein Objekt mit n Zufallszahlen */
  public Aufzaehlung(int n) {
    zahlen = new double[n];
    for (int i = 0; i < n; i++)
      zahlen[i] = Math.random();
  }

  /** Gibt die Anzahl der gespeicherten Zahlen aus */
  public int length() {
    return zahlen.length;
  }

  /** Gibt die i-te Zufallszahl zurueck */
  public double getZahl(int i) {
    return zahlen[i];
  }

  /** Main-Methode. Erzeugt ein Zahlenfeld der
    * Laenge 10 und gibt die Zahlen aus.
    */
  public static void main(String[] args) {
    Aufzaehlung zahlen = new Aufzaehlung(10);
    for (int i = 0; i < zahlen.length(); i++) {
      System.out.println(zahlen.getZahl(i));
    }
  }

}
```

Unser Hauptprogramm (die Methode `main`) erzeugt nun ein solches Objekt und gibt die darin gespeicherten Zahlen hintereinander aus. Hierzu bedienen wir uns einer **`for`**-Schleife, mit der wir die Elemente in der Reihenfolge von 0 bis `zahlen.length()` durchgehen.

Dieser Vorgang, eine Menge von Elementen in ihrer gegebenen Reihenfolge durchzugehen, ist schon in vielen Programmen aufgetaucht. Hierbei hatten wir

immer einen gewissen Programmieraufwand, da wir mit Hilfe eines Zählers `i` die Reihenfolge der Objekte selbst verwalten mussten.
Um diesen Vorgang zu vereinfachen, haben die Entwickler von Java verschiedene standardisierte Möglichkeiten vorgesehen. Eine hiervon ist das Interface `Iterator`, das sich im Paket `java.util` befindet. Ein Iterator steht für ein Objekt, das eine Liste von Elementen in einer gewissen Reihenfolge durchgehen kann. Konkrete Realisierungen dieses Interfaces müssen bestimmte Methoden implementieren, die durch das Interface vorgeschrieben werden. Da das Interface in seiner aktuellen Fassung in der neusten Java-Version mit dem Konzept der generischen Programmierung arbeitet, auf das wir erst in Kapitel 14 eingehen werden, wollen wir hier darauf verzichten, bereits mit diesem Interface zu arbeiten.
Wir wollen daher die Funktionalität des Interface `Iterator` mit einem eigenen Interface `Folge` in der Form

```
/** Interface, das Methoden festlegt, die es ermoeglichen, eine
  * Sammlung von Elementen elementweise abzuarbeiten
  */
interface Folge {
  /** Liefert genau dann true, wenn weitere Elemente
    * verfuegbar sind
    */
  boolean elementeVerfuegbar();

  /** Liefert das naechste Element zurueck */
  Object naechstesElement();
}
```

nachbilden. Wie Sie sehen, schreibt unser Interface zwei Methoden vor:

- Die Methode

  ```
  boolean elementeVerfuegbar()
  ```

  prüft, ob die durchzugehende Liste noch weitere Elemente enthält.
- Die Methode

  ```
  Object naechstesElement()
  ```

  gibt das jeweils nächste Element in Form einer Referenz auf ein Objekt zurück.

Wir wollen unserer Klasse `Aufzaehlung` nun eine Methode namens `folge` spendieren, die ein Objekt liefert, das diese Schnittstelle implementiert. Hierzu definieren wir eine innere Klasse

```
private class Aneinanderreihung implements Folge {
```

in der wir das Interface implementieren. Wir verwenden hierbei eine Zählervariable

```
private int zaehler = 0;
```

und erhöhen diese nach und nach, um durch die Elemente unserer Klasse zu wandern. Wenn wir also beispielsweise herausfinden wollen, ob wir bereits am Ende unserer Folge angekommen sind, verwenden wir die Methode `elementeVerfuegbar`:

```
/** Zeigt an, ob es noch mehr Elemente gibt */
public boolean elementeVerfuegbar() {
  return zaehler < zahlen.length;
}
```

Achten Sie darauf, dass die Methode die *private* Instanzvariable `zahlen` verwenden kann. Der Grund hierfür liegt darin, dass wir uns *innerhalb* der umschließenden Klasse Aufzählung befinden. Da der Zugriff somit nicht von außerhalb erfolgt, verstoßen wir in keiner Weise gegen die Prinzipien der Kapselung und des Data Hiding.
Kommen wir nun zur letzten Methode, die unsere innere Klasse zur Realisierung des Interfaces erfüllen muss. Unsere Methode `naechstesElement` liest die jeweils aktuelle Zufallszahl ein und gibt sie als ein Objekt zurück. Wir verwenden hierzu die Wrapperklasse `java.lang.Double`, die Ihnen bereits aus den Übungen (vgl. Abschnitt 11.5) bekannt sein dürfte:

```
/** Gibt das naechste Element zurueck und erhoeht den Zaehler.
  */
public Object naechstesElement() {
  // Wandle die double-Zahl in ein Objekt um
  Double res = new Double(zahlen[zaehler]);
  // Erhoehe den Zaehler
  zaehler++;
  // Gib das Ergebnis zurueck
  return res;
}
```

Wir gehen innerhalb der Methode in drei Schritten vor. Zuerst erzeugen wir unser Ergebnisobjekt, indem wir das Feld `zahlen` unserer umschließenden Klasse auslesen. Im zweiten Schritt erhöhen wir den `zaehler`, damit wir im Zuge der `Folge` weiter vorankommen. Mit der **`return`**-Anweisung geben wir schließlich unser Objekt zurück.
Die folgende `main`-Methode verwendet nun unsere `Folge`, um die im Objekt gespeicherten Werte hintereinander auszugeben. Die `Folge` wird hierbei durch eine Methode der Klasse `Aufzaehlung` erzeugt, die lediglich den Standardkonstruktor unserer inneren Klasse aufruft:[5]

```
/** Erzeuge eine Folge, die den Inhalt repraesentiert.
  */
public Folge folge() {
  return new Aneinanderreihung();
}


/** Main-Methode. Erzeugt ein Zahlenfeld der
  * Laenge 10 und gibt die Zahlen aus.
  */
public static void main(String[] args) {
  Aufzaehlung zahlen = new Aufzaehlung(10);
  for (Folge f = zahlen.folge();
```

[5]Machen Sie sich noch einmal klar, warum die Klasse `Aneinanderreihung` einen solchen Standardkonstruktor besitzt.

```
            f.elementeVerfuegbar();
            System.out.println(f.naechstesElement())
           ) ;
    }
```

Der Vorteil unserer neuen `main`-Methode liegt auf der Hand. Weil sich die `Folge` um die Abwicklung der Reihenfolge kümmert, müssen wir in unserer **`for`**-Schleife keinen Zähler mehr mitführen. Auf diese Weise ersparen wir uns die Gefahr, in die Abwicklung der Schleife einen Fehler einzubauen (weil wir vielleicht bei der Durchführbedingung ein < mit einem <= verwechselt haben).
Ein weiterer Vorteil unserer inneren Klasse ist natürlich auch, dass die Benutzer keinerlei Ahnung haben müssen, wie die interne Struktur der Klasse beschaffen ist. Sie müssen lediglich wissen, wie die Schnittstelle des Interfaces aussieht.
Der Nachteil dieser Programmierweise wird jedoch offensichtlich, wenn man einen Blick auf das komplette Programm wirft:

```
/** Diese Klasse erzeugt eine Reihe von Zufallszahlen,
  * die man in Form einer Folge durchlaufen kann.
  **/
public class Aufzaehlung {

  /** Feld von Zufallszahlen */
  private double[] zahlen;

  /** Konstruktor. Erzeugt ein Objekt mit
    * n Zufallszahlen
    */
  public Aufzaehlung(int n) {
    zahlen = new double[n];
    for (int i = 0; i < n; i++)
      zahlen[i] = Math.random();
  }

  /** Gibt die Anzahl der gespeicherten Zahlen aus */
  public int length() {
    return zahlen.length;
  }

  /** Gibt die i-te Zufallszahl zurueck */
  public double getZahl(int i) {
    return zahlen[i];
  }

  /** Erzeuge eine Folge, die den Inhalt repraesentiert.
    */
  public Folge folge() {
    return new Aneinanderreihung();
  }

  /** Innere Klasse: Definiert eine Folge auf den
    * Zufallsdaten.
    */
  private class Aneinanderreihung implements Folge {

```

```
    /** Ein Zaehler zeigt an, bei welchem Element wir sind */
    private int zaehler = 0;

    /** Zeigt an, ob es noch mehr Elemente gibt */
    public boolean elementeVerfuegbar() {
      return zaehler < zahlen.length;
    }

    /** Gibt das naechste Element zurueck und erhoeht den Zaehler.
      */
    public Object naechstesElement() {
      // Wandle die double-Zahl in ein Objekt um
      Double res = new Double(zahlen[zaehler]);
      // Erhoehe den Zaehler
      zaehler++;
      // Gib das Ergebnis zurueck
      return res;
    }
  }

  /** Main-Methode. Erzeugt ein Zahlenfeld der
    * Laenge 10 und gibt die Zahlen aus.
    */
  public static void main(String[] args) {
    Aufzaehlung zahlen = new Aufzaehlung(10);
    for (Folge f = zahlen.folge();
         f.elementeVerfuegbar();
         System.out.println(f.naechstesElement())
        ) ;
  }
}
```

Durch die Verwendung einer inneren Klasse haben wir eine Schachtelung von Methoden und Variablen in unserem Programmcode. Einige der definierten Methoden gehören zur äußeren, andere wiederum nur zur inneren Klasse. Hierbei kann man leicht die Übersicht verlieren, denn selbst dieses relativ kleine Beispiel wird durch die Schachtelung von Klassen bereits reichlich verwirrend. Sie sollten es sich deshalb stets genau überlegen, ob Sie diesen Preis zu zahlen bereit sind.

11.8.4 Anonyme Klassen

Im letzten Beispiel haben wir gesehen, wie wir mit Hilfe von inneren Klassen zusätzliche, durch allseits bekannte Interfaces gegebene Funktionalität in unsere Klasse bringen konnten – ohne deren konkrete Realisierung offen zu legen. Die Verwendung dieser Klassen machte unser Programm jedoch unübersichtlicher, sodass sich die Lesbarkeit (und damit die Handhabbarkeit unseres Codes bei späteren Erweiterungen) drastisch verschlechterte.
Sind innere Klassen somit das Sinnbild für einen unlesbaren Programmierstil? Die Antwort lautet nein, denn wie so oft im Leben gibt es auch in Java noch eine Form der Steigerung: die so genannten **anonymen Klassen**.
Anonyme Klassen stellen eine Spezialform der inneren Klassen dar. Sie können

quasi an jeder Stelle definiert werden – sogar innerhalb von Methodenaufrufen oder in Wertzuweisungen – und zeichnen sich dadurch aus, dass sie *keinen eigenen Klassennamen* besitzen. Man definiert anonyme Klassen nach folgendem Schema:

Syntaxregel

```
new «NAME DER SUPERKLASSE ODER DES INTERFACES»() {
  // hier Code einfuegen
}
```

Wie Sie sehen, steht die Definition der anonymen Klasse in direktem Zusammenhang mit einem Konstruktoraufruf. Wir definieren eine Klasse, die ein spezielles Interface implementiert oder eine bestimmte Klasse erweitert. Anschließend erzeugen wir genau eine Instanz dieser Klasse – und vergessen dann ihre Definition.

Anonyme Klassen werden hauptsächlich für die Definition von „Wegwerfklassen" verwendet; von Klassen also, die nur ein einziges Mal im gesamten Programm verwendet werden. Unsere innere Klasse wäre hierfür ein idealer Kandidat, da sie nur als Rückgabewert der Methode `folge` verwendet wird. Urteilen Sie selbst, wie sich die Lesbarkeit des Programmcodes auf diese Weise noch weiter verschlechtert:

```
/** Diese Klasse erzeugt eine Reihe von Zufallszahlen,
  * die man in Form einer Folge durchlaufen kann.
  **/
public class Aufzaehlung {

  /** Feld von Zufallszahlen */
  private double[] zahlen;

  /** Konstruktor. Erzeugt ein Objekt mit
    * n Zufallszahlen
    */
  public Aufzaehlung(int n) {
    zahlen = new double[n];
    for (int i = 0; i < n; i++)
      zahlen[i] = Math.random();
  }

  /** Gibt die Anzahl der gespeicherten Zahlen aus */
  public int length() {
    return zahlen.length;
  }

  /** Gibt die i-te Zufallszahl zurueck */
  public double getZahl(int i) {
    return zahlen[i];
  }

  /** Erzeuge eine Folge, die den Inhalt
```

```
     * repraesentiert.
     */
    public Folge folge() {
      return new Folge() {
        /** Ein Zaehler zeigt an, bei welchem Element wir sind */
        private int zaehler = 0;

        /** Zeigt an, ob es noch mehr Elemente gibt */
        public boolean elementeVerfuegbar() {
          return zaehler < zahlen.length;
        }

        /** Gibt das naechste Element zurueck
         * und erhoeht den Zaehler
         */
        public Object naechstesElement() {
          // Wandle die double-Zahl in ein Objekt um
          Double res = new Double(zahlen[zaehler]);
          // Erhoehe den Zaehler
          zaehler++;
          // Gib das Ergebnis zurueck
          return res;
        }
      }; // Ende der anonymen Klasse
    }


    /** Main-Methode. Erzeugt ein Zahlenfeld der
     * Laenge 10 und gibt die Zahlen aus.
     */
    public static void main(String[] args) {
      Aufzaehlung zahlen = new Aufzaehlung(10);
      for (Folge f = zahlen.folge();
           f.elementeVerfuegbar();
           System.out.println(f.naechstesElement())
          ) ;
    }
  }
```

11.9 Zusammenfassung

In diesem Kapitel haben wir gelernt, wie Vererbung und Polymorphismus in Java angewendet werden. Wir haben mit Hilfe des Schlüsselworts **`extends`** Subklassen einer allgemeinen Währungsklasse gebildet, in denen wir spezielle Methoden (`dollarBetrag`) überschrieben. Anschließend haben wir allgemeine Methoden definiert, die auf der allgemeinen Superklasse operierten. Dank des Polymorphismus konnten wir sie jedoch genauso auf die verschiedenen Kindklassen anwenden.

Neben diesen allgemeinen Prinzipien haben wir in diesem Kapitel jedoch auch verschiedene „Spezialitäten“ von Java kennen gelernt. So erfuhren wir, wie sich mit Hilfe abstrakter Klassen oder Interfaces die Schnittstelle einer Vielzahl von

Klassen festlegen lässt, sodass sich die Existenz gewisser Methoden garantieren lässt. Hierbei haben wir insbesondere festgestellt, dass es sich bei Interfaces um die einzige Möglichkeit handelt, Mehrfachvererbung in Java zu realisieren.
Außerdem sind wir auf einige ganz besondere Spezialitäten von Java eingegangen: die inneren und anonymen Klassen. Anhand der Implementierung eines Interface haben wir hierbei gesehen, welche Vorteile diese Form für eine schnelle und einfache Entwicklung bringen kann – wir haben aber auch deutlich erkannt, wie unleserlich und schwer verständlich unser Code hierdurch wird. Wir werden deshalb als Fazit mit auf den Weg nehmen, dass man innere Klassen möglichst vermeiden sollte.

11.10 Übungsaufgaben

Aufgabe 11.9

Innerhalb eines Pakets `mypackage` werden zwei Klassen `Vater` und `Sohn` definiert. `Sohn` ist eine Subklasse der Klasse `Vater`. Beide verfügen über eine Methode `Familienbande`, die *nur für Kindklassen innerhalb des Pakets* zugänglich sein soll.
Welcher Modifikator ist also für die Methode zu nehmen: **`public`**, **`protected`**, **`private`** oder der Standardmodifikator?

Aufgabe 11.10

a) Schreiben Sie folgende Klassen:

- eine Klasse `A` und eine Klasse `B`, die jeweils einen Default-Konstruktor (ohne Parameter) haben, in dem nur ausgegeben wird, dass der entsprechende Konstruktor aufgerufen wurde;
- eine direkte Subklasse `C` von `A`, die keinen Konstruktor und nur ein Attribut vom Typ `B` hat und dieses instantiiert;
- eine Klasse `TestABC`, die nur aus einer `main`-Methode besteht, in der ein Objekt der Klasse `C` instantiiert wird.

b) Bestimmen Sie die Ausgabe von `TestABC`.

c) Modifizieren Sie die Konstruktoren so, dass sie einen Parameter vom Typ `int` haben. Geben Sie auch einen solchen Konstruktor für die Klasse `C` an, der alle notwendigen Initialisierungen der Klasse `C` durchführt.

d) Wieso benötigt man im Konstruktor der Klasse `C` einen `super`-Aufruf?

Aufgabe 11.11

Sie sollen die Herstellung von gelochten Metallplatten mittels objektorientierter Programmierung simulieren. Dazu ist Ihnen die Klasse `MetallPlatte` vorgegeben, die wie folgt definiert ist:

```
public class MetallPlatte {

  /** Laenge der Platte */
  public double laenge;

  /** Breite der Platte */
  public double breite;

  /** Konstruktor */
  public MetallPlatte (double laenge, double breite) {
    this.laenge = laenge;
    this.breite = breite;
  }

  /** Berechnet die Flaeche der Platte */
  public double flaeche() {
    return laenge * breite;
  }

  /** Vergleicht das Gewicht dieser Platte mit dem
  einer anderen MetallPlatte */
  public boolean schwererAls (MetallPlatte p) {
    return (this.flaeche() > p.flaeche());
  }
}
```

a) Schreiben Sie nun eine Klasse `GelochtePlatte`, die von der Klasse `MetallPlatte` erbt und die folgenden zusätzlichen Komponenten bzw. Überladungen enthält:

- **private** Instanzvariablen
  - `anzahlLoecher` (für die Anzahl der aktuell in die Platte eingestanzten Löcher),
  - `lochLaenge` und `lochBreite` (für die Länge und Breite der eingestanzten Löcher) und
  - `loch` vom Typ `MetallPlatte[]` (für die Speicherung der Informationen über die herausgestanzten Teile (Löcher) der Platte),
- einen Konstruktor, der mit Parametern für Länge und Breite der Platte sowie für die maximal zulässige Zahl m von Löchern ausgestattet ist und in seinem Rumpf mittels des Konstruktors der Superklasse ein Platten-Objekt erzeugt, das Feld `loch` in geeigneter Länge (m) erzeugt und die Länge bzw. Breite der Löcher auf $\frac{1}{m}$ der Platten-Länge bzw. -Breite festlegt,

- eine öffentliche Instanzmethode `neuesLochStanzen()`, die (falls noch Platz für ein weiteres Loch da ist) ins Platten-Objekt ein weiteres Loch stanzt, indem im Feld `loch` ein neues Objekt der Klasse `MetallPlatte` erzeugt, die Anzahl der aktuell gestanzten Löcher um 1 erhöht und die Aktion auf dem Bildschirm protokolliert wird, sowie
- eine öffentliche Instanzmethode `flaeche()`, die zunächst mittels der entsprechenden Methode der Superklasse die Fläche der kompletten Platte berechnet, davon die Fläche der Löcher abzieht und den so berechneten Wert als Ergebnis zurückliefert.

b) Schreiben Sie außerdem eine Test-Klasse, die die Klassenmethoden `lochen` und `main` enthält.

Die Methode `lochen` soll einen Parameter `mp` vom Typ `MetallPlatte` aufweisen und

- eine gelochte Platte (so groß wie `mp` und mit maximal 10 Löchern) generieren,
- die Anzahl der tatsächlich zu stanzenden Löcher einlesen,
- entsprechend viele Löcher in die Platte stanzen und
- die gelochte Platte als Ergebnis zurückgeben.

Die `main`-Methode soll

- Längen und Breiten für zwei Metallplatten einlesen,
- entsprechende `MetallPlatte`-Objekte erzeugen,
- unter Verwendung der Instanzmethoden `schwererAls` feststellen, welche Platte die schwerere ist bzw. ob beide Platten gleich schwer sind, und eine Information darüber auf den Bildschirm ausgeben,
- die beiden Platten mittels `lochen` in gelochte Platten verwandeln und
- den Gewichtsvergleich nochmals für die gelochten Platten durchführen.

Wieso lässt sich der letzte Punkt realisieren, ohne dass die abgeleitete Klasse `GelochtePlatte` eine Instanzmethode `schwererAls` enthält?

Aufgabe 11.12

Gegeben seien die Klassen `SpielFigur` und `Bildschirm`, die Sie auf Ihrem Rechner compilieren müssen:

```
public class Bildschirm {
  /** Schreibt 100 Leerzeilen auf den Bildschirm */
  public static void loeschen() {
    for (int i=0; i<100; i++)
      System.out.println();
  }
}
```

Die Klasse `Bildschirm` stellt lediglich die Klassenmethode `loesche()` zur Verfügung, die es erlaubt, eine gerade auf dem Bildschirm stehende Information „verschwinden" zu lassen.

```
/** Beliebige Spielfigur auf einem Schachbrett */
public class SpielFigur {
  /** x-Koordinate (A - H) der Position der Figur */
  private char xPos;

  /** y-Koordinate (1 - 8) der Position der Figur */
  private int yPos;

  /** Farbe der Spielfigur */
  private String farbe;

  /** Konstruktor */
  public SpielFigur (char x, int y, String f) {
    xPos = x;              // belege x-Position
    yPos = y;              // belege y-Position
    farbe= f;              // belege Farbe
    // korrigiere eventuell falsche Positionsangaben
    korrigierePosition();
  }

  /** korrigiert die Positionsangaben */
  private void korrigierePosition () {
    if (xPos < 'A')
      xPos = 'A';
    else if (xPos > 'H')
      xPos = 'H';
    if (yPos < 1)
      yPos = 1;
    else if (yPos > 8)
      yPos = 8;
  }

  /** liefert den Wert der Instanzvariable xPos */
  public char getXpos () {
    return xPos;
  }

  /** liefert den Wert der Instanzvariable yPos */
  public int getYpos () {
    return yPos;
  }

  /** liefert den Wert der Instanzvariable farbe */
  public String getFarbe () {
    return farbe;
  }

  /** bewegt die Figur
   *  um xF Felder nach rechts (< 0 nach links) und
   *  um yF Felder nach oben (< 0 nach unten)
   **/
  public void ziehe (int xF, int yF) {
```

```
    xPos = (char) (xPos + xF);
    yPos = yPos + yF;
    // korrigiere eventuell falsche Positionsangaben
    korrigierePosition();
  }

  /** liefert String-Darstellung des SpielFigur-Objekts */
  public String toString() {
    return farbe + "e Figur auf Feld " + xPos + yPos;
  }
}
```

Die Klasse `SpielFigur` modelliert eine einfache Spielfigur auf einem Schachbrett mit Feldern A1 bis H8, indem die Position der Figur auf dem Brett und die Farbe der Figur in privaten Instanzvariablen gespeichert werden. Mit Hilfe der Instanzmethode `ziehe` kann eine Spielfigur auf dem Brett beliebig bewegt werden. Um sicherzustellen, dass beim Erzeugen oder beim Bewegen eines Objekts der Klasse keine falsche Position (außerhalb von A1 bis H8) erzeugt wird, wird die private Instanzmethode `korrigierePosition` eingesetzt. Die Methode `toString` liefert (wie üblich) eine String-Darstellung für das aufrufende `SpielFigur`-Objekt. Sie sollen nun eine spezialisierte Spielfigur-Klasse implementieren, die einige speziellere Eigenschaften (nämlich die einer Dame-Figur) aufweist.
Gehen Sie dabei wie folgt vor:

a) Schreiben Sie eine Klasse `DameFigur`, die von der Klasse `SpielFigur` erbt.

b) Statten Sie die Klasse `DameFigur` mit einer privaten Instanzvariable `name` aus, die (unveränderlich) die Zeichenkette `"Dame"` enthält.

c) Schreiben Sie (als öffentliche Instanzmethode) eine Überladung für die von der Klasse `SpielFigur` geerbte Methode `ziehe`. Die neue Methode soll einen **`char`**-Parameter `richtung` und einen **`int`**-Parameter `anzahl` aufweisen und einen Dame-Zug für das aufrufende Objekt ausführen. Das heißt, wenn `richtung` den Wert `'-'` hat, soll horizontal gezogen werden, wenn `richtung` den Wert `'|'` hat, soll vertikal gezogen werden und wenn `richtung` den Wert `'/'` oder den Wert `'\'` hat, soll diagonal gezogen werden, und zwar jeweils um `anzahl` Felder.

   Sie können bzw. müssen dabei auf die geerbte Methode `ziehe` zurückgreifen!

d) Implementieren Sie (als öffentliche Instanzmethode) eine **`boolean`**-Methode `trifft` mit einem `DameFigur`-Parameter, die genau dann den Wert **`true`** zurückliefert, wenn sowohl die x- als auch die y-Position des aufrufenden Objekts und des Parameter-Objekts übereinstimmen (d. h., wenn die beiden Figuren auf dem gleichen Schachbrettfeld stehen.

e) Überschreiben Sie die Methode `toString` zur Erzeugung einer `String`-Darstellung des aufrufenden Objekts in der Form

```
Konsole
...e Dame auf Feld XY
```

wobei ... für die Farbe des Objekts und X bzw. Y für die x- und y-Position des Objekts stehen sollen.

Aufgabe 11.13

Sie sollen unter Verwendung der Klassen `DameFigur` und `Bildschirm` eine Klasse `DSpiel` schreiben, die ein sehr einfaches Beute-Jäger-Spiel für zwei Personen realisiert. Bei diesem Spiel stellt ein Spieler eine Dame (die Beute) auf ein beliebiges Feld auf dem Schachbrett (diese Beute bleibt jedoch für den Gegner unsichtbar). Danach setzt der Gegner ebenfalls eine Dame (den Jäger) auf ein beliebiges Feld auf dem Schachbrett und versucht, auf dem Feld mit der Beute zu landen. Trifft er nicht bereits mit dem Setzen seiner Dame auf die Beute, so hat er insgesamt 10 Versuche, um mit einem Dame-Zug (beliebig viele Felder in eine Richtung, entweder horizontal, vertikal oder diagonal) auf dem Feld mit der Beute zu landen.
In der `main`-Methode Ihrer Klasse `DSpiel` soll also Folgendes ablaufen:

- Der erste Spieler gibt die Position und die Farbe seiner Beute-Figur ein, ein entsprechendes Objekt wird erzeugt und der Bildschirm wird (mit Hilfe der Klasse `Bildschirm`) gelöscht.
- Der Gegner gibt die Start-Position und die Farbe seiner Jäger-Figur ein. Dann wird ein entsprechendes Objekt erzeugt.
- Mit Hilfe der Instanzmethode `trifft` wird überprüft, ob der Jäger die Beute bereits getroffen hat und, wenn ja, eine entsprechende Siegesmeldung ausgegeben.
- Andernfalls führt der Jäger in einer 10 mal zu durchlaufenden Schleife jeweils nach Eingabe der Richtung und der Anzahl Felder mit Hilfe der Methode `ziehe` einen Dame-Zug durch. Die Schleife wird (nach Ausgabe einer entsprechenden Siegesmeldung) vorzeitig abgebrochen, wenn die Beute getroffen wurde.
- Wenn der Jäger die Beute in den 10 Versuchen nicht erlegt, wird der Beute-Spieler zum Sieger erklärt.

Ein Beispiel-Programmablauf:

```
Konsole
Positionieren Sie die Beute
Spalte (A bis H) Ihrer Figur? E
Zeile (1 bis 8) Ihrer Figur? 5
Farbe Ihrer Figur? blau

  - Der Bildschirm wird geloescht -
```

```
Die Beute steht. Positionieren Sie den Jaeger
Spalte (A bis H) Ihrer Figur? B
Zeile (1 bis 8) Ihrer Figur? 3
Farbe Ihrer Figur? gelb
Die Beute-Figur steht woanders!
Sie haben nun 10 Dame-Zuege, um die Beute-Figur zu treffen.
Bewegen Sie Ihre gelbe Dame auf Feld B3
Wollen Sie waagrecht (-), senkrecht (|)
  oder diagonal (/, \) ziehen? /
Wie viele Felder ziehen? (> 0 nach rechts oben,
  < 0 nach links unten) 3
Leider kein Treffer!
Bewegen Sie Ihre gelbe Dame auf Feld E6
Wollen Sie waagrecht (-), senkrecht (|)
  oder diagonal (/, \) ziehen? -
Wie viele Felder ziehen? (> 0 nach rechts oben,
  < 0 nach links unten) 1
Leider kein Treffer!
Bewegen Sie Ihre gelbe Dame auf Feld F6
Wollen Sie waagrecht (-), senkrecht (|)
  oder diagonal (/, \) ziehen? /
Wie viele Felder ziehen? (> 0 nach rechts oben,
  < 0 nach links unten) -1
Treffer! Sie (als Jaeger) haben gewonnen
```

Aufgabe 11.14

a) Gegeben Sei das Programm

```
class Mahlzeit {
  Mahlzeit() { System.out.println("Mahlzeit()"); }
}

class Brot {
  Brot() { System.out.println("Brot()"); }
}

class Wurst {
  Wurst() { System.out.println("Wurst()"); }
}

class Salat {
  Salat() { System.out.println("Salat()"); }
}

class Mittagessen extends Mahlzeit {
  Mittagessen() { System.out.println("Mittagessen()"); }
}

class Vesper extends Mittagessen {
```

```
  Vesper() { System.out.println("Vesper()"); }
}

class Sandwich extends Vesper {
  Brot  b = new Brot();
  Wurst w = new Wurst();
  Salat s = new Salat();
  Sandwich() { System.out.println("Sandwich()"); }
  public static void main(String[] args) {
    new Sandwich();
  }
}
```

Bestimmen Sie dessen Ausgabe.

b) In welcher Reihenfolge werden – ganz allgemein – Konstruktoren aufgerufen? Begründen Sie die Antwort.

Aufgabe 11.15

a) Bestimmen Sie die Ausgabe des Programms

```
class Fahrzeug {
  void fahre() { System.out.println("Das Fahrzeug faehrt"); }
}

class Auto extends Fahrzeug {
  void fahre() { System.out.println("Das Auto faehrt"); }
}

class AutoTest {
  public static void main(String[] args) {
    Fahrzeug f;
    Auto a = new Auto();
    f = a;
    f.fahre();
  }
}
```

b) Bestimmen Sie die Ausgabe des Programms

```
class AKlasse {
  public int wert = 0;
  public int wert() {
    return this.wert;
  }
}

class CKlasse extends AKlasse {
  public int wert = 1;
  public int wert() {
    return this.wert;
  }
}
```

```
public class ElchTest {
  public static void main(String argv[]) {
    AKlasse a = new AKlasse();
    System.out.println("Wert von a ist: " + a.wert);
    System.out.println("Wert von a ist: " + a.wert());
    CKlasse b = new CKlasse();
    System.out.println("Wert von b ist: " + b.wert);
    System.out.println("Wert von b ist: " + b.wert());
    AKlasse c = b;
    System.out.println("Wert von c ist: " + c.wert);
    System.out.println("Wert von c ist: " + c.wert());
  }
}
```

Aufgabe 11.16

Gegeben seien die folgenden Klassen, die teilweise überschriebene Methoden `tell` enthalten bzw. aufrufen:

```
public class A {
  private void tell() {
    System.out.println("AAAA");
  }
}

public class B extends A {
  public void tell() {
    System.out.println("BBBB");
  }
}

public class C extends B {
}

public class D extends C {
  public void tell() {
    System.out.println("DDDD");
  }
}

public class ABCD {
  public static void main (String[] args) {
    A a = new A();
    a.tell();  // Aufruf 1
    B b = new B();
    b.tell();  // Aufruf 2
    C c = new C();
    c.tell();  // Aufruf 3
    D d = new D();
    d.tell();  // Aufruf 4
  }
}
```

Welche der 4 Methoden-Aufrufe sind unzulässig? Geben Sie bei zulässigen Aufrufen an, was auf dem Bildschirm ausgegeben wird.

Aufgabe 11.17

Gegeben sei folgende Klasse zur Darstellung und Bearbeitung von Punkten in der Ebene:

```
/** Klasse fuer Punkte (x,y) in der Ebene */
public class Point {
  private double x;
  private double y;

  public Point (double x, double y) {
    this.x = x;
    this.y = y;
  }

  public double getX() {
    return x;
  }

  public double getY() {
    return y;
  }

  public void turn(double phi) {
    // dreht das aufrufende Point-Objekt um den Winkel phi
    double xAlt = x;
    x = xAlt * Math.cos(phi) - y * Math.sin(phi);
    y = xAlt * Math.sin(phi) + y * Math.cos(phi);
  }

  public static double distance (Point p, Point q) {
    // liefert den Abstand zwischen p und q
    double xdiff = p.getX() - q.getX();
    double ydiff = p.getY() - q.getY();
    return Math.sqrt(xdiff * xdiff + ydiff * ydiff);
  }

  public String toString() {
    // liefert die String-Darstellung des aufrufenden Point-Objekts
    return "(" + x + "," + y + ")";
  }
}
```

Ergänzen Sie auf der nachfolgenden Seite die fehlenden Teile der Klasse `Strecke` (zur Darstellung und Bearbeitung von Strecken in der Ebene) unter Verwendung der Klasse `Point`.

a) Führen Sie zwei private Instanzvariablen `p` und `q` (die beiden Endpunkte der Strecke) ein.

b) Vervollständigen Sie den Konstruktor (die beiden Parameter stellen gerade die Endpunkte der Strecke dar).

c) Vervollständigen Sie die Methode `toString()`, die die `String`-Darstellung des Streckenobjekts in der Form `pStr_qStr` zurückliefert, wobei `pStr` und `qStr` gerade die `String`-Darstellungen für die Instanzvariablen `p` und `q` sind.

d) Vervollständigen Sie die Methode `getLaenge()`, die (unter Verwendung der Klassenmethode `distance` der Klasse `Point`) die Länge (siehe Hinweis) des `Strecke`-Objekts berechnet und zurückliefert.

e) Vervollständigen Sie die Methode `turn`, die das `Strecke`-Objekt um den Winkel `phi` um den Ursprung dreht, indem für die zwei Endpunkte der Strecke die Instanzmethode `turn` für `Point`-Objekte aufgerufen wird.

Hinweis: Die Länge der von den Punkten p und q gebildeten Strecke ist gerade der Abstand (distance) der beiden Punkte p und q in der Ebene.

Aufgabe 11.18

Schreiben Sie eine Klasse `RunStrecke`, in deren `main`-Methode **unter Verwendung der Methoden** `getLaenge` und `turn` der Klasse `Strecke`

- zwei Punkte $a = (1, 1)$ und $b = (3, 3)$ konstruiert werden,
- eine Strecke aus den Punkten a und b konstruiert wird,
- die Strecke ausgegeben wird,
- ein Drehwinkel ϕ (als **`double`**-Wert) eingelesen wird,
- die Strecke um diesen Winkel gedreht wird und
- die Länge der gedrehten Strecke berechnet und ausgegeben wird.

Kapitel 12

Praxisbeispiele

Nach all der grauen Theorie soll nun wieder einmal ein Kapitel mit etwas konkreteren Beispielen folgen. Wir werden anhand von drei Beispielen den Umgang mit Klassen erproben und hierbei mehr oder minder komplexe Probleme in Java lösen.

12.1 Streng geheim

12.1.1 Aufgabenstellung

Stellen Sie sich vor, Sie arbeiten für einen kleinen, aber exklusiven Club von Geheimagenten. Sie trinken Ihren Martini geschüttelt (nicht gerührt) und sind auf der ganzen Welt „geschäftlich" unterwegs.
In den letzten Jahren hat sich die Arbeitswelt eines Geheimagenten leider drastisch verändert. Vorbei sind die Zeiten, an denen Sie geheime Nachrichten in toten Briefkästen unter einsamen Parkbänken fanden. Vorbei auch die Zeiten, in denen Sie so wundervolle Erkennungssätze wie „in einem warmen Sommer flogen die Schwalben stets tief" auswendig daherbeten mussten. Heutzutage verschicken Sie Ihre Geheimbotschaften per E-Mail und geben sich lediglich per Retina-Scan, PIN-Nummer und digitaler Signatur zu erkennen.
Leider haben Sie in letzter Zeit Probleme mit der Sicherheit Ihrer Post festgestellt. Schon mehrere Nachrichten wurden abgefangen, entschlüsselt und gegen Sie verwendet. Die explodierende Cocktailkirsche fanden Sie ja noch ganz lustig, aber als man Ihren Goldhamster neulich bei seinem täglichen Spaziergang von einem Kampfhund verfolgen ließ, war das Maß voll!
Aus diesem Grund haben Sie beschlossen, Ihr eigenes Sicherheitssystem zu entwickeln. Sie wollen ein Programm schreiben, das eine Nachricht ver- und entschlüsseln kann. Das Programm soll hierbei so flexibel sein, dass Sie die konkrete Form der Verschlüsselung jederzeit austauschen können.

Encoder
encode(String): String *decode(String): String*

Abbildung 12.1: Die abstrakte Klasse `Encoder`

12.1.2 Analyse des Problems

Wir beginnen damit, die Aktion des Ver- und Entschlüsselns in einer Klasse zu modellieren. Wie bei der Klasse `Waehrung` beginnen wir auch hier wieder mit einer abstrakten Klasse, die lediglich die Schnittstelle für ihre Subklassen vorgibt. Abbildung 12.1 zeigt den Entwurf unserer Klasse, die wir `Encoder` nennen wollen. Unsere Klasse verfügt über zwei Methoden, `encode` und `decode` genannt, die einen beliebigen `String` ver- und entschlüsseln können. Um dies zu demonstrieren, werden wir in späteren Tests die folgende Methode `demo` verwenden:

```
/** Liest eine Textzeile ein, ver- und entschluesselt
 diese */
public static void demo(Encoder enc) {
  // Lies die zu verschluesselnde Zeile ein
  String line=IOTools.readLine("Zu verschluesselnde Zeile: ");
  // Verschluessele die Zeile
  String encoded=enc.encode(line);
  System.out.println("Verschluesselt: " + encoded);
  // Entschluessele die Zeile
  String decoded=enc.decode(encoded);
  System.out.println("Entschluesselt: " + decoded);
  // Test: entsprechen sich Original und Kopie ?
  if (line.equals(decoded)) // Sind die beiden Strings gleich?
    System.out.println("VERSCHLUESSELUNG ERFOLGREICH!");
  else
    System.out.println("PROGRAMMFEHLER!");
}
```

Unsere Methode liest eine Textzeile von der Tastatur ein, die es zu verschlüsseln gilt. Zur Verschlüsselung verwendet sie ein `Encoder`-Objekt, das ihr als Argument beim Methodenaufruf übergeben wurde. Mit Hilfe der Methode `encode` des Objektes kann sie den Text dann verschlüsseln und auf dem Bildschirm ausgeben.

Anschließend soll getestet werden, ob die Verschlüsselung erfolgreich war. Zu diesem Zweck wird der `String` mit Hilfe der Methode `decode` wieder rückübersetzt und auf dem Bildschirm ausgegeben. Anschließend verwendet das Programm die Methode `equals`, um den entschlüsselten `String` mit dem Original zu vergleichen. Stimmen beide Texte überein, so war die Verschlüsselung erfolgreich.

Wir werden uns nun der Aufgabe widmen, verschiedene Verschlüsselungsalgorithmen in Java zu realisieren. Da dieses Buch natürlich keine Kenntnisse in Kryptographie voraussetzen kann, bleiben wir bei relativ einfachen und verständlichen Methoden. Werfen wir jedoch zuerst noch einen Blick auf unsere abstrakte Superklasse `Encoder`:

```
/** Diese Klasse symbolisiert eine beliebige
    Verschluesselung */
public abstract class Encoder {

  /** Verschluesselt einen String */
  public abstract String encode(String s);

  /** Entschluesselt einen String anhand eines
      gegebenen Schluessels */
  public abstract String decode(String s);

}
```

12.1.3 Verschlüsselung durch Aufblähen

Beginnen wir mit einer einfachen Methode, wie Sie sie vielleicht schon einmal in alten Detektivromanen oder Kindergeschichten gelesen haben. Wir verschlüsseln einen Text, indem wir jeweils zwei Buchstaben einer Nachricht miteinander vertauschen und in deren Mitte einen zufälligen anderen Buchstaben einfügen. Da unsere Nachricht hierbei durch die Zufallsbuchstaben „aufgebläht" wird, nennen wir unsere Realisierung in Java einfach `Inflater`:

```
/** Verschluesselt einen String, indem jeweils
    zwei Zeichen paarweise vertauscht werden und
    zwischen diese ein weiteres zufaelliges Zeichen
    einfuegt wird. */
public class Inflater extends Encoder {

  /** Verschluesselt einen String */
  public String encode(String s) {
    // Wandle den String in ein char-Array um
    // (toCharArray ist Methode der Klasse String)
    char[] c = s.toCharArray();
    // Initialisiere den String res,
    // der das Ergebnis enthalten soll
    String res="";
    // Wende den Algorithmus immer auf zwei Zeichen an
    for (int i=0;i<c.length-1;i=i+2) {
      char c1=c[i];   // das erste Zeichen
      char c2=c[i+1]; // das zweite Zeichen
      // Bestimme ein drittes, zufaelliges Zeichen
      char c3=(char)('a'+26*Math.random());
      // tausche c2,c1 und fuege c3 dazwischen
      res=res+c2+c3+c1;
    }
    // Falls die Laenge des Feldes ungerade war,
```

```
25      // haben wir ein Zeichen uebersehen
26      if (c.length%2!=0) {
27        // Dieses Zeichen muessen wir noch hinzufuegen
28        res=res+c[c.length-1];
29      }
30      // Gib das Ergebnis zurueck
31      return res;
32    }
33
34    /** Entschluesselt einen String */
35    public String decode(String s) {
36      // Wandle den String in ein char-Array um
37      char[] c=s.toCharArray();
38      // Initialisiere den String res,
39      // der das Ergebnis enthalten soll
40      String res="";
41      // Wende den Algorithmus immer auf drei Zeichen an
42      for (int i=0;i<c.length-2;i=i+3) {
43        // zuerst das Zeichen c1, das ja an Stelle 3 steht
44        res=res+c[i+2];
45        // nun das   Zeichen c2
46        res=res+c[i];
47        // das Zeichen c3 faellt weg!
48      }
49      // Teste, ob ein Zeichen uebersehen wurde
50      if (c.length % 3 != 0) {
51        res=res + c[c.length - 1];
52      }
53      // Gib das Ergebnis zurueck
54      return res;
55    }
56
57  }
```

Gehen wir nun die wichtigsten Merkmale unserer neuen Klasse durch. Unsere Klasse besitzt keinerlei Instanzvariablen, da unser Algorithmus derlei Dinge nicht benötigt. Da wir also keine speziellen Werte initialisieren müssen, brauchen wir uns auch um Konstruktoren keine Gedanken zu machen – der vom Compiler eingefügte Standardkonstruktor reicht vollkommen aus!

Wir machen es uns also lediglich zur Aufgabe, die abstrakten Methoden `decode` und `encode` unserer Superklasse zu überschreiben. Hierbei beginnen wir mit der Methode `encode` in Zeile 8.

Da wir innerhalb der Methode nicht mit der kompletten Zeichenkette, sondern mit einzelnen Buchstaben arbeiten müssen, können wir mit dem Datentyp `String` leider wenig anfangen. Glücklicherweise besitzt die Klasse `String` jedoch eine Instanzmethode namens `toCharArray`. Diese Methode wandelt das Stringobjekt in ein Feld von **`char`**-Variablen um, das wir im Programm durch die Variable `c` referenzieren (Zeile 11).

Nun können wir statt mit einem String mit einem Feld von einzelnen Zeichen arbeiten. Zuerst erzeugen wir einen leeren `String res`, in dem wir unser verschlüsseltes Ergebnis erzeugen (Zeile 14). Anschließend gehen wir in einer Schlei-

fe (Zeile 16) durch die einzelnen Komponenten des Feldes – also die Buchstaben. Da wir jeweils ein Buchstabenpaar betrachten, erhöhen wir unseren Zähler `i` in Zweierschritten.
Innerhalb unserer Schleife bezeichnen wir die Buchstaben des aktuell betrachteten Paares mit `c1` und `c2` (Zeile 17 und 18). Ein drittes Zeichen `c3`, das wir später zwischen die beiden Zeichen einfügen wollen, bestimmen wir in Zeile 20 rein zufällig. Nachdem wir diese drei Zeichen festgelegt haben, müssen wir sie nur noch in vertauschter Reihenfolge an unseren Ergebnisstring anhängen (Zeile 22).
Nach dieser relativ simplen Schleife wären wir eigentlich bereits fertig – wenn wir nicht einen wichtigen Sonderfall übersehen hätten. Angenommen, wir wollten das Wort „Hallo" verschlüsseln, das aus exakt fünf Zeichen besteht. In diesem Fall hätten wir die Buchstabenpaare „Ha" und „ll", die in der Schleife bearbeitet werden können. Nichtsdestotrotz darf das letzte Zeichen („o") nicht unter den Tisch fallen!
Zu diesem Zweck prüfen wir in Zeile 26, ob die Länge unserer Zeichen ungerade war. Trifft dieser Fall zu, so müssen wir an unser Ergebnis `res` das letzte verbliebene Zeichen anhängen (Zeile 28). Erst anschließend können wir das Resultat zurückgeben.
In der Dekodierungsphase (`decode`) müssen wir den Vorgang der Verschlüsselung nun wieder rückgängig machen. Zu diesem Zweck wandeln wir den übergebenen `String` mit Hilfe der Methode `toCharArray` wieder in ein Feld von einzelnen Zeichen um (Zeile 37). In einer anschließenden Schleife betrachten wir jeweils ein *Tripel* von Zeichen (also drei Stück). Wir fügen erst das dritte und dann das erste dieser Zeichen an unseren Ergebnisstring an (Zeile 44 und 46). Das mittlere Zeichen, das wir bei der Verschlüsselung zufällig eingefügt haben, fällt hierbei unter den Tisch.
Natürlich müssen wir auch in dieser Methode überprüfen, ob wir wegen eines Sonderfalls ein Zeichen übersehen haben. Da wir in diesem Fall Zahlentripel statt -paare betrachten, testen wir hierzu einfach, ob die Länge unseres Feldes durch 3 teilbar ist (Zeile 50).
Natürlich ist diese Methode der Verschlüsselung nicht besonders effizient. Durch simples Ausprobieren kann selbst ein Kind innerhalb kürzester Zeit hinter den Trick kommen, mit dem wir unsere Nachricht zu schützen versuchen. Wir werden deshalb im nächsten Abschnitt eine etwas interessantere Form der Verschlüsselung realisieren.

12.1.4 XOR-Verschlüsselung

Eines der einfachsten Verfahren aus der Verschlüsselungstechnik ist die so genannte XOR-Verschlüsselung. Hierbei werden die einzelnen zu verschlüsselnden Zeichen als binäre Zahlenreihen aufgefasst. Jedes Zeichen wird mit einem so genannten **Schlüssel** verknüpft. Hierbei handelt es sich eben um eine weitere binäre Zahlenreihe, die dem Benutzer bzw. der Benutzerin bekannt ist. Zeichen und Schlüssel werden über die binäre Operation **exklusives Oder** (englisch: „exclu-

sive or“ oder einfach XOR) verknüpft. In Java ist dies der Dach-Operator ^. Werden alle Zeichen (als binäre Zahlen aufgefasst) mit dem Schlüssel verknüpft, so ergibt sich eine Folge von neuen Zahlen, die auf den ersten Blick mit den originalen Zahlen nichts mehr zu tun haben. Erst eine weitere Verknüpfung mit dem Schlüssel ergibt wieder die originale Zahlen- bzw. Zeichenfolge.
Die folgende Klasse realisiert die XOR-Verschlüsselung:

```
1  /** Diese Klasse realisiert die so genannte XOR-Verschluesselung */
2  public class XorEncoder extends Encoder {
3
4    /** Hier wird der geheime Schluessel abgespeichert */
5    private int key;
6
7    /** Konstruktor. Dem Objekt wird der
8        geheime Schluessel uebergeben */
9    public XorEncoder(int key) {
10     this.key = key;
11   }
12
13   /** Verschluesselt einen String anhand
14       eines gegebenen Schluessels */
15   public String encode(String s) {
16     // Wandle den String in ein char-Array um
17     // (toCharArray ist Methode der Klasse String)
18     char[] c = s.toCharArray();
19     // Wende auf die einzelnen Zeichen die XOR-Verschluesselung an
20     for (int i=0;i<c.length;i++)
21       c[i]=(char)(c[i]^key);
22     // Gib das verschluesselte Feld als Array zurueck
23     return new String(c);
24   }
25
26   /** Entschluesselt einen String anhand eines
27       gegebenen Schluessels */
28   public String decode(String s) {
29     // Bei der einfachen XOR-Verschluesselung
30     // sind Ver- und Entschluesselung identisch.
31     // Wir koennen also die Methode encode verwenden
32     return encode(s);
33   }
34
35 }
```

Wir wollen nun die Realisierung der Klasse in einzelnen Schritten durchgehen:

1. Um den von uns verwendeten Schlüssel speichern zu können, haben wir eine private Instanzvariable key definiert (Zeile 5). Die Variable ist hierbei vom Typ **int**.

2. Im anschließend definierten Konstruktor (Zeile 9 bis 11) müssen wir den Schlüssel auf einen bestimmten Wert setzen. Hierzu übergeben wir einen Schlüssel als Argument, den wir in Zeile 10 in unsere Instanzvariable schreiben.

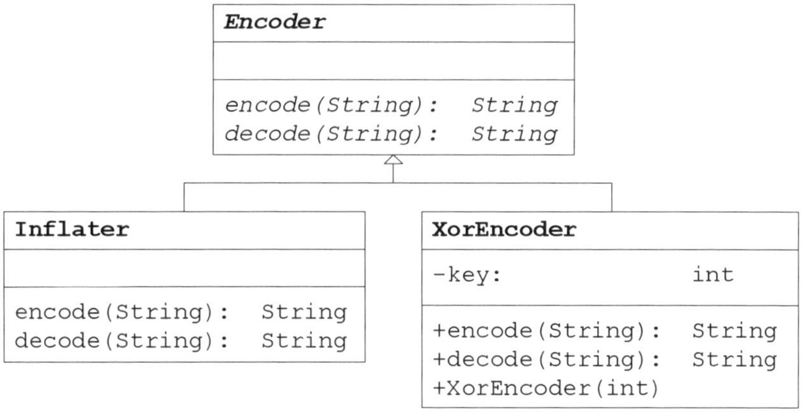

Abbildung 12.2: Konkrete Realisierungen der Klasse `Encoder`

3. Die eigentliche Verschlüsselung ist nun noch einfacher als in unserer `Inflater`-Klasse. Wir wandeln unseren String wieder in ein Feld von Zeichen um (Zeile 18), das wir in einer Schleife durchlaufen (Zeile 20). Innerhalb der Schleife verknüpfen wir jeden einzelnen Feldeintrag durch ein exklusives Oder mit dem Schlüssel (Zeile 21). An Ende wandeln wir das resultierende Feld lediglich wieder in einen String um und geben diesen als Ergebnis zurück (Zeile 23). Hierbei nutzen wir den Umstand, dass die Klasse `String` einen Konstruktor besitzt, der eben dies leistet.

4. Die Entschlüsselung einer Zeichenkette geschieht wieder durch eine Verknüpfung mit dem Schlüssel. Wir müssen also lediglich innerhalb der Methode `decode` einen Aufruf der Methode `encode` realisieren (Zeile 32).

Die Verschlüsselung durch exklusives Oder ist ein wenig sicherer als der Inflater-Algorithmus. Für einen professionellen Hacker stellt er natürlich kein Problem dar, da die Zahl der möglichen Schlüssel sehr gering ist (insbesondere, wenn er zur Entschlüsselung einen Computer einsetzt). Da dieses Buch aber keinen Lehrgang in Kryptographie darstellen soll, mag uns dieser Algorithmus genügen.

12.1.5 Ein einfacher Test

Wir wollen jetzt unsere Methode `demo` verwenden, um die Funktionalität unserer Verschlüsselungsklassen zu testen. Da sich beide Klassen von der allgemeinen `Encoder`-Klasse ableiten (vgl. Abbildung 12.2), ist uns dies auch problemlos möglich. Wir entwerfen ein einfaches Testprogramm, das unseren Zwecken genügt:

```
import Prog1Tools.*;

/** Ein einfaches Demonstrationsprogramm */
public class CodingDemo {

  /** Liest eine Textzeile ein, ver- und entschluesselt
   diese */
  public static void demo(Encoder enc) {
    // Lies die zu verschluesselnde Zeile ein
    String line=IOTools.readLine("Zu verschluesselnde Zeile: ");
    // Verschluessele die Zeile
    String encoded=enc.encode(line);
    System.out.println("Verschluesselt: " + encoded);
    // Entschluessele die Zeile
    String decoded=enc.decode(encoded);
    System.out.println("Entschluesselt: " + decoded);
    // Test: entsprechen sich Original und Kopie ?
    if (line.equals(decoded)) // Sind die beiden Strings gleich?
      System.out.println("VERSCHLUESSELUNG ERFOLGREICH!");
    else
      System.out.println("PROGRAMMFEHLER!");
  }

  /** Die Main-Methode liest einen Schluessel ein, baut ein
   Verschluesselungsobjekt auf und ruft die demo-Routine auf */
  public static void main(String[] args) {
    // Wir suchen uns eine zu verwendende Codierung aus
    System.out.println("Codierungs-Demo                    \n" +
                       "===================================\n" +
                       "1 = Demo mit \"Inflater\"-Algorithmus\n" +
                       "2 = Demo mit XOR-Verschluesselung  \n" +
                       "===================================\n" +
                       "\n"
                      );
    int auswahl = IOTools.readInteger("Ihre Wahl:");
    // Nun durchlaufen wir das eigentliche Demo-Programm
    switch(auswahl) {
      case 1:
        // Der Inflater kommt ohne einen Schluessel aus
        demo(new Inflater());
        break;
      case 2:
        // In diesem Fall brauchen wir noch einen Schluessel
        int key=IOTools.readInteger("Bitte Schluessel eingeben: ");
        Encoder enc = new XorEncoder(key);
        demo(enc);
        break;
      default:
        System.out.println("Ungueltige Auswahl!");
    }
  }
}
```

Die Methode demo ist uns bereits bekannt und muss an dieser Stelle nicht weiter erläutert werden: sie liest einen Text von der Tastatur ein, verschlüsselt und ent-

schlüsselt ihn wieder. Aufgabe der Methode `main` ist es lediglich, den Benutzer bzw. die Benutzerin zwischen den verschiedenen Verschlüsselungsalgorithmen wählen zu lassen. Im Fall der Verschlüsselung durch Aufblähen wird hierzu ein `Inflater`-Objekt erzeugt (Zeile 40), im Falle der XOR-Verschlüsselung verwenden wir eine Instanz der Klasse `XorEncoder` (Zeile 45 und 46). In letzterem Fall lesen wir zuvor noch den zu verwendenden Schlüssel von der Tastatur ein (Zeile 44).
Wir übersetzen unser Programm und lassen es mit den verschiedenen Verschlüsselungsalgorithmen ablaufen. Wir beginnen mit der Klasse `Inflater`:

Konsole
```
Codierungs-Demo
====================================
1 = Demo mit "Inflater"-Algorithmus
2 = Demo mit XOR-Verschluesselung
====================================

Ihre Wahl:1
Zu verschluesselnde Zeile: Programmieren macht Spass
Verschluesselt: rsPgaoazrmumeyietr dnaomhoc btpvSsxas
Entschluesselt: Programmieren macht Spass
VERSCHLUESSELUNG ERFOLGREICH!
```

Wie wir sehen, war die Verschlüsselung unserer Zeile erfolgreich. Das gilt auch für die Verschlüsselung mit exklusivem Oder:

Konsole
```
Codierungs-Demo
====================================
1 = Demo mit "Inflater"-Algorithmus
2 = Demo mit XOR-Verschluesselung
====================================

Ihre Wahl:2
Bitte Schluessel eingeben: 1
Zu verschluesselnde Zeile: Programmieren macht Spass
Verschluesselt: Qsnfs`llhdsdo!l`biu!Rq`rr
Entschluesselt: Programmieren macht Spass
VERSCHLUESSELUNG ERFOLGREICH!
```

Machen Sie sich selbst ein Bild davon, welche der beiden Verschlüsselungen mit bloßem Auge leichter zu „knacken“ ist.

12.1.6 Übungsaufgaben

Aufgabe 12.1

Schreiben Sie eine Klasse `XorInflater`, die die Verschlüsselungen durch Aufblähen und mit exklusivem Oder miteinander kombiniert: die Nachricht soll zu-

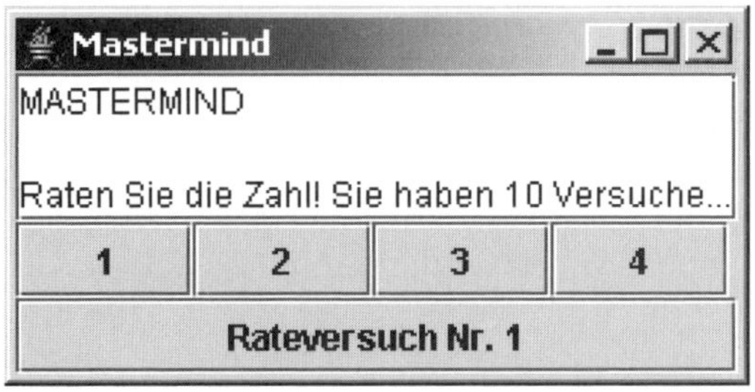

Abbildung 12.3: Eine grafische Oberfläche für Mastermind

erst durch den `Inflater`-Algorithmus aufgebläht und anschließend mit exklusivem Oder verschlüsselt werden. Hierbei soll der `XorInflater` natürlich auch eine Subklasse von `Encoder` sein.
Erweitern Sie die `main`-Methode der Klasse `CodingDemo` so, dass eine Verschlüsselung durch den `XorInflater` möglich ist.

12.2 Mastermind zum Dritten

12.2.1 Aufgabenstellung

Erinnern Sie sich noch an Kapitel 8? In diesem Kapitel haben wir uns mit dem Spiel Mastermind beschäftigt. Das Resultat war eine kleine spielbare Version mit Eingabe über die Tastatur.
Leider verkaufen sich Spiele heutzutage überhaupt nicht, sofern sie nicht ein Mindestmaß an grafischer Oberfläche besitzen. Ziel dieser Übung wird es deshalb sein, unser altes Spiel durch die in Abbildung 12.3 gezeigte Fensterdarstellung „aufzupeppen". Wir werden diese Aufgabe mit objektorientierten Mitteln lösen, ohne auch nur eine einzige Zeile Grafikprogrammierung zu verwenden.

12.2.2 Die Klassen `GameModel` und `GameEngine`

Natürlich können wir uns in diesem einführenden Band nicht mit derart komplizierten Dingen wie der Programmierung grafischer Oberflächen beschäftigen. Wir gehen davon aus, dass es genug andere Menschen gibt, die dieses schon vor uns getan haben – und verwenden eine ihrer vorgefertigten Komponenten.[1]

[1] Dieser Vorgang der **Wiederverwertung** von bereits definierten Klassen macht eine der Stärken der objektorientierten Programmierung aus. Probleme wie die Programmierung eines Spieles lassen sich in thematisch zusammenhängende Blöcke (wie etwa die Programmierung der Grafik oder der Entwurf der Spielelogik) aufteilen, die dann unabhängig voneinander von verschiedenen Entwicklern bearbeitet werden. Hat man sich vorher auf eine genaue Schnittstelle geeinigt, arbeiten all diese Teile später reibungslos miteinander zusammen.

Class Tree Deprecated Index Help
PREV CLASS NEXT CLASS
SUMMARY: INNER | FIELD | CONSTR |METHOD
FRAMES NO FRAMES
DETAIL: FIELD | CONSTR |METHOD

Prog1Tools

Interface GameModel

public abstract interface **GameModel**

Klassen, die dieses Interface implementieren, können von der GameEngine als Spiel dargestellt und gesteuert werden.

Method Summary

`void`	`buttonPressed(int row, int col)` Signalisiert, dass ein bestimmter Button gedrückt wurde.
`int`	`columns()` Gibt die Anzahl der Spalten des Spielbretts zurück.
`void`	`firePressed()` Signalisert, dass der Feuer-Button gedrückt wurde.
`char`	`getContent(int row, int col)` Gibt den aktuellen Inhalt eines bestimmten Feldes zurück.
`java.lang.String`	`getFireLabel()` Gibt den Text zurück, der aktuell auf dem Feuer-Button stehen soll.
`java.lang.String`	`getGameName()` Gibt den Namen des Spieles als String zurück.
`java.lang.String`	`getMessages()` Gibt den Text zurück, der in der aktuellen Runde im Meldefenster stehen soll.
`int`	`rows()` Gibt die Anzahl der Zeilen des Spielbretts zurück.

Method Detail

rows

`public int rows()`

Gibt die Anzahl der Zeilen des Spielbretts zurück. Die Anzahl darf sich im Laufe des Spieles nicht mehr verändern.

columns

`public int columns()`

Gibt die Anzahl der Spalten des Spielbretts zurück. Die Anzahl darf sich im Laufe des Spieles nicht mehr verändern.

Abbildung 12.4: Dokumentation der Klasse `GameModel` (Seite 1)

getFireLabel

```
public java.lang.String getFireLabel()
```

Gibt den Text zurück, der aktuell auf dem Feuer-Button stehen soll.

getMessages

```
public java.lang.String getMessages()
```

Gibt den Text zurück, der in der aktuellen Runde im Meldefenster stehen soll.

getGameName

```
public java.lang.String getGameName()
```

Gibt den Namen des Spieles als String zurück.

getContent

```
public char getContent(int row,
                       int col)
```

Gibt den aktuellen Inhalt eines bestimmten Feldes zurück.

Parameters:

`row` - die Zeile, von 0 an gezählt
`col` - die Spalte, von 0 an gezählt

buttonPressed

```
public void buttonPressed(int row,
                          int col)
```

Signalisiert, dass ein bestimmter Button gedrückt wurde.

Parameters:

`row` - die Zeile, von 0 an gezählt
`col` - die Spalte, von 0 an gezählt

firePressed

```
public void firePressed()
```

Signalisert, dass der Feuer-Button gedrückt wurde.

Class **Tree** **Deprecated** **Index** **Help**

PREV CLASS NEXT CLASS — **FRAMES** **NO FRAMES**

SUMMARY: INNER | FIELD | CONSTR |METHOD — DETAIL: FIELD | CONSTR |METHOD

Abbildung 12.5: Dokumentation der Klasse `GameModel` (Seite 2)

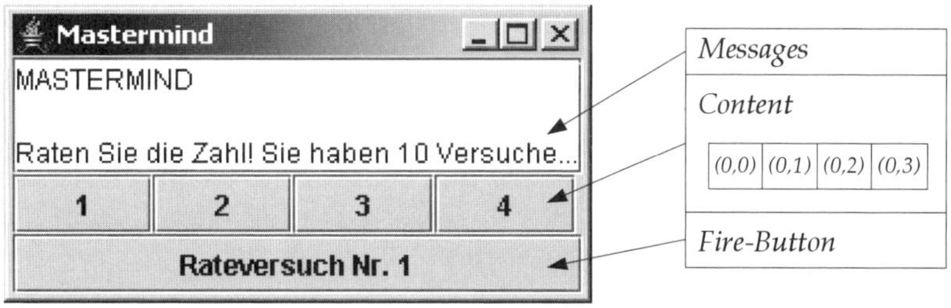

Abbildung 12.6: Die grafische Oberfläche und das zugehörige Modell

In unserem Fall befindet sich der vordefinierte Grafikteil im Paket `Prog1Tools` und setzt sich aus zwei Strukturen zusammen:

1. Ein Interface namens `GameModel` erlaubt es uns, beinahe beliebige Brettspiele (oder Spiele, die in ihrem Aufbau einem Brettspiel ähneln) durch ein und dieselbe Oberfläche darstellbar zu machen. Die verschiedenen Methoden, die auf den Seiten 357 und 358 im JavaDoc-Format spezifiziert sind, werden in diesem Kapitel noch näher erläutert.

2. Die Klasse `GameEngine` übernimmt die komplette Steuerung und den grafischen Aufbau unseres Spieles. Alles, was wir tun müssen, ist, ein Objekt der `GameEngine` zu erzeugen und dem Konstruktor eine Instanz des `GameModel` zu übergeben:

   ```
   new GameModel(konkretesModell);
   ```

Wie können wir uns den Aufbau unserer Spieleoberfläche am besten vorstellen? Abbildung 12.6 skizziert das Datenmodell, das unserer Oberfläche zugrundeliegt:

- Für die Ausgabe von Nachrichten an den Spieler bzw. die Spielerin gibt es ein spezielles Textfenster. Die `GameEngine` holt sich aus dem Datenmodell die darzustellenden Texte, indem sie die Methode `getMessages` des `GameModel`-Objektes aufruft. Wie dieser Text anschließend auf dem Bildschirm dargestellt wird, braucht uns als Entwickler nicht zu kümmern. Wir geben den Text lediglich als einen `String` zurück.
- Das eigentliche Spielbrett wird im Datenmodell als „Content" bezeichnet. Wie bei einem Schachbrett oder einer Tabelle setzt es sich aus einer festen Anzahl von Zeilen (englisch: rows) und Spalten (englisch: columns) zusammen. Die Anzahl der Zeilen bzw. Spalten ist fest und kann aus dem Modell durch die Methoden `rows` bzw. `columns` erfragt werden.

  Jedes Spielfeld, das durch das Modell angesprochen werden kann, wird anhand seiner Spalten- und Zeilennummer angesprochen (vgl. Abbildung 12.6). Es gibt zwei Aktionen, die im `GameModel` mit einem Feld geschehen können: der Inhalt des Spielfeldes kann abgefragt werden (`getContent`) und der Benutzer bzw. die Benutzerin kann auf ein einzelnes Spielfeld mit der Maus klicken (`buttonPressed`). Die durch das Klicken ausgelösten Aktionen (etwa, dass sich der Inhalt des Feldes verändert), werden innerhalb der Modellklasse vollzogen. Anschließend werden diese Änderungen von der `GameEngine` automatisch auf dem Bildschirm dargestellt. Der Inhalt eines Content-Feldes ist hierbei ein einzelnes Character-Zeichen (**`char`**) – in unserem Mastermind-Beispiel also etwa eine Ziffer von 0 bis 9.

- Außerdem existiert noch der so genannte Feuer-Knopf (fire-button), der mit einem beliebigen Text belegt werden kann. Der Feuer-Knopf ist insbesondere für rundenbasierte Spiele (wie etwa Schach, bei dem man jeweils einen Zug machen kann) von Interesse. Die Beschriftung des Knopfes wird durch die Methode `getFireLabel` erfragt. Das Drücken des Knopfes wird durch die Methode `firePressed` symbolisiert.

Wie wir sehen, können wir also mit Hilfe unseres Interfaces ein Modell unseres Mastermind-Spieles erstellen. Die `GameEngine` kann dann dieses Modell verwenden, um das Spiel auf dem Bildschirm grafisch darzustellen.

12.2.3 Wir bauen ein Modell

12.2.3.1 Grundlegende Datenstruktur

Kommen wir also zur Realisierung unseres konkreten Modells. Wir entwerfen eine Klasse namens `MasterGame`, die unser Interface `GameModel` implementiert. Wir leiten unsere Klasse hierbei von unserer alten Klasse `Mastermind` ab, sodass uns sämtliche in Kapitel 8 definierten Klassenmethoden bereits zur Verfügung stehen:

```
public class MasterGame
  extends Mastermind implements GameModel {
```

Welche Daten müssen wir nun in unser Modell aufnehmen? Zuerst einmal müssen wir wissen, wie viele Runden unser Spiel dauern soll (also die maximale Zahl erlaubter Züge). Momentan ist diese Zahl immer konstant = 10, aber wir wollen in der Lage sein, diese in einer späteren Version auch variabel zu halten. Wir definieren deshalb einfach eine Konstante namens `MAXRUNDE`, die wir innerhalb der Klasse verwenden:

```
  /** Die maximale Anzahl von Runden */
  private final static int MAXRUNDE = 10;
```

Neben der Zahl der maximalen Runden benötigen wir natürlich auch noch einen Zähler, der sich die bisher gemachte Zahl von Zügen merkt. Wir definieren hierzu eine Instanzvariable namens `runde`:

```
  /** Die aktuelle Runde, beginnend bei 1 */
  private int runde = 1;
```

Neben dem Zählen der Runden müssen wir uns natürlich auch die Zahlen merken, die es eigentlich zu erraten gilt. Wir verwenden hierzu Felder von **int**-Werten und nennen diese (wie in der alten Klasse) `original` und `versuch`[2]:

```
/** Der aktuelle Rateversuch */
private int[] versuch = {1,2,3,4};

/** Die zu erratende Zahl */
private int[] original = findeZahl();
```

Schließlich benötigen wir natürlich auch noch einige Variablen, die Aussagen über den Erfolg oder Misserfolg eines Spieles machen. Die **boolean**-Variable `fertig` soll genau dann **true** sein, wenn das Spiel beendet ist. Die Variable `gewonnen` ist **true**, falls der Spieler bzw. die Spielerin gewonnen hat.
Neben diesen auf das eigentliche Spiel bezogenen Werten führen wir noch eine `String`-Variable namens `ausgabe` ein. Der Inhalt dieser Variablen soll der jeweils aktuelle String sein, der in dem Message-Fenster auf dem Bildschirm erscheinen soll. Wir initialisieren die Zeichenkette mit einem kleinen Begrüßungstext:

```
/** Der auszugebende Text */
private String ausgabe =
  "MASTERMIND\n\n" +
  "Raten Sie die Zahl! Sie haben " +
  MAXRUNDE +
  " Versuche...";
```

12.2.3.2 Implementierung des Interfaces, Teil 1

Nun wollen wir unserer Klasse die notwendigen Methoden hinzufügen, mit denen sie zu einer konkreten Implementierung des Interfaces `GameModel` wird.
Wir beginnen mit der Realisierung von `rows` und `columns`. Unser Spiel beschränkt sich darauf, eine vierstellige Zahl zu erraten. Die vier Ziffern dieser Zahl sollen in ein und derselben Zeile dargestellt werden (also muss `rows` den Wert 1 zurückliefern). Da wir mit insgesamt vier Ziffern arbeiten und jede dieser Ziffern für ein Feld auf unserem Brett stehen soll, stehen in dieser einen Zeile insgesamt vier Einträge (als Spalten):

```
/** Die Anzahl der Zeilen ist bei Mastermind immer 1 */
public int rows() {
  return 1;
}

/** Die Anzahl der Spalten ist bei Mastermind immer 4 */
public int columns() {
  return 4;
}
```

[2]Beachten Sie, dass wir die Variable `original` mit einer Methode namens `findeZahl` aus unserem alten Mastermind-Spiel initialisieren. Verinnerlichen Sie noch einmal, was für eine Bewandtnis es mit dieser Methode hat.

Ebenfalls konstant ist natürlich auch der Name unseres Spieles – nämlich „Mastermind". Die Methode `getGameName`, die eben diesen Wert zurückliefern soll, ist somit ebenfalls mit nur einem Befehl definiert:

```
/** Gib den Namen des Spiels zurueck */
public String getGameName() {
  return "Mastermind";
}
```

Kommen wir nun zu etwas interessanteren Methoden: die get-Methoden unseres Modells. Wir beginnen mit den vier Ziffern, die wir als „Content" darzustellen versuchen. Jede Komponente des Feldes `versuch` stellt eine der anzuzeigenden Ziffern dar. Unsere Methode `getContent` gibt also lediglich den Inhalt dieses Feldes, umgewandelt in ein passendes **`char`**-Symbol

```
/** Gib eine der Ziffern zurueck */
public char getContent(int row, int col) {
  return (char)(versuch[col] + '0');
}
```

Machen Sie sich klar, warum wir auf den Inhalt des Feldes noch das Zeichen `'0'` hinzuaddieren. Unsere Einträge in das Feld `versuch` sind **`int`**-Werte. Wenn wir allerdings etwa die Zahl 1 durch eine Typenkonvertierung (Casting) in ein **`char`**-Symbol umwandeln, so erhalten wir statt des Zeichens `'1'` ein anderes, nicht darstellbares Zeichen, das den Unicode 1 besitzt. Das Zeichen `'1'` hat den Unicode 49, wir müssen also einen gewissen „Versatzwert" (englisch: **offset**) zum Wert 1 hinzuaddieren, nämlich den Unicode des Zeichens `'0'`.
Die letzte get-Methode beschäftigt sich mit der Aufschrift unseres Feuerknopfes. Solange das Spiel läuft, wollen wir diesen Knopf mit dem Inhalt unseres Rundenzählers beschriften. Ist das Spiel gelaufen (also `fertig==true`), so wollen wir die Variable gewonnen auswerten und zurückgeben, ob der Spieler bzw. die Spielerin gewonnen hat:

```
/** Was steht auf unserem Feuerknopf? */
public String getFireLabel() {
  // Falls das Spiel noch nicht beendet ist ...
  if (!fertig)
    return "Rateversuch Nr. " + runde;

  // Andernfalls gib eine Siegesmitteilung aus
  if (gewonnen)
    return "GEWONNEN!";

  else
    return "Leider verloren...";
}
```

12.2.3.3 Implementierung des Interfaces, Teil 2

Kommen wir nun zu den beiden letzten verbliebenen Methoden: die Methoden `buttonPressed` und `firePressed`, die den Druck auf einen der auf dem Bildschirm dargestellten Knöpfe modellieren.

In der Methode `buttonPressed` behandeln wir den Mausklick auf eine der vier Ziffern. Wir wollen die anvisierte Zahl verändern – und zwar so, dass sie auf die nächste gültige Ziffer umspringt, die einen korrekten Rateversuch darstellen würde. Ungültige Eingaben wären somit unmöglich.
Zu diesem Zweck müssen wir in der Lage sein, den Inhalt unseres Feldes `versuch` auf seine Gültigkeit hin zu überprüfen. In unserem alten `Mastermind`-Programm haben wir zu diesem Zweck die Methode `bereiteAuf` verwendet, die genau dann einen Wert `!=null` zurücklieferte, wenn eine **`int`**-Zahl gültig gemäß unserer Spielregeln war. Wir entwerfen nun eine Instanzmethode `validate`, die eben diesen Mechanismus zur Überprüfung unseres Feldes `versuch` wieder verwertet:

```
/** Teste den aktuellen Versuch auf Gueltigkeit */
private boolean validate() {
  int zahl =
    versuch[0] +
    versuch[1] * 10 +
    versuch[2] * 100 +
    versuch[3] * 1000;
  return bereiteAuf(zahl) != null;
}
```

Unsere Methode `validate` wandelt unser Feld von Ziffern in eine zusammenhängende Zahl um, indem es die Einer, Zehner, Hunderter und Tausender jeweils mit einem entsprechenden Faktor multipliziert und die Resultate zusammenrechnet. Anschließend kann man die bereits bekannte Methode `bereiteAuf` wieder verwerten.
Die Methode `buttonPressed` ist nun relativ schnell definiert. Wir erhöhen den entsprechenden Feldeintrag (indiziert durch die Variable `col`) so lange, bis wir anhand der Methode `validate` feststellen, dass wir eine gültige Ziffer erhalten:

```
do {
  versuch[col] = (versuch[col] + 1) % 10;
} while (!validate());
```

Um zu verhindern, dass unser Eintrag hierbei die gültige Obergrenze von 10 überschreitet, schneiden wir die Zehnerstellen mit Hilfe des Rest-Operators (das Prozentzeichen) jeweils ab. Machen Sie sich klar, warum wir an dieser Stelle eine **`do-while`**-Schleife verwenden.
Unsere komplette Methode sieht nun wie folgt aus:

```
/** Wechsle eine der Ziffern */
public void buttonPressed(int row,int col) {
  if (runde <= MAXRUNDE && !fertig) {
    do {
      versuch[col] = (versuch[col] + 1) % 10;
    } while (!validate());
  }
}
```

Wir haben in die Methode noch eine zusätzliche if-Abfrage eingeführt. Diese stellt sicher, dass eine Veränderung des Zahlenwertes nur möglich ist, solange das Spiel

nicht abgeschlossen ist.
Unsere allerletzte Methode `firePressed` beschäftigt sich nun mit der Situation, wenn der Spieler bzw. die Spielerin auf den Feuerknopf geklickt hat. Der Druck auf diesen Knopf symbolisiert einen Rateversuch, das heißt, wir müssen

- den Rundenzähler erhöhen,
- überprüfen, ob der Spieler die Zahl erraten hat oder seinen letzten Rateversuch verspielt hat und
- die Ausgabe im Textfenster diesem Ergebnisses anpassen (also die Variable `ausgabe`).

Natürlich soll wie in der obigen Methode eine derartige Auswertung nur stattfinden, wenn das Spiel noch nicht zu Ende ist. Wir kleiden die Auswertung also in eine if-Abfrage:

```
/** Wechsle in die naechste Runde */
public void firePressed() {
  if (runde <= MAXRUNDE && !fertig) {
    // Erhoehe den Rundenzaehler
    runde++;
    // Teste, ob das Spiel zuende ist
    fertig = runde>MAXRUNDE || treffer(original,versuch);
    // Teste, ob der Spieler gewonnen hat
    gewonnen = treffer(original,versuch);
    // Aendere den Ausgabentext
    if (fertig && gewonnen)
      ausgabe = "Spiel beendet.\n\nSie haben gewonnen.";
    if (fertig && !gewonnen)
      ausgabe = "Spiel beendet.\n\nSie haben verloren.";
    if (!fertig)
      ausgabe =
        auswerten(original,versuch) +
        "\n\n" +
        "Anzahl der verbleibenden Versuche: " +
        (MAXRUNDE - runde + 1);
  }
}
```

Beachten Sie auch hier wieder die „Wiederverwertung“ alter Teile. So wird der Test, ob ein Spieler gewonnen hat, durch die vordefinierte Methode `treffer` realisiert. Zur Ausgabe der Treffer und Nieten verwenden wir die ebenfalls altbewährte Methode `auswerten`.

12.2.4 Programmstart

Nun haben wir unser eigentliches Spiel als ein `GameModel` modelliert – es fehlt also nur noch eine `main`-Methode, die den Aufbau des Spieles startet. Diese ist in unserem Fall denkbar einfach:

```
public static void main(String[] args){
  new GameEngine(new MasterGame());
}
```

Alles, was wir in unserem Hauptprogramm tun müssen, ist, eine Instanz der `GameEngine` zu erzeugen und dieser unser Modell als Argument zu übergeben. Wenn wir unser Programm nun übersetzen und mit

Konsole
```
java MasterGame
```

starten, erscheint auf dem Bildschirm das in Abbildung 12.3 dargestellte Bild.[3]

12.2.5 Fazit

Wir haben in diesem Abschnitt durch die Implementierung eines relativ simplen Interfaces ein Spiel geschaffen, das eine komplexe grafische Oberfläche besitzt. Hierzu haben wir keine einzige Zeile Grafikprogrammierung betreiben müssen; wir konnten uns auf die Arbeit eines anderen verlassen.
Was wir an dieser Stelle gelernt haben, ist mehr als nur der bloße Umgang mit einigen neuen Schlüsselwörtern in Java – es ist ein elementarer Bestandteil des objektorientierten Entwicklungsvorganges. Wenn Sie an einem großen Projekt (etwa in einer Softwarefirma) arbeiten, werden Sie oftmals von der Komplexität des Endziels erschlagen. Ein komplexes Grafikprogramm? Ein hochkompliziertes Multimedia-Internetspiel? Wie soll ein kleiner Programmierer das gesammelte Wissen besitzen, um so etwas zu überschauen?
Natürlich wird es immer einige Leute geben, die derartige Wunderwerke der Technik in einer alten Garage quasi aus dem Nichts erschaffen. Der Alltag sieht aber anders aus: man arbeitet in *Teams*. Jedes Teammitglied erhält hierbei seinen abgesteckten Bereich, in dem es sich frei entfalten kann. Die Integration seiner Programmteile mit denen anderer Entwickler geschieht über vorher festgelegte und genau definierte *Schnittstellen*. Auf diese Weise ist sichergestellt, dass sich die verschiedenen Teile später problemfrei aneinander fügen lassen – wie die Bausteine eines namhaften Spieleherstellers.
In unserem Fall kann man sich das Ganze als eine Aufteilung in zwei Teile vorstellen: Wir haben die Rolle eines Entwicklers eingenommen, der sich um die Innereien wie Spielelogik und Ablaufsteuerung gekümmert hat. Ein anderer Programmierer (der Autor der `Prog1Tools`) hat die Grafikprogrammierung übernommen. Um beide Teile nahtlos aneinander fügen zu können, wurde als Schnittstelle das Interface `GameModel` definiert.
Wieso jedoch der ganze Abstimmungsaufwand für ein einziges kleines Spiel? Wir werden im nächsten Abschnitt sehen, dass unser `GameModel` für weit mehr als ein einziges Mastermind-Spielchen gut ist. Ohne Anpassungen an der Grafik machen zu müssen, werden wir mit der gleichen `GameEngine` ein völlig anderes Spiel programmieren, indem wir einfach das zugrundeliegende Modell austauschen.

[3] Die Grafik-Beispiele in den bisherigen und weiteren Abbildungen können in ihrem Erscheinungsbild vom Betriebssystem und von eventuellen speziellen Einstellungen abhängen.

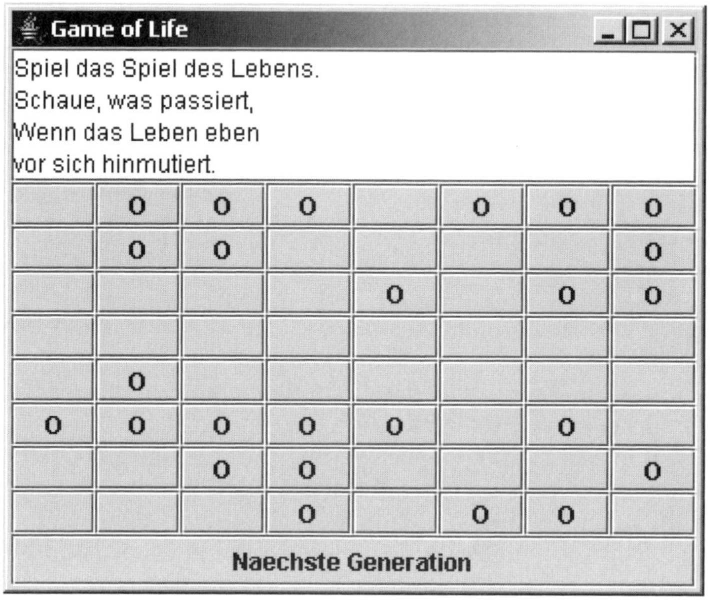

Abbildung 12.7: Game of Life

12.2.6 Übungsaufgaben

Aufgabe 12.2

Nehmen Sie in den Methoden `firePressed` und `buttonPressed` jeweils die Abfrage `runde <= MAXRUNDE` aus der if-Abfrage heraus. Wird das Spiel dennoch weiter wie gewünscht funktionieren?

12.3 Game of Life

12.3.1 Aufgabenstellung

Wir züchten in einer Petrischale eine Kolonie von Zellen. Unsere Zellen seien der Einfachheit halber wie auf einem Schachbrett angeordnet. Zwei Zellen, die senkrecht, waagerecht oder diagonal aneinander grenzen, nennt man *benachbart*. Eine Zelle hat also bis zu acht Nachbarn.
Wir unterscheiden in unserer Petrischale zwischen lebenden und toten Zellen. Lebende Zellen werden durch einen Kreis symbolisiert (vgl. Abbildung 12.7). Die Anzahl der Nachbarn einer Zelle, die lebendig sind, bezeichnen wir als die *Zahl der lebenden Nachbarn*.
In jeder neuen Generation entscheidet sich für die einzelnen Zellen neu, ob sie lebendig oder tot sind. Entscheidungskriterium hierfür ist eben die Zahl der le-

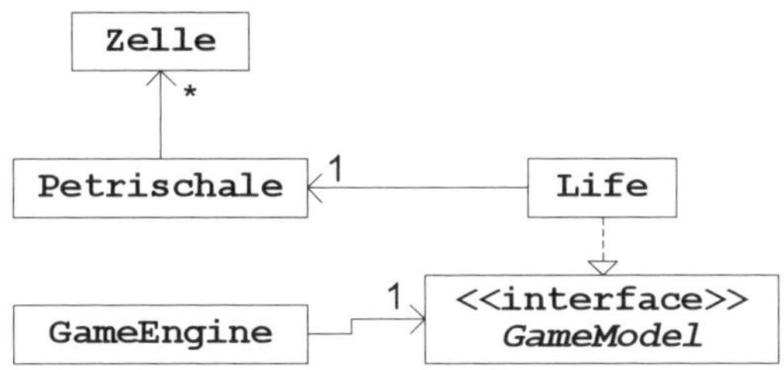

Abbildung 12.8: Game of Life – Grobentwurf

benden benachbarten Zellen:

- Eine Zelle wird (unabhängig von ihrem derzeitigen Zustand) in der nächsten Generation *tot* sein, wenn sie in der jetzigen Generation weniger als zwei oder mehr als drei lebende Nachbarn besitzt.
- Eine Zelle mit genau zwei lebenden Nachbarn ändert ihren Zustand nicht.
- Eine Zelle mit genau drei lebenden Nachbarn wird sich in der nächsten Generation im Zustand *lebendig* befinden.

Hierbei finden diese Zustandsänderungen alle auf einen Schlag statt, das heißt, der Zustand einer Zelle der neuen Generation wird nur von Zellen aus der alten Generation beeinflusst.
Unsere Aufgabe ist es nun, die Entwicklung der Zellen auf dem Computer zu simulieren, so wie es in Abbildung 12.7 schon vorweggenommen wurde. Hierbei soll der Spieler (sprich der „Zellforscher") interaktiv in das Geschehen eingreifen können, d. h. er soll auch in der Lage sein, eine der Zellen manuell vom Status „lebend" auf „tot" zu setzen (und umgekehrt).

12.3.2 Designphase

Bevor wir auf „Teufel komm 'raus" losprogrammieren, sollten wir anhand eines schlüssigen Entwurfes versuchen, die zu simulierende Situation in ein objektorientiertes Modell zu gießen. Wir werden den groben Entwurf am Klassenmodell (Abbildung 12.8) vornehmen und anschließend in einigen Fällen näher konkretisieren.
Es ist relativ klar, dass wir für die grafische Darstellung unseres Spieles wieder die Klasse `GameEngine` verwenden wollen. Diese braucht allerdings ein Modell unseres Spieles (also ein `GameModel`), um dieses auf dem Bildschirm darstellen zu können.[4] Unsere Klasse `Life` implementiert deshalb das Interface[5] `GameModel`, das eben die Schnittstelle zwischen dem eigentlichen Spiel und der

[4] Achten Sie auf die Verbindung zwischen `GameModel` und `GameEngine` in Abbildung 12.8. Es handelt sich hierbei nicht um einen Vererbungspfeil, sondern um eine Beziehung zwischen den Objekten. Eine `GameEngine` „hat ein" `GameModel`.

[5] Beachten Sie: Der Vererbungspfeil zu Interfaces sieht etwas anders aus als der zu Superklassen.

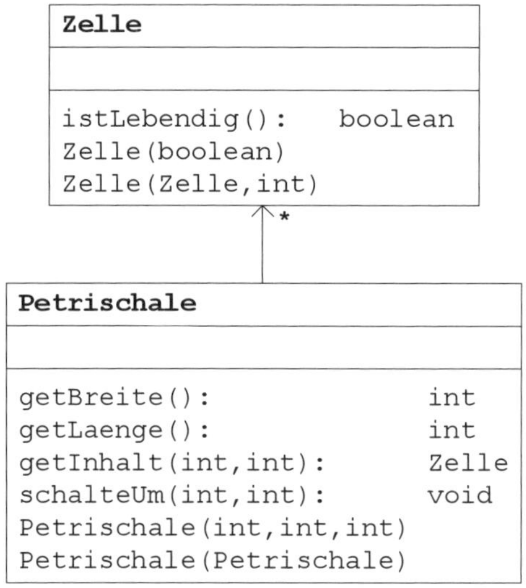

Abbildung 12.9: Die Klassen `Zelle` und `Petrischale`

GUI (= graphical user interface, also quasi die Oberfläche auf dem Bildschirm) realisiert.

Wir wollen uns im weiteren Entwurf um die Klasse `Life` nicht weiter kümmern; diese ist durch die Schnittstellenvorgabe des `GameModel` sowieso bereits weitgehend festgelegt. Interessanter ist vielmehr die Frage, wie wir unsere Petrischale in den Computer bekommen.

Wir wollen prinzipiell zwischen zwei Klassen unterscheiden: einer Klasse `Zelle`, die das Modell einer einzelnen Zelle repräsentiert, und einer Klasse `Petrischale`, die für den Zustand der kompletten Petrischale in einer Generation steht. Wir wollen uns nun um die Schnittstelle dieser Klassen nach außen kümmern (vgl. Abbildung 12.9).

Die Klasse `Zelle` soll den Zustand einer einzelnen Zelle (also lebendig oder tot) speichern. Dieser Zustand, einmal festgelegt, soll unveränderlich feststehen (das heißt, ein Zugriff von außen soll nicht ermöglicht werden). Wir modellieren deshalb zwar eine Methode `istLebendig`, mit der wir die Vitalität erfragen können, lassen aber eine entsprechende set-Methode weg.

Da unsere Klasse über keine weiteren Zustände verfügt, lassen sich auf den ersten Blick keine weiteren Instanzmethoden identifizieren, die auf einem Zellobjekt irgendeinen Sinn machen würden. Wir beschäftigen uns deshalb mit der Frage, wie wir jenen einen Zustand (lebendig oder tot) bei der Initialisierung am besten setzen können – wie sollen also die Konstruktoren aussehen?

Ein einfacher Konstruktor, der den Zustand als **`boolean`**-Wert (**`true`** steht für „lebendig") erhält, sollte auf jeden Fall vorhanden sein. Wir sehen aber noch einen zweiten Konstruktor vor, der statt einem zwei Argumente erhält:

1. Unser neuer Konstruktor soll verwendet werden, um eine neue Generation von Zellen anhand einer alten Generation zu erzeugen. Gemäß den Spielregeln benötigen wir hierfür den Zustand der entsprechenden `Zelle` der alten Generation

2. und die Anzahl der lebenden Nachbarn unserer Zelle (ein **`int`**-Wert).

Mit diesen Parametern verfügen wir über alle notwendigen Daten, um den Zustand der neuen Zelle berechnen zu können. Wir werden uns im nächsten Abschnitt damit beschäftigen, eine konkrete Implementierung zu liefern.
Kommen wir nun zu unserer Petrischale. Wir legen die Petrischale „rechteckig“ an, d. h. wir haben eine gewisse Anzahl von Zeilen (Länge der Schale) mit einer bestimmten Zahl von Spalten (Breite der Schale). Länge und Breite unserer Schale geben wir in den Methoden `getLaenge` und `getBreite` zurück.
Innerhalb unseres Objektes können wir beispielsweise ein Feld verwenden, um den tatsächlichen Inhalt unserer Petrischale abzuspeichern. Wir wollen uns hierauf im Moment noch nicht festlegen, da diese Entscheidung die Schnittstelle nach außen nicht beeinflusst und deshalb für den Entwurf nicht weiter wichtig ist. Wir modellieren jedoch eine Methode `getInhalt`, mit der wir in der Lage sind, eine einzelne Zelle aus unserer Petrischale auszulesen. Um hierbei die Möglichkeit von auftretenden Fehlern (was passiert zum Beispiel beim Aufruf von `getInhalt(-1,-1)`?) zu vermeiden, setzen wir das Ergebnis von `getInhalt` *immer auf eine tote Zelle*, sofern innerhalb der Klasse nicht eine lebendige Zelle gespeichert ist.
Für das spätere Spiel müssen wir ferner in der Lage sein, den Zustand einzelner Zellen in unserem Spielverband zu manipulieren. Der Spieler soll durch Mausklick in der Lage sein, eine bestimmte Zelle in der Schale von lebendig auf tot zu setzen (und umgekehrt). Wir sehen zu diesem Zweck eine Methode `schalteUm` vor, die eben diese Zustandsveränderung bewirkt.
Jetzt befassen wir uns noch mit den Möglichkeiten, eine neue Petrischale zu erzeugen. Da wäre zunächst ein Konstruktor, der ein völlig neues Objekt ohne Wissen über vorherige Generationen erzeugt. Dieser Konstruktor muss lediglich wissen, wie lang und breit die Schale sein soll. Ferner übergeben wir ihm einen dritten ganzzahligen Wert, der die Zahl der lebendigen Zellen in der Petrischale festlegt. Der Konstruktor soll die übergebene Zahl von lebendigen Zellen zufällig in der Schale verteilen. Auf diese Weise erklären sich also die drei Parameter in unserem Konstruktor `Petrischale(int,int,int)` in Abbildung 12.9.
Jetzt fehlt in unserem Entwurf nur noch die Möglichkeit, eine neue Generation anhand der alten Generation zu erstellen. Zu diesem Zweck legen wir uns auf einen zweiten Konstruktor `Petrischale(Petrischale)` fest. Diesem Konstruktor wird die alte Generation in Form einer `Petrischale` übergeben. Es obliegt dann ihm, aus ihr die neue Generation zu erzeugen.

12.3.3 Die Klasse `Zelle`

Wir kommen nun zur Umsetzung unseres Entwurfs und beginnen mit der (noch sehr einfachen) Klasse `Zelle`. Unsere Zelle besitzt einen der beiden Zustände lebendig oder tot. Wir müssen diesen Zustand in irgendeiner Form abspeichern und fügen unserem Code deshalb eine private Instanzvariable namens `lebendig` hinzu:

```
/** Der Zustand der Zelle */
private boolean lebendig;
```

Die Variable besitzt einen **`boolean`**-Wert. Dieser ist genau dann **`true`**, wenn unsere Zelle lebendig ist. Unsere Methode `istLebendig` ist somit eine get-Methode für diesen Wert:

```
/** Prueft, ob die Zelle am Leben ist */
public boolean istLebendig() {
  return lebendig;
}
```

Ebenso einfach formuliert ist der erste unserer beiden Konstruktoren. Der übergebene Parameter, der eine Aussage über die Lebendigkeit unserer Zelle macht, muss lediglich in der Instanzvariablen abgelegt werden:

```
/** Konstruktor */
public Zelle(boolean istLebendig) {
  lebendig = istLebendig;
}
```

Der eigentlich interessante Part beginnt in unserem zweiten Konstruktor:

```
/** Konstruktor */
public Zelle(Zelle alt, int zahlDerLebendenNachbarn) {
```

Hier ist es unsere Aufgabe, aus unserer alten Zelle und der Zahl ihrer lebenden Nachbarn eine neue Zelle zu erzeugen. Gemäß den Spielregeln können wir folgende Regeln aufstellen:

- Ist die Zahl der lebenden Nachbarn genau 2, so setzen wir den Zustand der neuen Zelle auf den Zustand der alten Zelle.
- Ist die Zahl der lebenden Nachbarn genau 3, so setzen wir den Zustand der neuen Zelle auf lebend, also **`true`**.
- In jedem anderen Fall ist unsere Zelle tot; wir setzen ihren Zustand also auf **`false`**.

Drei Fälle, die sich allesamt auf die Zahl der lebenden Nachbarn stützen – das klingt schon sehr nach einer **`switch`**-Anweisung. Tatsächlich werden Sie feststellen, wie einfach sich diese Regeln in einem solchen Block realisieren lassen:

```
/** Konstruktor */
public Zelle(Zelle alt, int zahlDerLebendenNachbarn) {
  switch(zahlDerLebendenNachbarn) {
    case 2:
```

```
        lebendig = alt.lebendig;
        break;
      case 3:
        lebendig = true;
        break;
      default:
        lebendig = false;
        break;
    }
  }
```

In den ersten beiden Fällen haben wir es mit einer konkreten Zahl (2 oder 3) zu tun, und wir können also direkt jeweils eine bestimmte **`case`**-Marke verwenden. Den letzten Fall (alle außer 2 und 3) realisieren wir einfach durch den **`default`**-Block.[6]

Im Folgenden sehen Sie noch einmal den kompletten Quellcode unserer Klasse. Vergleichen Sie ihn mit dem Entwurf in Abbildung 12.9. Sie sehen, dass wir uns genau an die vorgegebene Schnittstelle gehalten haben.

```
/** Eine einzelne Zelle */
public class Zelle {

  /** Der Zustand der Zelle */
  private boolean lebendig;

  /** Prueft, ob die Zelle am Leben ist */
  public boolean istLebendig() {
    return lebendig;
  }

  /** Konstruktor */
  public Zelle(boolean istLebendig) {
    lebendig = istLebendig;
  }

  /** Konstruktor */
  public Zelle(Zelle alt, int zahlDerLebendenNachbarn) {
    switch(zahlDerLebendenNachbarn) {
      case 2:
        lebendig = alt.lebendig;
        break;
      case 3:
        lebendig = true;
        break;
      default:
        lebendig = false;
        break;
    }
  }

}
```

[6]Diesen Teil hätten wir übrigens auch weglassen können, da unsere Instanzvariable bei der Erzeugung automatisch mit **`false`** initialisiert wird, vgl. Tabelle 10.2. Es ist aber übersichtlicher, jeden möglichen Fall zu betrachten.

12.3.4 Die Klasse `Petrischale`

Kommen wir nun zu unserer `Petrischale`. Eigentlich ist auch diese Klasse nicht schwer zu realisieren. Da der Code jedoch relativ lang ist, verteilen wir die Umsetzung auf mehrere zusammenhängende Einheiten.

12.3.4.1 Interne Struktur und einfacher Datenzugriff

Beginnen wir mit der Art und Weise, wie wir die Zellen in unserer Petrischale hinterlegen wollen. Der einfachste Weg an dieser Stelle (und momentan der einzige, da wir andere Datenspeicher noch nicht kennen) ist die Verwendung eines Feldes.

```
/** Ein Feld von Zellen */
private Zelle[][] inhalt;
```

Wir verwenden also ein zweidimensionales Feld namens `inhalt`, in dem wir unsere Zellen hinterlegen. Hierbei soll die Breite der Zahl der Einträge der ersten Dimension, die Länge der Zahl der Einträge der zweiten Dimension entsprechen. Aus diesem Entwurf ergibt sich somit auch automatisch die Definition von Breite und Länge unserer Petrischale:

```
/** Gib die Breite der Petrischale zurueck */
public int getBreite() {
  return inhalt.length;
}

/** Gib die Laenge der Petrischale zurueck */
public int getLaenge() {
  return inhalt[0].length;
}
```

Kommen wir nun zu den Möglichkeiten, Zugriff auf unser Feld von Zellen zu erlangen. Wir beginnen mit der Methode `getInhalt`, mit der wir den Inhalt unserer Petrischale auslesen:

```
/** Gibt die Zelle an einer bestimmten Position zurueck.
 Liegt der Index ausserhalb des darstellbaren Bereiches,
 wird eine tote Zelle zurueckgegeben.
 */
public Zelle getInhalt(int x, int y) {
  if (x < 0 || x >= inhalt.length ||
      y < 0 || y >= inhalt[0].length)
    return new Zelle(false);
  return inhalt[x][y];
}
```

Für den Fall, dass wir uns innerhalb des Bereiches befinden, der in unserem Feld hinterlegt ist, geben wir lediglich den Inhalt unseres Feldes an der Stelle `[x][y]` zurück. Andernfalls erzeugen wir mit Hilfe des **new**-Operators eine neue (tote) Zelle und geben diese als Ergebnis zurück.
Ebenso einfach wie der lesende Zugriff gestaltet sich auch der Schreibzugriff in unserer Methode `schalteUm`. Hier haben wir keine Kontrolle der Feldgrenzen

gefordert; wir können uns obige Fallunterscheidung also ersparen. Wir setzen lediglich den Inhalt des Feldes an der Stelle [x] [y] auf einen anderen Wert:

```
/** Setzt die Zelle an der Position (x,y) vom Zustand
 lebendig auf tot (oder umgekehrt).
 */
public void schalteUm(int x,int y) {
  inhalt[x][y] = new Zelle( ! inhalt[x][y].istLebendig() );
}
```

Wir verwenden hierzu wieder einmal den **new**-Operator, um ein neues Zellenobjekt zu erzeugen. Der Inhalt des Zellenobjektes soll genau das Gegenteil vom alten Zellzustand sein. Wir benutzen die logische Negation (das Ausrufezeichen), um aus **true false** bzw. aus **false true** zu machen. Den alten Zustand der Zelle erfahren wir mit Hilfe der Methode `istLebendig`.

12.3.4.2 Erster Konstruktor: Zufällige Belegung der Zellen

Wir wollen nun den Konstruktor spezifizieren, der unser Feld von Zellen mit zufälligen Werten füllt. Um den Aufwand bei der Implementierung möglichst gering zu halten, nehmen wir uns vor, so weit wie möglich bereits vordefinierte Methoden zu verwenden. Je mehr vorprogrammierte Elemente wir wieder verwerten können, desto weniger neue Fehler können wir in unser Programm einbauen.
Zuerst definieren wir uns eine private Hilfsmethode namens `mischen`, die ein Feld von Objekten zufällig durchmischt. Wir haben diese Methode schon im Praxisbeispiel um das BlackJack-Kartenspiel kennen gelernt und können ihre Formulierung Wort für Wort aus Abschnitt 8.3.3 übernehmen (mit der Ausnahme, dass wir jetzt ein Feld von Objekten durchmischen):

```
/** Mische ein Feld von Objekten */
private static void mischen(Object[] feld) {
  for (int i=0;i<feld.length;i++) {
    int j=(int)(feld.length*Math.random());
    Object dummy=feld[i];
    feld[i]=feld[j];
    feld[j]=dummy;
  }
}
```

Kommen wir aber nun zu unserem eigentlichen Konstruktor. Dieser soll ein Feld von `breite` Zeilen und `hoehe` Spalten mit insgesamt `zahlDerLebenden` lebendigen Zellen füllen.

```
public Petrischale(int breite, int laenge, int zahlDerLebenden) {
```

Die erste Frage, die sich stellt, ist die Frage nach der Verteilung dieser Zellen. Wie soll man die Zellen am besten auf der Petrischale platzieren?
Aus der Erfahrung der Autoren[7] hat sich gezeigt, dass es den meisten nicht

[7] Eine vergleichbare Aufgabe wurde innerhalb von vier Jahren in acht aufeinanderfolgenden C++-Kursen gestellt. Hierbei zeigte sich, dass in jeder der Studierendengruppen die Verteilung einer der am häufigsten falsch programmierten Teile des Game of Life waren.

schwer fällt, ein Feld von Zellen mit *ungefähr* der gewünschten Zahl der lebenden Zellen zu füllen. Sie suchen sich hierzu einfach jeweils per Zufall ein Feld aus und setzen dies auf den neuen Zustand.
Diese Methode hat allerdings einen versteckten Nachteil: Was passiert, wenn das ausgesuchte Feld bereits auf lebend gesetzt wurde? In diesem Fall überschreiben wir eines unserer Felder doppelt, d. h. die Änderung des Inhalts wirkt sich nicht auf die Gesamtmenge der lebenden Zellen aus. Je mehr Felder wir zu füllen haben, desto größer ist somit die Wahrscheinlichkeit, dass obiger Fall auftritt. Ein beliebtes Testkriterium für Prüfer und Tutoren ist es deshalb, ein Feld von $10 \cdot 10$ Zellen mit 100 lebenden Zellen auffüllen zu lassen. Ist eine wie auch immer geartete Lücke entstanden, hat der Programmierer einen Fehler gemacht.
Andere haben aus diesem Problem gelernt und ihre Programme entsprechend angepasst. Die häufigste Vorgehensweise ist, in diesem Fall einfach eine Überprüfung des Feldinhaltes vorzuschalten. Ist das Feld bereits besetzt, so suche man sich eine neue Zufallszahl. Sie können sich vielleicht vorstellen, wie lange der Computer meistens sucht, wenn man etwa von 100 Feldern bereits 99 mit „lebendig" besetzt hat.
Wir wollen aus diesem Grund einen etwas anderen Ansatz für das Problem suchen. Nehmen wir zuerst einmal an, es würde sich nicht um ein zweidimensionales, sondern nur um ein eindimensionales Feld handeln:

```
Zelle[] zellen = new Zelle[breite * laenge];
```

Wir wollen dieses Feld nun mit lebenden und toten Zellen füllen. Hierbei sollen die Zellen von `0` bis `zahlDerLebenden-1` mit lebenden, die restlichen mit toten Zellen gefüllt werden. Wir könnten uns zu diesem Zweck – ähnlich wie bei der Methode `mischen` – eine Methode `fuellen` definieren, die ein Feld von Objekten mit Werten füllt:

```
public void fuellen(Object[] feld,
                    int von,
                    int bis,
                    Object fuelleHiermit) {
  for (int i = von; i < bis; i++) {
    feld[i] = fuelleHiermit;
  }
}
```

Glücklicherweise ist die Definition einer solchen Methode nicht notwendig – ähnlich wie die Methode `System.arraycopy` ist auch eine Methode `java.util.Arrays.fill` bereits vordefiniert, die genau nach der obigen Syntax arbeitet. Das Auffüllen unseres Feldes beschränkt sich also auf zwei simple Methodenaufrufe:

```
java.util.Arrays.fill(zellen,
                      0,
                      zahlDerLebenden,
                      new Zelle(true));
java.util.Arrays.fill(zellen,
                      zahlDerLebenden,
```

```
                         zellen.length,
                         new Zelle(false));
```

Nun haben wir unser Feld `zellen` also mit lebenden und toten Zellen in genau der richtigen Menge aufgefüllt. Beachten Sie hierbei, dass wir zu diesem Zweck nur zwei tatsächlich vorhandene Objekte verwendet haben. Jede unserer Komponenten verweist entweder auf ein- und dasselbe lebendige oder auf das tote Zellobjekt. Würden wir also etwa das lebendige Zellobjekt an der Stelle `zellen[0][0]` manipulieren und auf tot setzen, so würde unsere Zelle automatisch kein einziges lebendiges Objekt mehr enthalten. Glücklicherweise kann uns dies jedoch nicht passieren, da wir für den inneren Zustand einer `Zelle` keine set-Methode definiert haben.[8]

Wir haben nun also ein eindimensionales Feld mit genau der richtigen Anzahl lebender und toter Zellen – jedoch leider noch in „geordneter" Form. Um diese Ordnung jedoch durch eine zufällige Reihenfolge zu ersetzen, können wir erneut auf Altbekanntes und Vordefiniertes zurückgreifen: Wir *mischen* das Feld einfach gut durch!

```
mischen(zellen);
```

So weit zum eindimensionalen Fall. Unser Feld wurde erzeugt, mit den richtigen Werten initialisiert und anschließend gemischt. Wie verfahren wir jedoch für unser zweidimensionales Feld?

Die Antwort auf diese Frage klingt wieder einmal simpler, als sie ist: *auf die gleiche Art und Weise.* Wie es der Zufall will, haben wir bei der Initialisierung des Feldes `zellen` bereits eine Länge von `breite` mal `laenge` angenommen, d. h. wir haben bereits ein Feld von ausreichend vielen lebenden und toten Zellen in zufälliger Reihenfolge. Wir müssen diese Zellen also nur noch in unser zweidimensionales Array hineinkopieren:

```
for (int i = 0; i < breite; i++) {
  System.arraycopy(zellen,i*laenge,inhalt[i],0,laenge);
}
```

Achten Sie darauf, dass wir auch hier wieder einen vordefinierten Befehl (`System.arraycopy`) verwenden und uns auf diese Weise Programmierarbeit ersparen. Wenn wir den Konstruktor nun in seiner Gesamtheit betrachten, so werden wir feststellen, wie einfach und übersichtlich er strukturiert ist – obwohl er sich mit einem komplexen Problem befasst:

```
/** Konstruktor */
public Petrischale(int breite, int laenge, int zahlDerLebenden) {
  // Zuerst erzeugen wir ein vorbelegtes Feld von Zellen
  Zelle[] zellen = new Zelle[breite * laenge];
  java.util.Arrays.fill(zellen,
                        0,
                        zahlDerLebenden,
                        new Zelle(true));
```

[8] Machen Sie sich an dieser Stelle noch einmal klar, warum dies ohne das Prinzip des **data hiding** nicht möglich gewesen wäre.

```
        java.util.Arrays.fill(zellen,
                              zahlDerLebenden,
                              zellen.length,
                              new Zelle(false));
        mischen(zellen);
        // Nun tragen wir diesen Inhalt in unsere Zellen ein
        inhalt = new Zelle[breite][laenge];
        for (int i = 0; i < breite; i++) {
          System.arraycopy(zellen,i*laenge,inhalt[i],0,laenge);
        }
      }
```

12.3.4.3 Zweiter Konstruktor: Die neue Generation

Kommen wir nun zur Berechnung der neuen Generation. Nehmen wir für den Anfang einmal an, wir hätten eine Hilfsmethode namens `zahlDerNachbarn`, die uns für jede beliebige Zelle aus unserer Petrischale die Zahl der lebenden Nachbarn nennen kann. Dann ist die Initialisierung unseres Feldes in wenigen Zeilen getan:

```
      /** Konstruktor. Erzeugt aus einer alten Petrischale die
       neue Generation.
       */
      public Petrischale(Petrischale alt) {
        inhalt = new Zelle[alt.getBreite()][alt.getLaenge()];
        for (int i = 0; i < inhalt.length; i++)
          for (int j = 0; j < inhalt[i].length; j++)
            inhalt[i][j] = new Zelle(alt.getInhalt(i,j),
                                     alt.zahlDerNachbarn(i,j));
      }
```

Was haben wir in unserem Programm getan? Zuerst haben wir das Feld `inhalt` gemäß der Breite und der Länge des alten Feldes initialisiert. Anschließend haben wir in zwei geschachtelten Schleifen für jede Komponente des neuen Feldes eine neue Instanz der Klasse `Zelle` erzeugt. Dem hierbei verwendeten Konstruktor haben wir die Zelle der alten Generation sowie die Zahl der lebenden Nachbarn übergeben. Der Zustand der Zelle wird gemäß den Spielregeln automatisch gesetzt:

```
            inhalt[i][j] = new Zelle(alt.getInhalt(i,j),
                                     alt.zahlDerNachbarn(i,j));
```

Um unseren Konstruktor lauffähig zu machen, müssen wir uns nur noch Gedanken um die Formulierung der Methode `zahlDerNachbarn` machen:

```
      /** Gib die Zahl der lebenden Nachbarn einer Zelle zurueck */
      private int zahlDerNachbarn(int x,int y) {
```

Wie gehen wir hier am besten vor? Zuerst machen wir uns klar, dass eine Zelle insgesamt acht Nachbarn besitzt (vgl. Abbildung 12.10). Wir können diese Nachbarn in einer geschachtelten Schleife durchgehen und in einem Zähler vermerken, wie viele von ihnen lebendig sind:

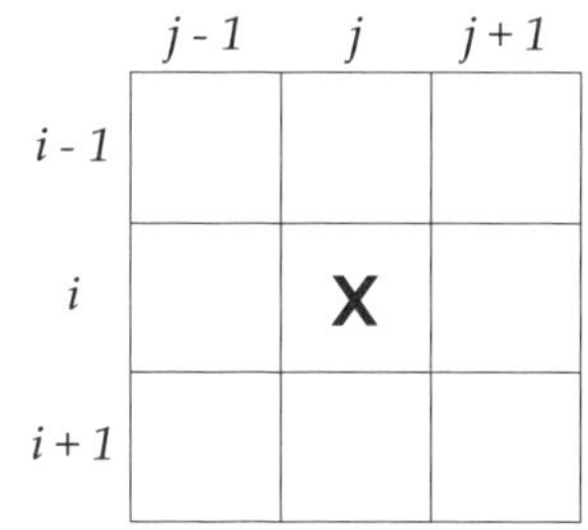

Abbildung 12.10: Nachbarn einer Zelle

```
int res = 0;
// Summiere die Zelle und die acht umgebenden Felder
for (int i = x-1; i <= x+1; i++) {
  for (int j = y-1; j <= y+1; j++) {
    res += (getInhalt(i,j).istLebendig()) ? 1 : 0;
  }
}
```

Achten Sie hierbei auf den Umstand, dass wir die Methode `getInhalt` zum Zugriff auf das Feld verwenden, obwohl wir innerhalb der Klasse direkten Zugriff auf die Daten haben. Diesen Trick verwenden wir, um die Behandlung lästiger Sonderfälle zu erledigen. Wenn wir uns beispielsweise in der linken oberen Ecke befinden (`x==0`, `y==0`), so versucht unsere Schleife beispielsweise, den Feldinhalt an der Stelle `[-1][-1]` auszulesen. Unsere get-Methode fängt derartige Probleme jedoch automatisch ab und liefert eine tote Zelle zurück.
Wir haben nun über alle Nachbarn iteriert und hierbei in der Variablen `res` ihre Gesamtsumme hinterlegt. Allerdings haben wir hierbei einen kleinen Fehler gemacht: wir haben die eigentliche Zelle selbst (im Bild mit einem **X** markiert) ebenfalls mitgezählt (an der Stelle `i==x` und `j==y`). Diesen Fehler werden wir nachträglich korrigieren:

```
if (getInhalt(x,y).istLebendig())
  res--;
```

Nun haben wir unsere Methode komplett und können das in `res` gespeicherte Ergebnis zurückgeben. Unser zweiter Konstruktor ist somit endgültig lauffähig.

12.3.4.4 Die komplette Klasse im Überblick

Werfen wir noch einmal einen Blick auf unsere komplette Klasse. Vergleichen Sie die einzelnen (öffentlichen) Methoden mit unserem Schnittstellendesign in Abbildung 12.9. Sie werden feststellen, dass die konkrete Realisierung die im UML-Diagramm definierte Schnittstelle voll und ganz erfüllt. Ein anderer Programmierer, der mit der gleichen Schnittstelle gearbeitet hat, müsste somit eine Implementierung liefern, die in der Funktionalität mit der unseren übereinstimmt.

```
/** Eine Kolonie von Zellen */
public class Petrischale {

  /** Ein Feld von Zellen */
  private Zelle[][] inhalt;

  /** Mische ein Feld von Objekten */
  private static void mischen(Object[] feld) {
    for (int i=0;i<feld.length;i++) {
      int j=(int)(feld.length*Math.random());
      Object dummy=feld[i];
      feld[i]=feld[j];
      feld[j]=dummy;
    }
  }

  /** Konstruktor */
  public Petrischale(int breite, int laenge, int zahlDerLebenden) {
    // Zuerst erzeugen wir ein vorbelegtes Feld von Zellen
    Zelle[] zellen = new Zelle[breite * laenge];
    java.util.Arrays.fill(zellen,
                          0,
                          zahlDerLebenden,
                          new Zelle(true));
    java.util.Arrays.fill(zellen,
                          zahlDerLebenden,
                          zellen.length,
                          new Zelle(false));
    mischen(zellen);
    // Nun tragen wir diesen Inhalt in unsere Zellen ein
    inhalt = new Zelle[breite][laenge];
    for (int i = 0; i < breite; i++) {
      System.arraycopy(zellen,i*laenge,inhalt[i],0,laenge);
    }
  }

  /** Gib die Breite der Petrischale zurueck */
  public int getBreite() {
    return inhalt.length;
  }

  /** Gib die Laenge der Petrischale zurueck */
  public int getLaenge() {
    return inhalt[0].length;
  }

  /** Gibt die Zelle an einer bestimmten Position zurueck.
   Liegt der Index ausserhalb des darstellbaren Bereiches,
   wird eine tote Zelle zurueckgegeben.
   */
  public Zelle getInhalt(int x, int y) {
    if (x < 0 || x >= inhalt.length ||
        y < 0 || y >= inhalt[0].length)
      return new Zelle(false);
    return inhalt[x][y];
```

```java
  }

  /** Gib die Zahl der lebenden Nachbarn einer Zelle zurueck */
  private int zahlDerNachbarn(int x,int y) {
    int res = 0;
    // Summiere die Zelle und die acht umgebenden Felder
    for (int i = x-1; i <= x+1; i++) {
      for (int j = y-1; j <= y+1; j++) {
        res += (getInhalt(i,j).istLebendig()) ? 1 : 0;
      }
    }
    // Ziehe die eigentliche Zelle wieder ab
    if (getInhalt(x,y).istLebendig())
      res--;
    // Gib das Resultat zurueck
    return res;
  }

  /** Konstruktor. Erzeugt aus einer alten Petrischale die
   neue Generation.
   */
  public Petrischale(Petrischale alt) {
    inhalt = new Zelle[alt.getBreite()][alt.getLaenge()];
    for (int i = 0; i < inhalt.length; i++)
      for (int j = 0; j < inhalt[i].length; j++)
        inhalt[i][j] = new Zelle(alt.getInhalt(i,j),
                                 alt.zahlDerNachbarn(i,j));
  }

  /** Setzt die Zelle an der Position (x,y) vom Zustand
   lebendig auf tot (oder umgekehrt).
   */
  public void schalteUm(int x,int y) {
    inhalt[x][y] = new Zelle( ! inhalt[x][y].istLebendig() );
  }

}
```

12.3.5 Die Klasse `Life`

Kommen wir nun zu unserer Klasse `Life`, die eine Implementierung des `GameModel` darstellt und somit eine Anbindung an die Grafik der `GameEngine` realisiert:

```java
import Prog1Tools.*;

/** Dieses GameModel realisiert das Game of Life */
public class Life implements GameModel {
```

Wir beginnen damit, die momentan dargestellte Generation in einer privaten Instanzvariablen zu hinterlegen. Unser Konstruktor wird diese `Petrischale` lediglich mit Hilfe des **new**-Operators instantiieren:

```
/** Hier wird die aktuelle Petrischale gespeichert */
private Petrischale zellen;

/** Konstruktor. Uebergeben werden die Laenge und
 die Breite des Spielfeldes sowie die Zahl der
 Zellen, die zu Anfang leben sollen.
 */
public Life(int breite, int hoehe, int lebendig) {
  zellen = new Petrischale(breite,hoehe,lebendig);
}
```

Mit dieser einen Petrischale haben wir alles vordefiniert, was wir an Daten zur Erfüllung des Interfaces benötigen. So können wir für die Anzahl der Zeilen und Spalten etwa die Breite und Höhe unserer Petrischale verwenden:

```
/** Anzahl der Zeilen */
public int rows() {
  return zellen.getBreite();
}

/** Anzahl der Spalten */
public int columns() {
  return zellen.getLaenge();
}
```

Da wir in unserem Spiel des Lebens keine besonderen Nachrichten auszugeben haben, verwenden wir die Methode `getMessages` einfach für eine mehr oder weniger sinnvolle Spielanleitung:

```
/** Message - Text */
public String getMessages() {
  return
    "Spiel das Spiel des Lebens.\n" +
    "Schaue, was passiert,\n" +
    "Wenn das Leben eben\n" +
    "vor sich hinmutiert.";
}
```

Auch der Name unseres Spieles bleibt natürlich konstant. Das Gleiche gilt für die Aufschrift auf unserem Feuerknopf:

```
/** Gibt den Namen des Spieles als String zurueck */
public String getGameName() {
  return "Game of Life";
}

/** Feuer-Knopf */
public String getFireLabel() {
  return "Naechste Generation";
}
```

Kommen wir nun zum Inhalt unserer einzelnen Zellen. Hier fragen wir mit Hilfe der Methode `istLebendig` ab, ob unsere Zelle als lebendig betrachtet werden kann. Wenn ja, liefern wir das Zeichen `O` als auszugebenden Wert zurück. Andernfalls verwenden wir ein Leerzeichen, das den entsprechenden Knopf also leer lässt:

```
/** Zustand der aktuellen Zelle */
public char getContent(int row, int col) {
  return
    (zellen.getInhalt(row,col).istLebendig()) ?
    'O' : ' ';
}
```

Last but not least müssen wir natürlich noch auf Aktionen des Benutzers bzw. der Benutzerin reagieren. Drückt er bzw. sie auf eine bestimmte Zelle (`buttonPressed`), so möchte er den Zustand der entsprechenden Zelle neu setzen. Wir können hierzu die in `Petrischale` definierte Methode `schalteUm` verwenden. Wird der Feuerknopf aktiviert (`firePressed`), so errechnen wir aus der alten Generation eine neue, indem wir den entsprechenden Konstruktor der `Petrischale` verwenden. Unsere Instanzvariable verweist in Zukunft nun auf die neue Generation:

```
/** Schalte eine bestimmte Zelle um */
public void buttonPressed(int row,int col) {
  zellen.schalteUm(row,col);
}

/** Berechne die naechste Generation */
public void firePressed() {
  zellen = new Petrischale(zellen);
}
```

Unsere eigentliche Klasse `Life` ist somit fertig; wir können das Spiel des Lebens spielen. In einer abschließenden `main`-Methode tun wir genau dies, wobei wir die notwendigen Daten (Anzahl der Zeilen, Spalten und lebendigen Zellen) eingeben lassen:

```
/** Hauptprogramm */
public static void main(String[] args) {
  new GameEngine(
    new Life(IOTools.readInteger("Anz. der Zeilen  :"),
             IOTools.readInteger("Anz. der Spalten :"),
             IOTools.readInteger("Anz. der Lebenden:")));
}
```

12.3.6 Fazit

Das Spiel des Lebens ist eine anspruchsvolle Aufgabe, die dem Programmierer ein gewisses Maß an Voraussicht und ein gutes Gespür für objektorientierten Entwurf abverlangt. Hat man sich jedoch einmal auf ein bestimmtes Design festgelegt und realisiert man die einzelnen Objekte Schritt für Schritt, so stellen selbst dermaßen schwierig erscheinende Probleme für das geübte Auge kein unüberwindliches Hindernis dar.

In diesem Abschnitt haben Sie gelernt, dass es zwischen Objekten mehr Beziehungen geben kann als nur die einfache Vererbung. Obwohl die Klasse `Life` ein Interface implementiert hat, war doch die ausschlaggebende Beziehung in diesem Beispiel nicht die „ist-ein", sondern die „hat-ein"-Beziehung. Vererbung ist

ein probates Mittel in vielen Situationen; sie ist jedoch nicht in jeder Situation anwendbar.
Ferner haben wir auf den letzten Seiten erfahren, wie wertvoll die Wiederverwertung von bereits bekannten Problemlösungen sein kann. Was man bereits einmal erfolgreich eingesetzt hat, lässt sich auch auf andere Probleme übertragen. Standardprobleme (wie etwa das Kopieren oder Sortieren von Feldern bzw. das Mischen) besitzen oftmals Standardlösungen, die Sie in allgemein verbreiteten Softwarebibliotheken (oftmals direkt mit Java ausgeliefert) entdecken können. Versuchen Sie nicht, das Rad jedes Mal aufs Neue zu erfinden!

12.3.7 Übungsaufgaben

Aufgabe 12.3

Erinnern Sie sich an das Achtdamenproblem (Seite 179). Passen Sie das Programm so an, dass es

- alle Lösungen statt einer Lösung berechnet und
- diese Lösungen mit Hilfe der `GameEngine` auf dem Bildschirm darstellt. Sie können den Feuerknopf verwenden, um zwischen den verschiedenen Lösungen hin- und herzuschalten.

Aufgabe 12.4

Die folgende Übungsaufgabe stellt die Aufgabe des „Game of Life“ dar, wie sie üblicherweise in einem Stadium gestellt wird, in dem die Studierenden noch keine Erfahrung mit objektorientierter Programmierung haben. Versuchen Sie wie diese Studierenden, die Aufgabe nur mit statischen Methoden und Feldern zu lösen. Welche Vorgehensweise finden Sie einfacher: mit oder ohne Objektorientierung?
Das „Spiel des Lebens“ soll für eine Matrix von $n \times m$ gleichartigen Zellen programmiert werden, ein sog. *Gewebe*. Eine Zelle kann sich in genau einem der Zustände `lebendig` (=**`true`**) oder `tot` (=**`false`**) befinden. Als Nachbarn einer Zelle bezeichnet man alle Zellen, die links, rechts, oberhalb, unterhalb oder diagonal versetzt der Zelle liegen. (Vorsicht: Am Rand existieren nicht alle diese Zellen.) Eine Zelle im Innern hat also genau acht, Randzellen haben fünf und Eckzellen genau drei Nachbarzellen.
Die Zellen sind zeilenweise wie folgt indiziert:

$$\begin{array}{cccc} (1,1) & (1,2) & \ldots & (1,m) \\ (2,1) & (2,2) & \ldots & (2,m) \\ \vdots & \vdots & & \vdots \\ (n,1) & (n,2) & \ldots & (n,m) \end{array}$$

Beispielsweise hat die Eckzelle $(1,1)$ also die Nachbarn $(1,2)$, $(2,1)$ und $(2,2)$.
Ausgehend von einer Anfangsgeneration wird eine neue Zellgeneration nach folgenden Regeln erzeugt:

- Eine Zelle wird (unabhängig von ihrem derzeitigen Zustand) in der nächsten Generation `tot` sein, wenn sie in der jetzigen Generation weniger als zwei oder mehr als drei lebende Nachbarn besitzt.
- Eine Zelle mit genau zwei lebenden Nachbarn ändert ihren Zustand nicht.
- Eine Zelle mit genau drei lebenden Nachbarn wird sich in der nächsten Generation im Zustand `lebendig` befinden.

Hinweis: Man darf erst dann die alte Generation ändern, wenn alle Entscheidungen für die neue Generation getroffen wurden.

Bearbeiten Sie folgende Aufgaben:

a) Man schreibe eine Methode `erzeugeGewebe`, die die Dimensionen des Gewebes als Argumente erhält und die Referenz auf ein entsprechendes **`boolean`**-Feld zurückliefert; der Zustand einer einzelnen Zelle soll zufällig initialisiert werden – hierzu können Sie folgendes Konstrukt verwenden:

```
boolean zustand =
  ( ((int)(Math.random()*10))%2 == 0 ) ? true : false;
```

b) Man schreibe eine Methode `leseGewebe` mit der gleichen Signatur wie die obige Methode, nur mit dem Unterschied, dass die Zustände der Zelle jetzt mit Hilfe der `IOTools` von der Tastatur eingelesen werden.

c) Man schreibe eine Methode `druckeGewebe`, die ein übergebenes Gewebe auf der Standardausgabe darstellt: Eine `lebendige` Zelle soll dabei durch „*“ repräsentiert werden, für `tote` Zellen ist als Platzhalter ein Leerzeichen einzufügen; die Gewebematrix ist oben und unten durch "`-`", links und rechts durch "|" einzurahmen. Beispiel für $n = 5, m = 4$:

```
Konsole
------
|*  *|
| ** |
| * *|
|** *|
|  * |
------
```

d) Man schreibe eine Methode `getAnzNachbarn`, die innerhalb eines als Argument übergebenen Gewebes die Anzahl der Nachbarn einer bestimmten Zelle berechnet.

e) Man schreibe eine Methode `nextGeneration`, die zu einem übergebenen Gewebe eine entsprechend der obigen Regeln erzeugte Nachfolgegeneration zurückgibt.

f) Fragen Sie in der `main`-Methode zunächst die Dimension des Gewebes ab - je nach Benutzerwunsch soll sein Anfangszustand dann von Tastatur eingelesen werden oder zufällig erzeugt werden. Geben Sie daraufhin die nächsten fünf Generationen aus.

Aufgabe 12.5

Überarbeiten Sie Ihre Lösung aus der letzten Aufgabe so, dass sie mit Hilfe der `GameEngine` darstellbar ist.

Kapitel 13

Exceptions und Errors

Wir schreiben ein einfaches Java-Programm, das zwei Zahlen `a` und `b` von der Tastatur einliest und das Ergebnis der ganzzahligen Division (ohne Rest) ausgibt:

```java
import Prog1Tools.IOTools;

public class Excep1 {

  public static void main(String[] args) {
    int a = IOTools.readInteger("a=");
    int b = IOTools.readInteger("b=");
    System.out.println("a/b="+(a/b));
  }

}
```

Das Programm lässt sich problemlos übersetzen und ausführen. Geben wir jedoch als Wert für `b` die Zahl 0 ein, so bricht das Programm mit einer Fehlermeldung ab:

Konsole

```
java.lang.ArithmeticException: / by zero
        at Excep1.main(Excep1.java:8)
```

Nun lässt sich bei diesem einfachen Programm natürlich ein solches Problem vermeiden – wir müssten lediglich überprüfen, ob für `b` eine Null eingegeben wurde. Es gibt jedoch Situationen, in denen sich das Auftreten einer problematischen, „absturzgefährdeten“ Situation nicht vermeiden lässt. Hierzu einige Beispiele:

- Ihr Java-Programm will Daten aus dem Internet herunterladen. Mitten im Download wird jedoch die Verbindung unterbrochen.
- Das Programm lagert Daten auf einer Festplatte aus. Beim Versuch, auf den Datenträger zu schreiben, stößt das Programm auf einen defekten Cluster, d. h. die Platte weist einen physikalischen Schaden auf.

- Das Programm führt eine Berechnung durch, die komplizierter ist als `a/b`. Es besteht die Möglichkeit einer illegalen Operation (wie der Division durch Null), Sie können jedoch nicht genau abschätzen, *wann* und *ob überhaupt* dieser Fall jemals auftritt.

Die Liste der Beispiele ließe sich noch weiter fortsetzen. Zusammenfassend lässt sich sagen, dass wir nicht immer im Voraus wissen können, welche Probleme in unseren Programmen auftreten können. Wie ist aber in solchen Fällen ein Absturz zu vermeiden?
Um diesen Punkt besser zu verstehen, werden wir uns in diesem Kapitel mit den so genannten **Exceptions** befassen. Wir werden lernen, wie dieser Fehlermechanismus in Java funktioniert und wie wir ihn für unsere Zwecke verwenden können.

13.1 Eine Einführung in Exceptions

13.1.1 Was ist eine Exception?

Das Wort Exception (deutsch: Ausnahme) leitet sich von einer Ausnahmesituation her – also einer Situation, die normalerweise im Programm nicht auftauchen sollte. Typische Beispiele für solche Ausnahmesituationen sind die oben genannte gestörte Übertragung im Netzwerk oder eine längere Berechnung, in der eine Division durch Null auftritt.
Um diese Fälle zu behandeln, haben die Entwickler von Java die Klasse `java.lang.Exception` entwickelt. Eine Instanz dieser Klasse (bzw. ihrer Kindklassen) repräsentiert jeweils eine Ausnahmesituation, die im Programm aufgetreten ist. Wir erinnern uns an die letzte Fehlermeldung:

Konsole

```
java.lang.ArithmeticException: / by zero
        at Excep1.main(Excep1.java:8)
```

Auch in diesem Kontext taucht das Wort Exception auf – und zwar in Form einer `java.lang.ArithmeticException`. Diese Klasse ist Kind der ursprünglichen Klasse `Exception`. Ihre Instanzen repräsentieren das Auftreten einer Ausnahmesituation bei der Auswertung eines arithmetischen Ausdrucks – also einer Berechnung. In unserem Fall ist eine Division durch Null in Zeile 8 unseres Programms aufgetreten. Java meldet uns dies wie folgt:

- Sämtliche arithmetische Ausnahmesituationen werden durch die Klasse `ArithmeticException` repräsentiert. Das Auftreten einer solchen Situation wird in der Ausgabe durch den Namen der Klasse angezeigt.
- Es können verschiedene Formen von arithmetischen Ausnahmesituationen auftreten; aus diesem Grund ist jeder Exception eine Beschreibung des aufgetretenen Fehlers beigefügt. Diese Beschreibung wird als Fehlermeldung (englisch: error message) bezeichnet. In unserem Fall lautet die Fehlermeldung

```
Konsole
/ by zero
```

Ist `excep` eine Instanz der Klasse `Exception`, so haben wir durch den Befehl

```
excep.getMessage()
```

Zugriff auf die Fehlermeldung. Die Methode `getMessage` liefert die Meldung in Form eines `String` zurück.

- Falls die Ausnahme durch einen Programmierfehler aufgetreten ist, möchte man natürlich gerne wissen, wo genau der Fehler entstanden ist. Aus diesem Grund gibt das System vor dem Absturz die genaue Position an, an der das Problem entstanden ist. Dies geschieht in der Form

```
at ≪KLASSENNAME≫.≪METHODENNAME≫(≪DATEINAME≫:≪ZEILENNUMMER≫)
```

In unserem Fall ist der Name der Klasse `Excep1` und das Problem trat in der Methode `main` auf. Wir hatten den Quellcode in der Datei `Excep1.java` gespeichert und der Fehler trat in Zeile 8 auf. Somit erklärt sich die Zeile

```
Konsole
        at Excep1.main(Excep1.java:8)
```

Wenn wir mit einem `Exception`-Objekt arbeiten (nennen wir es wieder `excep`), so können wir die gesamte Fehlermeldung durch den Befehl

```
excep.printStackTrace();
```

auf dem Bildschirm ausgeben. Wir werden dies jedoch üblicherweise nicht tun.

Vorsicht! An dieser Stelle ist darauf hinzuweisen, dass viele moderne Java-Umgebungen einen so genannten **Just-In-Time-Compiler**, abgekürzt **JIT**, verwenden. Diese Just-In-Time-Compiler überarbeiten den übersetzten Java-Bytecode, um seine Ausführung auf Ihrer speziellen Maschine zu beschleunigen. Dies kann jedoch bedeuten, dass gewisse Informationen wie etwa Zeilennummern verloren gehen. Sie werden in diesem Fall statt der Zeilennummer lediglich einen Hinweis der Form „Compiled Code" finden. Sollten Sie, etwa zu Testzwecken, auf diese Zeilennummern angewiesen sein, finden Sie in der Dokumentation Ihrer Java-Umgebung jedoch fast immer einen Schalter, mit dem Sie den JIT-Compiler deaktivieren können. Eine Möglichkeit unter Windows ist beispielsweise, vor Ausführung der Java-Maschine durch das folgende DOS-Kommando eine bestimmte Umgebungsvariable[1] zu setzen:

[1] Bei Umgebungsvariablen handelt es sich um Variablen des Betriebssystems, in denen der Benutzer bzw. die Benutzerin dem System Werte bekannt machen kann. Ein gestartetes Programm kann diese Werte lesen und sich an die Wünsche der Benutzer anpassen, ohne hierzu neu übersetzt werden zu müssen.

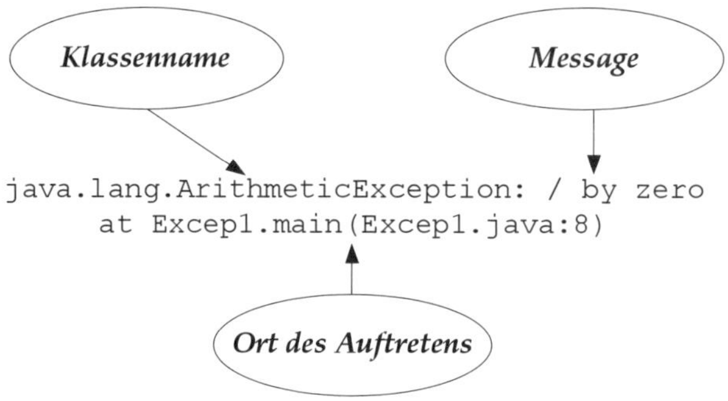

Abbildung 13.1: In einer `Exception` gespeicherte Informationen

```
Konsole
SET JAVA_COMPILER=NONE
```

Abbildung 13.1 fasst die verschiedenen Informationen noch einmal zusammen, die in einer Instanz der Klasse `Exception` gespeichert sind. Wir werden uns nun im nächsten Teilabschnitt damit beschäftigen, wie wir das Auftreten von Ausnahmesituationen in unserem Programm behandeln können.

13.1.2 Übungsaufgaben

Aufgabe 13.1

Die Klasse `java.lang.NullPointerException` beschreibt den Versuch, auf eine Referenzvariable zuzugreifen, in der statt eines Objektes die Referenz **`null`** abgelegt ist. Welche Informationen können Sie also *ohne* Kenntnis des genauen Programmcodes aus folgendem Programmabsturz ziehen:

```
Konsole
java.lang.NullPointerException
        at Problem.problem(Problem.java:6)
        at Problem.main(Problem.java:10)
```

13.1.3 Abfangen von Exceptions

Wenn in einem Programm eine Ausnahmesituation auftritt, so wird ein Objekt einer bestimmten `Exception`-Klasse (zum Beispiel `ArithmeticException`) erzeugt. Die Ausführung des momentanen Befehls wird abgebrochen und die im Programm festgelegte Methode zur Fehlerbehandlung ausgelöst. Diesen Vorgang – das Erzeugen einer Exception – bezeichnen Programmierer als das **Werfen** einer Exception (englisch: **`throw`**). Im Gegenzug bezeichnen wir das logische Gegenstück – die ausgelöste Behandlung einer Exception – als das **Fangen** oder **Abfangen** einer Exception (englisch: **`catch`**). Wie der Mechanismus des Werfens

vonstatten geht, soll uns im Moment nicht weiter kümmern – wir wollen uns zunächst damit beschäftigen, wie man eine Ausnahme in Java abfängt.
Kehren wir zu unserem Beispielprogramm zurück. In diesem war ja eine `ArithmeticException` geworfen worden. Wir wollen unser Programm nun nicht mehr einfach abstürzen lassen – wir wollen dem Benutzer bzw. der Benutzerin mitteilen, dass er bzw. sie etwas Falsches eingegeben hat.
Wie wir wissen, tritt die Exception in Zeile 8 bei der Division auf:

```
System.out.println("a/b="+(a/b));
```

Im Allgemeinen wird dieser Befehl ohne weitere Probleme ausführbar sein. Wir teilen also dem Programm mit, dass es *versuchen* soll, die Zeile ganz normal auszuführen. Dieser Versuch wird durch das Schlüsselwort **`try`** bekannt gegeben:

```
try {
  System.out.println("a/b = "+(a/b));
}
```

Die Befehle, bei denen eine Exception auftreten kann, werden mit den geschweiften Klammern zu einem Block zusammengefasst. Lassen sie sich im Programmverlauf ohne Schwierigkeiten durchführen, so verläuft unser Programm wie gehabt. Wird jedoch eine Exception geworfen, so „weiß" Java nun, dass in diesen Zeilen so etwas passieren kann. Wir können die aufgetretene Ausnahme im Anschluss an den Block abfangen:

```
catch (ArithmeticException e) {
  System.out.println("Achtung - Sie haben eine "+
                     "ArithmeticException ausgeloest!");
  System.out.println("Es gab folgendes Problem: "+
                     e.getMessage());
  System.out.println("Seien Sie in Zukunft etwas "+
                     "vorsichtiger!");
}
```

Das Schlüsselwort **`catch`** zeigt dem System an, dass wir mit den folgenden Zeilen eine Ausnahmesituation abfangen wollen. In die nachfolgenden runden Klammern setzen wir den Namen der abzufangenden Exception und legen einen Bezeichner fest, unter dem wir das Exception-Objekt im Folgenden ansprechen wollen. In unserem Fall ist also der Klassenname `ArithmeticException`, und der Bezeichner wird mit `e` gegeben.
Die eigentliche Methode zur Behandlung der Ausnahme wird wiederum mit geschweiften Klammern in einem Block zusammengefasst. In unserem Fall bedeutet dies eine kleine Fehlermeldung. Starten wir das Programm, so erhalten wir statt des bisherigen Verhaltens folgende Ausgabe:

Konsole

```
a = 1
b = 0
Achtung - Sie haben eine ArithmeticException ausgeloest!
Es gab folgendes Problem: / by zero
Seien Sie in Zukunft etwas vorsichtiger!
```

Hier noch einmal der komplette Programmtext:

```
import Prog1Tools.IOTools;

public class Excep2 {

  public static void main(String[] args) {
    int a = IOTools.readInteger("a=");
    int b = IOTools.readInteger("b=");
    try {
      System.out.println("a/b=" + (a/b));
    }
    catch (ArithmeticException e) {
      System.out.println("Achtung - Sie haben eine "+
                         "ArithmeticException ausgeloest!");
      System.out.println("Es gab folgendes Problem: "+
                         e.getMessage());
      System.out.println("Seien Sie in Zukunft etwas "+
                         "vorsichtiger!");
    }
  }
}
```

13.1.4 Ein Anwendungsbeispiel

Wir wollen den Mittelwert einer Menge von ganzen Zahlen berechnen. Die Zahlen sollen in einer Datei auf der Festplatte abgelegt sein. In jeder Zeile dieser Datei soll *genau eine* ganze Zahl stehen, wobei die Anzahl der zu bearbeitenden Zahlen durch den Wert in der ersten Zeile festgelegt wird. Ein Beispiel für eine aus zehn Werten bestehende gültige Eingabedatei wäre also etwa das folgende Beispiel:

Datei-Inhalt

```
10
2
4
1
3
7
8
1
2
88
0
```

Der Wert in Zeile 1 gibt die Anzahl der einzulesenden Werte an; über die folgenden Zahlen wollen wir dann den Mittelwert bilden.
Um derartige Programme in Java realisieren zu können, wurde von der Firma Sun das Paket `java.io` konzipiert – eine Sammlung von Klassen, die sich mit den verschiedensten Formen der Ein- und Ausgabe beschäftigt. Wir benötigen aus diesem Paket folgende Klassen:

1. Die Klasse `FileReader` repräsentiert eine Datei, die zur Eingabe geöffnet ist. Durch die Programmzeile

   ```
   FileReader f=new FileReader("vals.txt");
   ```

   würden wir beispielsweise ein Objekt namens `f` erzeugen, das Daten aus der Datei `vals.txt` lesen kann.

2. Haben wir mit obiger Zeile eine Datei geöffnet, so können wir aus dieser bislang nur einzelne Zeichen auslesen. Die Klasse `BufferedReader` stellt jedoch eine Methode `readLine` zur Verfügung, die es ermöglicht, eine ganze Textzeile aus der Datei zu erhalten. Wir erzeugen ein `BufferedReader`-Objekt durch die Zeilen

   ```
   FileReader f=new FileReader("vals.txt");
   BufferedReader b=new BufferedReader(f);
   ```

   oder kürzer durch

   ```
   BufferedReader b=
      new BufferedReader(new FileReader("vals.txt"));
   ```

Wir haben nun allem Anschein nach alle Informationen, um unser Programm aufzubauen. Ein erster Entwurf sähe wie folgt aus:

```
import java.io.*;
import Prog1Tools.*;

public class Mittelwert {

  /** Wandelt einen String in einen Integer-Wert um */
  public static int parse(String s) {
    return Integer.parseInt(s);
  }

  public static void main(String[] args) {
    // Lies den Dateinamen ein:
    String dateiname=IOTools.readString("Dateiname: ");
    // Oeffne die Datei zum Lesen:
    BufferedReader datei=
       new BufferedReader(new FileReader(dateiname));
    // In der ersten Zeile steht die Anzahl der zu lesenden Zahlen
    int anzahl=parse(datei.readLine());
    // Diese Zahlen muessen nun aufsummiert werden
    int summe = 0;
    for (int i = 0;i<anzahl;i++)
      summe = summe + parse(datei.readLine());
    // Nun berechnen wir den Mittelwert im Double-Format
    double mw = (double)summe/anzahl;
    // Und geben das Ergebnis aus
    System.out.println("Mittelwert: "+mw);
  }
}
```

Offensichtlich erfüllt unser Programm alle Ansprüche, die wir in der Aufgabenstellung formuliert haben. Wenn wir es jedoch zu übersetzen versuchen, so erhalten wir folgende Fehlermeldungen:

Konsole

```
Mittelwert.java:16: unreported exception
java.io.FileNotFoundException;
must be caught or declared to be thrown
       new BufferedReader(new FileReader(dateiname));
                          ^
Mittelwert.java:18: unreported exception java.io.IOException;
must be caught or declared to be thrown
    int anzahl=parse(datei.readLine());
                                   ^
Mittelwert.java:22: unreported exception java.io.IOException;
must be caught or declared to be thrown
      summe = summe + parse(datei.readLine());
                                          ^
3 errors
```

Was ist geschehen? Übersetzen wir die Fehlermeldungen in eine für uns verständliche Form:

1. In Zeile 16 kann möglicherweise eine `FileNotFoundException` auftreten. Mit dieser Ausnahmeklasse zeigt das System an, dass eine zu öffnende Datei nicht gefunden wurde – etwa aufgrund eines Eingabefehlers bei der Festlegung des Dateinamens. Diese Ausnahmesituation muss vom Programm in irgendeiner Form behandelt werden.

2. In Zeile 18 kann beim Einlesen der Werte möglicherweise eine `IOException` auftreten. Die `IOException` ist ein nicht näher definierter Ein- bzw. Ausgabefehler, der ebenfalls von uns abgefangen werden muss.

Um unser Programm also erfolgreich übersetzen zu können, müssen wir zwei Exceptions behandeln. Die einfachste Möglichkeit, dies zu tun, ist eine Hinzunahme in die so genannte **`throws`-Klausel** des Methodenkopfes:

```
public static void main(String[] args)
  throws FileNotFoundException,IOException {
```

Mit der **`throws`**-Klausel im Methodenkopf wird darauf hingewiesen, dass eine aufgetretene Exception „weitergeworfen" wird. Tritt in der Methode nun eine `FileNotFoundException` oder eine `IOException` auf, so wird die Methode abgebrochen und die Exception eine Ebene nach oben weitergeleitet. Ist die Methode von einer anderen Methode aufgerufen worden, so ist eben diese Methode als besagte Ebene zu verstehen. Da wir uns jedoch in der `main`-Methode befinden, also keine höhere Ebene dieser Form besitzen, würde die Exception an das Java-System weitergeleitet – und dieses bricht das Programm mit einer Fehlermeldung ab:

Konsole

```
java.io.FileNotFoundException: bals.txt
        at java.io.FileInputStream.<init>(FileInputStream.java)
        at java.io.FileReader.<init>(FileReader.java)
        at Mittelwert.main(Mittelwert.java:16)
```

Nun wollen wir ja gerade diese kryptischen Fehlermeldungen vermeiden. Deshalb werden wir die Exceptions nicht weiterleiten. Wir fangen sie stattdessen ab (**catch**) und geben eine „verständliche" Meldung zurück:

```
public static void main(String[] args) {
  try {
    // ================================================
    // HIER STEHT DER BISHERIGE INHALT DER main-METHODE!
    // ================================================
  }
  catch(FileNotFoundException ex) {
    System.out.println("Diese Datei existiert nicht!");
  }
  catch(IOException ex) {
    System.out.println("Fehler beim Einlesen: "+ex.getMessage());
  }
}
```

Wenn wir nun einen falschen Dateinamen eingeben, so erhalten wir statt der obigen verwirrenden Nachricht die klare und verständliche Mitteilung

Konsole

```
Diese Datei existiert nicht!
```

und niemand kommt auf die Idee, dass ein Programmier-Fehler vorliegt.

13.1.5 Die `RuntimeException`

Wir sind nun in der Lage, Exceptions abzufangen und so gewisse Fehlermeldungen zu vermeiden. Auf diese Art und Weise können wir mit Klassen wie etwa der `FileReader`-Klasse arbeiten, die das Abfangen von Exceptions vorschreibt. Spätestens an dieser Stelle dürfte jedoch manche Leserin oder mancher Leser stutzig werden. In unserem letzten Beispiel ließ sich das Programm zuerst nicht übersetzen, da die Ausnahmen `FileNotFoundException` und `IOException` nicht abgefangen wurden. Wieso lässt sich dann aber folgendes Programm übersetzen, obwohl wir mit ihm bereits eine `ArithmeticException` erzeugt haben?

```
import Prog1Tools.IOTools;
public class Excep1 {
  public static void main(String[] args) {
    int a=IOTools.readInteger("a=");
    int b=IOTools.readInteger("b=");
    System.out.println("a/b="+(a/b));
  }
}
```

Um diesen Punkt verstehen zu können, benötigen wir wiederum ein wenig theoretisches Wissen. Java unterscheidet nämlich prinzipiell zwischen zwei Arten von Ausnahmesituationen:

1. Die „gewöhnliche" Exception leitet sich von der Klasse `Exception` ab. Generell lässt sich sagen, dass jede Exception dieser Form abgefangen und behandelt bzw. in die **`throws`**-Klausel übernommen werden muss.

2. Die spezielle `RuntimeException` leitet sich zwar ebenfalls von der Klasse `Exception` ab, muss im Gegensatz zur gewöhnlichen Ausnahmesituation jedoch nicht explizit behandelt werden. Dies gilt auch für sämtliche Kindklassen von `RuntimeException`.

Es gibt also spezielle Ausnahmen, die nicht explizit aufgefangen werden müssen – die des Typs `RuntimeException`. Zu diesen Klassen zählt unter anderem die `NumberFormatException`, die `NullPointerException` und die `ArithmeticException`.
Ausnahmen vom Typ `RuntimeException` werden in Java hauptsächlich dazu verwendet, besonders häufig auftretende Ausnahmesituationen zu modellieren. Eine `ArithmeticException` kann in der Theorie etwa in praktisch jeder Berechnung mit Integer-Werten vorkommen (das Rechnen mit Gleitkommazahlen erzeugt im Allgemeinen keine Exception). Sie jedes Mal abfangen zu müssen, wäre demnach ziemlich lästig. Ähnliches gilt für die `NullPointerException`[2]. Diese kann in fast jeder Zeile auftreten, in der mit Objekten gearbeitet wird. Die `RuntimeException` spart also beim Programmieren eine Menge Arbeit.
Auch in unserem letzten Programm zur Berechnung des Mittelwertes kann eine derartige Ausnahme auftreten. Verwenden wir beispielsweise folgende Eingabedatei

Datei-Inhalt
```
2
2.3
4
```

so stürzt unser Programm mit folgender Fehlermeldung ab:

Konsole
```
java.lang.NumberFormatException: 2.3
        at java.lang.Integer.parseInt(Integer.java)
        at java.lang.Integer.parseInt(Integer.java)
        at Mittelwert.parse(Mittelwert.java:8)
        at Mittelwert.main(Mittelwert.java:22)
```

[2]Der Versuch, auf eine Referenzvariable zuzugreifen, die lediglich die **`null`**-Referenz gespeichert hat.

Der Grund für den Absturz liegt in unserer Eingabedatei – die Zahl `2.3` ist nicht ganzzahlig und kann mit unserer Methode `parse` somit auch nicht in einen **`int`**-Wert umgewandelt werden. Wir erhalten aus diesem Grund eine `NumberFormatException`.
Um auch diese Fehlerquelle in Zukunft behandeln zu können, legen wir uns auf folgende Vereinbarung fest: Liegt beim Eingabestring ein Fehler vor, so soll das Programm die entsprechende Zeile durch die Zahl `0` ersetzen und fortfahren. Eine Fehlermeldung soll aber dennoch ausgegeben werden. Wir passen unsere Methode entsprechend an:

```
public static int parse(String s) {
  try {
    return Integer.parseInt(s);
  }
  catch(NumberFormatException ex) {
    // Gib eine Fehlermeldung aus
    System.out.println("Eingabefehler: "+ex.getMessage());
    // Und  gib als Ergebnis 0 zurueck
    return 0;
  }
}
```

Starten wir nun unser Programm erneut mit unserer fehlerhaften Eingabedatei, so erhalten wir folgende Ausgabe:

Konsole

```
Dateiname: vals.txt
Eingabefehler: 2.3
Mittelwert: 2.0
```

Wir haben somit zum ersten Mal die wirkliche Macht von Exceptions kennen gelernt: Wir konnten das Programm zu einem befriedigenden Abschluss bringen, obwohl eine problematische Situation eingetreten ist. Wir haben einen unschönen Absturz vermieden! Ein solches absturzfreies Laufzeitverhalten von Programmen ist natürlich auch in vielen praktischen Anwendungen unbedingt erforderlich. Denken Sie zum Beispiel nur an sicherheitskritische Anwendungen wie die Steuerung eines Flugzeuges.

13.1.6 Übungsaufgaben

Aufgabe 13.2

Die folgenden Programme sollen jeweils ihren Quellcode einlesen und auf dem Bildschirm ausgeben. Nur eines der Programme funktioniert korrekt – welches ist es?
Listing 1

```
import java.io.*;
public class Exueb1 {
  public static void main(String[] args) {
```

```
    FileReader f=new FileReader("Exueb1.java");
    while (true) {
      int c=f.read();
      if (c<0)
        return;
      System.out.print((char)c);
    }
  }
}
```

Listing 2

```
import java.io.*;
public class Exueb2 {
  public static void main(String[] args) {
    FileReader f=new FileReader("Exueb2.java");
    try {
      while (true) {
        int c=f.read();
        if (c<0)
          return;
        System.out.print((char)c);
      }
    }
    catch(IOException e,FileNotFoundException f) {}
  }
}
```

Listing 3

```
import java.io.*;
public class Exueb3 {
  public static void main(String[] args) {
    FileReader f=new FileReader("Exueb3.java");
    try {
      while (true) {
        int c=f.read();
        if (c<0)
          return;
        System.out.print((char)c);
      }
    }
    catch(FileNotFoundException e) {}
    catch(IOException e) {}
  }
}
```

Listing 4

```
import java.io.*;
public class Exueb4 {
  public static void main(String[] args)
     throws FileNotFoundException,IOException {
    FileReader f=new FileReader("Exueb4.java");
    try {
      while (true) {
        int c=f.read();
        if (c<0)
```

```
          return;
        System.out.print((char)c);
      }
    }
  }
}
```

Listing 5

```
import java.io.*;
public class Exueb5 {
  public static void main(String[] args)
    throws FileNotFoundException {
    try {
      FileReader f=new FileReader("Exueb5.java");
      while (true) {
        int c=f.read();
        if (c<0)
          return;
        System.out.print((char)c);
      }
    }
    catch(IOException e) {}
    catch(FileNotFoundException e) {}
  }
}
```

Listing 6

```
import java.io.*;
public class Exueb6 {
  public static void main(String[] args)
    throws FileNotFoundException {
    FileReader f=new FileReader("Exueb6.java");
    try {
      while (true) {
        int c=f.read();
        if (c<0)
          return;
        System.out.print((char)c);
      }
    }
    catch(IOException e) {}
  }
}
```

Listing 7

```
import java.io.*;
public class Exueb7 {
  public static void main(String[] args) {
    {
      FileReader f=new FileReader("Exueb7.java");
      while (true) {
        int c=f.read();
        if (c<0) return;
        System.out.print((char)c);
      }
```

```
      }
      catch(IOException e) {}
    }
  }
```

13.2 Exceptions für Fortgeschrittene

13.2.1 Definieren eigener Exceptions

Im ersten Teil dieses Kapitels haben wir zum ersten Mal mit Exceptions gearbeitet. Wir haben gelernt, dass es sich bei den Exceptions um einfache Objekte handelt, die sich von der Klasse `Exception` ableiten. Wir haben gelernt, diese entweder abzufangen oder mit der **`throws`**-Klausel eine Ebene höher zu werfen.
Wie verhalten sich die Exceptions jedoch im Hinblick auf Vererbung? Können wir – wie bei jeder anderen Klasse auch – Subklassen von Exceptions erzeugen? Lassen sich diese neuen Klassen ebenso werfen, abfangen und weiterleiten?
Wie so viele Fragen lassen sich auch diese am besten mit Hilfe eines Beispiels beantworten. Wir wollen eine (vereinfachte) Form der `IOTools` entwerfen und dazu die Methoden

```
public static int readInteger()
```

und

```
public static double readDouble()
```

implementieren. Zur Vereinfachung gehen wir hierbei davon aus, dass man immer nur *eine* Zahl pro Zeile eingeben darf.
Wir beginnen damit, den groben Rumpf unserer Klasse zu formulieren. Unsere Klasse soll nicht instantiierbar sein, das heißt, wir müssen ihren Konstruktor unzugänglich machen. Ferner benötigen wir einen `BufferedReader` (vgl. Abschnitt 13.1.4), aus dem wir einzelne Textzeilen von der Tastatur einlesen können:

```
import java.io.*;

public class KeyTools {

  /** Die Klasse soll nicht instantiierbar sein
      -- deshalb machen wir den Konstruktor privat */
  private KeyTools(){}

  /** Ferner brauchen wir noch einen BufferedReader,
      aus dem wir einlesen koennen */
  private static BufferedReader in=
    new BufferedReader(new InputStreamReader(System.in));

}
```

Wir verfügen nun über ein zur Klasse gehöriges Objekt `in`, aus dem wir wie gewohnt mit Hilfe der Methode `in.readLine()` eine Textzeile von der Tastatur einlesen können. Wir wollen uns nun eine spezielle Klassenmethode definieren, die diesen Vorgang übernimmt:

```
/** Liest eine Textzeile von der Tastatur ein */
private static String readLine() {
  return in.readLine();
}
```

So weit, so gut – nur haben wir eine Kleinigkeit übersehen. Versuchen wir nämlich, unsere bisherige Klasse zu übersetzen, so erhalten wir folgende Fehlermeldung:

```
Konsole
KeyTools.java:16: unreported exception java.io.IO; must be
caught or declared to be thrown
    return in.readLine();
                      ^
1 error
```

Wieder einmal müssen wir uns also überlegen, wie wir mit einer Ausnahmesituation umzugehen haben. Die `IOTools` machen es sich an dieser Stelle leicht: Sie fangen die Exception ab und beenden die Ausführung des Programms. Diesen Weg wollen wir an dieser Stelle jedoch nicht gehen – wir wollen notfalls in der Lage sein, auf eine derartige Situation zu reagieren.
Es liegt also nahe, die auftretende `IOException` in irgendeiner Form weiterzuleiten. Dies soll jedoch nicht über die **`throws`**-Klausel geschehen, da es anderen Programmierern freigestellt sein soll, ob sie auf eine Exception reagieren wollen. Wir definieren uns deshalb eine neue Ausnahmeklasse:

```
/** Diese Ausnahme tritt auf, wenn es
    Kommunikationsprobleme mit der Tastatur
    gegeben hat */
public class InputException extends RuntimeException {}
```

Die Klasse `InputException` ist Subklasse der oben beschriebenen Klasse `RuntimeException` und muss als solche nicht explizit abgefangen werden. Wenn also in unserer Methode `readLine()` eine `IOException` auftritt, so können wir diese einfach durch unsere neue Ausnahmeklasse „ersetzen". Um dies zu bewerkstelligen, erzeugen wir ein neues Exception-Objekt der Klasse `InputException` und lösen dieses manuell aus, indem wir den Befehl **`throw`** verwenden.

```
/** Liest eine Textzeile von der Tastatur ein */
private static String readLine() {
  // Packe die alte Methode in einen try-Block
  try {
    return in.readLine();
  }
  // und falls eine IOException auftritt
  catch (IOException ex) {
    // so erzeuge eine neue InputException
```

```
      InputException ex2=new InputException();
      // und wirf dieses Objekt
      throw ex2;
    }
  }
```

13.2.2 Übungsaufgaben

Aufgabe 13.3

Schreiben Sie die Methoden `readInteger()` und `readDouble()`, die einen **`int`**- bzw. **`double`**-Wert von der Tastatur einlesen. Sie können einen String `str` in eine Zahl umwandeln, indem Sie eine der folgenden Zeilen verwenden:

```
int    ganzzahl  = Integer.parseInt(str);
double kommazahl = Double.parseDouble(str);
```

Aufgabe 13.4

Machen Sie Ihre Methoden `readInteger()` und `readDouble()` sicher gegenüber Eingabefehlern. Wird über die Tastatur ein falscher Wert (etwa `3.14` für eine ganze Zahl) eingelesen, so werfen Ihre Methoden bislang eine `NumberFormatException`. Fangen Sie diese ab und wiederholen Sie den Einlesevorgang, wenn nötig.

Aufgabe 13.5

Momentan liefern Objekte der Klasse `InputException` noch keine vernünftige Fehlermeldung. Üblicherweise wird in Java die Message an eine Exception übergeben, indem man diese in Form eines `String` an den Konstruktor übergibt. Dieses tun wir auch bei unserer Exception, indem wir ihr einen Konstruktor spendieren:

```
/** Konstruktor */
public InputException(String message) {
  super(message);
}
```

Wenn wir nun jedoch unsere Klasse `KeyTools` übersetzen wollen, bricht der Compiler mit der Fehlermeldung

Konsole

```
KeyTools.java:23: No constructor matching InputException() found
                  in class InputException.
      InputException ex2=new InputException();
                                           ^
1 error
```

ab. Warum?
Beheben Sie das Problem in Ihrer Klasse `KeyTools`.

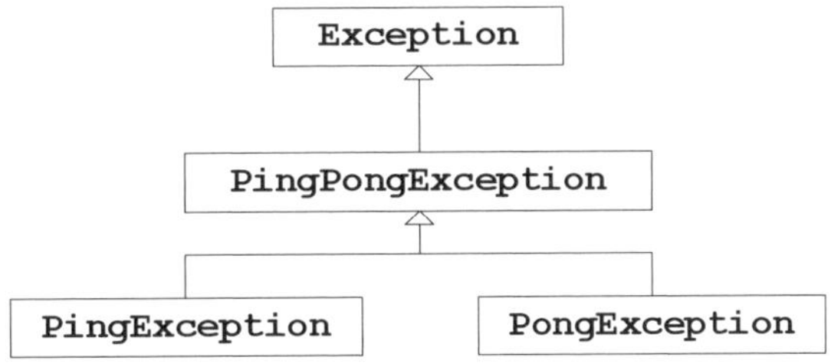

Abbildung 13.2: Verwandtschaft unter den PingPong-Exceptions

Aufgabe 13.6

Erinnern Sie sich noch an das erste Programmierbeispiel aus diesem Kapitel? Zwei Zahlen `a` und `b` wurden über die Tastatur eingelesen und anschließend `a` durch `b` dividiert:

```
import Prog1Tools.IOTools;

public class Excep1 {

  public static void main(String[] args) {
    int a=IOTools.readInteger("a=");
    int b=IOTools.readInteger("b=");
    System.out.println("a/b="+(a/b));
  }

}
```

Realisieren Sie dieses Programm *ohne* Verwendung der `IOTools`.

13.2.3 Vererbung und Exceptions

Wir haben bereits festgestellt, dass Exceptions – wie alle anderen Klassen auch – in einer „verwandtschaftlichen Beziehung" zueinander stehen. Können sich diese durch Vererbung entstandenen Beziehungen auch auf die Behandlung von Ausnahmesituationen auswirken?
Um diesen Punkt zu untersuchen, definieren wir uns drei neue Exceptions:

```
public class PingPongException extends Exception {}
public class PingException     extends PingPongException {}
public class PongException     extends PingPongException {}
```

Abbildung 13.2 zeigt die Hierarchie der neu enstandenen Klassen. Demnach kann etwa ein Objekt der Klasse `PongException` auch als `PingPongException` betrachtet werden. Eine `PingPongException` ist somit auch eine `Exception` und so weiter.
Wir wollen nun mit Hilfe eines kleinen Programms das Verhältnis der verschiedenen Ausnahmen zueinander austesten:

```java
import Prog1Tools.*;
/** Ein einfaches Programm, dass das Verhalten beim Fangen von
 Exceptions testet, die in einer verwandtschaftlichen
 Beziehung stehen. */
public class PingPong {
  /** Wirft eine PingException */
  public static void Ping() throws PingException {
    System.out.println("Ping aufgerufen!");
    throw new PingException();
  }

  /** Wirft eine PongException */
  public static void Pong() throws PongException {
    System.out.println("Pong aufgerufen!");
    throw new PongException();
  }

  /** Wirft eine PingPongException */
  public static void PingPong() throws PingPongException {
    System.out.println("PingPong aufgerufen!");
    throw new PingPongException();
  }

  /** Fragt den Benutzer, welche Exception ausgeloest werden
   soll, und ruft die entsprechende Methode auf. */
  public static void Hauptprogramm()
    throws PingException, PongException, PingPongException {
    System.out.println("1 = Ping");
    System.out.println("2 = Pong");
    System.out.println("3 = PingPong");
    System.out.println("");
    int choice=IOTools.readInteger("Ihre Wahl:");
    switch(choice) {
      case 1: Ping()    ;break;
      case 2: Pong()    ;break;
      case 3: PingPong();break;
    default:System.out.println("Eingabefehler!");
    }
  }

  public static void main(String[] args) {
    try {
      Hauptprogramm();
    }
    catch (PingException ex) {
      System.out.println("PingException aufgetreten");
    }
    catch (PongException ex) {
      System.out.println("PongException aufgetreten");
    }
    catch (PingPongException ex) {
      System.out.println("PingPongException aufgetreten");
    }
  }
}
```

Unser Programm verfügt über drei Methoden: `Ping`, `Pong` und `PingPong` (Zeile 7, 13 und 19). Jede dieser Methoden wirft eine unserer drei Exceptions, gibt vorher aber noch auf dem Bildschirm aus, welche der Methoden aufgerufen wurde. Der Benutzer bzw. die Benutzerin ist in einem einfachen Menü in der Lage, die zu werfende Methode auszuwählen (`Hauptprogramm`). Die geworfene Exception wird in der `main`-Methode abgefangen und mit einer entsprechenden Bildschirmausgabe bestätigt.
Wir starten das Programm nun dreimal, um sein Verhalten bei den verschiedenen Exceptions auszutesten:

1. Wir beginnen mit dem Fall 1: dem Werfen einer `PingException`. Wir erhalten folgende Bildschirmausgabe:

   Konsole
   ```
   1 = Ping
   2 = Pong
   3 = PingPong

   Ihre Wahl:1
   Ping aufgerufen!
   PingException aufgetreten
   ```

   Wie erwartet, wurde die Methode `Ping` aufgerufen, eine `PingException` geworfen und vom entsprechenden **`catch`**-Block (Zeile 48-50) abgefangen.

2. Fall 2, die `PongException`, wird auf die gleiche Weise behandelt:

   Konsole
   ```
   1 = Ping
   2 = Pong
   3 = PingPong

   Ihre Wahl:2
   Pong aufgerufen!
   PongException aufgetreten
   ```

   Die `PongException` wird vom **`catch`**-Block in Zeile 51 bis 53 abgewickelt.

3. Der dritte und letzte Fall, die `PingPongException`, wird wie erwartet vom dritten und letzten der Blöcke behandelt:

   Konsole
   ```
   1 = Ping
   2 = Pong
   3 = PingPong

   Ihre Wahl:3
   PingPong aufgerufen!
   PingPongException aufgetreten
   ```

Was würde nun aber passieren, wenn wir etwa die ersten beiden **catch**-Blöcke weglassen:

```
/** Hauptprogramm. */
public static void main(String[] args) {
  try {
    Hauptprogramm();
  }
  catch (PingPongException ex) {
    System.out.println("PingPongException aufgetreten");
  }
}
```

Lässt sich unser Programm nun überhaupt noch übersetzen, obwohl die Exceptions `PingException` und `PongException` nicht mehr explizit abgefangen werden?

Die Antwort lautet *ja*, und der Grund hierfür lässt sich in Abbildung 13.2 ersehen: sowohl `PingException` als auch `PongException` sind Subklassen der `PingPongException`. Sie stehen also in einer „ist-ein"-Beziehung. Eine `PingException` etwa ist also auch eine `PingPongException`, d. h. bei Auftreten einer `PingException` tritt somit auch eine `PingPongException` auf.

Unser verbliebener **catch**-Block ist also in der Lage, jede einzelne unserer drei Exception-Klassen abzufangen, da er sich generell mit ihrer Superklasse beschäftigt. Rufen wir das Programm beispielsweise für die `PingException` auf, erhalten wir folgende Ausgabe:

Konsole

```
1 = Ping
2 = Pong
3 = PingPong

Ihre Wahl:1
Ping aufgerufen!
PingPongException aufgetreten
```

Wir waren also in der Lage, drei Fliegen mit einer Klappe zu schlagen. Wozu dann aber die unterschiedlichen **catch**-Blöcke in unserem ursprünglichen Programm? Der Grund hierfür liegt in der Möglichkeit, spezielle Exceptions mit speziellen Ausnahmebehandlungen zu versehen. Theoretisch könnten wir jede auftretende Ausnahme (inklusive aller `RuntimeExceptions`) mit einem einfachen

```
catch(Exception e)
```

abfangen. Im Allgemeinen wollen wir aber natürlich nicht jede Exception gleich behandeln. Eine `FileNotFoundException` steht schließlich für ein anderes Problem als etwa eine `NullPointerException`. Aus diesem Grund können wir unsere Spezialfälle dadurch abdecken, dass wir spezielle **catch**-Blöcke für diese Klassen definieren.

13.2.4 Vorsicht, Falle!

Nachdem wir die Behandlung aller drei Exceptions durch einen **catch**-Block behandelt haben, wollen wir uns nun wieder spezialisieren. Tritt eine `PongException` auf, soll das Programm in Zukunft das Wort „PONG" auf dem Bildschirm ausgeben. Wir modifizieren unsere Methode entsprechend:

```
/** Hauptprogramm. */
public static void main(String[] args) {
  try {
    Hauptprogramm();
  }
  catch (PingPongException ex) {
    System.out.println("PingPongException aufgetreten");
  }
  catch (PongException e){
    System.out.println("PONG");
  }
}
```

Wenn wir nun versuchen, unser Programm zu übersetzen, erhalten wir jedoch eine Fehlermeldung:

Konsole
```
PingPong.java:51: exception PongException has already been
caught
    catch (PongException e){
    ^
1 error
```

Was ist geschehen?
Im Laufe dieses Abschnitts werden wir feststellen, dass wir einen klassischen Fehler gemacht haben, der im Umgang mit Exceptions auftreten kann: wir haben einen **catch**-Block definiert, der niemals erreicht wird.
Prinzipiell gibt es zwei Möglichkeiten, diesen Standardfehler zu begehen:

1. Man versucht, eine Exception zu fangen, die überhaupt nicht auftreten kann. Würden wir also beispielsweise versuchen, in unserem Programm eine `FileNotFoundException` abzufangen (obwohl diese in unserem Fall niemals auftritt), so erhielten wir eine Fehlermeldung der Form

   Konsole
   ```
   PingPong.java:51: exception java.io.FileNotFoundException is
   never thrown in body of corresponding try statement
       catch (java.io.FileNotFoundException e){
       ^
   1 error
   ```

2. Man definiert die abzufangenden Exceptions in der falschen Reihenfolge. Java geht seine **catch**-Blöcke nämlich immer in einer speziellen Reihenfolge durch.

Die Blöcke werden von oben nach unten durchsucht. Sobald ein **catch**-Block gefunden wird, dessen Klassenbezeichnung auf die Exception passt, wird dieser ausgeführt. Weitere **catch**-Blöcke werden nicht mehr in Betracht gezogen.

Werfen wir also nun einen Blick auf unser Programm. Wir haben zwei **catch**-Blöcke, die in folgender Reihenfolge definiert sind:

1. Der erste **catch**-Block behandelt alle Exceptions, die Instanz der Klasse `PingPongException` sind. Hierzu zählen die Klasse `PingPongException` sowie ihre Subklassen `PingException` und `PongException`.

2. Der zweite **catch**-Block behandelt Exceptions, die Instanzen der Klasse `PongException` sind. Diese Exception wird allerdings auch schon durch den ersten Block abgefangen.

Wir haben also zwei Blöcke, die die gleiche Exception behandeln. Da wie oben beschrieben immer nur der erste Treffer behandelt wird, springt das Programm niemals in den zweiten **catch**-Block. Das **catch** wird also niemals erreicht, was eben die deutsche Übersetzung des Compilerfehlers „catch not reached" ist.
Warum lässt sich aber das Programm übersetzen, sobald wir die Reihenfolge der Blöcke wie folgt miteinander vertauschen?

```
/** Hauptprogramm. */
public static void main(String[] args) {
  try {
    Hauptprogramm();
  }
  catch (PongException e){
    System.out.println("PONG");
  }
  catch (PingPongException ex) {
    System.out.println("PingPongException aufgetreten");
  }
}
```

Tatsächlich ist es nun so, dass unser spezieller **catch**-Block, der die Ausnahme vom Typ `PongException` abfängt, in dieser Zusammenstellung natürlich erreicht wird – er steht schließlich an erster Stelle.
Aber auch der zweite **catch**-Block ist alles andere als überflüssig. Auch wenn die `PongException` nicht mehr von ihm bearbeitet wird, ist er dennoch sinnvoll, um die verbleibende `PingException` und die `PingPongException` zu behandeln. Jeder unserer Blöcke hat also seine spezielle Aufgabe.

13.2.5 Der `finally`-Block

Nehmen wir einmal an, wir wollen das Auftreten einer `PingPongException` in Zukunft nicht mehr behandeln. Wir schließen sie deshalb in die **throws**-Klausel unserer `main`-Methode ein:

```
/** Hauptprogramm. */
public static void main(String[] args) throws PingPongException {
  try {
    Hauptprogramm();
  }
  catch (PongException e){
    System.out.println("PONG");
  }
}
```

Abgesehen davon wollen wir unser Testprogramm aber verständlicher für die Leserin bzw. den Leser machen. Sobald der **try**-Block – also der „kritische Bereich", in dem Exceptions auftreten können – betreten wird, wollen wir eine Meldung auf dem Bildschirm ausgeben. Wird der Block wieder verlassen, soll der Benutzer bzw. die Benutzerin dies ebenfalls erfahren:

```
/** Hauptprogramm. */
public static void main(String[] args) throws PingPongException {
  System.out.println("Betrete kritischen Bereich.");
  try {
    Hauptprogramm();
  }
  catch (PongException e){
    System.out.println("PONG");
  }
  System.out.println("Verlasse kritischen Bereich.");
}
```

Im Falle einer `PongException` verläuft unser Programm wie geplant. Zu Beginn des Programms wird die Meldung „Betrete kritischen Bereich" ausgegeben; beim Verlassen erhalten wir „Verlasse kritischen Bereich":

Konsole

```
Betrete kritischen Bereich.
1 = Ping
2 = Pong
3 = PingPong

Ihre Wahl:2
Pong aufgerufen!
PONG
Verlasse kritischen Bereich.
```

Wie sieht es aber aus, wenn wir es etwa mit einer `PingException` zu tun haben? Da in unseren **catch**-Blöcken keine Ausnahmebehandlung dieser speziellen Exception vorgesehen ist, wird diese Ausnahme als Instanz von `PingPongException` aufgefasst und gemäß der **throws**-Klausel weitergeleitet. Die Methode `main` wird unterbrochen, bevor wir die entsprechende Zeile für die Bildschirmausgabe erreicht haben:

Konsole
```
Betrete kritischen Bereich.
1 = Ping
2 = Pong
3 = PingPong

Ihre Wahl:1
Ping aufgerufen!
Exception in thread "main" PingException
        at PingPong.Ping(PingPong.java:11)
        at PingPong.Hauptprogramm(PingPong.java:36)
        at PingPong.main(PingPong.java:47)
```

Wie können wir also die Bildschirmausgabe erzwingen, selbst wenn die Methode an dieser Stelle verlassen wird?
Wir wollen versuchen, eine Lösung des Problems mit unserem bisherigen Wissen zu finden:

1. Ein erster Ansatz wäre es, die Bildschirmausgabe innerhalb des **`try`**-Blockes anzusiedeln:

```
/** Hauptprogramm. */
public static void main(String[] args)
                            throws PingPongException {
  System.out.println("Betrete kritischen Bereich.");
  try {
    Hauptprogramm();
    System.out.println("Verlasse kritischen Bereich.");
  }
  catch (PongException e){
    System.out.println("PONG");
  }
}
```

   Wie man sich allerdings leicht verdeutlichen kann, haben wir mit diesem Ansatz leider nichts gewonnen. Da die Ausnahmesituation stets in unserer Methode `Hauptprogramm` auftritt, wird die Ausführung schon vor der Bildschirmausgabe abgebrochen. Im Gegenteil, die gewünschte Ausgabe verschwindet jetzt sogar bei der `PongException`.

2. Eine zweite Möglichkeit wäre es, das Auftreten jeder weiteren möglichen Ausnahmesituation (also jeder `Exception`) abzufangen:

```
/** Hauptprogramm. */
public static void main(String[] args)
                            throws PingPongException {
  System.out.println("Betrete kritischen Bereich.");
  try {
    Hauptprogramm();
    }
  catch (PongException e){
```

```
      System.out.println("PONG");
    }
    catch (Exception e) {
      System.out.println("Verlasse kritischen Bereich.");
      throw e;
    }
    System.out.println("Verlasse kritischen Bereich.");
  }
```

Wenn wir jedoch versuchen, dieses Programm zu übersetzen, so erhalten wir die folgende Fehlermeldung:

```
Konsole
PingPong.java:55: unreported exception java.lang.Exception;
must be caught or declared to be thrown
      throw e;
      ^
1 error
```

Der Compiler beschwert sich also (zu Recht), dass unsere neue Methode theoretisch jede nur mögliche Exception werfen kann. Wir können dieses Problem auf verschiedene Weise umgehen, machen unseren Code dadurch aber nur noch unübersichtlicher, als er jetzt schon ist.

Bevor wir uns also weiter in allzu komplizierte Lösungsansätze verstricken, wollen wir ein neues Konstrukt kennen lernen, das unser Problem auf einfache und elegante Weise löst:

```
/** Hauptprogramm. */
public static void main(String[] args)
                              throws PingPongException {
  System.out.println("Betrete kritischen Bereich.");
  try {
    Hauptprogramm();
  }
  catch (PongException e){
    System.out.println("PONG");
  }
  finally { // NEU: der finally-Block!!!
    System.out.println("Verlasse kritischen Bereich.");
  }
}
```

Wenn Sie einen Blick auf die neue Position unserer Bildschirmausgabe werfen, stellen Sie Folgendes fest: Der `println`-Befehl befindet sich nun in einem eigenen Block, dem so genannten **`finally`-Block**.In diesem Block befinden sich Befehle, die in der Behandlung einer Exception auf jeden Fall ausgeführt werden sollen – egal, *ob* eine Exception aufgetreten ist und *welche* Exception aufgetreten ist.
Gehen wir anhand unseres Beispiels die verschiedenen Varianten durch, die in der Behandlung unserer Ausnahmesituation auftreten können:

1. Betrachten wir den Fall, dass keine Exception geworfen wird (in unserem Programm bei Eingabefehlern). Der **`try`**-Block wird also ohne Probleme ausgeführt. Da also keine Exception auftrat, werden die **`catch`**-Blöcke vom System ignoriert. Das Programm springt sofort in den **`finally`**-Block und gibt die Nachricht auf dem Bildschirm aus:

   Konsole
   ```
   Betrete kritischen Bereich.
   1 = Ping
   2 = Pong
   3 = PingPong

   Ihre Wahl:4
   Eingabefehler!
   Verlasse kritischen Bereich.
   ```

2. Im zweiten Fall kommt es zu einer `PongException`. Die Ausführung des **`try`**-Blockes wird unterbrochen und das Programm springt automatisch in den dazugehörigen **`catch`**-Block (Ausgabe von „PONG“ auf dem Bildschirm). Anschließend wird wiederum der **`finally`**-Block ausgeführt:

   Konsole
   ```
   Betrete kritischen Bereich.
   1 = Ping
   2 = Pong
   3 = PingPong

   Ihre Wahl:2
   Pong aufgerufen!
   PONG
   Verlasse kritischen Bereich.
   ```

3. Kommen wir nun zum dritten Fall – jener Situation, die uns bisher Probleme bereitet hat: eine `PingException` wird ausgelöst. In diesem Fall verfügt unser Programm über keinen passenden **`catch`**-Block, d. h. die Ausführung der `main`-Methode wird abgebrochen. Trotzdem springt auch hier das Programm zuerst in den **`finally`**-Block, d. h. wir erhalten auch hier die gewünschte Bildschirmausgabe:

   Konsole
   ```
   Betrete kritischen Bereich.
   1 = Ping
   2 = Pong
   3 = PingPong

   Ihre Wahl:1
   Ping aufgerufen!
   Verlasse kritischen Bereich.
   ```

```
Exception in thread "main" PingException
        at PingPong.Ping(PingPong.java:11)
        at PingPong.Hauptprogramm(PingPong.java:36)
        at PingPong.main(PingPong.java:48)
```

Wir haben also den **finally**-Block verwendet, um Befehle zu definieren, die das System *auf jeden Fall* ausführen muss. Welchen Sinn hat aber ein solcher Block in der Praxis?
Stellen wir uns einmal vor, wir laden Daten aus dem Internet. Hierzu haben wir eine Methode `ladeDaten` definiert, die anhand einer von uns vorher erstellten Verbindung Daten herunterlädt.
Nun handelt es sich bei unseren Daten nicht um irgendwelche Zeichen, sondern um eine Datei in einem speziellen Format (etwa PDF oder RTF). Unsere Methode weiß dies und testet entsprechend, ob die übertragenen Daten in diesem Format abgespeichert sind. Wenn nicht, bricht der Ladevorgang mit einer Exception ab.
Wir haben also die Situation, dass das Laden der Daten erfolgreich verlaufen (keine Exceptions) oder aber mit einem Fehler abbrechen kann (Auftreten einer Exception). Obwohl natürlich beide Situationen ein völlig anderes Verhalten im Programm nach sich ziehen, haben sie dennoch einige Dinge gemeinsam. So muss etwa in beiden Fällen die Verbindung zu der Datenquelle beendet werden. Hätten wir keinen **finally**-Block zur Verfügung, müssten wir dies sowohl in der Behandlung der Exception als auch im „normalen" Ablauf bewerkstelligen – wir hätten also doppelte Arbeit!
Mit Hilfe des **finally**-Blockes können wir uns diesen Mehraufwand ersparen: wir schließen die Verbindung einfach mit Hilfe dieses Konstrukts. Auf diese Weise ersparen wir uns diverse Fallunterscheidungen – und machen unseren Code einfacher und besser lesbar.

13.2.6 Die Klassen `Throwable` und `Error`

Bevor wir dieses Kapitel über die Behandlung von Ausnahmesituationen beenden, wollen wir nicht verschweigen, dass es neben den Exceptions eine zweite Klasse gibt, die innerhalb des Systems geworfen und gefangen werden kann: die Klasse `Error`.
Werfen wir einen Blick auf die Beziehung, in der die Klassen `Error` und `Exception` zueinander stehen. Wie Abbildung 13.3 verdeutlicht, leiten sich beide Klassen von einer gemeinsamen Superklasse ab – der Klasse `Throwable`. Objekte, die sich von `Throwable` ableiten, können mit Hilfe des Befehls **throw** geworfen und mit Hilfe eines **catch**-Blockes abgefangen werden.
Während `Throwable` lediglich die gemeinsame Superklasse von `Exception` und `Error` darstellt und in Java üblicherweise nicht direkt instantiiert wird, können Subklassen von `Error` durchaus bei der Ausführung eines Programms auftreten. Sie stellen aber normalerweise schwerwiegende Ausnahmesituationen im zugrunde liegenden Java-System dar und sollten deshalb nicht vom Benutzer

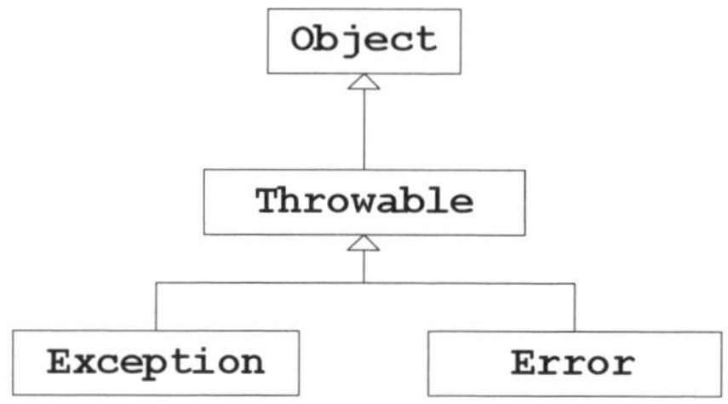

Abbildung 13.3: Stammbaum der Klassen `Exception` und `Error`

für eigene Zwecke „missbraucht" werden.
Was aber genau kann so eine Situation sein, in der ein Error geworfen wird? Wir wollen in einer kleinen Übung das Auftreten eines solchen Fehlers provozieren: Übersetzen Sie unser PingPong-Programm auf Ihrem eigenen PC. Öffnen Sie nun ein Dateiverwaltungsprogramm (etwa den Windows-Explorer) und gehen Sie in das Verzeichnis, in dem sich Ihre übersetzten Dateien (die `.class`-Dateien) befinden. Löschen Sie hier die Datei `PongException.class` und versuchen Sie anschließend, das Programm zu starten.
Sie werden nun eine Fehlermeldung erhalten, die in etwa der folgenden Bildschirmausgabe entspricht:

Konsole

```
Exception in thread "main"
  java.lang.NoClassDefFoundError: PongException
```

Was ist hier geschehen? In den `class`-Dateien befinden sich die übersetzten Klassen, die unser Java-Compiler erzeugt. Wenn das System eine bestimmte Klasse verwenden will, muss es die dazugehörige `class`-Datei von der Festplatte laden. Findet es diese Datei nicht, kann das Programm nicht weiterarbeiten. Java wird mit einem entsprechenden Fehler beendet.
Sie können sich vorstellen, dass es in dieser Situation nicht sinnvoll wäre, das Programm ohne die notwendigen Klassen auszuführen. Tatsächlich beschreiben so gut wie alle `Error`-Klassen derart kritische Situationen. Ein `OutOfMemoryError` zeigt beispielsweise an, dass Java nicht über genügend Hauptspeicher verfügt, um das Programm auszuführen. Ein `VirtualMachineError` zeigt einen Defekt der virtuellen Maschine (des Herzstücks von Java) an, der sich natürlich nicht durch Ihren selbst geschriebenen Java-Code beheben lässt. Kurz gesagt: Wenn eine Instanz der Klasse `Error` geworfen wird, ist ein Programm in den meisten Fällen schon so gut wie erledigt.
Wenn aber ein `Error` ein derart schwerwiegendes Problem darstellt, ist es im Allgemeinen unsinnig, ihn im eigenen Programm gezielt einzusetzen. Die selbst geschaffenen Ausnahmesituationen stellen im Allgemeinen wesentlich harmlosere Fälle dar – unsere virtuelle Maschine wird normalerweise nicht sofort abstürzen, nur weil wir irgendwo eine kleine `Exception` werfen. Sie sollten daher zwar

wissen, dass die Klasse `Error` existiert, sie in eigenen Programmen aber niemals einsetzen.

13.2.7 Zusammenfassung

Wir haben in diesem Abschnitt erfahren, dass es uns möglich ist, beliebige eigene Exceptions zu erzeugen. Wir erreichen dies, indem wir diese von den Klassen `Exception` oder `RuntimeException` durch Vererbung ableiten.
In diesem Zusammenhang haben wir uns speziell mit dem Thema „Vererbung und Exceptions“ befasst und festgestellt, dass die Reihenfolge der **`catch`**-Blöcke in einer Ausnahmebehandlung entscheidend dafür sein kann, ob eine Klasse vom Compiler übersetzt werden kann. Schließlich haben wir mit dem **`finally`**-Block ein Konstrukt kennen gelernt, das sich hervorragend für Programmteile eignet, die unabhängig davon auszuführen sind, ob eine Exception aufgetreten ist oder nicht. Anhand unseres PingPong-Programms, das sich durch den kompletten Abschnitt zog, haben wir die verschiedenen Prinzipien und Eigenschaften der neu hinzugekommenen Bereiche jeweils verdeutlicht.
Am Ende haben wir (wenn auch eher der Vollständigkeit halber) die Klassen `Throwable` und `Error` erwähnt, bei denen es sich um weitere Klassen handelt, die sich werfen und abfangen lassen. Es sei an dieser Stelle jedoch noch einmal davon abgeraten, für die eigene Fehlerbehandlung etwas anderes als Subklassen von `Exception` zu verwenden.

13.2.8 Übungsaufgaben

Aufgabe 13.7

Das folgende Programm soll eine Zufallszahl zwischen 0 und 0.5 auf dem Bildschirm ausgeben:

```
public class Exueb8 {

  /** Bestimme eine Zufallszahl zwischen 0 und 0.5 */
  public static double gibZufallszahlBisEinhalb()
  throws Exception {
    double res = Math.random();
    if (res > 0.5)
      throw new Exception("Zahl zu gross");
    return res;
  }

  /** Hauptprogramm */
  public static void main(String[] args) {
    // Bestimme eine Zufallszahl zwischen 0 und 0.5
    try {
      double zahl = gibZufallszahlBisEinhalb();
    }
    // Falls etwas schief geht (Exception)
    // verwende die Zahl 0.5
```

```
    catch(Exception e) {
      zahl = 0.5;
    }
    // gib die Zahl auf dem Bildschirm aus
    System.out.println(zahl);
  }

}
```

Leider funktioniert das Programm nicht. Warum? Passen Sie das Programm entsprechend an.

Aufgabe 13.8

Stellen Sie sich vor, Sie wollen an einer Stelle Ihres Programms alle möglichen auftretenden `Exceptions` und `RuntimeExceptions` behandeln. Welche von beiden Ausnahmen müssen Sie zuerst abfangen – die vom Typ `Exception` oder die vom Typ `RuntimeException`?

13.3 Assertions

Seit Version 1.4 bietet Java eine elegante Lösung für die Überprüfung von Vor- oder Nachbedingungen für bestimmte Teile des Codes zur Laufzeit eines Programms. Man spricht dabei auch von **Zusicherungen** oder **Assertions**.

13.3.1 Zusicherungen im Programmcode

Die Überprüfung bzw. Zusicherung einer Bedingung erfolgt im Java-Programmcode mit dem Schlüsselwort **`assert`**, gefolgt von der Bedingung, die während der Laufzeit des Programms zugesichert werden soll, gemäß der Syntax

Syntaxregel

```
assert ≪AUSDRUCK≫ ;
```

wobei der Ausdruck vom Typ **`boolean`** sein muss. Hat dieser Ausdruck während des Programmablaufs den Wert **`true`**, wird das Programm ordnungsgemäß fortgesetzt. Wird jedoch festgestellt, dass sein Wert **`false`** ist, wird ein Objekt vom Typ `AssertionError` geworfen. Der Message-String dieses `Error`-Objekts (also die Fehlermeldung, die wir zum Beispiel beim Abbruch des Programms erhalten würden) ist allerdings leer. Wollen wir diesen Text selbst festlegen, so können wir die **`assert`**-Anweisung auch in der Variante

Syntaxregel

```
assert ≪AUSDRUCK≫ : ≪AUSDRUCK≫ ;
```

verwenden. Hier ist der Ausdruck nach dem Doppelpunkt in Form einer Zeichenkette anzugeben, die beim Erzeugen des `AssertionError`-Objekts als dessen Message-String verwendet wird.

In unserem Beispielprogramm

```java
import Prog1Tools.IOTools;
public class AssertionTest {

  public static double kehrwert (double x) {
    assert x != 0 : "/ by 0";
    return 1/x;
  }

  public static void main (String[] summand) {
    double x = IOTools.readDouble("x = ");
    try {
      System.out.println(kehrwert(x));
    }
    catch (AssertionError e) {
      System.out.println (e.getMessage());
    }
  }
}
```

haben wir diese zweite Variante eingesetzt, um zu Beginn der Methode `kehrwert` sicherzustellen, dass wir in der anschließenden Anweisung nicht durch den Wert 0 dividieren (auch wenn dies für **`double`**-Werte natürlich durchaus mit Ergebniswert `Infinity` möglich wäre).

13.3.2 Compilieren des Programmcodes

Um mit Assertions überhaupt arbeiten zu können, benötigen wir natürlich eine Java-Installation der Version 1.4 oder höher. Wenn wir damit die Klasse `AssertionTest` compilieren, so erhalten wir dennoch folgende Fehlermeldung:

Konsole

```
AssertionTest.java:5: warning: as of release 1.4, assert is a
keyword, and may not be used as an identifier
    assert x != 0 : "/ by 0";
    ^
AssertionTest.java:5: ';' expected
    assert x != 0 : "/ by 0";
              ^
1 error
1 warning
```

Dies liegt darin begründet, dass für die neueren Java-Versionen die Kompatibilität zu älteren Versionen, in denen **assert** noch kein Schlüsselwort war, sichergestellt sein muss. Daher geht der Compiler standardmäßig zunächst einmal davon aus, dass das Wort **assert** als Bezeichner verwendet werden soll und daher syntaktisch falsch platziert wurde.
Die Assertions müssen für den Compiler daher erst per Option aktiviert werden. Starten wir die Compilierung unserer Klasse `AssertionsTest` in der Form

Konsole
```
javac -source 1.4 AssertionsTest.java
```

so kann der Compiler nun durch die Option `-source 1.4` das Programm fehlerfrei übersetzen.

13.3.3 Ausführen des Programmcodes

Die Assertions sind auch im Interpreter standardmäßig deaktiviert. Starten wir unser Programm also wie normalerweise üblich, so ergibt sich der Ablauf

Konsole
```
java AssertionTest
x = 0
Infinity
```

weil die Assertions noch nicht greifen und die Kehrwertbildung ausgeführt wird, obwohl die Methode `kehrwert` mit dem Wert 0 aufgerufen wurde. Um die Assertions zur Laufzeit zu aktivieren, müssen wir mit der Interpreter-Option `-ea` (für „enable assertions") arbeiten. Damit ergibt sich nun auch der von uns gewünschte Ablauf

Konsole
```
java -ea AssertionTest
x = 0
/ by 0
```

da nun in der **assert**-Anweisung das Fehler-Objekt geworfen und im **catch**-Block der `main`-Methode gefangen wird, wo schließlich eine entsprechende Ausgabe des Message-String auf die Konsole erfolgt.

13.3.4 Zusammenfassung

Wir haben in diesem Abschnitt etwas über das seit Version 1.4 in Java integrierte Assertion-Konzept erfahren. Mit Assertions ist es möglich, innerhalb eines Programms Vor- oder Nachbedingungen abzusichern und dieses so zuverlässiger zu machen, ohne dass die Lesbarkeit des Programmcodes zu sehr darunter leidet. Insbesondere können Assertions auch bereits in der Entstehungsphase von Programmen hilfreich bei der Fehlersuche sein.

Kapitel 14

Fortgeschrittene objektorientierte Programmierung

Aufgrund der zunehmenden praktischen Bedeutung von Java als Programmiersprache wurden auch Mechanismen notwendig, die es ermöglichen, die Sprache kontinuierlich weiterzuentwickeln. Anwenderinnen und Anwender können daher im so genannten **Java community process** (JCP) ihre Erweiterungs- oder Verbesserungsvorschläge einbringen und auf einen so genannten **Java specification request** (JSR) hoffen, der bei genügend großem Interesse an solchen Vorschlägen ins Leben gerufen wird. Nach der Erstellung einer Spezifikation und einer entsprechenden prototyphaften Java-Modifikation wird darüber öffentlich diskutiert, bis keine Einwände mehr vorliegen und die vorgeschlagene Neuerung in die kommende Java-Version integriert werden kann.

Zahlreiche solche JSRs fanden Einzug in die unter dem Codenamen **Tiger** entwickelte Version 5.0 der Java Platform, Standard Edition, die sich zum Zeitpunkt der Drucklegung dieses Buchs mit mehreren Updates und schließlich als aktuelle Version 6 (JDK 6) etabliert hat. Neben Performance-Verbesserungen zielt das Tiger-Release vor allem darauf ab, die Programmierung zu vereinfachen. Dazu wurde die Programmiersprache Java in vielfältiger Weise erweitert – es gab sogar Überlegungen, mit diesem Release den Grundstock für die Java 3 Platform zu legen.[1]

So integriert nun das aktuelle JDK, wie bereits weiter vorne im Buch beschrieben, die modifizierte `for`-Schleifen-Notation, die statische Import-Möglichkeit oder Methoden mit variabler Argumentanzahl. Darüber hinaus hielten aber auch völlig neue Konzepte wie Aufzählungstypen und generische Datentypen Einzug in die neue Version. Dennoch wurde wie gewohnt auch der Kompatibilität Rechnung

[1] Letztendlich wurde jedoch lediglich aus der ursprünglich geplanten Versionsnummer 1.5 eine 5.0.

getragen, sodass alte Programme nach wie vor funktionsfähig bleiben.
Weil der „Java-Tiger“ gerade mit den Aufzählungstypen und den generischen Datentypen wirklich interessante Erweiterungen im Hinblick auf die fortgeschrittene objektorientierte Programmierung brachte, wollen wir im Folgenden speziell auf diese beiden neuen Features genauer eingehen. Auf eine ausführliche Behandlung *aller* Details und Möglichkeiten, die sich insbesondere durch die generische Programmierung eröffnen, müssen wir natürlich verzichten, da dies den Rahmen dieses Buchs sprengen würde. Wer mehr über dieses Thema erfahren möchte, kann weitere Informationen aus den Dokumentationen der Firma Sun [26] erhalten.

14.1 Aufzählungstypen

Unter einem Aufzählungstyp versteht man üblicherweise einen selbst definierten Datentyp, der nur eine ganz bestimmte (endliche) Menge von Werten umfasst. Diese Art von Datentyp war bisher in Java nur mit Hilfe einer Reihe von statischen, durchnummerierten Konstanten (meist vom Typ **int**) zu realisieren. Allerdings handelt es sich in diesem Fall um keinen echten Datentyp, sodass auch der Compiler nicht überprüfen kann, ob ein bestimmter Wert zu dieser „Aufzählung“ gehört oder nicht.
Java ermöglicht die Deklaration eigener Aufzählungstypen unter Verwendung des neuen Schlüsselworts **enum**.

14.1.1 Deklaration eines Aufzählungstyps

Syntaktisch ähnelt die Deklaration eines Aufzählungstyps der einer Klasse

Syntaxregel

```
≪MODIFIZIERER≫ enum ≪AUFZAEHLUNGSNAME≫ {
  ≪KONSTANTENLISTE≫;
}
```

wobei in ≪KONSTANTENLISTE≫ lediglich die verfügbaren Werte des neu definierten Datentyps als Kommaliste von Konstanten (die so genannten **enum**-Konstanten) aufgezählt werden. Mit der Deklaration

```
package typen;
public enum Jahreszeit {
  FRUEHLING, SOMMER, HERBST, WINTER;
}
```

könnten wir beispielsweise einen Aufzählungstyp für die vier Jahreszeiten vereinbaren, der aus den vier Konstanten FRUEHLING, SOMMER, HERBST und WINTER besteht.

Hinter diesen Konstanten verbergen sich jedoch genau genommen einzelne Objekte (**`enum`**-Objekte), die mit einigen interessanten Eigenschaften ausgestattet sind. So dürfen die **`enum`**-Konstanten z. B. in **`switch`**-Anweisungen verwendet werden, weil die Objekte intern auch über eine **`int`**-Zahl (die Ordinalzahl) identifizierbar sind, die der Compiler an den entsprechenden Stellen einsetzen kann.

14.1.2 Instanzmethoden der enum-Objekte

Jedes durch die Deklaration eines Aufzählungstyps festgelegte **`enum`**-Objekt besitzt automatisch die Instanzmethoden

- `toString()`
  liefert den Namen der **`enum`**-Konstante als Zeichenkette;
- `equals(Object o)`
  liefert **`true`**, wenn o und die **`enum`**-Konstante übereinstimmen, andernfalls **`false`**;
- `ordinal()`
  liefert die Ordinalzahl der **`enum`**-Konstante.

Außerdem steht dem Aufzählungstyp und damit seinen Konstanten (als eine Art „Klassenmethode“) die Methode `values` zur Verfügung, die eine Liste aller **`enum`**-Konstanten liefert. Diese Liste kann man zum Beispiel geschickterweise mit einer **`for`**-Schleife in der vereinfachten Notation abarbeiten.
In unserem Programm

```
import typen.Jahreszeit;
import static typen.Jahreszeit.*;
public class Aufzaehlungen {
  public static void main(String[] args) {
    Jahreszeit x = HERBST;
    System.out.println(x);

    for (Jahreszeit jz : Jahreszeit.values())
      System.out.println(jz + " hat den Wert " + jz.ordinal());
  }
}
```

werden zunächst über einen statischen Import alle Konstanten des Typs `Jahreszeit` bekannt gemacht. Der weitere Verlauf des Programms demonstriert den impliziten Aufruf der `toString`-Methode und die Verwendung der Methoden `values` und `ordinal`. Die Ausgabe sieht wie folgt aus:

Konsole

```
HERBST
FRUEHLING hat den Wert 0
SOMMER hat den Wert 1
HERBST hat den Wert 2
WINTER hat den Wert 3
```

14.1.3 Selbstdefinierte Instanzmethoden für enum-Objekte

Besonders interessant im Zusammenhang mit den Aufzählungstypen ist die Tatsache, dass es möglich ist, eigene Methoden zu definieren. Für den Aufzählungstyp

```
package typen;
public enum Noten {
  C, CIS, D, DIS, E, F, FIS, G, GIS, A, AIS, H;

  public boolean liegtAufSchwarzerTaste() {
    switch (this) {
      case CIS:
      case DIS:
      case FIS:
      case GIS:
      case AIS:
        return true;
      default:
        return false;
    }
  }
}
```

haben wir z. B. eine Methode `liegtAufSchwarzerTaste` ergänzt, die genau dann den Wert **`true`** zurückliefert, wenn es sich bei der **`enum`**-Konstante bzw. dem **`enum`**-Objekt, für die bzw. für das die Methode ausgeführt wird, um eine Note handelt, die am Klavier auf einer schwarzen Taste liegt. Verwenden wir diesen Aufzählungstyp, liefert das Programm

```
import typen.Noten;
import static typen.Noten.*;
public class Enumerations {
  public static void main(String[] args) {
    for (Noten n : Noten.values())
      if (n.liegtAufSchwarzerTaste())
        System.out.println(n + " liegt auf einer schwarzen Taste");
      else
        System.out.println(n + " liegt auf einer weissen Taste");
  }
}
```

folgende Ausgabe:

```
Konsole
C liegt auf einer weissen Taste
CIS liegt auf einer schwarzen Taste
D liegt auf einer weissen Taste
DIS liegt auf einer schwarzen Taste
E liegt auf einer weissen Taste
F liegt auf einer weissen Taste
FIS liegt auf einer schwarzen Taste
G liegt auf einer weissen Taste
GIS liegt auf einer schwarzen Taste
```

```
A liegt auf einer weissen Taste
AIS liegt auf einer schwarzen Taste
H liegt auf einer weissen Taste
```

14.1.4 Übungsaufgaben

Aufgabe 14.1

Die in Kapitel 10 beschriebene Klasse `Student` wird in Abschnitt 10.3.2 mit Konstanten ausgestattet, die das jeweilige Studienfach des Studenten repräsentieren. Schreiben Sie die Klasse `Student` nun so um, dass statt der Deklaration einzelner Konstanten innerhalb der Klasse `Student` ein eigener Aufzählungstyp verwendet wird, der die benötigten **enum**-Objekte enthält. Der Aufzählungstyp `Fach` soll zum Paket `studienfaecher` gehören. In der Klasse `Student` können Sie dann die Aufzählungskonstanten durch einen statischen Import bekannt machen. Die entsprechend modifizierte Klasse `Student` kann mit Hilfe der nachfolgenden Klasse getestet werden.

```java
import studienfaecher.Fach;
import static studienfaecher.Fach.*;
public class StudentenTest {
  public static void main (String[] args) {
    Student Peter = new Student();
    Peter.setName("Peter Honig");
    Peter.setNummer(12345);
    Peter.setFach(WIRTSCHAFTLICHESSTUDIUM);
    System.out.println(Peter);
  }
}
```

Aufgabe 14.2

Erweitern Sie den Aufzählungstyp `Fach` aus Aufgabe 14.1 um eine Instanzmethode `regelstudienzeit` ohne Parameter, die zu jedem Studienfach die Regelstudienzeit liefert. Die entsprechende Modifizierung des Aufzählungstyps kann mit Hilfe der nachfolgenden Klasse getestet werden.

```java
import studienfaecher.Fach;
import static studienfaecher.Fach.*;
public class StudentenTest2 {
  public static void main (String[] args) {
    Student Peter = new Student();
    Peter.setName("Peter Honig");
    Peter.setNummer(12345);
    Peter.setFach(WIRTSCHAFTLICHESSTUDIUM);
    System.out.println(Peter);
    System.out.println("Regelstudienzeit fuer sein Studium: " +
            Peter.getFach().regelstudienzeit() + " Semester.");
  }
}
```

Aufgabe 14.3

Sie sollen einen grammatikalisch korrekten „Geschichtenerzähler“ bauen. Das folgende Programm erzählt eine (leicht gekürzte) Fassung von Rotkäppchen und dem bösen Wolf:

```
public class EsWarEinmal {
  public static void absatz(Object... elemente) {
    for(Object element : elemente)
      System.out.print(String.valueOf(element));
    System.out.println();
  }
  public static void main(String... args) {
    Nom rotkaeppchen =
      new Nom(Geschlecht.SAECHLICH,"Rotkaeppchen");
    Nom wolf =
      new Nom(Geschlecht.MAENNLICH,"Wolf");
    Nom oma =
      new Nom(Geschlecht.WEIBLICH,"Grossmutter");
    absatz(
        "Es war einmal ",
        rotkaeppchen.mitArtikel(Fall.NOMINATIV,false),
        ", das wollte einen Ausflug zu ",
        oma.mitArtikel(Fall.DATIV,true),
        " machen.");
    absatz(
        "Im Wald jedoch begegnete es ",
        wolf.mitArtikel(Fall.DATIV,false),
        ", und damit beginnt unsere schaurige Geschichte...");
  }
}
```

Wenn das Programm einmal lauffähig ist, gibt es den folgenden Text auf dem Bildschirm aus:

> *Es war einmal ein Rotkaeppchen, das wollte einen Ausflug zu der Grossmutter machen. Im Wald jedoch begegnete es einem Wolf, und damit beginnt unsere schaurige Geschichte...*

Leider ist es bis dahin noch ein weiter Weg – und damit beginnt unsere Übungsaufgabe:

a) Unser Programm repräsentiert sprachliche Konstrukte durch Aufzählungstypen. Schreiben Sie einen Aufzählungstyp `Geschlecht`, der die Konstanten `MAENNLICH`, `WEIBLICH` und `SAECHLICH` enthält. Schreiben Sie einen zweiten Aufzählungstyp `Fall` mit den Werten `NOMINATIV`, `GENITIV`, `DATIV`, und `AKKUSATIV`.

b) Erweitern Sie den Aufzählungstyp `Fall` um eine Methode

```
public String getBestimmterArtikel(Geschlecht geschlecht)
```

die den bestimmten Artikel für einen bestimmten Fall und ein gegebenes Geschlecht ausgibt. So hat also beispielsweise

```
Fall.GENITIV.getBestimmterArtikel(Fall.MAENNLICH)
```

den Wert „`des`“. Verfassen Sie analog eine Methode

```
public String getUnbestimmterArtikel(Geschlecht geschlecht)
```

c) Schreiben Sie eine Klasse `Nom`, die ein Nom (z. B. Rotkäppchen oder Wolf) repräsentiert. Statten Sie die Klasse mit

- einem Konstruktor der Form

  ```
  public Nom(Geschlecht geschlecht, String name)
  ```

- und einer Methode

  ```
  public String mitArtikel(Fall fall, boolean bestimmt)
  ```

  die als Ergebis den Namen mit dem entsprechenden bestimmten oder unbestimmten Artikel liefert,

aus. Die Anweisungen

```
Nom n = new Nom(Geschlecht.SAECHLICH,"Rotkaeppchen");
String s = n.mitArtikel(Fall.NOMINATIV,false);
```

liefern also den String „`ein Rotkaeppchen`“.

d) Übersetzen Sie alle Klassen und starten Sie die `main`-Methode der Klasse `EsWarEinmal`.

14.2 Generische Datentypen

Unter einem **generischen Datentyp** versteht man einen Datentyp, dessen Komponenten durch so genannte **Typ-Parameter** spezifiziert werden, sodass der Datentyp in verschiedenen Ausprägungen (je nach tatsächlichem Typ seiner Typ-Parameter) eingesetzt werden kann, ohne dass der Code für die verschiedenen Ausprägungen mehrfach implementiert werden muss. Im Java-Sprachgebrauch bedeutet dies, dass man eine Klasse hinsichtlich der in ihr verwendeten Typen parametrisieren kann. Aufgrund des in Java verwendeten Vererbungsprinzips hat man natürlich bereits die Möglichkeit, solche Generizität umzusetzen, indem man z. B. alle Komponenten einer Klasse vom Typ `Object` spezifiziert, sodass sie später Objekte eines beliebigen Typs (einer beliebigen Klasse) speichern können. Im Hinblick auf die Typsicherheit ist man mit dieser Vorgehensweise jedoch etwas eingeschränkt. Aus diesem Grund wurde die Sprache Java mit der Version 5.0 um die Möglichkeit der generischen Typdefinition erweitert.

14.2.1 Generizität in alten Java-Versionen

Wir wollen uns anhand von Beispielen in „altem" Java (also Java-Code für Versionen älter als 5.0) klarmachen, wie die Generizität umgesetzt werden kann und welche Vor- bzw. Nachteile damit verbunden sind.
Nehmen wir einmal an, wir wollen jeweils zwei Objekte der Klasse

```
public class Ohrring {
  public String toString() {
    return "Ohrring";
  }
}
```

und der Klasse

```
public class Socke {
  public String toString() {
    return "Socke";
  }
}
```

zu Paaren zusammenfassen. Wir müssen uns dazu jeweils eine Datenstruktur konstruieren, die als Container dienen und ein Paar Ohrringe bzw. ein Paar Socken aufnehmen kann. Um Programmieraufwand zu sparen, bietet es sich jedoch an, keine zwei separaten Container-Typen zu verwenden, sondern die Datenstruktur generisch anzulegen, sodass sie sowohl für ein Paar Ohrringe als auch für ein Paar Socken benutzt werden kann. Wie bereits weiter oben erwähnt, können wir dies dadurch erreichen, dass wir für die entsprechenden Komponenten (Variablen) einer solchen Container-Klasse den Datentyp `Object` verwenden. Auf diese Art und Weise könnten wir beispielsweise die Klasse

```
public class Paar {

  private Object l, r;

  public Paar (Object l, Object r) {
    this.l = l;
    this.r = r;
  }

  public Object getL() {
    return l;
  }

  public Object getR() {
    return r;
  }

  public String toString() {
    return "(l,r) = (" + l + "," + r +")";
  }
}
```

implementieren, die neben den beiden Instanzvariablen `l` und `r` vom Typ `Object` auch mit einem Konstruktor, zwei Zugriffsmethoden für die `l`- und r-Komponenten und einer toString-Methode ausgestattet ist. In der main-Methode der Klasse

```
1  public class PaarTest1 {
2    public static void main(String[] args) {
3      Socke s1 = new Socke();
4      Socke s2 = new Socke();
5      Paar sockenPaar = new Paar (s1,s2);
6      System.out.println("1. Paar: " + sockenPaar);
7      Ohrring o1 = new Ohrring();
8      Ohrring o2 = new Ohrring();
9      Paar ohrringPaar = new Paar (o1,o2);
10     System.out.println("2. Paar: " + ohrringPaar);
11     Socke s = (Socke) sockenPaar.getL();
12     System.out.println("Links in Paar 1: " + s);
13   }
14 }
```

können wir dann mit Hilfe der Klasse Paar sowohl Ohrring- als auch Socken-Paare erzeugen und sie z. B. auf die Konsole ausgeben. Etwas problematisch wird es jedoch beim Zugriff auf die l- oder die r-Komponente eines Paares, weil die Zugriffsmethoden stets eine Referenz vom Typ Object abliefern und wir (wie in Zeile 12) diese zunächst explizit in den tatsächlichen Typ der Komponente wandeln müssen, damit das Programm auch compiliert werden kann und wie erwartet die Zeilen

Konsole

```
1. Paar: (l,r) = (Socke,Socke)
2. Paar: (l,r) = (Ohrring,Ohrring)
Links in Paar 1: Socke
```

auf der Konsole ausgibt.

Aufgrund der Verwendung des Datentyps Object für die beiden Komponenten l und r hat die Klasse Paar einen entscheidenden Nachteil: Wir können nicht kontrollieren, ob unsere Paare auch zusammenpassen. Prinzipiell ist es nämlich möglich, ein „komisches" Paar-Objekt zu bilden, das links aus einem Ohrring und rechts aus einer Socke besteht, wie wir es im Programm

```
1  public class PaarTest2 {
2    public static void main(String[] args) {
3      Ohrring o = new Ohrring();
4      Socke s = new Socke();
5      Paar komischesPaar = new Paar(o,s);
6      System.out.println("Komisches Paar: " + komischesPaar);
7      s = (Socke) komischesPaar.getL();
8      System.out.println("Links ist " + s);
9    }
10 }
```

in Zeile 5 gemacht haben. Und hier wird es nun mit den Zugriffen auf die Komponenten richtig kompliziert, wenn wir z. B. an anderer Stelle im Programm nicht mehr genau wissen, von welchem Typ denn die Komponenten unseres Paares eigentlich sind. In Zeile 8 haben wir beispielsweise fälschlicherweise angenommen, dass es sich bei der linken Komponente um eine Socke handelt, und wir haben den von `getX` zurückgelieferten Wert explizit nach `Socke` gewandelt, was natürlich nicht funktionieren dürfte. Der Compiler kann dies jedoch nicht feststellen, das Programm wird als fehlerfrei übersetzt. Wir haben somit an dieser Stelle keine Typsicherheit mehr, was sich dadurch ausdrückt, dass unser Programm beim Start mit der Fehlermeldung

Konsole
```
Exception in thread "main" java.lang.ClassCastException: Ohrring
        at PaarTest2.main(PaarTest2.java:8)
```

reagiert, weil in Zeile 8 die Datentypen nun nicht mehr zuweisungskompatibel sind.

14.2.2 Generizität ab Java 5.0

Wünschenswert wäre es, eine Klasse schreiben zu können, die so allgemein benutzbar ist wie die Klasse `Paar` aus dem letzten Abschnitt, aber trotzdem die Typsicherheit bereits beim Compilieren garantiert. Ab Java 5.0 kann genau das mit einer so genannten **generischen Klasse** realisiert werden. In ihr können wir den Typ `Object` durch eine **Typ-Variable**, also einen Platzhalter für einen beliebigen Datentyp, ersetzen. Dabei können auch mehrere solche Platzhalter zum Einsatz kommen. Die Namen aller Typ-Variablen müssen wir dazu bereits im Kopf der Klassendefinition festlegen, indem wir sie in der Form

Syntaxregel
```
class ≪KLASSENNAME≫ < ≪TYPVARIABLENLISTE≫ > {
```

unmittelbar nach dem Klassennamen in spitzen Klammern als Kommaliste von frei wählbaren Variablen-Namen – wohlgemerkt Variablen, die als Platzhalter für Typangaben fungieren – angeben.

Eine generische Klasse für ein Paar von Ohrringen, Socken oder anderen Objekten wäre etwa

```java
public class GenPaar<T> {

  private T l, r;

  public GenPaar (T l, T r) {
    this.l = l;
    this.r = r;
  }
  public T getL() {
    return l;
  }
  public T getR() {
```

```
      return r;
    }
    public String toString() {
      return "(l,r) = (" + l + "," + r +")";
    }
  }
```

Hier arbeiten wir nun bei der Deklaration der Komponenten, im Konstruktor und in den Zugriffsmethoden jeweils mit der Typ-Variablen `T`,[2] die in den spitzen Klammern hinter dem Klassennamen eingeführt wurde. Unsere Paar-Klasse spezifiziert nun also wesentlich genauer, mit welcher Art von Komponenten ihre Objekte ausgestattet sind.
Beim Erzeugen eines Objekts der Klasse `GenPaar` können wir nun ebenfalls genau festlegen, welche Inhalte dieses Objekt haben soll, indem wir gemäß

Syntaxregel

```
new ≪KLASSENNAME≫ < ≪TYPLISTE≫ > (≪PARAMETERLISTE≫)
```

ebenso in spitzen Klammern hinter dem Klassennamen und vor den in runden Klammern stehenden Konstruktor-Parametern die entsprechenden für die Typ-Variablen tatsächlich zu verwendenden Typen (wiederum in Form einer Kommaliste von Typ-Namen) angeben.
Im nachfolgenden Beispielprogramm arbeiten wir mit den Ausprägungen `GenPaar<Socke>` und `GenPaar<Ohrring>`:

```
1  public class GenPaarTest1 {
2    public static void main(String[] args) {
3      Socke s1 = new Socke();
4      Socke s2 = new Socke();
5      GenPaar<Socke> sockenPaar = new GenPaar<Socke>(s1,s2);
6      System.out.println("1. Paar: " + sockenPaar);
7      Ohrring o1 = new Ohrring();
8      Ohrring o2 = new Ohrring();
9      GenPaar<Ohrring> ohrringPaar = new GenPaar<Ohrring>(o1,o2);
10     System.out.println("2. Paar: " + ohrringPaar);
11     Socke s = sockenPaar.getL();
12     System.out.println(s);
13   }
14 }
```

Wie in Zeile 12 zu erkennen ist, kann die Typkonvertierung nach dem Aufruf der Zugriffsmethode entfallen, da die Komponenten eines Paares vom Typ `GenPaar<Socke>` ja stets vom festgelegten Komponententyp `Socke` sind.

[2]Als Konvention wird zur Bezeichnung eines Typ-Parameters ein einzelner Großbuchstabe verwendet, um die Unterscheidung eines Typ-Parameters von einem Klassen-Namen zu erleichtern. Die Java-Entwickler empfehlen dabei unter anderem, die Großbuchstaben T als Abkürzung für einen Typ, S für einen weiteren Typ, falls T schon benutzt wurde, und E für ein Element (zum Beispiel in Zusammenhang mit Collections – siehe Band 2 unseres Grundkurses) zu verwenden.

Darüber hinaus können Fehler im Zusammenhang mit Typunverträglichkeiten bereits vom Compiler entdeckt werden, sodass es nicht mehr zu Typfehlern während der Ausführung eines Programms kommen kann. Versuchen wir etwa, die Klasse

```
public class GenPaarTest2 {
  public static void main(String[] args) {
    Ohrring o = new Ohrring();
    Socke s = new Socke();
    GenPaar<Socke> mix = new GenPaar<Socke>(o,s);  // unzulaessig
  }
}
```

zu compilieren, so erhalten wir die Fehlermeldung

Konsole

```
GenPaarTest2.java:5: cannot find symbol
symbol  : constructor GenPaar(Ohrring,Socke)
location: class GenPaar<Socke>
    GenPaar<Socke> mix = new GenPaar<Socke>(o,s);  // unzulaessig
                         ^
1 error
```

die uns zu verstehen gibt, dass kein Konstruktor zur Verfügung steht, der eine Socke und einen Ohrring zu einem Paar kombinieren kann.

14.2.3 Einschränkungen der Typ-Parameter

Mit unserer Klasse `GenPaar` haben wir nun also die Möglichkeit, typsichere Paare von je zwei Objekten einer Klasse zu bilden, wobei prinzipiell beliebige Klassen als Komponententyp auftreten können. Manchmal ist es aber sinnvoll, dies etwas einzuschränken und nicht jede beliebige Klasse, sondern nur bestimmte Gruppen von Klassen zuzulassen. Auch dies ist möglich, denn jede Typ-Variable in der bei der generischen Klassen-Definition verwendeten Liste von Typ-Variablen kann gemäß der Regel

Syntaxregel

```
≪TYPVARIABLE≫ extends ≪TYP≫
```

im Hinblick auf eine geforderte Erbschaftsbeziehung genauer spezifiziert und dadurch eingeschränkt werden.
Wenn uns z. B. die Klasse

```
public class Kleidung {
}
```

sowie ihre zwei Subklassen

```
public class Hemd extends Kleidung {
  public String toString() {
    return "Hemd";
  }
}
```

und

```
public class Hose extends Kleidung {
  public String toString() {
    return "Hose";
  }
}
```

zur Verfügung stehen, können wir durch die Klassendefinition

```
public class TollesPaar<T extends Kleidung> {

  private T l, r;

  public TollesPaar (T l, T r) {
    this.l = l;
    this.r = r;
  }
  public T getL() {
    return l;
  }
  public T getR() {
    return r;
  }
  public String toString() {
    return "(l,r) = (" + l + "," + r +")";
  }
}
```

sicherstellen, dass ein `TollesPaar`-Objekt nur aus Komponenten-Objekten bestehen darf, deren Klassen von `Kleidung` erben. Im Programm

```
1  public class TollesPaarTest {
2    public static void main(String[] args) {
3      Hemd he1 = new Hemd();
4      Hemd he2 = new Hemd();
5      Hose ho1 = new Hose();
6      Hose ho2 = new Hose();
7      Ohrring o1 = new Ohrring();
8      Ohrring o2 = new Ohrring();
9      TollesPaar<Hemd> p1 = new TollesPaar<Hemd>(he1,he2);
10     TollesPaar<Hose> p2 = new TollesPaar<Hose>(ho1,ho2);
11     TollesPaar<Ohrring> p3 =
12             new TollesPaar<Ohrring>(o1,o2); // unzulaessig
13   }
14 }
```

sind daher die Typisierungen in den Zeilen 9 und 10 zulässig, während wir für Zeile 11 und 12 beim Compilieren Fehlermeldungen der Art

```
Konsole
TollesPaarTest.java:11: type parameter Ohrring is not within
its bound
    TollesPaar<Ohrring> p3 =
                  ^
TollesPaarTest.java:12: type parameter Ohrring is not within
its bound
            new TollesPaar<Ohrring>(o1,o2); // unzulaessig
                              ^
2 errors
```

erhalten. Andere Objekte dürfen also nicht Komponenten von `TollesPaar` werden.

14.2.4 Wildcards

Nachdem wir nun die Möglichkeit kennen gelernt haben, bei der Typisierung von generischen Klassen nur bestimmte Gruppen von Klassen als Typ-Parameter zuzulassen, versuchen wir jetzt, eine Methode zu schreiben, die mit Parametern aller Ausprägungen des Typs `TollesPaar` genutzt werden kann.
Die Methode

```java
public static void paarAusgeben1(TollesPaar<Kleidung> tp){
  System.out.println(tp);
}
```

soll ein beliebiges Objekt vom Typ `TollesPaar` auf dem Bildschirm ausgeben. Hier stoßen wir jedoch auf ein Problem: die oben aufgeführte Methode kann nur mit Parametern der typisierten Klasse `TollesPaar<Kleidung>` verwendet werden, da die typisierte Klasse `TollesPaar<Hose>` keine Unterklasse der typisierten Klasse `TollesPaar<Kleidung>` ist.
Wenn wir also die Klasse

```java
public class TollesPaarTestWild1 {

  public static void paarAusgeben1(TollesPaar<Kleidung> tp){
    System.out.println(tp);
  }
  public static void main(String [] args) {
    Hose ho1 = new Hose();
    Hose ho2 = new Hose();
    TollesPaar<Hose> p1 = new TollesPaar<Hose> (ho1,ho2);
    paarAusgeben1(p1);
  }
}
```

compilieren, erhalten wir eine entsprechende Fehlermeldung:

Konsole

```
TollesPaarTestWild1.java:11: paarAusgeben(TollesPaar<Kleidung>)
in TollesPaarTestWild1 cannot be applied to (TollesPaar<Hose>)
        paarAusgeben1(p1);
        ^
1 error
```

Wie muss nun aber eine Methode aussehen, die mit Parametern aller Ausprägungen der generischen Klasse TollesPaar verwendet werden kann? Hierzu müssen wir eine so genannte **Wildcard** (deutsch: Platzhalter, Joker) nutzen. Dazu können wir bei der Festlegung eines formalen Parameters im Methodenkopf ein ? als Wildcard-Symbol einsetzen:

Syntaxregel

≪KLASSENNAME≫ < ? > ≪VARIABLENNAME≫

Die in der Klasse TollesPaarTestWild2

```
public class TollesPaarTestWild2 {

  public static void paarAusgeben2(TollesPaar<?> tp){
    System.out.println(tp);
  }
  public static void main(String [] args) {
    Hose ho1 = new Hose();
    Hose ho2 = new Hose();
    TollesPaar<Hose> p1 = new TollesPaar<Hose> (ho1,ho2);
    paarAusgeben2(p1);
  }
}
```

verwendete Methode paarAusgeben2 kann nun mit Objekten einer beliebigen Ausprägung der Klasse TollesPaar, also mit Objekten der Klasse TollesPaar, die mit dem Typ Kleidung oder einem Subtyp von Kleidung typisiert wurde, aufgerufen werden. Eine Einschränkung der gültigen Parameter ergibt sich lediglich aufgrund des eingeschränkten Typ-Parameters der Klasse TollesPaar, die ja nur Typisierungen durch die Klasse Kleidung oder Subklassen dieser Klasse zulässt (siehe Abschnitt 14.2.3). Wichtig ist, dass an dieser Stelle das Wildcard-Symbol ? nicht eine Typisierung mit der Superklasse Object darstellt, sondern für die Typisierung mit einer *unbekannten Klasse* steht.
Die Referenz auf ein Objekt des Typs TollesPaar<?> kann natürlich auch in einer Referenz vom Typ Object gespeichert werden. Die Variante der Methode paarAusgeben

```
public static void paarAusgeben3(TollesPaar<?> tp){
  Object o = tp;
  System.out.println(o);
}
```

wäre also zulässig. Die Typsicherheit kann beim Compilieren nach wie vor garantiert werden.

14.2.5 Bounded Wildcards

Mit Hilfe einer so genannten **Bounded Wildcard** (deutsch: beschränkter Platzhalter) lassen sich die durch ein Wildcard-Zeichen parametrisierten Typen auf eine gewisse Teilmenge von Typen einschränken. Die Syntax zur Realisierung dieser Einschränkung bei der Deklaration eines Methodenparameters ist analog zur Syntax aus Abschnitt 14.2.3:

Syntaxregel

```
«KLASSENNAME» < ? extends «TYP» > «VARIABLENNAME»
```

Wir wollen dies anhand eines Beispiels demonstrieren, in dem wir uns einer weiteren Klasse `Jeans` bedienen, die wir als Subklasse unserer Klasse `Hose` deklarieren:

```java
public class Jeans extends Hose {
  public String toString() {
    return "Jeans";
  }
}
```

Nun greifen wir auf unsere in Abschnitt 14.2.2 angegebene Klasse `GenPaar` zurück, die nicht wie die zuvor verwendete Klasse `TollesPaar` bereits Einschränkungen für ihre Typ-Parameter vorschreibt. Vielmehr schränken wir die Typen der Parameter der Methode `GenPaarAusgeben1` in Bezug auf die geforderte Erbschaftsbeziehung nun direkt bei der Angabe der Wildcard ein:

```java
public class GenPaarTestWild1 {

  public static void genPaarAusgeben1(GenPaar<? extends Hose> gp){
    System.out.println(gp);
  }
  public static void main(String [] args) {
    Jeans j1 = new Jeans();
    Jeans j2 = new Jeans();
    GenPaar<Jeans> p1 = new GenPaar<Jeans> (j1,j2);
    genPaarAusgeben1(p1);
  }
}
```

Der Methode `GenPaarAusgeben1` können wir jetzt nur Objekte der Klasse `GenPaar` als Parameter übergeben, die durch die Instantiierung einer mit dem Typ `Hose` oder einem Subtyp von `Hose` typisierten Klasse `GenPaar` erzeugt wurden. Wir verwenden Objekte einer Ausprägung von `GenPaar`, die mit dem Typ `Jeans` typisiert ist.

Die oben beschriebene Art der Einschränkung bei der Verwendung von Wildcards lässt also die Benutzung von Instanzen einer typisierbaren Klasse als Parameter zu, wenn diese mit dem angegebenen Typ oder einer Subklasse des angegebenen Typs typisiert wurden. Man nennt diese Art der eingeschränkten Verwendung einer Wildcard auch **Upper Bound Wildcard**.
Als **Lower Bound Wildcard** bezeichnet man eine Einschränkung der folgenden Art:

Syntaxregel

```
≪KLASSENNAME≫ < ? super ≪TYP≫ > ≪VARIABLENNAME≫
```

Durch eine derartige Einschränkung sind nur Instanzen einer typisierbaren Klasse als Parameter zugelassen, die mit dem angegebenen Typ oder mit dem Typ einer Superklasse des angegebenen Typs typisiert wurden. In der `main`-Methode des Programms

```java
public class GenPaarTestWild2 {

  public static void genPaarAusgeben2(GenPaar<? super Hose> gp){
    System.out.println(gp);
  }

  public static void main(String [] args) {
    Kleidung k1 = new Kleidung();
    Kleidung k2 = new Kleidung();
    GenPaar<Kleidung> p1 = new GenPaar<Kleidung> (k1,k2);
    genPaarAusgeben2(p1);
  }
}
```

wird diese Einschränkung korrekt beachtet, sodass es sich auch compilieren lässt. Eine Instanz der mit dem Typ `Jeans` typisierten Klasse `GenPaar` wäre jedoch nicht zulässig, sodass das Compilieren des Programms

```java
public class GenPaarTestWild3 {

  public static void genPaarAusgeben3(GenPaar<? super Hose> gp){
    System.out.println(gp);
  }

  public static void main(String [] args) {
    Jeans j1 = new Jeans();
    Jeans j2 = new Jeans();
    GenPaar<Jeans> p1 = new GenPaar<Jeans> (j1,j2);
    genPaarAusgeben3(p1);
  }
}
```

eine Fehlermeldung der Art

Konsole

```
GenPaarTestWild3.java:11: genPaarAusgeben3(GenPaar<? super Hose>)
in GenPaarTestWild3 cannot be applied to (GenPaar<Jeans>)
    genPaarAusgeben3(p1);
    ^
1 error
```

liefert.

14.2.6 Generische Methoden

Bisher haben wir die generische Deklaration von Klassen und die typisierte, eventuell aber variabel gehaltene Deklaration der Parameter von Methoden betrachtet. Darüber hinaus ist es aber auch möglich, einzelne Methoden selber generisch zu formulieren, d. h. mit einem eigenen Typ-Parameter zu deklarieren. Dabei können im Methodenkopf unmittelbar nach den optionalen Modifizierern und unmittelbar vor dem Ergebnistyp der Methode gemäß der Syntax

Syntaxregel

```
< ≪TYPVARIABLENLISTE≫ > ≪ERGEBNISTYP≫ ( ≪PARAMETERLISTE≫ )
```

Typ-Parameter eingeführt werden.
In unserem Programm

```java
public class GenPaarTest3 {

  public static <T> boolean linksGleichRechts (GenPaar<T> x){
    return x.getL().equals(x.getR());
  }
  public static <T> T links (GenPaar<T> x){
    return x.getL();
  }
   public static void main(String [] args) {
      Hose h1 = new Hose();
      Jeans j1 = new Jeans();
      GenPaar<Hose> p1 = new GenPaar<Hose> (h1,j1);
      System.out.println(linksGleichRechts(p1));
      System.out.println(links(p1));
  }
}
```

haben wir zwei generische Methoden definiert, denen jeweils eine Referenz auf ein Objekt der typisierten Klasse `GenPaar` als Parameter übergeben werden kann. Die Methode `linksGleichRechts` vergleicht die beiden im `GenPaar`-Objekt referenzierten Objekte und gibt einen entsprechenden Booleschen Wert zurück. Die Methode `links` besitzt auch einen typisierten Rückgabewert, und gibt beim

Aufruf die Referenz auf das Objekt zurück, die mit der `GenPaar`-Instanzmethode `getL` ausgelesen werden kann.

Beim Aufruf der generischen Methoden ermittelt der Compiler den tatsächlichen Typ, der für den Platzhalter `T` einzusetzen ist, aus dem Typ der Objekte, die als aktuelle Parameter übergeben werden.

Nachdem wir nun die Notation der generischen Methoden kennen gelernt haben, stellt sich die Frage, wann wir Wildcards in der Parameterliste einer Methode verwenden und wann die oben beschriebene generische Deklaration der Methoden zur Anwendung kommen sollte. Unsere oben implementierte Methode `linksGleichRechts` könnte nämlich auch folgendermaßen aussehen:

```
public static boolean linksGleichRechts (GenPaar<?> x){
  return x.getL().equals(x.getR());
}
```

Durch die nun benutzte Wildcard-Notation haben wir keinerlei Funktionalität eingebüßt. Die Methode

```
public static <T> T links (GenPaar<T> x){
  return x.getL();
}
```

lässt sich jedoch nicht durch eine alternative Version ohne Typ-Parameter ersetzen. Die Abhängigkeit des Rückgabetyps der Methode von der Typisierung ihres Parameters lässt sich nur mit Hilfe einer generischen Methode realisieren.

Zum Schluss sei noch erwähnt, dass es laut obiger Syntax auch möglich ist, verschiedene Typ-Parameter zu verwenden und gegenseitige Abhängigkeiten zwischen den Typisierungen der Parameter selbst und dem Rückgabewert der Methode durch entsprechende Einschränkungen der Typ-Parameter vorzunehmen. Die Methode `linksPaar` in der Klasse

```
public class GenPaarTest5 {

  public static <T,S extends T> GenPaar<T> linksPaar
                                   (GenPaar<T> x, GenPaar<S> y){
    return new GenPaar<T>(x.getL(),y.getL());
  }
  public static void main(String [] args) {
    Hose h1 = new Hose();
    Hose h2 = new Hose();
    Jeans j1 = new Jeans();
    Jeans j2 = new Jeans();
    GenPaar<Hose> p1 = new GenPaar<Hose> (h1,h2);
    GenPaar<Jeans> p2 = new GenPaar<Jeans> (j1,j2);
    System.out.println(linksPaar(p1,p2));
  }
}
```

erwartet die Referenzen auf zwei verschieden typisierte Objekte der Klasse `GenPaar`. Beim Aufruf der Methode ist also zu beachten, dass der Typ der Referenz, die der Variablen `y` übergeben wird, eine Ausprägung der Klasse `GenPaar` sein muss, die mit einer Subklasse derjenigen Klasse typisiert wurde, die zur Typisierung der `GenPaar`-Ausprägung der Referenz, die der Variable `x` übergeben wird, verwendet wurde. Der Rückgabewert der Methode ist dann eine Referenz auf ein Objekt vom Typ `GenPaar` in einer mit der Superklasse typisierten Ausprägung.

14.2.7 Ausblick auf Band 2

Wie Sie vielleicht bemerkt haben, ist der Umgang mit generischen Klassen und Methoden nicht ganz einfach. Der Nutzen und die Mächtigkeit dieser neuen Konzepte erschließt sich sicherlich auch erst im Rahmen von größeren Programmierprojekten und kommerziellen Anwendungen. Daher sei abschließend noch bemerkt, dass sich generische Klassen insbesondere für die in Abschnitt 15.1 erwähnten und in Band 2 unseres Grundkurses ausführlich beschriebenen Collection-Klassen anbieten, um diese typsicher zu machen. Mit der Java-Version 5.0 wurden diese Klassen vollständig in eine generische Form überführt, sodass man nun jeweils angeben kann, welchen Typ die Elemente einer Sammlung haben sollen. Wir können Sie daher an dieser Stelle nur ermutigen, sich zur Vertiefung Ihrer Kenntnisse über generische Klassen und Methoden, die Sie in diesem Kapitel erworben haben, mit den entsprechenden Abschnitten in Band 2 unseres Grundkurses zu beschäftigen.

14.2.8 Übungsaufgaben

Aufgabe 14.4

Gegeben seien die folgenden Klassen:

```java
class TierKaefig<E> {
    private E insasse;
    public void setInsasse(E x) {
        insasse = x;
    }
    public E getInsasse() {
        return insasse;
    }
}
class Tier {
}
class Katze extends Tier {
}
class Hund extends Tier {
}
```

Überlegen Sie sich, ob die Java-Code-Ausschnitte

a) Variante 1:

```java
TierKaefig<Tier> kaefig = new TierKaefig<Katze>();
```

b) Variante 2:

```java
TierKaefig<Hund> kaefig = new TierKaefig<Tier>();
```

c) Variante 3:

```
TierKaefig<?> kaefig = new TierKaefig<Katze>();
kaefig.setInsasse(new Katze());
```

d) Variante 4:

```
TierKaefig kaefig = new TierKaefig();
kaefig.setInsasse(new Hund());
```

- nicht compilierbar sind,
- mit einer Warnung wegen mangelnder Typsicherheit compilierbar sind,
- einen Laufzeitfehler erzeugen oder
- ohne Probleme lauffähig sind.

Aufgabe 14.5

Welche Auswirkungen haben generische Methoden auf das Überladen von Methoden? Gegeben sei das folgende Programm, bestehend aus drei Interfaces und vier Klassen:

```
interface Tier {
}
interface Haustier extends Tier {
}
interface Wildtier extends Tier {
}
class Katze implements Tier {
  public String toString(){return getClass().getName();}
}
class Hauskatze extends Katze implements Haustier {
}
class Wildkatze extends Katze implements Wildtier {
}
public class Tierleben {
  /*
  public static void gibAus(Object tier) {
    System.out.println("Objekt: " + tier);
  }
  */
  /*
  public static void gibAus(Katze tier) {
    System.out.println("Katze: " + tier);
  }
  */
  public static <T> void gibAus(T tier) {
    System.out.println("Unbekannt: " + tier);
  }
  public static <T extends Tier> void gibAus(T tier) {
    System.out.println("Tier: " + tier);
  }
  public static <T extends Haustier> void gibAus(T tier) {
    System.out.println("Haustier: " + tier);
```

```
    }
    public static void main(String... args) {
      gibAus("Amoebe");
      gibAus(new Katze());
      gibAus(new Hauskatze());
      gibAus(new Wildkatze());
    }
}
```

Was wird das Programm `Tierleben` ausgeben, wenn wir es aufrufen? Welche Probleme werden sich ergeben, wenn wir eine der auskommentierten Methoden (oder beide) aktivieren?

Aufgabe 14.6

Gegeben sei das folgende Programm

```
public class RateMal {

  public static void ausgabe(Object... eingabe) {
    System.out.print("Ausgabe: ");
    for(Object o : eingabe)
      System.out.print(o + " ");
    System.out.println();
  }

  public static <T extends Comparable> T[] tueWas(T... eingabe) {
    eingabe = eingabe.clone();
    for(int i = eingabe.length - 1; i > 0; i--)
      for(int j = 0; j < i; j++)
        if (eingabe[j].compareTo(eingabe[j+1]) > 0) {
          T tmp = eingabe[j];
          eingabe[j] = eingabe[j+1];
          eingabe[j+1] = tmp;
        }
    return eingabe;
  }

  public static void main(String[] args) {
    ausgabe(tueWas(Boolean.TRUE,Boolean.FALSE));
    ausgabe(tueWas("welt","schoene","du","hallo"));
  }
}
```

a) Versuchen Sie, die Methoden `ausgabe` und `tueWas` nachzuvollziehen. Überlegen Sie sich, was das Programm ausgibt, ohne es vorher auszuführen. *Hinweis*: Die Methode `compareTo` ist im Interface `Comparable` definiert. Die Bedingung `wert1.compareTo(wert2)>0` liefert genau dann **`true`**, wenn der Wert von `wert1` größer ist als der Wert von `wert2`.

b) Wenn Sie das Programm mit dem Befehl `javac -Xlint RateMal.java` übersetzen, erhalten Sie die folgenden Warnungen:

Konsole
```
RateMal.java:14: warning: [unchecked] unchecked call to
compareTo(T) as a member of the raw type java.lang.Comparable
        if (eingabe[j].compareTo(eingabe[j+1]) > 0) {
                                ^
RateMal.java:23: warning: non-varargs call of varargs method
with inexact argument type for last parameter;
cast to java.lang.Object for a varargs call
cast to java.lang.Object[] for a non-varargs call and to
suppress this warning
    ausgabe(tueWas(Boolean.TRUE,Boolean.FALSE));
                  ^
RateMal.java:24: warning: non-varargs call of varargs method
with inexact argument type for last parameter;
cast to java.lang.Object for a varargs call
cast to java.lang.Object[] for a non-varargs call and to
suppress this warning
    ausgabe(tueWas("welt","hallo"));
                  ^
3 warnings
```

Modifizieren Sie das Programm so, dass die Warnungen nicht mehr auftreten.

c) Manchmal weiß man die Freuden des Lebens erst dann richtig zu schätzen, wenn man ohne sie auskommen muss. Versuchen Sie, das Programm mit `javac -source 1.4 RateMal.java` zu übersetzen. Dies instruiert den Java-Compiler explizit, all die in Java 5 eingeführten Vereinfachungen wegzulassen. Verändern Sie das Programm so, dass es trotzem übersetzt werden kann.

Aufgabe 14.7

Das folgende Programm wurde von einem Konzertveranstalter in Auftrag gegeben. Es ist die erste Stufe eines Sicherheitssystems, das die momentan existierenden menschlichen Sicherheitsbeamten durch sogenannte „RObotische Automatisierte DIsziplin-Einheiten" (ROADIE) ersetzen soll. Ein Roadie soll darauf hin trainiert sein, bestimmte Arten von Personen durchzulassen. So sollen beispielsweise durch den Hintereingang nur Bühnenpersonal (Performer) und der Star des Abends gelassen werden. Durch den Backstage-Eingang dürfen nur die echten Groupies (manche Stars verlangen zusätzlich, dass diese auch hübsch sein müssen).

```
class Person {
}
class Performer extends Person {
}
class Star extends Performer {
}
```

```java
class Zuschauer extends Person {
}
class Groupie extends Zuschauer {
}
class HuebschesGroupie extends Groupie {
}
class Roadie<T extends Person> {
  public void gewaehreEinlass(T person) {
    System.out.println("Willkommen, " + person);
  }
}

public class Konzert {
  private Roadie<? extends Zuschauer> vorderEingang;
  private Roadie<? super Star> hinterEingang;
  private Roadie<? extends Groupie> backstage;

  public Konzert(Roadie<? extends Zuschauer> vorderEingang,
                 Roadie<? super Star> hinterEingang,
                 Roadie<? extends Groupie> backstage) {
    this.vorderEingang = vorderEingang;
    this.hinterEingang = hinterEingang;
    this.backstage = backstage;
  }
  public static void main(String[] args) {
    final Roadie<Zuschauer> roadie1 = new Roadie<Zuschauer>();
    final Roadie<Performer> roadie2 = new Roadie<Performer>();
    final Roadie<HuebschesGroupie> roadie3 = new Roadie<HuebschesGroupie>();
    final Roadie<Groupie> roadie4 = new Roadie<Groupie>();
    final Roadie<Star> roadie5 = new Roadie<Star>();
    final Roadie<Person> roadie6 = new Roadie<Person>();
    final Roadie roadie7 = new Roadie();
    Konzert konzert1 = new Konzert(roadie1,roadie2,roadie3);
    Konzert konzert2 = new Konzert(roadie2,roadie2,roadie3);
    Konzert konzert3 = new Konzert(roadie1,roadie5,roadie4);
    Konzert konzert4 = new Konzert(roadie1,roadie5,roadie4);
    Konzert konzert5 = new Konzert(roadie4,roadie5,roadie4);
    Konzert konzert6 = new Konzert(roadie6,roadie2,roadie3);
    Konzert besondersExklusiv = new Konzert(roadie3,roadie5,roadie3);
    Konzert besondersLax = new Konzert(roadie7,roadie7,roadie7);
  }
}
```

Unser Programm verwendet eine generische Roadie-Klasse, um all die verschiedenen Roboter-Einheiten darzustellen. Ferner gibt es sogenannte Konzert-Objekte, welche jeweils einen Roadie für den Vorder-, Hinter- und Backstage-Eingang verwalten.

Leider ist das Programm noch nicht so ganz frei von Übersetzungsfehlern. In die Methode `main` haben sich verschiedene Fehler eingeschlichen. Finden Sie jeden einzelnen und begründen Sie, warum sich der Compiler beschwert. Ferner befindet sich in dem Programm auch ein konzeptioneller (Design-)Fehler. Selbst wenn Sie jeden einzelnen der Übersetzungsfehler beheben, wird einer der Roadies niemals tun, was der Veranstalter von ihm erwartet. Finden Sie den Roadie!

Kapitel 15

Zu guter Letzt ...

... wollen wir dieses Kapitel nutzen, um Ihnen einen kleinen Ausblick auf die vielfältigen Möglichkeiten zu liefern, die Java noch zu bieten hat. Wenn Sie dieses Kapitel erreicht haben, dann besitzen Sie ein solides Grundwissen über die Sprache Java sowie das objektorientierte Programmieren. Sie haben anhand der Praxisbeispiele gesehen, wie sich selbst komplizierte Aufgaben lösen lassen, indem man systematisch an das Problem herangeht und es analysiert. Mit der Design- und Visualisierungssprache UML haben Sie ferner Techniken kennen gelernt, die aus der modernen Softwaretechnik nicht mehr wegzudenken sind und die sich als modische Schlagwörter gut in jedem Bewerbungsbogen unter dem Thema „Welche Erfahrung haben Sie in der objektorientierten Entwicklung?“ machen.

Nichtsdestotrotz sind Sie natürlich noch weit davon entfernt, sich als Experte für die Sprache Java bezeichnen zu können. Doch was ist bei der gegenwärtigen Dynamik der technologischen Entwicklung überhaupt ein „Experte“?

Die Firma Sun definiert für ihre Sprache drei Stufen von Kenntnissen, die sie in Examen prüft und mit entsprechenden Zertifikaten honoriert. Der erste Level ist der so genannte **Java Certified Programmer**. Ein Certified Programmer belegt durch sein Zertifikat, dass er gewisse Grundkenntnisse über die Sprache und einige in ihr definierte Basisklassen besitzt. Er muss sich mit Exceptions auskennen, muss **`for`**-Schleifen und **`if`**-Abfragen analysieren können. Er muss sich mit den Grundprinzipien des objektorientierten Programmierens auskennen, Klassen erzeugen und instantiieren können. *All das können Sie inzwischen auch!*

Was also hält Sie davon ab, in das nächste Zertifizierungscenter zu gehen und sich Ihr „Abzeichen“ zu holen? Leider genügt das grundlegende Wissen über Java noch nicht, um die Prüfung zu bestehen. Vor den Erfolg haben die Prüfer noch eine Menge von Klassen gesetzt, deren Funktion Sie kennen und in den Prüfungsfragen beschreiben und anwenden können müssen. Diese Klassen beinhalten unter anderem das AWT (Abstract Window Toolkit, für die Gestaltung von grafischen Oberflächen), das `java.io`-Paket (Ein- und Ausgabe in Dateien, von der Tastatur, im Internet, ...) sowie eine Vielzahl weiterer Klassen aus den Paketen

`java.lang` und `java.util`. Dieser Band will und wird auf seinen letzten Seiten nicht den Versuch unternehmen, aus Ihnen einen Java Certified Programmer zu machen. In Band 2 dieser Reihe wollen wir uns auf genau jene Teile von Java konzentrieren, die für die Entwicklung von Programmen im kommerziellen Bereich am interessantesten sind, womit Sie dann auch auf ein Java-Zertifikat gut vorbereitet wären.
Wenn Sie sich jedoch konsequent bis zum Ende des Buches durchgearbeitet haben, so kann man wohl mit Recht davon ausgehen, dass Ihnen die Arbeit mit Java ein wenig Spaß gemacht hat. Sie fragen sich vielleicht: Gibt es da nicht noch mehr? Auf den folgenden Seiten wollen wir mit Hilfe eines kurzen Streifzugs durch verschiedene Gebiete der Sprache Java demonstrieren, dass bereits mit dem aktuellen Wissen eine gute Grundlage für die weitere Vervollständigung der Java-Kenntnisse in verschiedenen Bereichen gelegt wurde. Sie erheben weder Anspruch auf Vollständigkeit, noch sind sie mit Übungsaufgaben zum „Nachmachen" versehen. Sie sollen Ihnen lediglich verdeutlichen, wie viele interessante Dinge es in Java für Sie noch zu lernen gibt – und wie einfach dies in den meisten Fällen ist, wenn Sie auf ein solides Fundament aufbauen können, wie es Ihnen dieses Buch vermittelt hat.
Sollte Ihnen nach dem Lesen der Geschmack nach „mehr" gekommen sein, so möchten wir Ihnen den Fortsetzungsband dieses Lehrbuches ans Herz legen. Hier werden die folgenden Themen in allen Einzelheiten behandelt. Und natürlich wird es auch eine große Menge von weiteren Dingen zu entdecken geben.

15.1 Collections

Sie haben in den vergangenen Kapiteln mit Feldern gearbeitet, die Sie mit Hilfe des **`new`**-Operators in einer bestimmten Größe erzeugt haben. Dieses Verfahren ist relativ einfach und gut zum Speichern von Objekten geeignet, *wenn man deren Anzahl im Vorhinein kennt*.
Nehmen wir einmal an, ein Benutzer gibt eine Liste von Namen über die Tastatur ein. Sie wissen zu Anfang noch nicht, um wie viele Namen es sich handelt. Wie groß sollen Sie dann das Feld machen?
Um dieses Problem zu lösen, hat die Firma Sun in ihrem Paket `java.util` eine Vielzahl von so genannten **Collection-Klassen** vordefiniert. Die **Collections** sind eine Sammlung von Klassen, die eine beliebige Zahl von Objekten speichern können. Jede dieser Klassen besitzt unter anderem eine Methode `toArray`, mit der man die gesammelten Objekte jederzeit in ein Feld umwandeln kann.
Wir wollen eine dieser Collection-Klassen verwenden, um unser oben genanntes Problem zu lösen: der Benutzer soll eine beliebige Anzahl von Namen über die Tastatur eingeben können. Anschließend soll das Programm die Namen in umgekehrter Reihenfolge wieder auf dem Bildschirm ausgeben.
Wir werden in unserem Programm eine so genannte `List`-Klasse verwenden. `List`-Klassen erfüllen das Interface `java.util.List`, das eine Liste von Ob-

jekten darstellt. In diesem Interface befinden sich unter anderem

- eine Methode `add`, mit der sich Objekte am Ende der Liste anhängen lassen,
- eine Methode `get`, mit der sich beliebige Objekte aus der Liste auslesen lassen, und
- eine Methode `size`, mit der sich die Anzahl von Objekten in der Liste bestimmen lässt.

In dem Paket `java.util` gibt es verschiedene generische Implementierungen des `List`-Interfaces, die (je nach Anwendung) verschiedene Vor- und Nachteile, etwa bezüglich der Geschwindigkeit der Ausführung haben. Wir werden konkret die Klasse `java.util.ArrayList` verwenden. Da wir uns jedoch nicht auf diese spezielle Klasse festlegen wollen, deklarieren wir die Referenzvariable `namensListe` mit dem Typ `List`. Dadurch können wir `java.util.ArrayList` jederzeit gegen eine andere Realisierung einer Liste, etwa `java.util.LinkedList`, austauschen:

```
1  import Prog1Tools.IOTools;
2  import java.util.*;
3
4  /** Liest eine beliebige Menge von Namen von der Tastatur und gibt
5   sie verkehrt herum wieder aus. */
6  public class Namensliste {
7
8    /** Hauptprogramm */
9    public static void main(String[] args) {
10     // Erzeuge eine Liste
11     List<String> namensliste = new ArrayList<String>();
12     while (true) {
13       // Lies einen Namen ein
14       String eingabe =
15         IOTools.readLine("Name (<ENTER> fuer Abbruch) :");
16       // Ist der Name nicht "", speichere ihn
17       if (!eingabe.equals(""))
18         namensliste.add(eingabe);
19       // andernfalls beende die Eingabephase
20       else
21         break;
22     }
23     // Gib die Liste verkehrt herum aus
24     for (int i = namensliste.size() - 1; i >= 0; i--) {
25       String ausgabe = namensliste.get(i);
26       System.out.println(ausgabe);
27     }
28   }
29
30 }
```

In Zeile 11 erzeugen wir hierbei unsere Liste, in der wir die verschiedenen Strings hinterlegen:

```
List<String> namensliste = new ArrayList<String>();
```

Anschließend legen wir in einer Schleife die verschiedenen Werte fest. Mit Hilfe der `IOTools` lesen wir Namen von der Tastatur ein (Zeile 14 und 15). Entsprechen diese nicht dem leeren String (d. h. der Benutzer hat nicht einfach auf die Enter-Taste gedrückt), so fügen wir den Namen am Ende unserer Liste an (Zeile 18):

```
if (!eingabe.equals(""))
  namensliste.add(eingabe);
```

Andernfalls ist die Namenseingabe beendet, und wir verlassen unsere Schleife (Zeile 21).
Anschließend müssen wir nur noch die Liste in umgekehrter Reihenfolge wieder ausgeben. Wir durchlaufen den Bereich von `0` bis `namensliste.size() - 1` in umgekehrter Reihenfolge – genau, wie wir ein Array namens `feld` von `0` bis `feld.length - 1` durchlaufen würden. Mit Hilfe der Methode `get` (Zeile 25) lesen wir einen einzelnen Eintrag aus der Liste (vergleichbar mit dem Auslesen aus einem Array). Da wir die Liste als Liste von Strings vereinbart und erzeugt haben, ist der Rückgabewert der `get`-Methode automatisch vom Typ `String`. Anschließend geben wir den `String` auf dem Bildschirm aus.
Collections haben also gegenüber Feldern den Vorteil, dass nicht von vornherein feststehen muss, wie viele Elemente man in ihnen zu speichern gedenkt. Sie verfügen ferner über viele zusätzliche Methoden, die den Umgang mit ihnen sehr bequem machen. So kann man beispielsweise mit nur einem Befehl die gesamten Elemente einer Collection in eine andere Collection aufnehmen. Spezielle Collections, die das Interface `java.util.Set` erfüllen, garantieren, dass ein bestimmtes Element nicht zweimal in die Menge aufgenommen wird (in unserem Fall würden also „doppelte" Namen aussortiert). Ferner gibt es so genannte **Iteratoren**, mit denen man sich auf sehr bequeme Weise durch die in einer Collection gespeicherten Werte arbeiten kann.
Je länger Sie mit Java programmieren, desto öfter werden Sie Datenstrukturen benötigen, die bezüglich ihrer Länge und anderer Eigenschaften flexibler sind als das gewöhnliche Feld. Sie sollten sich aus diesem Grund früher oder später mit den Collections vertraut machen.

15.2 Sortieren von Feldern

Stellen Sie sich vor, Sie haben ein Feld von Zahlen, die es zu sortieren gilt. Oder aber ein Feld von Namen, Postleitzahlen oder beliebigen anderen Objekten. Wie gehen Sie an die Sache heran?
Das Sortieren von Feldern ist in Einstiegskursen zur Programmierung immer ein beliebtes Thema, weil das Sortieren eine der häufigsten Grundaufgaben für zahlreiche Anwendungen ist, weil sich viele Techniken zur Effizienzsteigerung von Algorithmen anhand der Grundsortierverfahren Quicksort, Heapsort, Bucketsort usw. relativ leicht vertständlich erklären lassen, und weil verschiedene Spezialanwendungen mit großen Datenmengen eine besondere Sorgfalt bei der Auswahl der geeigneten Methode erfordern. Wegen der enormen Bedeutung von Sortier-

aufgaben in den verschiedensten Anwendungen findet man aber gerade deshalb zahlreiche effiziente Implementierungen der verschiedenen Verfahren, weshalb kaum ein Softwareentwickler, von Spezialanwendungen und Übungsaufgaben während seines Studiums abgesehen, jemals einen Sortieralgorithmus implementieren muss. Wir haben deshalb in diesem Buch auf eine detaillierte Einführung von Sortierverfahren verzichtet und verweisen die Leserschaft auf Lehrbücher zu Algorithmen und Datenstrukturen wie z. B. [6] oder [15].
Wie lässt sich nun ein Feld `zahlen` von **`int`**-Werten (oder auch anderen einfachen Datentypen) unter Ausnutzung von in Java bereits existierenden Methoden sortieren? Der einfachste Weg ist, die Anweisung

```
java.util.Arrays.sort(zahlen);
```

zu verwenden. Ein Feld von `String`-Objekten namens `namensliste` sortieren Sie analog durch den Befehl

```
java.util.Arrays.sort(namensliste);
```

Wir wollen Sie in diesem Abschnitt dahin bringen, beliebige Felder von selbst definierten Objekten mit der `sort`-Methode bearbeiten zu können. Zu diesem Zweck beantworten wir die Frage, *nach welchem Kriterium* die Methode Objekte miteinander vergleicht.
Um eine Reihe von Objekten zu ordnen, muss man diese miteinander vergleichen können. Welches Objekt steht vor einem anderen, welches ist *größer als* das andere?
Java löst diese Frage durch das Interface `java.lang.Comparable`. Objekte, die dieses Interface erfüllen, lassen sich miteinander vergleichen. Zu diesem Zweck besitzt das Interface, das generisch mit dem Typ-Parameter `T` deklariert ist, eine einzige Methode

```
public int compareTo(T o)
```

Diese Methode vergleicht zwei Objekte `A` und `B` gleichen Typs; `A.compareTo(B)` liefert also

- einen negativen Wert, z. B. `-1`, wenn `A` kleiner als `B` ist,
- einen positiven Wert, z. B. `+1`, wenn `A` größer als `B` ist, und
- die Zahl `0`, wenn beide Objekte gleich sind.

Eine Vielzahl der grundlegenden Java-Datenklassen implementieren das `Comparable`-Interface. Hierzu gehören etwa die Wrapper-Klassen (wie etwa `Integer` oder `Character`), Klassen wie das Datumsobjekt `java.util.Date` – sowie unsere Klasse `String`. Hierbei sieht die Klasse `String` eine alphabetische Reihenfolge vor, d. h. die Objekte werden wie beispielsweise im Telefonbuch sortiert.
Wir wollen die Anwendung des Interfaces an einem einfachen Beispiel verdeutlichen. Wir definieren eine Klasse `Ring`, in der beliebige Ringe anhand ihres Durchmessers unterschieden werden:

```
/** Diese Klasse repraesentiert Ringobjekte, die nach
 ihrer Groesse sortiert werden koennen. */
public class Ring implements Comparable <Ring>{

  /** Durchmesser */
  private double durchmesser;

  /** Konstruktor */
  public Ring(double durchmesser) {
    this.durchmesser = durchmesser;
  }

  /** Gibt den Durchmesser in der toString-Methode aus */
  public String toString() {
    return "Ring der Groesse " + durchmesser;
  }
```

Unsere Klasse verfügt über eine Instanzvariable `durchmesser`, die innerhalb des Konstruktors gesetzt wird. Innerhalb der `toString`-Methode wird eben dieser Wert ausgegeben.
Wir wollen nun die Methode `compareTo` definieren, die wir zur Erfüllung des Interfaces `Comparable` benötigen:

```
  /** Mit Hilfe der compareTo-Methode wird verglichen */
  public int compareTo(Ring o) {
    double durchmesser2 = o.durchmesser;
    // Fall 1: der zweite Durchmesser ist groesser
    if (durchmesser < durchmesser2)
      return -1;
    // Fall 2: der zweite Durchmesser ist kleiner
    if (durchmesser > durchmesser2)
      return 1;
    // Fall 3: beide Durchmesser sind gleich
    return 0;
  }
```

Unser Interface ist somit erfüllt; Instanzen unserer Ringklasse können miteinander verglichen und sortiert werden. Es ist jedoch üblich, für `Comparable`-Klassen auch die Methoden `equals` und `hashCode` zu überschreiben.[1] Um uns hierbei Arbeit zu ersparen, verwenden wir für die `equals`-Methode einfach das Ergebnis unserer Methode `compareTo`:

```
  /** Die equals-Methode muss auf den Vergleich abgestimmt werden */
  public boolean equals(Object o) {
    if (o == null)
      return false;
    if (this == o)
      return true;
```

[1]Dies mag auf den ersten Blick unsinnig erscheinen, hat aber in der Praxis einen ganz einfachen Grund. Zwei Objekte, deren Vergleich mit `compareTo` den Wert `0` ergibt, werden als gleich betrachtet. Aus diesem Grund darf die `equals`-Methode kein anderes Ergebnis liefern. Wer aber die Methode `equals` überschreibt, der sollte immer auch die Methode `hashCode` anpassen. Ansonsten funktionieren manche grundlegenden Java-Klassen, wie etwa einige der zuvor beschriebenen Collections, nicht mehr.

```
    if (getClass() != o.getClass())
      return false;
    return compareTo((Ring) o) == 0;
  }
```

Für die Methode `hashCode` wandeln wir den `durchmesser` in ein `Double`-Objekt um und bedienen uns anschließend der dort definierten gleichnamigen Methode:

```
  /** Wer die equals-Methode veraendert, muss auch die
    * hashCode-Methode veraendern.
    */
  public int hashCode() {
    return (new Double(durchmesser)).hashCode();
  }
```

Unsere `Ring`-Klasse ist somit komplett definiert; sie ist also auf eine automatische Sortierung mit `java.util.Arrays.sort` vorbereitet. In einem entsprechenden Beispielprogramm stellen wir nun fest, dass das anschließende Sortieren eines derartigen Feldes mit Abstand weniger Programmieraufwand bedeutet als das vorherige Erzeugen und das anschließende Ausgeben:

```
/** Erzeugt zehn zufaellige Ringe und sortiert sie */
public class RingDemo {
  /** Hauptprogramm */
  public static void main(String[] args) {
    // Erzeuge 10 Ringe
    Ring[] ringe = new Ring[10];
    for (int i = 0; i < ringe.length; i++)
      ringe[i] = new Ring(Math.random());
    // Sortiere die Ringe
    java.util.Arrays.sort(ringe);
    // Gib die Ringe aus
    for (Ring r : ringe)
      System.out.println(r);
  }
}
```

15.3 Grafische Oberflächen in Java

Die wohl bekanntesten Bestandteile Javas sind das so genannte **Abstract Window Toolkit**, kurz **AWT** genannt, und dessen „moderne" Variante **Swing**. Hierbei handelt es sich um jene Teile Javas, mit deren Hilfe wir grafische Oberflächen, also Fenster, Feuerknöpfe und Ähnliches darstellen können. Wir hatten mit diesen Teilen Javas bereits unwissentlich Kontakt, als wir in den Beispielkapiteln mit Hilfe der Klasse `GameModel` einfache Computerspiele mit grafischer Oberfläche erstellt haben. Hierzu haben wir allerdings nur „vorgefertigte" Klassen verwendet und mussten uns um die Programmierung der Oberfläche nicht kümmern.
„Ist es denn so schwer, Oberflächen zu programmieren?", werden Sie sich fragen. Die Antwort lautet „nein", aber man muss die eine oder andere Kleinigkeit wissen. Auch wenn das Thema zu umfangreich ist, um es in diesem einen Kapitel

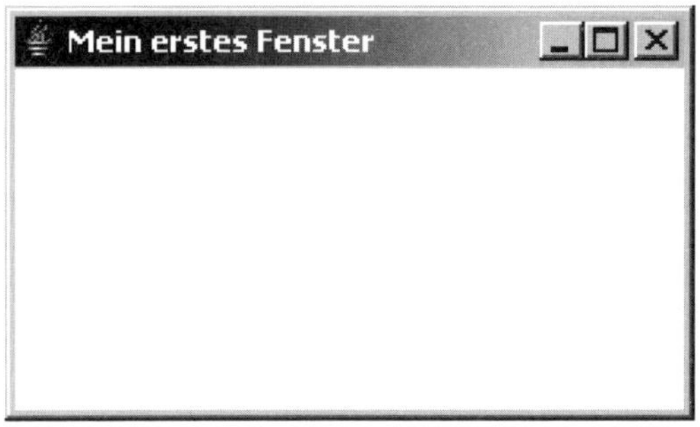

Abbildung 15.1: Ein erstes, leeres Fenster

abzuhandeln (deswegen steht es ja auch im Folgeband), wollen wir anhand eines einfachen Beispiels zeigen, wie das AWT in der Praxis eingesetzt werden kann. Wir beginnen mit einem einfachen Programm, das ein leeres Fenster auf dem Bildschirm erzeugt. Folgendes Programm leistet das Gewünschte (vgl. auch Abbildung 15.1):

```
1  import java.awt.*;
2
3  // Erzeuge ein einfaches Fenster auf dem Bildschirm
4  public class MeinErstesFenster {
5    // Hauptmethode
6    public static void main(String[] args) {
7      // Erzeuge ein Fenster-Objekt
8      Frame fenster = new Frame();
9      // Setze den Titel des Fensters
10     fenster.setTitle("Mein erstes Fenster");
11     // Setze die Groesse des Fensters
12     fenster.setSize(250,150);
13     // Stelle das Fenster dar
14     fenster.setVisible(true);
15   }
16 }
```

Das einfache Programm ist schon deshalb beinahe selbst erklärend, weil wir im Endeffekt nur auf altbekannte Vorgehensweisen zurückgreifen. Ein Fenster, so kompliziert es auch aussehen mag, ist nichts weiter als eine Klasse, von der wir eine Instanz erzeugen:

```
Frame fenster = new Frame();
```

Diese Klasse besitzt verschiedene Attribute, die wir mit Hilfe von set-Methoden auf unsere Zwecke zuschneiden können. Die Methode `setTitle` (Zeile 10) legt fest, welcher Text in der Beschriftung des Fensters angezeigt werden soll. Mit Hilfe von `setSize` können wir festlegen, wie breit (250 Punkte auf dem Bildschirm) und wie hoch (150 Punkte auf dem Bildschirm) das Fenster sein soll. Um das Fenster auf dem Bildschirm zu zeichnen, setzen wir seinen Status auf „sichtbar“, indem wir die Methode `setVisible` verwenden.

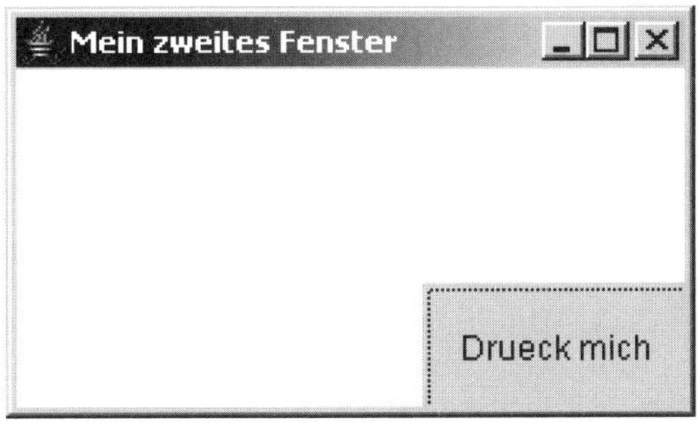

Abbildung 15.2: Fenster mit einem Button

So weit, so gut. Nun wollen wir unserem Fenster noch einen Button (quasi als Feuerknopf) hinzufügen (siehe Abbildung 15.2). Da wir uns an dieser Stelle nicht um solche Dinge wie das automatische Layout von grafischen Komponenten kümmern wollen, werden wir dem Computer explizit sagen, wo wir den Button platzieren möchten. Zu diesem Zweck schalten wir für unser Fenster das automatische Layout aus, in dem wir bewusst *kein* Layout (also **`null`**) setzen:

```
// Das Fenster soll kein automatisches Layout verwenden
fenster.setLayout(null);
```

Nun aber zu unserem Button. Ähnlich wie bei dem Fenster können wir auch diesen Feuerknopf durch eine einfache Instanz (diesmal der Klasse `Button`) erzeugen:

```
// Erzeuge einen Button
Button button = new Button();
// Beschrifte den Button
button.setLabel("Drueck mich");
// Positioniere den Button unten rechts
button.setBounds(150,100,100,50);
// Fuege den Button in das Fenster ein
fenster.add(button);
```

Wir instantiieren unsere Klasse und verwenden die Methode `setLabel`, um unseren Knopf zu beschriften. Anschließend legen wir fest, wie breit und hoch unser Button sein und an welcher Stelle im Fenster sich seine obere linke Ecke befinden soll (Methode `setBounds`). Zu guter Letzt fügen wir den Button unserem Fenster mit der Methode `add` hinzu.
Last but not least werden wir einen kleinen Schriftzug in unser Fenster einfügen. Dieser Schriftzug wird durch ein Objekt (der Klasse `Label`) realisiert. Auch wenn die Methode zur Beschriftung etwas anders lautet (`setText` statt `setLabel`), ist der Ablauf an und für sich vollkommen analog. Die Zeilen 28 bis 35 des folgenden Programms verdeutlichen diesen Ablauf:

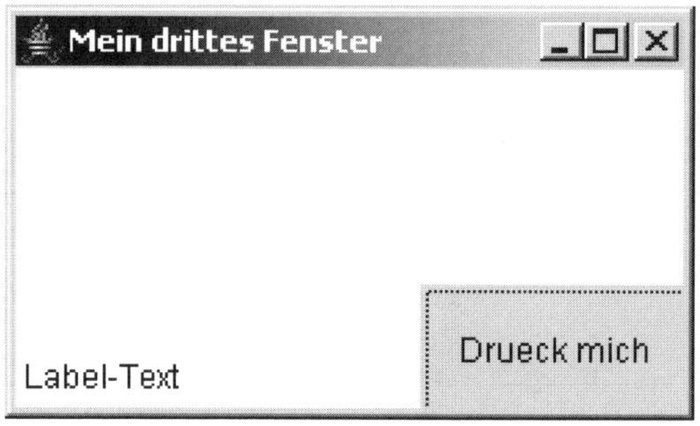

Abbildung 15.3: Fenster mit Button und Label

```
import java.awt.*;

// Erzeuge ein einfaches Fenster auf dem Bildschirm,
// das einen Button besitzt
public class MeinDrittesFenster {

  // Hauptmethode
  public static void main(String[] args) {
    // Erzeuge ein Fenster-Objekt
    Frame fenster = new Frame();
    // Setze den Titel des Fensters
    fenster.setTitle("Mein drittes Fenster");
    // Setze die Groesse des Fensters
    fenster.setSize(250,150);
    // Das Fenster soll kein automatisches Layout verwenden
    fenster.setLayout(null);

    // Erzeuge einen Button
    Button button = new Button();
    // Beschrifte den Button
    button.setLabel("Drueck mich");
    // Positioniere den Button unten rechts
    button.setBounds(150,100,100,50);
    // Fuege den Button in das Fenster ein
    fenster.add(button);

    // Erzeuge ein Label
    Label label = new Label();
    // Beschrifte das Label
    label.setText("Label-Text");
    // Positioniere das Label unten links
    label.setBounds(5,120,100,30);
    // Fuege das Label in das Fenster ein
    fenster.add(label);
    fenster.setLocation(new Point(100,100));
    // Stelle das Fenster dar
    fenster.setVisible(true);
  }
}
```

Abbildung 15.3 zeigt das Ergebnis unserer Programmierarbeit. Natürlich ist unser Programm alles andere als perfekt. Wenn man beispielsweise die Größe des Fensters ändert, wird die Position des Buttons nicht angepasst. Man kann das Fenster nicht schließen, und auch ein Druck auf den Feuerknopf löst keinerlei Aktionen aus. Für jedes dieser Probleme bietet Java die passende Lösung. So genannte Layout-Manager übernehmen die automatische Ausrichtung der einzelnen Bestandteile innerhalb des Fensters. Mit Hilfe von Listener-Interfaces kann man vom einfachen Mausklick bis zum Schließen oder Bewegen eines Fensters auf jede erdenkliche Interaktion reagieren. Somit lassen sich auch komplexere Anwendungen in Java mit relativ überschaubarem Aufwand realisieren. Hierzu aber mehr im nächsten Band.

Anhang

Anhang A

Der Weg zum guten Programmierer ...

... ist leider oft mit vielen Schlaglöchern und Hindernissen versehen. Im Gegensatz zu einer echten Straße werden Sie hierbei zwar weder ausgeraubt noch kommen Sie auch nur an einem einzigen Zollhäuschen vorbei. Dennoch werden Sie insbesondere als Anfänger eine Unmenge an Lehrgeld zahlen.
Das mag Sie auf den ersten Blick ein wenig erschrecken – muss es aber nicht. Es gibt gewisse Fehler, die im Laufe des Lernprozesses einfach nicht zu vermeiden sind. Manche würden sogar so weit gehen, zu behaupten, dass nur das Lernen an den eigenen Fehlern dafür sorgt, dass man sie kein zweites Mal begeht. Tatsächlich wird wohl kein Kleinkind die heiße Herdplatte *zweimal* anfassen. Die Frage ist jedoch, ob man dies nicht schon beim ersten Mal hätte verhindern können!
Natürlich können und wollen die Autoren dieses Buches Sie nicht vor allem Unbill bewahren. Wie schon gesagt, sind Fehler bis zu einem gewissen Grad nicht zu vermeiden. Wer nicht an sich arbeitet und versucht, neue Dinge zu lernen, der wird auch keine Fehler machen, aber er stagniert! Thomas J. Watson, früherer Chairman bei IBM, soll einmal gesagt haben, wer in seiner Firma vorankommen wolle, müsse die Zahl seiner Fehler verdoppeln. Wie Sie sehen, sind Sie also in guter Gesellschaft.
Auf den folgenden Seiten werden Sie nützliche Tipps und Tricks erhalten, mit denen Ihnen zumindest über die ersten Anfangsschwierigkeiten hinweggeholfen werden kann. Viele dieser „goldenen Regeln" werden nicht neu für Sie sein, wenn Sie das Buch schon durchgearbeitet haben. Sollte das noch nicht der Fall sein, möchten wir Sie natürlich trotzdem nicht vom Weiterlesen abhalten. Auch wenn diese Seiten die „Essenz" besagter Hilfestellungen aus dem gesamten Buch darstellen, muss man nicht unbedingt jedes Kapitel bereits nachvollzogen haben, um Nutzen daraus ziehen zu können. Betrachten Sie sie vielmehr als ein kleines Nachschlagewerk, das Ihnen die Arbeit mit Java erleichtern soll.

A.1 Die goldenen Regeln der Code-Formatierung

Erinnern Sie sich noch an Abschnitt 4.2.4 (Schöner Programmieren mit Java)? Anhand eines einfachen Programms haben wir gesehen, wie wichtig eine gewisse Strukturierung des Programmtextes ist:

```
public class Unsorted {public static void main(String[] args) {
System.out.print("Ist dieses");System.out.
print(" Programm eigentlich");System.out.println(" noch "
+"lesbar?");}}
```

Mit Hilfe einiger Regeln haben wir uns darauf festgelegt, wie ein derartiger Programmtext zu formatieren, also darzustellen ist. Auch wenn im wahren Leben wohl kaum ein Softwareentwickler einen derartigen Code produzieren würde, so haben verschiedene Menschen doch durchaus unterschiedliche Vorstellungen davon, wie ein „ordentlicher" Quelltext auszusehen hat. Sie werden zu diesem Thema in der Literatur und im Internet eine Vielzahl von verschiedenen Konventionen finden, die alle gewisse Gemeinsamkeiten, Unterschiede, Vor- oder Nachteile haben. Letztendlich obliegt es dem persönlichen Geschmack (oder gewissen Vorgaben, etwa von Seiten des Arbeitgebers), für welche Konventionen man sich entscheidet. Wichtig ist lediglich, *dass* man sich für eine gewisse Formatierung entscheidet, die genügend Übersicht bietet.
Die in diesem Buch verwendeten Formatierungsregeln werden nun in einigen wenigen Punkten zusammengefasst. Sie unterscheiden sich nicht wesentlich von den anderen Regelwerken und werden Ihnen helfen, Ihren Sourcecode übersichtlich und leicht wartbar zu gestalten:

Regel 1: *Rücken Sie zusammenhängende Teile um zwei Leerzeichen ein.*

Auf diese Weise werden Sie speziell bei Programmverzweigungen einfach erkennen, welche Teile zu welchem Zweig gehören. Vergleichen Sie beispielsweise das Codesegment

```
public static void unlesbar(int z) {
System.out.println("Hallo Welt.");
if (z < 3)
System.out.println("Schoenes Wetter heute");
else
System.out.println("Mistwetter!");
}
```

mit dem folgenden:

```
public static void lesbar(int z) {
  System.out.println("Hallo Welt.");
  if (z < 3)
    System.out.println("Schoenes Wetter heute");
  else
    System.out.println("Mistwetter!");
}
```

Regel 2: *Niemals mehr als einen Befehl in eine Zeile schreiben!*

Der Sinn dieser Regel sollte relativ einfach einzusehen sein, denn auf diese Art und Weise können wir beim späteren Lesen des Codes auch keine Anweisung übersehen oder dem falschen Ablaufzweig zuordnen. Vergleichen Sie beispielsweise die folgenden zwei Codesegmente:

```
public static void unlesbar(int z) {
  System.out.println("Hallo Welt.");
  if (z < 3) System.out.println("Schoenes Wetter heute");
  else System.out.println("Mistwetter!"); System.out.println("Ciao");
}

public static void lesbar(int z) {
  System.out.println("Hallo Welt.");
  if (z < 3)
    System.out.println("Schoenes Wetter heute");
  else
    System.out.println("Mistwetter!");
  System.out.println("Ciao");
}
```

Während im ersten Teil nicht ersichtlich ist, dass das Wörtchen „Ciao" in jedem Fall ausgegeben wird, ist dies im zweiten Fall sonnenklar.
Wie so oft kann es auch hier Ausnahmen von der Regel geben. Setzt sich beispielsweise eine Methode (z. B. eine get-Methode) aus nur einem Befehl zusammen, mag in manchen Fällen eine Notation der Form

```
public int getValue() { return value; }
```

genauso lesbar sein. Eine weitere Ausnahme ist die Verwendung der Befehle **`else`** und **`if`**:

```
if (i == 23)
  System.out.println( "23 Flaschen Saft im Haus" );
else if (i >= 24)
  System.out.println( "ausreichend Saft im Haus" );
else
  System.out.println( "der Saft wird langsam knapp" );
```

In diesem Fall dürfen (und sollen) **`else`** und **`if`** in eine Zeile geschrieben werden. Im Allgemeinen ist es dennoch ratsam, sich an oben genannte Regeln zu halten.

Regel 3: *Sich öffnende geschweifte Klammern stehen immer am Ende des vorangehenden Befehls, sich schließende Klammern in einer eigenen Zeile. Letztere werden so eingerückt, dass sie mit dem Beginn der Zeile übereinstimmen, in der die zugehörige offene Klammer steht. Außer bei* **`do-while`**–*Schleifen darf in dieser Zeile kein weiterer Befehl stehen.*

Am besten versteht man diese Regel, indem man sich einige Beispiele zu Gemüte führt. Achten Sie darauf, wie einfach sich der Anfang und das Ende eines Blockes nachvollziehen lassen:

```
public void doSomething(int i) {      // Blockbeginn: Methode
  try {                               // Blockbeginn: try
    while(true) {                     // Blockbeginn: while
      i--;
      System.out.println(100 / i);
    }                                 // Blockende:   while
  }                                   // Blockende:   try
  catch(NumberFormatException e) {    // Blockbeginn: catch
    e.printStackTrace();
  }                                   // Blockende:   catch
}                                     // Blockende:   Methode
```

Regel 4: *Die* `case`*-Label in* `switch`*-Blöcken werden um zwei Zeichen eingerückt. Die Befehle, die den entsprechenden Fall behandeln, werden nochmals um zwei Zeichen extra eingerückt.*

Auch hierzu ein kurzes Beispiel. Beachten Sie, wie einfach sich die verschiedenen auftretenden Fälle aus dem Quellcode ablesen lassen:

```
switch(i) {
  case 1:
    System.out.println("i ist 1");
    break;
  case 2:
    System.out.println("i ist 2");
    break;
  default:
    System.out.println("default-Fall");
}
```

Wenn Sie diese wenigen Regeln beherzigen, wird Ihr Quelltext bereits auf den ersten Blick eine angenehme, lesbare Struktur erhalten. Sie werden auch nach längerer Zeit noch in der Lage sein, den Ablauf Ihres Programms rasch nachzuvollziehen.

Zusätzlich zu diesen goldenen Regeln möchten wir Ihnen einige weitere Tipps ans Herz legen, mit denen Sie die Lesbarkeit des Quelltextes lediglich mit Hilfe der Struktur weiter steigern können. Sie müssen sich nicht an diese Tipps halten, um lesbaren Code zu schreiben. Die Erfahrung hat jedoch gezeigt, dass die Beachtung dieser Hinweise gewisse beliebte Fehlerquellen zum Versiegen bringen kann.

Tipp 1: *Setzen Sie auch einzeilige Blöcke in geschweifte Klammern.*

Betrachten wir hierzu folgendes Beispiel:

```
// Sorge dafuer, dass i zwischen 10 und 100 liegt
if (i < 10)
  i = 10;
else if (i > 100)
  i = 100;
```

Angenommen, wir wollen zu Testzwecken eine Ausgabe einfügen:

```
// Sorge dafuer, dass i zwischen 10 und 100 liegt
if (i < 10)
  i = 10;
  System.out.println("Erhoehe i");
else if (i > 100)
  i = 100;
  System.out.println("Erniedrige i");
```

Unser auf den ersten Blick richtiges Programmstück wird beim Übersetzen zu einem Compilerfehler führen. Grund dafür ist, dass wir die richtige Klammerung vergessen haben:

```
// Sorge dafuer, dass i zwischen 10 und 100 liegt
if (i < 10) {
  i = 10;
  System.out.println("Erhoehe i");
}
else if (i > 100) {
  i = 100;
  System.out.println("Erniedrige i");
}
```

Hätten wir in unserer `if`-Abfrage von Anfang an geklammert, wäre dieses Problem niemals aufgetreten.

Tipp 2: *Umgeben Sie Operatoren mit Leerzeichen.*

Auch dies ist auf den ersten Blick eine Frage der Ästhetik, kann aber in der Praxis die Lesbarkeit deutlich steigern. Vergleichen Sie zu diesem Zweck am besten einmal die folgenden Zeilen, die sinngemäß das gleiche Ergebnis liefern:

```
int i=a+b*(c-23)/17;
int i = a  +  b * (c - 23) / 17;
```

A.2 Die goldenen Regeln der Namensgebung

So wie bei der Formatierung von Code ist es auch bei der Benennung von Variablen und Klassen üblich, sich an gewisse Spielregeln zu halten. Wo es bei der Formatierung jedoch verschiedene „Philosophien“ gibt, sind sich die Entwickler bei der Benennung relativ einig. Die drei wichtigen Regeln sind schnell zusammengefasst.

Regel 5: *Klassennamen beginnen immer mit einem Großbuchstaben. Setzen sich Klassennamen aus mehr als einem Wort zusammen, wird jedes Wort mit einem Großbuchstaben begonnen.*

Gute Klassennamen wären somit beispielsweise `MyClass`, `Katze` oder `HelloWorld`. Schlechte Klassennamen wären `mastermind`, `Schoeneklasse` oder `halloWelt`.

Regel 6: *Variablen- und Methodennamen beginnen immer mit einem Kleinbuchstaben. Setzen sich Namen aus mehr als einem Wort zusammen, wird jedes Wort mit einem Großbuchstaben begonnen.*

Gute Namen für eine Variable wären somit `i`, `zahlDerLebendenNachbarn` oder `index`. Schlechte wären `IstPerson` oder `Index`.

Regel 7: *Konstanten werden mit Großbuchstaben bezeichnet. Setzt sich eine Konstante aus mehreren Worten zusammen, werden diese durch Unterstriche getrennt.*

Folgende Deklarationen von Konstanten wären gemäß der Regeln also gültig:

```
public final static int MINIMUM = 10;
public final static int MAX_VALUE = 100;
```

Neben diesen allgemein üblichen Konventionen möchten wir Ihnen noch einige Tipps mit auf den Weg geben.

Tipp 3: *Verwenden Sie keine Umlaute oder sonstigen Sonderzeichen in Ihren Variablen- oder Klassennamen.*

Dank Unicode ist Java zwar fähig, selbst mit chinesischen oder kyrillischen Schriftzeichen zu arbeiten. In der Praxis wird der Austausch von Programmen unter verschiedenen Betriebssystemen aber erheblich erschwert, wenn diese einen unterschiedlichen Zeichensatz verwenden (z. B. die eines Macintosh und eines MS-DOS-Rechners). Vermeiden Sie deshalb Variablennamen wie `zahlDerKäfer` und schreiben Sie lieber `zahlDerKaefer`.

Tipp 4: *Wenn Sie eine set-Methode definieren, lassen Sie den Methodennamen mit eben diesem Wort beginnen. Wenn Sie eine get-Methode definieren, lassen Sie den Namen mit* `get` *beginnen. Liefert die get-Methode einen* **`boolean`***-Wert zurück, darf die Methode auch mit dem Wort* `is` *beginnen.*

Mit Hilfe dieser Namensgebung können Sie in einer Klasse relativ einfach feststellen, welche Methoden zum Setzen und Auslesen von Attributen verwendet werden. Beispiele hierfür wären somit `setIndex`, `getIndex` oder `isLebendig`.

Tipp 5: *Benennen Sie Variablen so, dass der Name selbst erklärend ist.*

Entscheiden Sie selbst, welches der folgenden Programmstücke einfacher zu lesen ist.

```
public static int f(int x, int y) {
  int max = Math.max(x,y);
  int min = Math.min(x,y);
  if (max - min > 5)
    return max;
  else
    return min;
}
```

```
public static int f2(int x, int y) {
  int m1 = Math.max(x,y);
  int m2 = Math.min(x,y);
  if (m1 - m2 > 5)
    return m1;
  else
    return m2;
}
```

Wenn Sie sich an die Beispielprogramme im Laufe dieses Buches erinnern, werden Sie bemerkt haben, dass viele der Variablennamen selbst erklärend waren. Dies geschah eben aus diesem Grund – um sowohl den Lesern als auch den Autoren bereits beim ersten Überfliegen des Textes einen Eindruck darüber zu vermitteln, welche Variable welchen Zweck erfüllt.

A.3 Zusammenfassung

Was soll man sich unter der Zusammenfassung einer Zusammenfassung vorstellen? Wir wollen an dieser Stelle nicht sämtliche Regeln, die wir auf den vorigen Seiten zusammengetragen haben, wiederholen. Vielmehr wollen wir mit Hilfe einfacher „Schablonen" zeigen, wie sich unsere Regeln auf den Code auswirken. Oftmals ist es schließlich am einfachsten, sich anhand eines Beispieles die Auswirkungen dieser Regeln zu verdeutlichen.

1. Klassendeklaration:

   ```
   public class KlassenName {
     // ...
   }
   ```

2. Variablendeklaration:

   ```
   int i = 0;
   String name = "Werner";
   Object objekt = new Object();
   ```

3. Konstantendeklaration:

   ```
   public final static double KONSTANTE = 23.7;
   public final static int    MINIMUM   = 10;
   ```

4. `if`-Anweisung, einzeilig:

   ```
   if (i < 10)
     i = 10;
   else if (i > 100)
     i = 100;
   else
     System.out.println("Alles O.K.");
   ```

5. **`if`**-Anweisung, mehrzeilig:

```
if (i < 10) {
  System.out.println("Erhoehe i");
  i = 10;
}
else if (i > 100) {
  System.out.println("Erniedrige i");
  i = 100;
}
else {
  System.out.println("Alles O.K.");
  System.out.println("Keine Aenderungen");
}
```

6. **`switch`**-Anweisung:

```
switch(i) {
  case 1:
    j = 17;
    break;
  case 2:
    j = 23;
    break;
  default:
    j = 0;
}
```

7. **`for`**-Anweisung, einzeilig:

```
for (i = 0; i < 50; i++)
  System.out.println(i);
```

8. **`for`**-Anweisung, mehrzeilig:

```
for (i = 0; i < 50; i++) {
  System.out.println(i);
  System.out.println(2 * i);
}
```

9. **`while`**-Schleife, einzeilig:

```
while (i < 10)
  System.out.println(i++);
```

10. **`while`**-Schleife, mehrzeilig:

```
while (i < 10) {
  System.out.println(i);
  i = i + 1;
}
```

11. **do-while**-Schleife, einzeilig:

```
do
  System.out.println(i++);
while (i < 10);
```

12. **do-while**-Schleife, mehrzeilig:

```
do {
  i = i + 1;
  System.out.println(i);
} while (i < 10);
```

13. **try-catch**-Block:

```
try {
  i = i / j;
}
catch (NumberFormatException e) {
  System.out.println("Achtung: j == 0");
}
finally {
  System.out.println("Fertig");
}
```

Anhang B

Die Klasse `IOTools` – Tastatureingaben in Java

B.1 Kurzbeschreibung

Java ist eine komplexe Sprache, in der man wahrscheinlich fast alles programmieren kann, wenn man nur weiß, wie.
Um den großen Umfang an Funktionalität und Plattformunabhängigkeit zur Verfügung zu stellen (den die Sprache nun einmal hat), haben die Entwickler viele Dinge abstrahiert. Diese wurden daraufhin in so allgemeiner Form implementiert, dass insbesondere Anfänger auf große Schwierigkeiten stoßen, wenn sie diese benutzen wollen. Leider ist die Eingabe eine davon.
Java erhält Eingaben von Daten über so genannte *Ströme* (engl.: streams). Man kann sich diese Ströme am besten wie einen altmodischen Nachrichtenticker vorstellen. Auf einem schmalen Streifen kommen Nachrichten an, Zeichen für Zeichen aneinander gereiht. Welche Daten und Informationen auf diesen Streifen stehen, ist dem Gerät dabei egal – es handelt sich nur um eine Ansammlung von Zeichen. Es obliegt der Leserin bzw. dem Leser, die Streifen an der richtigen Stelle abzureißen und die Daten auf dem Streifen zu interpretieren.
So oder so ähnlich können wir uns auch die Ströme in Java veranschaulichen. Ein Strom besteht aus nichts weiter als einer Ansammlung von Bits, die durch das Programm in irgendeiner Form interpretiert werden müssen. Hierbei kann die Quelle dieser Zeichen verschieden sein: eine Datei auf der Festplatte, ein Dokument aus dem Internet oder eben die Eingabe von der Tastatur. Die Methodenaufrufe, die zur Verfügung stehen, sind in allen Fällen gleich.
Haben wir es jedoch geschafft, dem Computer klar zu machen, dass wir als Eingabestrom die Tastatur verwenden wollen, sind wir damit noch lange nicht am Ziel. Das Beste, was wir dem PC mit den vordefinierten Methoden nämlich entlocken können, ist eine Kette von Zeichen – ein `String`. Wir wollen im Allgemeinen je-

doch keine Strings, sondern **int**-Werte, **double**-Zahlen oder eventuell einzelne Zeichen. Zwar gibt es Möglichkeiten, diese aus unserem `String` zu extrahieren; hierfür benötigen wir jedoch meistens Wissen, das über den Wissensstand eines Anfängers hinausgeht. Um hier Abhilfe zu schaffen, wurden die `IOTools` geschrieben.

B.2 Anwendung der IOTools-Methoden

Um die `IOTools` in Ihren Programmen verwenden zu können, müssen Sie sich natürlich zunächst einmal das entsprechende Paket (die `Prog1Tools`) besorgen und dieses auf Ihrem Rechner installieren. Auf der Webseite [23] zu diesem Buch finden Sie alles, was Sie dazu benötigen, zum Download bereit gestellt. Halten Sie sich dabei genau an die Installationsanweisung.
Um die Klasse `IOTools` in Ihre Programme einzubinden, müssen Sie an den Anfang jeder Klasse, in der die `IOTools`-Methoden eingesetzt werden sollen, die Zeile

```
import Prog1Tools.IOTools;
```

setzen. Diese Zeile veranlasst den Übersetzer, die Klasse `IOTools` aus dem Paket `Prog1Tools` einzubinden.
Folgende Methoden sind unter anderem definiert:

- Die Methode `readInteger` (wie auch ihre Kurzform `readInt`) liest eine Zahl vom Typ **int** von der Tastatur ein und gibt diese als Ergebnis zurück. Um beispielsweise zwei ganze Zahlen von der Tastatur einzulesen und in den Variablen `a` und `b` zu sichern, genügt folgendes Programmstück:

```
int a = IOTools.readInteger();
int b = IOTools.readInteger();
```

- Die Methode `readDouble` liest eine Zahl vom Typ **double** ein. Obiges Beispiel würde also für double-Zahlen wie folgt aussehen:

```
double a = IOTools.readDouble();
double b = IOTools.readDouble();
```

- Die Methode `readLong` liest eine Zahl vom Typ **long** ein. Die Methoden `readShort` und `readFloat` tun dies für die Datentypen **short** und **float**.
- Die Methode `readLine` liest eine ganze Textzeile (abgeschlossen durch den Druck auf die Eingabetaste).
- Die Methode `readString` liest ein einzelnes „Textwort" von der Tastatur. Ein Textwort besteht aus einem String, der weder durch Leer- noch Tabulator- noch Zeilenendezeichen auseinander gerissen ist. Geben wir beispielsweise die Zeile

Konsole
```
Dies ist eine schoene Zeile.
```

ein und lesen diese im Programm mit `readString` ein, erhalten wir lediglich `Dies` als Ergebnis. Um das nächste Wort zu lesen, muss die Methode erneut aufgerufen werden.

- Die Methode `readChar` liest ein einzelnes Zeichen, das nicht gleich dem Leerzeichen, Zeilenendezeichen oder dem Tabulatorzeichen ist. Die Methode basiert hierbei auf der `readString`-Methode, das heißt, es werden Textworte eingelesen und in ihre einzelnen Komponenten aufgespalten. Das Programmstück

```
IOTools.readChar();
char a = IOTools.readChar();
int b = IOTools.readInteger();
double c = IOTools.readDouble();
```

  liefert bei der einzeiligen Eingabe

```
Konsole
abc123  456  5.73
```

  also `a='b'`, `b=456` und `c=5.73`, da die Ziffern `123` noch zum ersten Textwort gehören.

- Die Methode `readBoolean` liest einen **`boolean`**-Wert ein. Hierbei ist auf Groß- und Kleinschreibung zu achten; die Eingabe `True` kodiert beispielsweise *keinen* Wert vom Typ **`boolean`**. Es muss vielmehr `true` heißen.

Wie wir in obigen Beispielen gesehen haben, können auch mehr als eine einzulesende Information pro Zeile eingegeben werden (man muss sie lediglich durch Leerzeichen trennen). Hierbei muss man natürlich auf die Reihenfolge der Eingaben achten. Der Befehl `readInteger` wird bei der Eingabe

```
Konsole
Ich gebe jetzt einmal 13 ein.
```

als Ergebnis den Wert `13` zurückgeben, da dies die erste gültige Ganzzahl ist. Die davor stehenden Textworte werden verworfen und überlesen.

In Abschnitt 4.4.4 haben wir bereits erwähnt, dass es bei Konsoleneingaben wichtig ist, vor jeder Eingabe zumindest eine kurze Information darüber auszugeben, dass nun eine Eingabe erfolgen soll. Man sollte also stets mit einem solchen **Prompt** (deutsch: Aufforderung) arbeiten, um dem Anwender bzw. der Anwenderin des Programms zu verstehen zu geben, dass das Programm nun auf eine Eingabe wartet.

Die `IOTools` unterstützen diesen Mechanismus, indem die Klasse alle bereits genannten Methoden auch in einer Variante mit zusätzlichem Parameter vom Typ `String` zur Verfügung stellt. Über diesen kann der `readXxx`-Methode eine Zeichenkette übergeben werden, die unmittelbar vor der Eingabe auf die Konsole ausgegeben wird. Man kann sich dadurch entsprechende Ausgabeanweisungen, etwa mit `System.out.print`, sparen.

Wenn wir also beispielweise mit den Anweisungen

```
int a = IOTools.readInteger("Geben Sie den Wert a ein: ");
double b = IOTools.readDouble("b = ");
```

arbeiten, könnte ein Programmablauf etwa so aussehen:

```
Konsole
Geben Sie den Wert a ein: 1234
b = 12.45e7
```

Weitere Beispielanwendungen der `IOTools` finden sich im Programm `IOToolsTest` aus Abschnitt 4.4.4.

Anhang C

Glossar

In diesem Glossar finden Sie kurze Erklärungen zu einigen Fachbegriffen, auf die Sie teils in diesem Buch, teils in Gesprächen mit anderen Programmierenden stoßen werden. Sollte Ihrer Meinung nach ein wichtiger Begriff fehlen, nehmen Sie bitte (wie in Abschnitt 1.3 beschrieben) Kontakt zu den Autoren auf.

Absturz

Ein Programm kann syntaktisch vollkommen korrekt sein, aber einen inhaltlichen Fehler (z. B. eine Division durch Null) beinhalten. Diese Fehler werden beim Übersetzungsvorgang vom Compiler nicht erkannt und treten somit erst bei Ausführung des Programms auf. In vielen Fällen wird das Programm dann mit einer Fehlermeldung abgebrochen – ein Verhalten, das oftmals salopp als „Absturz" bezeichnet wird.

Algorithmus

Verfahrensvorschrift zur Lösung eines Problems. Benannt nach dem arabischen Mathematiker Muhammad Ibn Musa Al Chwarismi aus dem 9. Jahrhundert, der als einer der Ersten systematische Lösungsvorschriften für die Lösung von quadratischen Gleichungen in einem Buch zusammenfasste. Die sehr ausgereifte Theorie der Algorithmen gehört zu den wichtigsten Grundlagen der heutigen Informatik.

Arbeitsspeicher

Programme und Daten, die zur momentanen Programmausführung benötigt werden, können im Arbeitsspeicher des Rechners kurzfristig gespeichert werden. Dieser wird häufig auch als RAM (Random Access Memory, deutsch: Direktzugriffsspeicher) bezeichnet. Im Vergleich zum externen Speicher bietet der Arbeitsspeicher eines Rechners einen wesentlich schnelleren (lesenden und schreibenden) Zugriff.

Betriebssystem
Ein Computer ist ein sehr komplexes System. Er setzt sich zusammen aus vielen Einzelteilen (Prozessor, Speicher, Grafikchip, Drucker, ...), die es zu verwalten und den Anwendungsprogrammen zur Verfügung zu stellen gilt – etwa einer Textverarbeitung, einer Tabellenkalkulation oder einem Computerspiel. Das Betriebssystem nimmt unter anderem diese Aufgabe wahr. Weitere Arbeiten sind etwa das Laden und Starten von Programmen, das Koordinieren nebenläufiger Arbeiten oder die Bereitstellung einer grafischen Oberfläche für mehr Benutzerkomfort.

Gängige Betriebssyteme sind etwa MS-DOS, Unix, Linux, oder Windows.

Bug
Umgangssprachliche Beschreibung für Fehler in einem Programm.

Bugfix
Maßnahme zur Korrektur eines Programmfehlers.

Compiler
Programm, das von einer Sprache in eine andere übersetzt. Üblicherweise versteht man unter der einen Sprache eine höhere Programmiersprache (wie etwa Pascal, Java oder C++) und unter der anderen eine Sprache, die der Computer direkt versteht (die so genannte Maschinensprache). Dies muss aber nicht immer so sein; Compiler können auch beispielsweise von einer höheren Sprache in eine andere übersetzen.

Computer
Als Computer (deutsch: Rechner) bezeichnet man ein technisches Gerät, das schnell und relativ zuverlässig nicht nur rechnen, sondern allgemein Daten bzw. Informationen automatisch verarbeiten und speichern kann.

Datei
Unter einer Datei versteht man die kleinste dem Anwender zugängliche Verwaltungseinheit, in der ein Computer Informationen (Daten und Programme) speichern kann. Die Anweisungen zur Ausführung eines Programms werden in Programmdateien und die Informationen, die mit einem Programm erstellt wurden, in Datendateien gespeichert.

Datenbank
Eine Datenbank bzw. ein Datenbank-Programm dient der Erfassung, der Verwaltung und der selektiven Suche von Informationen wie z. B. Adressen oder Warenbeständen. Diese Informationen werden in Datenbanken nach einer festen Struktur geordnet. Man fasst die Daten in so genannte Datensätze (beispielsweise Kunden-Adressen) zusammen und kennzeichnet bzw. gliedert sie durch so genannte Felder (beispielweise Nachname oder Straße). Am weitesten verbreitet sind die so genannten relationalen Datenbanken,

in denen Felder und Datensätze in Tabellen geordnet sind und miteinander verknüpft werden können.

Datentypen Damit Daten auf einem Computersystem in einheitlicher Form gespeichert und verarbeitet werden können, müssen sie jeweils korrekt interpretiert werden. Um sie interpretieren zu können, sind sie in bestimmte Datentypen eingeteilt, sodass zwischen unterschiedlichen Zahlen-, Zeichen- oder Wahrheits-Werten unterschieden werden kann.

Doppelklicken Eine zweimalige Betätigung der Maustaste in schneller Abfolge. Viele Aktionen (wie etwa das Starten von Programmen im Windows-Explorer) werden durch den so genannten „Doppelklick“ ausgelöst.

siehe Klicken

Download Die Beschaffung von Daten von einem anderen Rechner über ein Netzwerk.

Editor Programm zur Eingabe von Texten über die Tastatur. Editoren werden verwendet, um Programmtexte in den Computer einzugeben bzw. zu bearbeiten.

Externer Speicher Externe Speichermedien (also CDs oder Festplatten) bieten in der Regel eine wesentlich höhere Speicherkapazität als der Arbeitsspeicher eines Computers und dienen der langfristigen Aufbewahrung von Programmen und Informationen (Daten).

Freeware Gute Software muss nicht immer teuer sein. Neben den zumeist sehr teuren Massenprodukten diverser Firmengiganten ist im Zeitalter des Internet eine Fülle von teilweise gleichwertigen Programmen erhältlich, die von jedermann *kostenlos* benutzt werden können. Bei dieser so genannten Freeware handelt es sich oftmals um durchaus hochwertige Software – manchmal sind es sogar Produkte, die über einen gewissen Zeitraum kommerziell vertrieben wurden. Die Gründe, ein Softwareprodukt kostenlos anzubieten, können verschiedenster Art sein. Manche Programmierer sind beispielsweise der Ansicht, dass ihre Entwicklung der gesamten Nutzerschaft zugute kommen sollte. Andere hoffen, dass ihre Software auf diese Art und Weise so weit verbreitet wird, dass sie sich als ein Quasi-Standard etabliert. Derartige Firmen können anschließend etwa am Verkauf der Software-Quellen oder über Beraterverträge mit Anwendern (Support) durchaus gutes Geld verdienen.

siehe Open Source

Garbage-Collector Der Garbage-Collector ist ein automatisch ablaufender Prozess, der dafür zuständig ist, alle zur Laufzeit eines Programms existierenden Objekte regelmäßig daraufhin zu überprüfen, ob sie noch referenziert werden. Gibt es auf ein Objekt keine Referenzen mehr, kann das Objekt gelöscht und der von ihm belegte Speicherplatz wieder freigegeben werden.

Grammatik Ähnlich wie bei einer natürlichen Sprache wird die Grammatik einer höheren Programmiersprache durch ihren Wortschatz (auch Alphabet genannt), ihre Syntax und ihre Semantik festgelegt. Im Gegensatz zu einer natürlichen Sprache, bei der die Bedeutung und Verwendung einzelner Wörter manchmal ungenau oder mehrdeutig ist, müssen bei einer Programmiersprache alle Spracheigenschaften präzise definiert werden. In der Informatik werden hierzu *formale Sprachen* eingesetzt. Informationen dazu finden sich beispielsweise in [13].

siehe Wortschatz, Syntax, Semantik

Hacker Hacker sind Menschen, die es als „Sport" ansehen, Sicherheitsmechanismen von Programmen, Computersystemen und Netzwerken auszuspionieren und zu unterwandern. Einige „schwarze Schafe" (auch Cracker genannt) nutzen ihre Fähigkeiten, um mit illegalen Methoden Profit zu machen. Ein Großteil der Hacker bewegt sich jedoch meistens auf der richtigen Seite des Gesetzes, und oft sind es gerade diese Hacker, die auf Lücken und Fehler in Programmen und Sicherheitsmaßnahmen hinweisen. Eine der bekanntesten Organisationen von Hackern in Deutschland ist der Chaos Computer Club in Hamburg.

Hexadezimale Zahlen Es gibt viele Arten, Zahlen auf ein Blatt Papier zu schreiben. Man denke nur an die alten Römer, die die Zahl 118 beispielsweise als $CXVIII$ dargestellt hätten.

Die Hexadezimale Schreibweise stellt ebenfalls eine Darstellungsform für Zahlen dar. Computer können normalerweise nur Ströme, an/aus bzw. 0 oder 1 verarbeiten. Aus diesem Grund werden Zahlen üblicherweise zur Basis 2 kodiert, das heißt, 118 wäre somit

$$\begin{aligned} & 1 \cdot 64 + 1 \cdot 32 + 1 \cdot 16 + 0 \cdot 8 + 1 \cdot 4 + 1 \cdot 2 + 0 \cdot 1 \\ = \; & 1 \cdot 2^6 + 1 \cdot 2^5 + 1 \cdot 2^4 + 0 \cdot 2^3 + 1 \cdot 2^2 + 1 \cdot 2^1 + 0 \cdot 2^0 \end{aligned}$$

oder in Kurzschreibweise 1110110_2.

Nun ist es natürlich für die Leserin bzw. den Leser im Allgemeinen nicht ganz einfach, diese so genannte binäre

Schreibweise zu lesen. Aus diesem Grund fasst man jeweils vier dieser Ziffern zu einer Zahl zusammen, stellt die Zahl also zur Basis 16 dar:

$$118 = 7 \cdot 16 + 6 \cdot 1 = 7 \cdot 16^1 + 6 \cdot 16^0 = 76_{16}$$

Die Zahlen zwischen 10 und 15, die nicht als einzelne Ziffern dargestellt werden können, werden durch Buchstaben codiert:

$$10 = A_{16},\ 11 = B_{16}\ \ldots\ 15 = F_{16}$$

Somit lassen sich Zahlen also in verschiedenen Formaten darstellen; beispielsweise ist

$$2748 = 101010111100_2 = ABC_{16}.$$

Imperative Programmierung Der Ursprung des Namens kommt von lat. imperare (befehlen). Ein imperatives Programm besteht aus einer Folge von Befehlen an den Rechner. Dabei werden Eingabewerte in Variablen gespeichert und diese durch sukzessive Befehle verändert. Abfolgen von Befehlen werden dabei zu Prozeduren zusammengefasst, durch welche sich die Daten (Inhalte der Variablen) verändern lassen. Diesen Weg beschreiten wir im ersten Teil dieses Buches.

Interpreter Programme werden durch einen Interpreter nicht vollständig übersetzt und erst später ausgeführt, sondern Anweisung für Anweisung übersetzt und unmittelbar ausgeführt.

IT Unter Informationstechnologie versteht man alle Aspekte des technologischen Gebäudes der Informatik. Sie umfasst sowohl die Software- als auch die Hardwareentwicklung.

Klicken Bei vielen Programmen befinden sich interaktive Schaltflächen auf dem Bildschirm, die man mit der Maus bedienen kann. Dies geschieht, indem man den Mauszeiger auf die entsprechende Stelle bewegt und die Maustaste drückt. Dieser Vorgang wird als „klicken" bezeichnet.

Kompatibilität Die Möglichkeit, Hardware- und Software-Komponenten von verschiedenen Herstellern miteinander zu betreiben, bezeichnet man als Kompatibilität. Dazu sind sehr viele Normen und Standards von unterschiedlichen Gremien geschaffen worden Auch haben sich einige Quasi-Standards entwickelt, an denen sich viele Hersteller orientieren. Im

Bereich der Software ist die Kompatibilität weitgehend hergestellt, sie wird jedoch durch schlechte Programmierung manchmal nicht erreicht. Das kann Probleme bei der Kommunikation mit anderen Programmen oder mit bestimmten Hardware-Komponenten zur Folge haben.

Konsolenfenster Vor gar nicht allzu langer Zeit waren Betriebssysteme noch hauptsächlich über eine Konsole in Form einer Kommandozeile zu bedienen. Benutzer gaben dem Computer über die Tastatur der Konsole Befehle. Heutzutage kann man das Betriebssystem meist bequem mit der Maus über eine grafische Benutzeroberfläche steuern. Dennoch wird häufig auch noch die Kommandozeile benötigt. Aus diesem Grund stellt fast jedes Betriebssystem eine Möglichkeit zur direkten Befehlseingabe ähnlich der veralteten Konsole zur Verfügung. Dies ist das so genannte Konsolenfenster, auch Eingabeaufforderung, Terminal, Shell oder DOS-Fenster genannt.

Maschinensprache Die Sprache, die ein Computer-Prozessor direkt versteht, wird Maschinensprache genannt. In der Maschinensprache geschriebene Programme können vom Prozessor sofort abgearbeitet werden. Die Maschinensprache ist speziell auf einen bestimmten Prozessor und seine Möglichkeiten ausgelegt, sodass darin geschriebene Programme sehr schnell und effizient, aber eben prozessorabhängig und somit nicht auf andere Systeme übertragbar sind. Außerdem ist die Maschinensprache nicht gerade ideal für eine Programmierung durch Menschen geeignet. Aus diesem Grund wurden die höheren Programmiersprachen entwickelt, die sich an menschlichen Sprachen als Vorlage orientieren. Ein in einer höheren Programmiersprache geschriebenes Programm wird anschließend zur Ausführung von einem Compiler oder Interpreter in die Maschinensprache (den Maschinencode) übersetzt.

Objekt Allgemein versteht man unter Objekten Größen, die durch einen Bezeichner benannt werden oder in Form von Daten bei der Programmierung auftreten können. Speziell versteht man unter Objekten Einheiten, die innere Zustände (Variablen) besitzen und diese durch bestimmte Nachrichten (Methoden) verändern bzw. auf diese Nachrichten reagieren können. Der Informationsaustausch zwischen Objekten erfolgt durch Senden und Empfangen von solchen Nachrichten.

Ein Objekt in programmiertechnischem Sinn ist mit dem Objekt im wirklichen Leben vergleichbar. Schaut man sich in seinem Zimmer um, so wird man Stühle, Tische oder den Fernseher sehen. Jedes dieser Dinge kann man als ein Objekt bezeichnen. Diese Objekte können sich wieder aus anderen Objekten zusammensetzen (der Fernseher zum Beispiel aus Netzteil, Bildröhre, Gehäuse), die sich wiederum aus anderen Objekten (Kondensatoren) zusammensetzen können. So wie im wahren Leben fast alles, was man beschreiben möchte, als Objekt gelten kann, ist dies auch im Computer der Fall.

siehe Objektorientierte Programmierung

Objektorientierte Programmierung Hierbei wird die Welt als eine Welt von Objekten aufgefasst. Die Programme werden nicht auf Prozeduren und Daten aufgebaut, sondern auf Zuständen von Objekten und deren Aktivitäten und Kommunikation untereinander. Die Struktur der Objekte wird dabei durch Klassen festgelegt, die als eine Art Schablone für den Aufbau der Objekte angesehen werden können. Objektorientierte Programmierung wird auch als OOP abgekürzt. Eine Einführung in die Grundlagen der Objektorientierten Programmierung erhalten Sie im zweiten Teil dieses Buches.

OOP *siehe Objektorientierte Programmierung*

Open Source Open Source ist eine mit Freeware vergleichbare Software. Die Benutzer können sie kostenlos verwenden. Im Gegensatz zur normalen Freeware geht die Open-Source-Gemeinde jedoch über die reine Anwendung hinaus. Ein Produkt ist Open Source, wenn man neben dem ausführbaren Programm auch den Quelltext erhält und einsehen kann. Abhängig von den Nutzungsbedingungen, der so genannten Lizenz, kann der Benutzer bzw. die Benutzerin diesen Quellcode erweitern, verändern und in seinen eigenen Programmen weiterverwenden. In einigen Fällen (etwa bei der so genannten „GNU general public license") muss er dann ebenfalls seinen Quellcode offen legen. Es gibt jedoch auch andere Lizenzmodelle (etwa vom Apache-Webserver), für die das nicht gilt. Derartige Dinge lassen sich dann auch hervorragend in kommerziellen Softwareprojekten wieder verwerten.

Für Open-Source-Projekte gibt es heutzutage eine Vielzahl prominenter Beispiele. Hierzu zählen etwa Mozilla (die Open-Source-Variante des Netscape-Browsers), Open Office (entwickelte sich aus StarOffice) oder der bekannte

Webserver Apache. Der wohl populärste Vertreter dieser Gattung – das Betriebssystem Linux – ist übrigens ein Beispiel dafür, dass auch Open Source ein lukratives Geschäft sein kann. Auch wenn die Software selbst kostenlos ist, gibt es diverse Firmen, die sich auf den Vertrieb und die Installation dieses Systems spezialisiert haben. Neben ihren so genannten „Linux-Distributionen" verkaufen sie weiterhin oftmals den Support (also die Beratung und Hilfe bei Problemen).

siehe Freeware

Portabilität Die Möglichkeit der Übertragung von Software von einem auf ein anderes Computersystem wird als Portabilität bezeichnet. Für die Übertragbarkeit sind unter anderem das Betriebssystem sowie die Hardware von Interesse. Ein Programm, das beispielsweise unter Windows erstellt wurde, wird im Allgemeinen nicht unter Linux laufen. In einer Zeit, in der es eine Unmenge unterschiedlicher Betriebssysteme auf dem Markt gibt, stellt sich deshalb immer mehr die Frage nach der Portabilität. Java-Programme sind im Allgemeinen in höchstem Maße portabel, denn sie funktionieren auf (fast) jedem modernen Betriebssystem.

Prozessor Als Teil der Zentraleinheit eines Computers ist der Prozessor zuständig dafür, Programmanweisungen aus dem Arbeitsspeicher zu lesen, diese auszuführen, dafür notwendige Daten aus dem Speicher zu lesen und Zwischen- und Endergebnisse dort wieder abzulegen.

Quellcode Der vom Programmierer eingegebene Programmtext. Der Quellcode muss mit dem Java-Compiler übersetzt werden, um ihn auf der Maschine ausführbar zu machen.

Quelltext *siehe Quellcode*

RAM Die Abkürzung RAM steht für Random Access Memory und bezeichnet den Arbeitsspeicher eines Rechners.

siehe Arbeitsspeicher

RTFM Hat man mit einer Software Probleme, so kann man sich mittels Internet an andere Benutzer wenden und sie um Rat fragen. Handelt es sich nach deren Meinung um eine dumme Frage, da die Antwort etwa im Handbuch auf Seite 13 steht, so erhält man meist nur die Buchstaben „RTFM". Die Abkürzung steht für „**r**ead **t**he **f**ucking **m**anual" und stellt somit eine Aufforderung dar, zuallererst einmal die Gebrauchsanweisung zu lesen.

Semantik Die Semantik beschreibt die Bedeutung der einzelnen Sprachelemente und die Beziehungen zwischen ihnen. Dadurch wird die Bedeutung eines Programms festgelegt. Im Sinne der Datenverarbeitung sagt die Bedeutung etwas darüber aus, wie die eingegebenen Daten verarbeitet bzw. welche Daten als Ergebnisse ausgegeben werden. Semantische Regeln besagen zum Beispiel, dass eine vom Benutzer vereinbarte Größe (etwa eine Variable oder eine Methode) im Anweisungsteil nur mit dieser Bedeutung verwendet werden darf, dass vordefinierte Methoden nur auf ganz bestimmte Argumenttypen angewendet werden dürfen oder dass eine Variable vor ihrer Verwendung einen bestimmten Wert haben muss.

Sourcecode *siehe Quellcode*

Syntax Die Syntax regelt, welche Symbolfolgen des zu Grunde gelegten Wortschatzes (Alphabets) zulässige „Sätze" (Programme) der Sprache bilden und legt gleichzeitig zu jeder solchen Symbolfolge eine grammatikalische Struktur fest. Entsprechend der Zerlegung von Sätzen in Subjekt, Prädikat, Objekt bei natürlichen Sprachen werden auch Programmiersprachen in grammatikalische Bestandteile gegliedert.

Übersetzer *siehe Compiler*

UML Diese Bezeichnung ist die Kurzform von Uniform Modeling Language. UML ist eine grafische Modellierungssprache, mit deren Hilfe Softwareentwickler Lösungsansätze für zu realisierende Aufgaben suchen. Verschiedene Diagrammformen (z. B. Klassendiagramme, Sequenzdiagramme) helfen ihnen hierbei, das Problem unter allen Aspekten zu verstehen und umsetzen zu können. Der objektorientierten Philosophie entsprechend, werden bereits im Entwurfsprozess die Komponenten des Systems als Objekte modelliert, deren Kommunikation über Methoden erfolgt. Durch den Umstand, dass UML sich bei der Entwicklung objektorientierter Programme als Standard durchgesetzt hat, verstehen heutzutage nahezu alle objektorientiert ausgerichteten Entwickler diese Diagrammsprache, und die Kommunikation unter den verschiedenen Programmierern und Architekten wird wesentlich vereinfacht.

siehe Objektorientierte Programmierung

Umgebungsvariable Bei Umgebungsvariablen handelt es sich um ein Konzept, das in den meisten Betriebssystemen auftaucht. Der Benutzer bzw. die Benutzerin ist in der Lage, dem System gewisse Werte unter speziellen Namen (den Variablennamen) bekannt zu geben. Ein gestartetes Programm hat auf diese Werte Zugriff und kann somit an die Wünsche der Benutzer angepasst werden, ohne dass es neu übersetzt werden muss.

Unified Modeling Language *siehe UML*

Update Keine Software ist perfekt. Besonders bei großen Programmierprojekten ist es quasi nicht zu vermeiden, dass sich der eine oder andere Programmierfehler (*siehe Bug*) einschleicht. Softwarefirmen liefern aus diesem Grund in regelmäßigen Abständen verbesserte Versionen ihrer Produkte, so genannte Updates. Diese Updates sind je nach Firmenpolitik nicht immer kostenlos; viele lassen sich jedoch gratis aus dem Internet herunterladen.

Nach der Installation eines Updates sind gewisse Fehler aus dem Produkt eliminiert. Es ist somit aber nicht gesagt, dass das Programm dann fehlerfrei funktioniert.

Workaround Nicht jeder gefundene Bug in einer kommerziellen Software wird vom Hersteller sofort behoben. Oftmals existieren jedoch Tipps und Tricks von anderen Benutzern, die mit dem gleichen Problem zu kämpfen hatten. Mit diesen Tricks kann man den Fehler zwar nicht korrigieren, sein Auftreten jedoch oftmals vermeiden – man spricht von einem Workaround.

Wortschatz Der Wortschatz (das Alphabet) bildet die Grundlage einer jeden Programmiersprache. Es definiert den Symbolvorrat, der zur Darstellung von Programmen verwendet werden darf. Als „Wortschatz" der deutschen Sprache kann man zum Beispiel alle im Duden aufgelisteten Wörter und Satzzeichen ansehen.

Literaturverzeichnis

Bücher

[1] American National Standards Institute, Institute of Electrical and Electronics Engineers: *A Standard for Binary Floating-Point Arithmetic*. ANSI/IEEE Standard 754-1985, 1985.

[2] H.-J. Appelrath, D. Boles, V. Claus, I. Wegener: *Starthilfe Informatik*. B. G. Teubner, 2002.

[3] H. Balzert: *Lehrbuch der Objektmodellierung*. Spektrum Akademischer Verlag, 2004.

[4] H. Balzert: *Lehrbuch Grundlagen der Informatik*. Spektrum Akademischer Verlag, 2004.

[5] H. Balzert: *Objektorientierung in 7 Tagen*. Spektrum Akademischer Verlag, 2000.

[6] T. H. Cormen, Ch. E. Leiserson, R. L. Rivest, C. Stein: *Introduction to Algorithms*. MIT Press, 2001.

[7] D. Flanagan: *Java in a Nutshell*. O'Reilly, 2002.

[8] M. Fowler, K. Scott: *UML konzentriert*. Addison Wesley, 2003.

[9] E. Gamma, R. Helm. R. Johnson, J. Vlissides: *Entwurfsmuster. Elemente wiederverwertbarer objektorientierter Software*. Addison Wesley, 2004.

[10] J. Gosling, B. Joy, G. Steele, G. Bracha: *The Java Language Specification*. Addison Wesley, 2005.

[11] G. Krüger: *Handbuch der Java-Programmierung*. Addison-Wesley, 2006.

[12] D. Ratz, J. Scheffler, D. Seese, J. Wiesenberger: *Grundkurs Programmieren in Java – Band 2: Einführung in die Programmierung kommerzieller Systeme*. Hanser, 2006.

[13] P. Rechenberg, G. Pomberger: *Informatik-Handbuch*. Hanser, 2006.

[14] M. Schader, L. Schmidt-Thieme: *Java – Eine Einführung*. Springer, 2003.

[15] R. Sedgewick: *Algorithmen in Java, Teil 1–4*. Pearson Studium, 2003.

[16] I. Wegener: *Theoretische Informatik.* B. G. Teubner, 2005.

[17] S. Zakhour, S. Hommel, J. Royal, I. Rabinovitch, T. Risser, M. Hoeber: *The Java Tutorial.* Addison Wesley, 2007.

Internet-Links

[18] W. Bergt: *Online-Lexikon: Begriffe aus der Computerwelt.*
`http://www.bergt.de/lexikon/`

[19] M. Campione, K. Walrath, A. Huml: *The Java Tutorial – Object-Oriented Programming for the Internet.*
`http://java.sun.com/docs/books/tutorial/`

[20] J. Gosling, B. Joy, G. Steele, G. Bracha: *The Java Language Specification.*
`http://java.sun.com/docs/books/jls/`

[21] B. Oestereich (oose.de GmbH): *UML-Glossar.*
`http://www.oose.de/uml.htm`

[22] D. Ratz: *Programmieren I – Sprungbrett.* Institut für Angewandte Informatik und Formale Beschreibungsverfahren (AIFB), Universität Karlsruhe (TH).
`http://www.aifb.uni-karlsruhe.de/JumpTo/prog1/`

[23] D. Ratz, J. Scheffler, D. Seese, J. Wiesenberger: *Webseite zum vorliegenden Buch.*
`http://www.grundkurs-java.de/`

[24] Sun Microsystems: *Java Platform, Standard Edition, Documentation.*
`http://java.sun.com/javase/reference/api.jsp`

[25] Sun Microsystems: *Java Platform, Standard Edition, Software Development Kit (JDK).*
`http://java.sun.com/javase/downloads/index.jsp`

[26] Sun Microsystems: *Java Platform, Standard Edition 6, API Specification.*
`http://java.sun.com/javase/6/docs/api/`

Stichwortverzeichnis